Gabriele Biegler-Vitek, Monika Wicher (Hg.)
Psychodrama-Psychotherapie mit Kindern und Jugendlichen

Gabriele Biegler-Vitek, Monika Wicher (Hg.)

Psychodrama-Psychotherapie mit Kindern und Jugendlichen

Ein Handbuch

facultas.wuv

Zu den Herausgeberinnen:

Gabriele Biegler-Vitek, MSc: (Lehr-)Psychotherapeutin und (Lehr-)Supervisorin im ÖAGG, an der Donau-Universität Krems und in freier Praxis, Leiterin des Weiterbildungslehrganges für Kinder- und Jugendpsychotherapie der Fachsektion Psychodrama im ÖAGG, Sonderkindergartenpädagogin, Lehrauftrag an der Bundesbildungsanstalt für Kindergartenpädagogik. Langjährige Erfahrung in der Arbeit mit mutistischen, sozialängstlichen und autistischen Kindern sowie Kindern mit ADHS.

Monika Wicher, MSc: (Lehr-)Psychotherapeutin und (Lehr-)Supervisorin im ÖAGG, an der Donau-Universität Krems und in freier Praxis, Mitglied des Leitungsteams des Weiterbildungslehrgangs für Kinder- und Jugendpsychotherapie der Fachsektion Psychodrama im ÖAGG. Langjährige Tätigkeit als Einzel- und Gruppenpsychotherapeutin für Kinder und Jugendliche in unterschiedlichen stationären Einrichtungen in Graz. Vortragende des ULG Psychotherapeutisches Propädeutikum der Karl-Franzens-Universität Graz.

Bildnachweis:
146.1, 148.1, 152.1: Gabriele Biegler-Vitek; 227.1, 229.1: Evelyn Umschaden;
251.1, 252.1, 255.1, 259.1: Monika Stamenkovic-Strobl

Bibliografische Information Der Deutschen Nationalbibliothek

Die Deutsche Nationalbibliothek verzeichnet diese Publikation in der Deutschen Nationalbibliografie; detaillierte bibliografische Daten sind im Internet über http://dnb.d-nb.de abrufbar.

Lektorat: Verena Hauser, Wien
Umschlagfoto: Monika Wicher, Graz
Satz und Einbandgestaltung: Facultas Verlags- und Buchhandels AG
Druck: Facultas Verlags- und Buchhandels AG
Printed in Austria
ISBN 978-3-7089-1128-1

Inhaltsverzeichnis

Vorwort

Liebe Leserinnen und Leser!
Liebe PsychotherapeutInnen!
Liebe PsychodramatikerInnen!

Das vorliegende Buch wurde sehr ausführlich und liebevoll für Interessierte als ein Fachbuch über Psychodrama-Kinderpsychotherapie nach dem heutigen Wissensstand geschrieben.

Es bietet fachlich fundierte Auskünfte für Eltern und Angehörige, für Personen, die in ihrem Tätigkeitsbereich mit Kindern zu tun haben (wie ÄrztInnen, PädagogInnen usw.), als auch für PsychotherapeutInnen.

Es werden in den Beiträgen und Artikeln die beiden Formate Psychodrama-Einzelpsychotherapie und -Gruppenpsychotherapie sehr detailliert dargestellt.

Im Speziellen möchte ich auf das Potenzial von Gruppenpsychotherapie hinweisen, das sehr oft von Fachleuten und Eltern verkannt wird, um das Kind „aus Sorge" zu schützen.

Es wird dabei verkannt, dass die Entwicklung eines Kindes tagtäglich in unterschiedlichen Gruppen stattfindet. Deshalb birgt der geschützte Bereich einer Gruppenpsychotherapie, der auf die Diagnose des Kindes und auf die Diagnose der Gruppe abgestimmt ist, ein hohes Entwicklungspotenzial für ein Kind, das sich auf Grund seiner Auffälligkeit in Behandlung befindet.

In meiner Rolle als Fachsektionsleiter (mehr als 500 Mitglieder) für Psychodrama im Österreichischen Arbeitskreis für Gruppenpsychotherapie und Gruppendynamik (ÖAGG) freut es mich besonders, dass dieses Buch nun als Fachbuch für Psychodrama-Psychotherapie mit Kindern vorliegt.

Im Speziellen möchte ich mich bei meinen beiden Kolleginnen Frau Biegler-Vitek und Frau Wicher bedanken, die es erst durch ihren persönlichen Einsatz ermöglichten, dass nun ein gelungenes und informatives Fachbuch über Kinderpsychotherapie erschienen ist.

Ich wünsche Ihnen, liebe Leserin und lieber Leser, ein positives Leseerlebnis der „besonderen Art", in dem sie fundierte Information für Ihr spezielles Anliegen erhalten.

Wien, am 16. Juni 2014

Norbert Neuretter
Fachsektionsleiter für Psychodrama im ÖAGG

Einleitung

Zur Welt des Kindes und des Jugendlichen gehört das Spiel, aber auch intensive altersadäquate Auseinandersetzung mit Gleichaltrigen sowie mit der Umwelt per se. Psychodrama als Methode bietet durch sein Angebot an Spielmöglichkeiten und an Soziometrie reichlich davon. Psychodrama-Psychotherapie geht darüber hinaus. Sie hilft den Kindern und Jugendlichen, die unterschiedliche Symptome zeigen, welche von deren realen Umwelten als sozial störend erlebt werden können, auf spielerische Art und Weise psychische Stabilisierung und Heilung zu finden. Spielerisch, basierend auf psychodramatischen Entwicklungs- und Handlungstheorien sowie daraus entstehenden Hypothesenbildungen, wird Psychodrama-Psychotherapie in der Praxis angewandt.

Psychodrama-Psychotherapie ist in Österreich eine anerkannte Psychotherapiemethode und wird den humanistischen Psychotherapieverfahren zugeschrieben. Die humanistische Haltung besagt, dass der Mensch von Natur aus gut und bestrebt ist, sein volles Potenzial zu entfalten. Diese Grundannahme zieht sich wie ein roter Faden durch alle Artikel dieses Buches. Obwohl jeder Artikel ein in sich abgeschlossenes Spektrum darstellt, sind die Beiträge trotzdem ineinanderfließend zu lesen und stellen als Gesamtes einen Überblick über die Entwicklung der Psychodrama-Psychotherapie mit Kindern und Jugendlichen in Österreich dar. Es ist uns ein großes Anliegen, zu betonen, dass Psychotherapie mit Kindern sich wesentlich von Psychotherapie mit Jugendlichen unterscheidet und beide generell von den Anforderungen und Techniken der Psychotherapie mit Erwachsenen zu differenzieren sind.

In ihren Artikeln „Monodrama mit Kindern" und „Psychodramatische Arbeit mit traumatisierten Kindern" beschreibt Hildegard Pruckner, die als Pionierin der Psychodrama-Psychotherapie mit Kindern und Jugendlichen in Österreich gilt, anschaulich die Modifikationen der psychodramatischen Techniken aus der Erwachsenenpsychotherapie für die Anwendung mit Kindern und psychodramatische psychotherapeutische Interventionsmöglichkeiten in der Einzelarbeit.

Monika Stamenkovic-Strobl stellt in ihrem Artikel spezielle psychodramatische Interventionsformen in der monodramatischen Arbeit mit jugendlichen Mädchen ins Zentrum. Durch die von ihr beschriebenen kreativen monodramatischen Techniken gelingt ihr der üblicherweise von Erwachsenen als schwierig empfundene Zugang zu den Jugendlichen.

Evelyn Umschaden beschreibt die Herausforderungen der täglichen Arbeit mit komplex traumatisierten Jugendlichen in einer Wohngemeinschaft und mögliche psychodramatische Antworten darauf.

Ein spezielles Format in der psychodramatischen Arbeit mit Jugendlichen wird im Artikel von Dieter Wagner aufgezeigt. Es gelingt ihm sehr spannend, die Verknüpfung der Formate Outdoor und Psychodrama-Psychotherapiegruppe darzustellen.

Die Psychodrama-psychotherapeutische Arbeit im Familiensetting kann sehr gut durch die Beschreibungen im Artikel von Thomas Sageder nachvollzogen werden. Er bezieht sich dabei auf die frühen Arbeiten mit Familien von J.L. Moreno und verknüpft seine Interventionen mit den neuesten Erkenntnissen der Psychodrama-Psychotherapie.

Hannelore Stollewerk vertieft in ihrem Artikel die Bedeutung der Netzwerkarbeit für die Kinder- und Jugendpsychotherapie. Sie beschreibt, wie Kinder in der Sicherheit der sie umgebenden Netzwerke aufgefangen werden.

In seinem Artikel geht Joachim Becker auf die Verbindung zwischen Neurowissenschaften, psychodramatischen Theoriekonzepten sowie psychodramatischem Handeln ein.

Als Herausgeberinnen dieses Buches legen wir in unseren Beiträgen den Fokus deutlich auf die psychodramatische Hypothesen- und Konzeptbildung als Basis für die Interventionsmöglichkeiten in der psychodramatischen psychotherapeutischen Alltagspraxis mit Kindern und Jugendlichen. Ziel ist es, die Erfahrungen und Entwicklungen, die wir in unserer täglichen Praxis machen, verbunden mit den psychodramatischen theoretischen Erkenntnissen sichtbar und verständlich zu machen.

Gabriele Biegler-Vitek und Monika Wicher

Gabriele Biegler-Vitek

„Wo ist mein Platz in dieser Welt?"

Soziometrie als eine Grundlage der Hypothesenbildung in der Psychodrama-psychotherapeutischen Arbeit mit Kindern und Jugendlichen

> *„1956: Das Ziel der Soziometrie ist es, am Aufbau einer Welt mitzuwirken, in der jedes Individuum, unabhängig von seiner Intelligenz, seiner Rasse, seinem Glaubensbekenntnis, seiner Religion oder ideologischen Zugehörigkeit, die gleiche Möglichkeit bekommt zu überleben und seine Spontaneität und Kreativität in ihr anzuwenden. Dieses Ziel ist durch revolutionäre Handlungen zu verfolgen."* (The Sociometrie School and the Science of Man, Sociometrie XVIII 4/1956, S. 275, zit. nach Hutter/Schwehm, 2009, S. 221)

Fallbeispiel: S., ein neunjähriger hochbegabter Junge, kam in die Psychotherapiegruppe, weil es ihm nicht möglich war, sich in der Schulgruppe zurechtzufinden, da es ihm schwerfiel, altersadäquat Begegnungen und Beziehungen mit Gleichaltrigen herzustellen. In der Schulklasse saß er oft am Rand und beschäftigte sich mit sich alleine. Wie er in Kontakt mit anderen kommen könnte, wusste er nicht. Mit Erwachsenen hatte er aus seiner Sicht kein Problem, da übernahm er in der Interaktion sehr rasch eine dominante Rolle. Seine Rollenvorstellungen und die dazugehörigen Skripts waren ihm klar und er hatte auch kein Problem, seinem Gegenüber klare Anweisungen bezüglich der zu spielenden Rolle zu geben. Diese eingleisige Interaktion ist aber nur mit Erwachsenen möglich. S. hatte keine Idee davon, dass Rollenvorstellungen und deren Skripts ausgehandelt werden können, dass sein/e SpielpartnerInnen möglicherweise eine andere Wirklichkeit der gemeinsamen Lage haben als er und vor allem dass sein Gegenüber nicht seine Vorstellungen erfüllen und leben muss. Diese Tatsache brachte ihn in Gruppen immer wieder in eine einsame Position, verpflichtete ihn nahezu in die Rolle des Beobachters und Außenseiters. Als S. zu uns in die Gruppentherapie kam, war er gegenüber jeglicher Interaktion mit Gleichaltrigen sehr ablehnend, er vermied den Kontakt. Vor allem legte er Wert darauf, zu betonen, wie langweilig Gleichaltrige für ihn seien und wie unnötig er diese Kontakte finde. Vorerst inszenierte er auch in der Therapiegruppe seine Außenseiterposition. Dadurch wurde diese sichtbar und bearbeitbar. Mit der Unterstützung eines Hilfs-Ichs (siehe den Beitrag „Psycho-

drama-Psychotherapiegruppe mit Kindern" von Monika Wicher in diesem Buch) erlebte S. im Laufe des ersten Therapiejahres immer mehr gelungene Begegnungen mit den anderen Kindern.
Nach der Sommerpause startete ich mit meinen KollegInnen in Hilfs-Ich-Rollen die Kindergruppe in einer neuen Zusammensetzung, da einige Kinder die Therapie beendet hatten und neue dazukamen. Bei der soziometrischen Differenzenübung fanden sich die Kinder in den unterschiedlichen Zugehörigkeiten wieder. Da sich die Kriterien der Zuordnungen natürlich an den Lebensthemen der Kinder orientieren, ließen wir die Kinder unter anderem auch sich in einer Skala nach folgenden Kriterien aufstellen: Wer hat viele FreundInnen, wer hat mittelviele FreundInnen und wer hat keine FreundInnen? S. fand seinen Platz bei „mittelviele FreundInnen". Zwei andere Burschen ebenfalls. Nun wurden die Kinder gebeten, uns TherapeutInnen ihre Position zu erklären. Da erzählte S., dass er in der Schule nun Freunde gefunden habe, weil er wisse, wie das geht, Freunde zu finden. Der Bursche neben ihm seufzte laut und sagte: „Ich will das auch so schaffen wie S., eigentlich habe ich nur einen Freund gefunden, aber der spielt auch nicht immer mit mir." Sofort änderte sich S.s Muskeltonus und damit seine Körperhaltung. Mit einem Mal wirkte er wesentlich selbstsicherer. Ich bat S., uns zu sagen, was man tun müsse, um FreundInnen zu finden. Er nahm den Vorschlag gerne an, drehte sich zu dem anderen Jungen hin und benannte all jene Schritte, die er in der Gruppe im Spiel erfahren und die im Rollenfeedback und Sharing (siehe auch den oben genannten Beitrag von Monika Wicher in diesem Buch) auch immer wieder benannt wurden. Indem er nun in die Lage kam, einem anderen Kind seine Erfahrungen mitzuteilen, fand seine Rollenerweiterung einen erneuten Höhepunkt und konnte intrapsychisch nachhaltiger verankert werden.

Mein Therapeutinnenherz schlägt in so einem Moment immer laut und freudig, weil ich aus meiner Praxis weiß, dass es für Kinder und Jugendliche viel hilfreicher ist, einander ihre Erfahrungen zur Verfügung zu stellen, als die Informationen von Erwachsenen übermittelt zu bekommen. S., der einstmals einsame Junge, der noch vor einem Jahr in jeder Gruppe zum Außenseiter wurde, konnte nun einem anderen Kind Mut machen, dass diese Position auch steuerbar und damit veränderbar ist. Seine gelebte Rollenerweiterung half dem anderen Burschen, seine Zieldefinition dessen, was er in der Therapie verändern möchte, zu verbalisieren. Soziometrische Übungen halfen dabei, diese Rollenerweiterung auf einer anderen Ebene sichtbar und spürbar und damit benennbar und bearbeitbar zu machen.

Die Gruppe und damit auch die Soziometrie hatten für Jacob L. Moreno und für das Psychodrama einen hohen Stellenwert. Moreno sieht die Gruppentherapie als das „am weitesten ausgedehnte und bedeutendste Anwendungsgebiet der Soziometrie" (Moreno 1996, S. 412). Sprach er damals von der großartigen Idee einer „Neustrukturierung der Gesellschaft", so müssen wir doch alle erkennen, dass dies leider nicht so einfach ist. Kinder und Jugendliche verbringen viel Zeit in Gruppen und Gemeinschaften, die sie und ihre Familien nicht frei wählen können. Denken wir an die Zusammensetzung von Kindergartengruppen, Schulklassen, an diverse Freizeitgruppen und – vor allem in der Stadt – an das Wohnen in Mehrfamilienhäusern und vieles andere mehr.

Wenn Moreno vom „soziometrischen System" sprach, so meinte er damit die „Sozionomie". Diese unterteilte er in „drei Zweige, die Soziodynamik, die Soziometrie und die Soziatrie" (ders. 1997, S. 19).

> *„Die Zweige des Systems hängen eng zusammen, jeder Zweig hat eine Reihe von Methoden. Die Soziometrie benutzt soziometrische Methoden, insbesondere den soziometrischen Test und den soziometrischen Perzeptionstest. Die Soziodynamik benutzt das Rollenspiel. Die Soziatrie benutzt insbesondere die Gruppenpsychotherapie, das Psychodrama und das Soziodrama."* (Ebd.)

Moreno verwendet häufig den Begriff „soziometrisch", da er sich historisch stärker durchsetzte als der Begriff „Sozionomie".

Die Soziometrie ist aus der Psychodrama-psychotherapeutischen Arbeit mit Kindern und Jugendlichen heute nicht mehr wegzudenken. Sie ist für uns PsychodramatherapeutInnen eine Basis unseres Hypothesenbildungsprozesses, unseres Verstehens und therapeutischen Intervenierens und Handelns, vor allem in Gruppen. Mit den Worten Morenos gesprochen:

> *„Ich werde oft gefragt, was ich für meinen größten wissenschaftlichen Beitrag halte. Meiner Meinung nach ist dies weder das Psychodrama noch die Gruppenpsychotherapie, sondern die Soziometrie, die Wissenschaft zwischenmenschlicher Messmethoden. Sie hat der Gruppenpsychotherapie ihr solides Fundament gegeben."* (Address oft the Honorary President of the Fourth International Congress of Group Psychotherapy, GP XXI 2–3/1968, S. 95, zitiert nach Hutter/Schwehm 2009, S. 224)

Nicht immer hatte die Soziometrie diesen Stellenwert in der psychotherapeutischen Arbeit. So bezieht sich Hildegard Pruckner 2004 auf einen Artikel von Manfred Gellert mit dem Titel „Soziometrie – der ungel(i)ebte Anteil" (Pruckner 2004, S. 161) und schreibt weiterführend, dass, obwohl sich seither schon einiges verändert hat, trotzdem „der Soziometrie von vielen PsychodramatikerInnen noch immer nicht die Wertschätzung entgegengebracht [wird], die sie verdient, davon bin ich überzeugt" (Pruckner 2004, S. 261). Als ich 2011 einen Artikel über Soziometrie und Gruppendynamik in der psychotherapeutischen Arbeit mit Kindern und Jugendlichen schrieb, wurde auch mir wieder deutlich, dass die Soziometrie in der Literatur nicht ihren entsprechenden Platz findet. Erst 2013 erschien das Lehrbuch „Soziometrie" von Stadler, in dem sich auch einige Artikel zur Anwendung der Methode in der psychotherapeutischen Arbeit finden.

Was aber hat uns PsychodramatherapeutInnen Moreno als „solides Fundament" für unsere Arbeit mit Kindern und Jugendlichen mitgegeben? In diesem Artikel soll darauf näher eingegangen werden. Psychodrama-psychotherapeutische Arbeit mit Kindern und Jugendlichen erfordert ein Wissen über unterschiedliche Störungsbilder, die Kinder- und Jugendliche zeigen, die entsprechende Rollenentwicklungstheorie und auch über die unterschiedliche Bedeutung der Soziometrie je nach Alter und Entwicklungsstand der Kinder und Jugendlichen. Die Soziometrie der jeweiligen Gruppe sowie alle in Gruppen gemachten soziometrischen Erfahrungen sind für die Kinder und Jugendlichen eine bedeutende Hintergrundfolie ihres Erlebens und bestimmen weitgehend ihr Handeln. So dient die Symptomatik, die sich in einer „Störung" zeigt, oft einer Reduktion der Komplexität der Interaktionen in Gruppen. Ich verstehe sie auch als individuelle Antwort auf die jeweilige Soziometrie mit all den an das Individuum gestellten Herausforderungen. Darauf wird im Kapitel „störungsspezifische Interventionen" genauer eingegangen. Aus diesem Grund stellen soziometrische Interventionen in der psychotherapeutischen Psychodramagruppe einen enormen Wirkfaktor dar.

Hierbei unterscheidet sich das soziometrische Arbeiten im Kinderpsychodrama deutlich von der Arbeit mit Jugendlichen und ebenso deutlich von jener mit Erwachsenen. Einerseits zeigt sich der Unterschied in der Nachbearbeitung der soziometrischen Interventionen, andererseits darin, wie es Kinder und Jugendliche umsetzen, also leben, und wie es jeweils ihr Handeln bestimmt. In der psychotherapeutischen Arbeit legen wir PsychodramatikerInnen großen Wert auf eine weitere Differenzierung des Lebensalters der Kinder und Jugendlichen in Bezug auf die Bedeutung der Soziometrie.

Moreno (1996, S. 29) differenziert innerhalb der Soziometrie zwischen drei Forschungszweigen:

a) „die dynamische oder revolutionäre Soziometrie, die sich mit den in Aktion begriffenen Gruppen befaßt und sich um ihre Neuordnung bemüht;
b) die diagnostische Soziometrie, die sich mit der Klassifizierung sozialer Gruppen befaßt;
c) die mathematische Soziometrie".

Die Psychodrama-psychotherapeutische Arbeit mit Kindern und Jugendlichen nützt die Erkenntnisse der diagnostischen und mathematischen Soziometrie, findet aber ihren Schwerpunkt in der dynamischen oder revolutionären Soziometrie. Die Differenzierungen möchte ich wie folgt in diesem Artikel beleuchten:

- Soziometrie als ein Teil des diagnostischen Prozesses und Grundlage der Hypothesenbildung,
- Soziometrie als Hintergrundfolie für psychotherapeutische Interventionen,
- Soziometrie als Technik in der Einzeltherapie (Monodrama).

Soziometrie als Teil des diagnostischen Prozesses und Grundlage der Hypothesenbildung

Da das Psychodrama immer wieder als „Gesundheitslehre" bezeichnet wird und Moreno sich auch gegen eine Etikettierung des Menschen in psychiatrische Diagnosen ausspricht, findet sich in der psychodramatischen Literatur noch wenig zu den Fragestellungen der Diagnostik in Bezug auf unterschiedliche Symptome und Störungsbilder, die den TherapeutInnen in ihrem Praxisalltag begegnen. Dies lässt des Öfteren das Bild entstehen, Psychodrama wäre nicht die geeignete Methode zur Behandlung von Störungs- bzw. Krankheitsbildern. Moreno selbst lehnte die Pathologisierung des Menschen ab. Er sah den Menschen als Kokreator der Schöpfung im weitesten Sinn und stellte die Begegnungen und Beziehungen jedes Individuums in den Fokus seines Behandlungsansatzes.

„Begegnung und Beziehung schaffen die Grundlage menschlicher Existenz und bleiben schicksalhaft in der Erlebniswelt jedes Einzelnen gegenwärtig. Dadurch, dass die Gegenwart mit Vergangenheit und Zukunft in einem fließenden Übergangsverhältnis steht, ergibt sich schließlich in der psychodramatischen Anthropologie die Vorstellung eines ganzheitlichen Menschen- und Weltbildes, in dessen aufgespanntem Beziehungsgefüge in Raum und Zeit jeder Mensch seinen unverwechselbaren Platz hat und seine Bestimmung findet."
(Burmeister 2004, S. 81)

Aus diesem Verständnis heraus kann es, wie Burmeister betont, streng betrachtet „keine genau gleiche Diagnose von zwei unterschiedlichen Menschen geben, da ihre jeweilige Lage einmalig und nicht wiederholbar ist" (ebd., S. 82). Meine langjährige Auseinandersetzung mit unterschiedlichen Störungsbildern wie zum Beispiel Angststörungen, Mutismus, Autismus, ADHS (Aufmerksamkeitsdefizit-Hyperaktivitätsstörung), Enkopresis und deren Behandlung mit dem Verfahren Psychodrama bestätigte, dass die Ursachen sowie das Erscheinungsbild mittlerweile sehr genau und differenziert beschreibbar und erklärbar sind, und es zeigen sich viele Ähnlichkeiten. Deshalb erfordert die psychotherapeutische Arbeit wie zuvor erwähnt auch ein genaues Wissen über die unterschiedlichen Störungsbilder. Allerdings wird sichtbar, dass, obwohl ein und dasselbe Störungsbild in der gezeigten Symptomatik ähnlich oder sogar gleich ist, dieses von unterschiedlichen Kindern und Jugendlichen unterschiedlich gelebt wird. Ein wesentlicher Faktor dafür ist die individuelle Lebenslage und das Lebens- sowie soziometrische Alter des Kindes oder Jugendlichen. Deshalb gibt es aus psychodramatischer Sicht kein allgemeingültiges, für jeweils ein Störungsbild entsprechend richtiges Behandlungskonzept. Es gibt aber sehr wohl eine psychodramatische Diagnostik sowie Interventionsrichtlinien entsprechend der Anwendung und Modifikation psychodramatischer Techniken in Bezug auf unterschiedliche Störungsbilder. Darauf gehe ich im Beitrag „Störungsspezifische Interventionen in der psychotherapeutischen Arbeit mit Kindern und Jugendlichen aus psychodramatischer Sicht in Bezug auf Mutismus und Autismus-Spektrum-Störungen" in diesem Buch genauer ein.

Auch wenn sich Moreno noch so sehr gegen eine Pathologisierung des Menschen ausspricht, so betont er doch den Wert der Diagnostik in der Psychotherapie. Er hat uns PsychodramatikerInnen auch eine Reihe von Diagnosekriterien und Techniken für den Diagnoseprozess hinterlassen – unter anderem die Soziometrie.

Das familiäre und Soziale Atom

„Arbeiten mit dem Sozialen Atom oder Soziogramme eignen sich ausgezeichnet zur diagnostischen Arbeit oder für Kriseninterventionen. In beiden Fällen ist sehr rasch ein (perzeptuelles) Bild über das Umfeld möglich." (Pruckner 2001, S. 91)

Mir scheint es in der Psychodrama-psychotherapeutischen Diagnostik wichtig, zwischen dem familiären Atom eines Kindes und seinem Sozialen Atom zu differenzieren. Das familiäre Atom stellt das bedeutendste Subsystem im Sozialen Atom eines Kindes und auch Jugendlichen dar und ist auch als solches zu verstehen. Vor allem bei Kindern ist die Abhängigkeit zu ihren Eltern noch sehr hoch. Diese wirkt natürlich auf alle gelebten Beziehungen des Kindes. So spiegelt sich in dem, wie das Kind die

Beziehung zum Beispiel zur Betreuerin oder zum Betreuer in der Wohngemeinschaft oder zur Lehrerin bzw. zum Lehrer erlebt und lebt, durchaus auch ein Stück des Erlebens der Mutter und/oder des Vaters wider. Im diagnostischen Prozess in der Psychotherapie mit Kindern und Jugendlichen findet das familiäre und Soziale Atom des Kindes einen bedeutenden Platz. Und dies auf zwei Ebenen. Die eine zeigt die Wahrnehmung des Kindes und Jugendlichen, die andere die des realen Sozialen Atoms. Will ich als Therapeutin oder Therapeut die Perzeption des Kindes erkennen, lasse ich es sein Soziales Atom zeichnen. Mit fünf- bis neun- oder zehnjährigen Kindern (entsprechend der individuellen Entwicklung des Kindes) muss es oft sehr vereinfacht dargestellt werden. Kinder dieses Alters sind einer so hohen Abstraktionsfähigkeit noch nicht mächtig, Menschen durch Symbole, Nähe und Distanz zu ebendiesen Personen sowie auch die Differenzierung zwischen realer und Wunschbeziehung darzustellen. Dies ist für Kinder zu komplex. Piaget beschreibt Kinder im Alter zwischen sieben und elf Jahren auf der kognitiven Entwicklungsstufe der „konkreten Operationen". Die Operationen auf dieser Stufe erfordern noch die konkrete Handlung (Arnold/Eysenck/Meili 1991). Diagnostisch achte ich daher bei jungen Kindern darauf, welche Personen ihnen aus ihrem familiären und Sozialen Atom einfallen, welche sie intrapsychisch verankert haben und welchen Personen ihres familiären und Sozialen Atoms sie in ihrer Beschreibung welche Bedeutung und damit Platz geben. Einen Menschen sowie die Beziehung zu diesem durch Symbole zu beschreiben, wird beginnend mit dem elften oder zwölften Lebensjahr möglich. Die Intelligenzentwicklungsstufe zwischen 11 bis 15 Jahren nennt Piaget die der „formalen Operationen". Auf dieser Stufe gewinnen die Operationen „ihre Unabhängigkeit vom konkreten Gegenstand, und das Individuum erlangt die Fähigkeit zum rein formalen Schließen aufgrund hypothetischer Annahmen" (ebd., S. 1639). Das ist auch die Zeit, in der sich das Kind, je nach individuellem Entwicklungsstand auf der soziodramatischen Rollenebene (Schacht 2003), im Übergang zwischen Niveau 2 – der „selbstreflexiven, reziproken Perspektivenübernahme" (Schacht 2003, S. 199) – und Niveau 3 – „dritte Person- und gegenseitige Perspektivenübernahme" (ebd., S. 201) – befindet. Ab diesem Alter kann das Kind in der therapeutischen Arbeit mit dem Sozialen und familiären Atom Beziehungsdynamiken und Beziehungswünsche differenzierter ausdrücken und reflektieren. Schacht weist allerdings darauf hin, dass nach „Monika Keller sich 15 Jahre alte Jugendliche jedoch noch mehrheitlich im Übergang vom 2. zum 3. Niveau [befinden]. Vom Erreichen bzw. von einer nachhaltigen Konsolidierung des Niveaus kann erst in der späten Jugend ausgegangen werden." (Schacht 2003, S. 201) Mit fortschreitendem Alter des bzw. der Jugendlichen erhöhen sich die Differenzierungsfähigkeit in der Wahrnehmung sowie die Ausdrucksmöglichkeiten. Diskursive Symbolik löst die präsentative des Kindes auf der psychodramatischen Rollenebene ab. „Das Selbst, andere Personen, Beziehungen und soziale Netzwerke können mit zunehmend abstrakteren Begriffen beschrieben werden." (Ebd., S. 248) Dies macht sich auch in der psychotherapeutischen Arbeit bemerkbar. Je nach individuellem Entwicklungsalter, in der Regel im Alter von 14 oder 15 Jahren, kann Jugendlichen in der Einzeltherapie soziometrische Aufstellungsarbeit angeboten werden (siehe weiter unten).

Es ist darauf hinzuweisen, dass es sich bei der perzeptuellen Arbeit mit dem Sozialen Atom natürlich immer um eine Momentaufnahme der Wahrnehmung des Kindes oder Jugendlichen handelt. Mitbestimmende Faktoren dafür sind zum Beispiel die Tagesstimmung des Kindes oder Jugendlichen, mögliche Konfliktsituationen mit einer oder mehreren Personen oder ob gerade Ferien sind oder nicht. Drei Wochen später kann das Soziale Atom des Kindes deutlich anders aussehen. Zeichnet ein Kind oder Jugendlicher sein Soziales Atom, so wird seine momentane Wahrnehmung der Lage sichtbar. Hildegard Pruckner weist in ihrem Beitrag „Monodrama mit Kindern" in diesem Buch auf die Fehleranfälligkeit bei der Interpretation Sozialer Atome hin. Die Perzeption der BetreuerInnen in der Wohngemeinschaft, der Eltern, LehrerInnen oder anderer Personen kann dazu gänzlich unterschiedlich sein. Das unterscheidet sich nicht von der Therapie mit Erwachsenen, allerdings spielt es bei Kindern und auch Jugendlichen aufgrund ihrer erhöhten Abhängigkeit im realen Leben eine Rolle. Da die Kinder im Besonderen, aber auch Jugendliche in einem hohen Abhängigkeitsverhältnis zu ihren Eltern, weiterführend auch PädagogInnen, stehen, sind Veränderungswünsche von Kindern zu diesen Personen, welche in der Einzeltherapie erarbeitet wurden, nicht in den Alltag zu transferieren. Aus diesem Grund ist in der Kinder- und Jugendpsychotherapie die Arbeit mit dem „realen familiären und Sozialen Atom" des Kindes und manchmal auch Jugendlichen unerlässlich (siehe dazu auch den Beitrag „Störungsspezifische Interventionen in der psychotherapeutischen Arbeit mit Kindern und Jugendlichen aus psychodramatischer Sicht in Bezug auf Mutismus und Autismus-Spektrum-Störungen" von Gabriele Biegler-Vitek).

Das Kulturelle und Soziokulturelle Atom

Moreno differenziert zwischen Sozialem und Kulturellem Atom. Mit Kulturellem Atom meint Moreno das „Netz von Rollenbeziehungen um ein Individuum herum" (Pruckner 2004, S. 167). Die Wechselwirkung des Sozialen und Kulturellen Atoms zueinander wird als „Soziokulturelles Atom" bezeichnet. „In dem soziokulturellen Atom wird damit deutlich, welche inneren Rollen durch welche äußeren Situationen und Personen in Beziehung stehen bzw. hervorgerufen werden." (Stadler 2013, S. 54) Die tatsächliche, isolierte Arbeit mit dem Kulturellen Atom ist in der Kindertherapie vereinzelt, mit Jugendlichen in differenzierter Form möglich. Das Soziokulturelle Atom wird in der Kindertherapie in erster Linie über die im Kind innerlich verankerten Rollen und deren dazugehörige Skripts sichtbar. Schacht (2003) beschreibt dies als die von den direkten Bezugspersonen erlebten kurzen Skripts, die die Merkmale dieser Bezugspersonen widerspiegeln und von den Kindern als innere symbolische Repräsentanzen ihres Soziokulturellen Atoms gespeichert werden. „Einzelne Repräsentationen haben den Charakter kleiner Videoclips, in denen einzelne Facetten des Selbst, anderer Personen und/oder der jeweiligen Beziehungen als generalisierte, prototypische Szenen lebendige Form annehmen." (Ebd., S. 181) Zum Beispiel: „Mama kocht mein Essen", „mein Bruder streitet mit mir", „Papa schaut Fußball, Papa springt auf und schreit, wenn ein Tor fällt". „In generalisierter Form stellen sie den Niederschlag des auf wichtige Bezugspersonen bezogenen affektiv-kognitiven Wir-Bewusstseins dar." (Ebd., S. 182) Im Spiel – und verstärkt im gemeinsamen Spiel in der Gruppe – werden diese inneren Repräsentanzen äußerlich sichtbar und dadurch für den therapeutischen Prozess bearbeitbar.

Fallbeispiel: Die siebenjährige A. wählte einen männlichen Erwachsenen als Hilfs-Ich und gab ihm die Rolle des Igelkindes. Sie selbst übernahm die Rolle des Vogels, der ganz laut rufen und jederzeit wegfliegen konnte, als Mutter des Igelkindes. Im gemeinsamen Gruppenspiel baute A. ihr Haus für sich und ihr Kind mit einem großen Garten. Besondere Bedeutung bekamen die gesunden Heidelbeeren. In einer Ecke des Gartens stand ein Süßigkeitenbaum. In jeder Interaktion mit ihrem Hilfs-Ich sowie mit den mitspielenden Kindern standen die versorgenden Anteile der Vogelmutter im Vordergrund. Dabei achtete sie rigoros darauf, dass die Reihenfolge eingehalten wurde. Zuerst mussten die gesunden Heidelbeeren und erst dann durften die Süßigkeiten gegessen werden. Die Vogelmutter lehrte das Igelkind das Fliegen und bei Gefahr schrie sie laut.

Hier zeigt sich die Reproduktion der mütterlichen Skripts, die durch die Wichtigkeit der gesunden Ernährung bestimmt werden. Das Hilfs-Ich teilte seine in der Rolle erlebte Empfindung als einerseits sehr anstrengend und von der Mutter kontrolliert, andererseits als von der Mutter sehr gut beschützt mit. Die Bedeutung, die auf der gesunden Ernährung liegt, wird vom Kind durchaus als streng, kontrollierend, aber notwendig erlebt. Eine weitere verinnerlichte Repräsentanz wird ebenfalls im Spiel und in der Interaktion mit dem Hilfs-Ich sichtbar: Die Wahl der Vogelmutter, die laut rufen und jederzeit wegfliegen kann, symbolisiert die Wahlfreiheit, zu kommen und zu gehen, gehört zu werden sowie einen Überblick zu haben. A.s Vater wurde nach einem gewalttätigen Übergriff des Hauses verwiesen. Die erlebten Skripts lauten: „Papa streitet mit Mama, Papa schlägt Mama, Mama hat Angst. Die Polizei schützt uns." Im Spiel werden von den Kindern, die keine Störung auf der somatischen und psychodramatischen Rollenebene haben, neben diesen erlebten Skripts auch Wünsche und Lösungsideen des Kindes verpackt (siehe den Beitrag „Die Freiheit der Regie. Psychodrama-Psychotherapiegruppe mit traumatisierten Kindern und Jugendlichen" von Monika Wicher in diesem Buch). Die innere Repräsentanz der tatsächlich erlebten Interaktion, die durch das in diesem Fall männliche Hilfs-Ich benannt und bestätigt wird, wird somit in ihrem Soziokulturellen Atom als Mischung zwischen tatsächlich Erlebtem und Wünschen sowie Lösungsideen gespeichert. Schacht beschreibt dies als „undifferenzierte, realistische und idealisierte Repräsentationen" (Schacht 2003, S. 274). In meiner Arbeit bestätigt sich immer wieder aufs Neue, dass die Ressourcen sowie Faktoren der Resilienz und Vulnerabilität des Kindes mitbestimmend dafür sind, wie ein Kind erlebte Skripts in seinem Soziokulturellen Atom speichert. Deshalb verweisen Interpretationen der von den Kindern gespielten Skripts durch die Therapeutin bzw. den Therapeuten eher auf deren bzw. dessen Soziokulturelles Atom als auf das des Kindes.

Durch das Aufeinandertreffen unterschiedlicher Soziokultureller Atome in der Psychotherapiegruppe werden aus eingleisigen Begegnungen mehrgleisige und somit eine Vielfalt an Begegnungserfahrungen möglich, die wiederum Skripts entstehen lassen. Diese tragen zur Rollenentwicklung jedes Kindes bei.

Das Jugendalter fordert eine andere Sicht auf das Soziokulturelle Atom sowie eine andere psychotherapeutische Herangehensweise. Mit fortschreitendem Alter, auf der soziodramatischen Ebene auf Niveau 2/3 (vgl. den Beitrag „Psychodrama-Psychotherapiegruppe mit Kindern" von Monika Wicher), gewinnt nach Schacht (2003)

Sprache und somit die Fähigkeit zur diskursiven Symbolik an Bedeutung. Die Abstraktionsfähigkeit ermöglicht nun dem bzw. der Jugendlichen, soziale Szenen mit „abstrakteren Begriffen" (Schacht 2003, S. 248) zu beschreiben. Dadurch verändern sich die inneren Repräsentationen im Vergleich zur psychodramatischen Rollenebene. „Es handelt sich weniger um lebendige Videoclips, als vielmehr um *abstracts* – sprachlich etwas dürre, zusammenfassende Generalisierungen komplexer Merkmale. Der Bezug zu einzelnen Interaktionssequenzen ist meist nicht mehr erkennbar." (Ebd.) Mögliche Abstracts lauten zum Beispiel: „Diese Mädchen in meiner Klasse sind richtige Tussis", „Meine Freundin ist ein Emo, da ist man so", „Denis ist ein ‚Loser'". Schacht vergleicht die Entwicklung des Soziokulturellen Atoms mit dem Wachsen der Äste eines Baumes und dem Ziel des Erkennens einer dichter werdenden Baumkrone.

> *„Die zunehmende Verschränkung der einzelnen Äste und Zweige resultiert nicht nur daraus, dass der junge Mensch in abstrakteren Begriffen zu denken vermag. Auch die mit Erreichen der verschiedenen Niveaus einhergehende Koordinierung der sozialen Perspektiven trägt entscheidend zur Integration der Äste, Zweige und Blätter des Baumes bei."* (Ebd., S. 249)

Zugehörigkeiten der Jugendlichen zu bestimmten Subgruppen (Peergroups) gewinnen immer mehr an Bedeutung und durch die Repräsentation bestimmter Werte erwächst ein Wir-Gefühl. „Von außen betrachtet erleben die Jugendlichen diese Peergroups oft als geschlossene, funktionierende Einheit, in die man nur unter bestimmten Bedingungen aufgenommen werden kann." (Brisch 2014, S. 279) Der bzw. die Jugendliche muss sich nun von alten Werten verabschieden, „um ein eigenes, als verpflichtend erlebtes Wertesystem zu entwickeln" (Schacht 2003, S. 249). Diesen Prozess der Identitätsentwicklung unterstützen die Zugehörigkeit zu Subgruppen und damit einhergehend die Differenzierungen zu anderen. So gilt es, im diagnostischen Prozess bei Jugendlichen auf deren individuell erlebtes und tatsächlich gelebtes Zugehörigkeitsempfinden zu achten. Die Wahrnehmungen diesbezüglich sind oft sehr vermischt mit Ängsten, Sehnsüchten oder Wünschen. Die Frage des erwünschten Platzes des bzw. der Jugendlichen in diesen Gruppen überdeckt manchmal die Frage nach dem realistischen Platz. Diagnostisch wichtig ist, welche Bedeutung die/der Jugendliche diesem Thema selbst gibt, sowie ihr/sein Erkennen ihrer/seiner zur Verfügung stehenden Möglichkeiten in der individuellen Regieführung. So zeigen sozialphobische, mutistische oder autistische Jugendliche störungs- bzw. symptomadäquat vermehrt einen geringeren Zugehörigkeitswunsch zu Gleichaltrigengruppen oder eine erhöhte Angst davor. Dies verstärkt die Bindung an die Eltern und erschwert das Lösen von alten sowie das Finden neuer Werte. Ängste und Unsicherheiten werden dadurch verstärkt.

> *„Dennoch bietet die Gruppe – trotz dieser Schwierigkeiten – insgesamt mehr Sicherheit für die weitere Entwicklung, weil das Gruppenmitglied sich nicht nur auf eine dyadische Beziehung mit einem Elternteil im Sinne von Bindungssicherheit verlassen kann, sondern vielmehr auf die gesamte Gruppe mit allen Gruppenmitgliedern."* (Brisch 2014, S. 280)

Durch die verstärkte Bindung an die Eltern und das Fehlen der Bindung an Peers wird die Bildung eines „autonomen Systems innerer Repräsentationen" (Schacht 2003, S. 249) im eigenen Soziokulturellen Atom erschwert bis nahezu unmöglich. Eine Ablösung von den Eltern kann somit nicht in adäquater Form stattfinden.

Bedeutung der Gruppenstruktur im diagnostischen Prozess

Moreno weist darauf hin, dass schon beim ersten Zusammentreffen jede Gruppe eine „minimale Struktur“ (Moreno 1997, S. 66) entwickelt, die durch „die Einschätzungen der Perzeption, Gefühle und Motive, welche die Mitglieder der Gruppe zueinander haben“ (ebd.), entsteht. Das gilt für Kinder, Jugendliche wie Erwachsene, allerdings wird es je nach tatsächlichem Alter und Entwicklungsalter unterschiedlich gelebt. Diese daraus entstehende Tiefenstruktur einer Gruppe gilt es für die Therapeutin bzw. den Therapeuten zu erkennen, um die Oberflächenstruktur der Gruppe verstehen zu können und entsprechende Interventionen zu setzen. Für das Erkennen der Tiefenstruktur helfen uns PsychodramatherapeutInnen in der psychotherapeutischen Arbeit mit Kindern und Jugendlichen unter anderem der soziometrische Test, das Soziogramm, aktionssoziometrische Verfahren, Rangreihen und Skalenarbeit sowie soziometrische Differenzierungsübungen und spielerische aktionssoziometrische Darstellungsformen. Die angeführten Möglichkeiten sind im Beitrag „Soziometrie“ von Pruckner (2004) sowie in „Soziometrie“ bei Stadler (2013) im Allgemeinen und im Besonderen bei Biegler-Vitek und Schorn (2013) im genannten Werk für die Arbeit mit Kindern und Jugendlichen detaillierter nachzulesen. Soziometrisches Arbeiten in einer Gruppe sowie im Monodrama dient immer der Diagnostik und stellt gleichzeitig eine Intervention dar. Deshalb möchte ich, wie auch schon Hildegard Pruckner (2004), eindrücklich darauf hinweisen, dass es für soziometrisches Arbeiten immer die entsprechende Erwärmung sowie eine anschließende Bearbeitung der soziometrischen Interventionen braucht. Die Wahl einer soziometrischen Intervention muss immer, im Besonderen allerdings in der Arbeit mit Kindern und Jugendlichen, genau überlegt, einer Hypothese folgend und passend sein. Alles andere wäre fahrlässig und kann mehr zerstören als unterstützen.

Der soziometrische Perzeptionstest

Der soziometrische Perzeptionstest ist für die Arbeit mit Kindern aufgrund ihres noch geringen Telefaktors nicht geeignet. In der Arbeit mit Jugendlichen ist er unter bestimmten Voraussetzungen sehr gut einzusetzen. Darauf gehe ich später etwas genauer ein.

Soziometrie als Hintergrundfolie für psychotherapeutische Interventionen

Die Entscheidung, ob ein Kind oder Jugendlicher in der Einzeltherapie (siehe den Beitrag „Monodrama mit Kindern“ von Hildegard Pruckner in diesem Buch), in Gruppentherapie (siehe „Die Freiheit der Regie. Psychodrama-Psychotherapiegruppe mit traumatisierten Kindern und Jugendlichen“ von Monika Wicher) oder gemeinsam mit den Eltern in einem Familiensetting (siehe „Beitrag zu einem familienorientierten Vorgehen“ von Thomas Sageder) behandelt wird, ist schon die erste soziometrische Intervention. Die Kriterien für die entsprechende Wahl sind unter anderem a) die

Symptomatik(en), die das Kind/der Jugendliche zeigt, b) der Kontext, in dem sich diese Symptomatik(en) zeigen, c) die Frage, in welchem Kontext das Kind/der Jugendliche lebt (in der Kernfamilie, der erweiterten Familie oder überhaupt fremduntergebracht), d) die Realität, ob ich als TherapeutIn überhaupt die Wahl einer passenden Gruppe für dieses Kind zur Verfügung habe oder nicht. In der psychodramatischen Praxis startet eine Therapie oft im Einzel- oder Familiensetting und wird in der Gruppe fortgesetzt. Ich möchte an dieser Stelle auf die Wirkkraft der Gruppe vor allem auch durch die Begegnungsdichte und den dadurch entstehenden Handlungs- und Interventionsraum hinweisen. Moreno beschreibt die Vielfalt der Gruppentherapie folgendermaßen:

> *„Die Gruppenpsychotherapie enthält den psychodynamischen Prozeß des Individuums in einer integrierbaren Form. Man kann daher in der Gruppenpsychotherapie jedes Individuum und die gesamte Gruppe getrennt und gemeinsam behandeln. Die individuellen Methoden haben nicht diesen Vorteil."* (Moreno 1997, S. 13)

Kinder und Jugendliche leben noch viel stärker als Erwachsene im Moment. Ein innerer Konflikt, der in einem sozialen Spannungsfeld zum Beispiel in der Schule oder in der Familie entstanden ist oder immer wieder entsteht, kann nur selten bis gar nicht in die Einzeltherapie „mitgebracht" und deshalb nur bedingt, wenn überhaupt, sichtbar und für das Kind erkennbar und damit bearbeitbar gemacht werden. Um diese Spannungsfelder sichtbar zu machen, bedarf es wie zuvor erwähnt der Komplexität, die durch die Gleichzeitigkeit der Begegnungen in der Gruppe entsteht, sowie der dazugehörigen individuellen Prozesse und des Prozesses in der Gruppe. Diese sind bei gleichzeitiger Wechselwirkung dennoch sehr unterschiedlich. Laut Moreno ist es

> *„grundlegend für die gruppenpsychotherapeutische Theorie, daß die Gruppe ihre eigene soziale Struktur hat, in die aber die individuellen Prozesse eingeströmt sind und selbstständig weiterleben. Der ‚Übertragung' der Psychoanalyse stellen wir die ‚Begegnung' (J. L. Moreno, ‚Einladung zu einer Begegnung', Wien, 1914) gegenüber, in soziometrischer Sprache das realdynamische ‚tele', das den Prozeß der ‚Übertragung' einschließt."* (Ebd.)

Eine besondere Bedeutung in der Psychotherapiegruppe mit Kindern und Jugendlichen liegt allerdings in der Heilkraft durch die Begegnungen mit Gleichaltrigen. „Der Einfluß Erwachsener auf die Kinder verliert an Bedeutung, wenn wir ihn mit dem Einfluß vergleichen, den Kinder aufeinander haben." (Moreno 1996, S. 57) Kinder und Jugendliche können einander wie auch im eingangs und in den folgenden beschriebenen Beispielen oft viel besser unterstützen und ihre Rückmeldungen haben oft mehr Gewicht als die Worte Erwachsener.

Fallbeispiel: A., ein sehr schüchternes, unsicheres Mädchen in der Gruppe der Volksschulkinder, erzählte über eine Aussage bei Gericht. Es war sehr aufregend und schwierig für sie. So berichtete sie, wie sie in einem Nebenraum saß und, von der Anwältin befragt, über Mikrofon sprechen musste. U., ein Junge, der auch schon bei Gericht befragt wurde, schaute sie an und sagte dann beeindruckt: „Da bist du aber sehr mutig gewesen – ich bin das auch." A. lächelte berührt und zufrieden und lehnte sich entspannt an eine Erwachsene, die neben ihr saß.

Seine Belastung aufgrund der Befragung bei Gericht sowie den Grund dafür konnte U. noch nie thematisieren oder benennen. Er überspielte es, wann immer die Rede darauf kam, mit einem „war gar nicht schwer" oder „egal". In seiner ehrlich spürbaren Anerkennung gegenüber A. und damit auch sich selbst war es ihm erstmalig möglich, die Schwere dieser Situation, d. h., was eine Befragung bei Gericht den Kindern abverlangt, zu benennen. A. wiederum spürte die ehrliche Anerkennung von U. und fühlte sich – wissend, dass jener diese Situation kannte – sehr verstanden. Diese gegenseitige Unterstützung, die damit zu einer zweigleisigen wird, können nur die Kinder einander geben. Die Unterstützung des Kindes durch einen Erwachsenen ist selbstverständlich ebenso wichtig, allerdings bleibt sie eine eingleisige. Zwischen den beiden existiert eine Telebeziehung, wie sie zwischen Kind und Erwachsenem – in dem von mir beschriebenen Fall Hilfs-Ich oder TherapeutIn – so nicht möglich ist. Diese Begegnungsmöglichkeit in der psychotherapeutischen Behandlung von Kindern und Jugendlichen bietet nur die Gruppenpsychotherapie. „Gruppenpsychotherapie bedeutete einen Heilungsprozeß, der nicht durch einen talentierten Therapeuten, sondern durch die Kräfte in der Gruppe selbst hervorgebracht wurde, womit die Wichtigkeit talentierter Therapeuten nicht unterschätzt werden soll." (Moreno 1997, S. 54)

Fallbeispiel: In einer anderen Gruppe erzählte R. betroffen, dass er in der Schule keine FreundInnen habe und ihn keiner möge. In der Pause spiele niemand mit ihm und er sitze immer nur alleine auf seinem Platz. Da sagte K., der schon öfter mit R. gespielt hatte, unaufgeregt: „Also ich bin schon dein Freund, ich spiele schon gern mit dir."

Hätte ich diesen Satz, etwas verändert wie zum Beispiel: „Also ich bin sicher, es gibt in anderen Gruppen Kinder, die gerne mit dir spielen", ausgesprochen, wäre es eine pädagogische Intervention im Sinne eines Trostes, vielleicht sogar eines Einbringens einer anderen Perspektive gewesen. Dies kann auch sehr wertvoll sein. Von einem Kind in der Gruppe ausgesprochen ist er Goldes Wert und hat Wirkkraft, indem er als benannt und tatsächlich erlebt eine andere intrapsychische Verankerung ermöglicht als alleinig das gesprochene Wort. Moreno beschreibt den Grund für die Bedeutung der Kinder füreinander:

> *„Der erste ist der physische und geistige Unterschied zwischen Kindern und Erwachsenen. Kinder werden sich des Unterschieds zwischen sich und den Erwachsenen bewußt und erkennen die Ähnlichkeit zwischen sich und anderen Kindern. Der psychologische Abstand zwischen Erwachsenen und Kindern wird größer, die psychologische Nähe zwischen Kindern und Kindern wächst."* (Moreno 1996, S. 64)

Gerade auch Kinder mit großen Ängsten in Gruppen haben in der psychotherapeutischen Gruppe Möglichkeiten zu gelungenen, heilenden Begegnungen mit Gleichaltrigen.

Fallbeispiel: S., ein autistischer Junge, hatte große Angst vor der Begegnung mit anderen Gleichaltrigen. Sie waren für ihn eine einzige Unbekannte und völlig unberechenbar. Zu Beginn der Gruppe zog er sich in sein Schutzhaus zurück, um das er zuvor dicke Grenzen geklebt hatte. Alles war zu laut, zu bedrohlich. Vor dem Schutzhaus saß eine Erwachsene als Hilfs-Ich in der Rolle einer Wache, die die Grenzen verteidigen musste. Langsam begann S., mit seinem Hilfs-Ich im Schutzhaus alleine zu spielen. Bis zu dem Tag, als T., ein Junge mit der Diagnose ADHS, der sich in seinem Leben oft nur als Störung für andere, Erwachsene wie Kinder, erlebte, die Rolle des gefährlichen Krokodils übernahm. Dieses gefährliche Krokodil wollte S. in der Rolle des Drachen beschützen. Mit der Unterstützung eines Erwachsenen als Hilfs-Ich konnte T. diese Rolle wie vorgenommen im Spiel umsetzen. Im anschließenden Rollenfeedback erzählte S., dass er im Spiel keine Angst hatte, weil das gefährliche Krokodil ihn so gut beschützte. Niemand konnte über seine Grenzen treten und er hatte sich sogar aus seinem Haus getraut. T. hingegen berichtete stolz, wie stark und gefährlich er war, dass niemand sich getraut hatte, die Grenzen zum Haus des Drachen zu übertreten, und wie schön es war, den Drachen zu beschützen.

In dieser Einheit passierte viel: S. sah, dass Begegnungen mit Gleichaltrigen nicht immer furchtbar sein müssen, und T. konnte seine „Impulsivität" in einer gefährlichen Rolle bündeln und diese bekam Sinn durch die Rolle des Beschützenden. Beide machten in dieser Gruppeneinheit eine Erfahrung, die ich ihnen als Erwachsene im Einzelsetting nicht hätte ermöglichen können. Nach diesem Spiel war es S. immer öfter möglich, seinen Wunsch, mit anderen Kindern Kontakt aufzunehmen, ihnen zu begegnen, zu spüren, zu benennen und zu leben. Damit es zu solchen gelungenen Begegnungen kommen kann, ist die Zusammensetzung der Kindergruppe bedeutend.

Für Jugendliche und deren Identitäts- und Autonomieentwicklungsprozess ist es, wie zuvor beschrieben, enorm wichtig, über Zugehörigkeiten und Differenzierungen zu Subgruppen von Gleichaltrigen eigene, von den Eltern unabhängige Wertvorstellungen zu entwickeln. Dafür müssen alte Werte überprüft, einige verworfen und neue entwickelt werden. Nur so ist es für den Jugendlichen bzw. die Jugendliche möglich, ein „autonomes System innerer Repräsentationen des sozialen Atoms" (Schacht 2003, S. 249) zu bilden und sich immer mehr als eigenständige Person zu erleben. Bindungen zu Gleichaltrigen sollen aufgebaut werden. In welcher Weise dies gelingen kann, beeinflusst die bisherige Bindung zu den Eltern sowie deren innere Repräsentanzen. In der Psychotherapiegruppe können Jugendliche in einem sicheren Rahmen mit Unterstützung des TherapeutInnenpaares gelungene Begegnungserfahrungen machen. Die Gruppentherapie gewinnt somit im Jugendalter noch mehr an Bedeutung (siehe „Psychodramatherapeutische Outdoortage – eine Supragruppe" von Dieter Wagner).

> *„Die Erfahrung von Gruppensicherheit ist ganz wichtig, notwendig, vielleicht sogar für das Überleben unabdingbar, wenn eine Ablösung von dyadischen Beziehungen und eine Erweiterung des Netzwerkes von sicheren Bindungen gelingen sollen. Eine Gruppentherapie kann eine wichtige Möglichkeit sein, unverarbeitete – auch traumatische – Erfahrungen in einem Gruppenkontext, unterstützt durch hilfreiche Erfahrungen anderer Gruppenmitglieder wie auch durch das Therapeutenteam, zu bewältigen."* (Brisch 2014, S. 290)

Die Erfahrung in der ambulanten Psychotherapiepraxis zeigt, dass es sinnvoll ist, mit fremduntergebrachten Jugendlichen oder Jugendlichen mit zum Beispiel Angst- oder

Bindungsstörungen, eventuell Traumatisierungen, zuerst einzeltherapeutisch zu arbeiten (siehe „,Ich bin kein Psycho!' Monodrama mit Jugendlichen" von Monika Stamenkovic-Strobl) und danach in die Gruppe zu wechseln.

Die Zusammensetzung der Psychodrama-psychotherapeutischen Gruppe

Die Zusammensetzung der Gruppe ist eine der wichtigsten soziometrischen Interventionen in der psychotherapeutischen Gruppe, da mit dieser der/die LeiterIn Einfluss auf die Dynamik der Gruppe nimmt. Deshalb sollte dieser auch besonderes Augenmerk geschenkt werden (Biegler-Vitek 2011, S. 275).

Morenos Umstrukturierungen im Flüchtlingslager in Mitterdorf oder in der Hudsongemeinschaft zeigen, welche Bedeutung er der Zusammensetzung von Gruppen beimaß. Allerdings wurde die Zusammensetzung in der Hudsongemeinschaft zum Beispiel nicht nur durch Kriterien wie Antipathie oder Sympathie bestimmt.

> *„Tatsache ist auch, das Moreno die Zuordnung der Menschen zueinander, etwa in der Hausbelegung der Hudsongemeinschaft, nicht nur auf den soziometrischen Test gründete, sondern stets eine recht aufwändige Prozedur der gegenseitigen Bekanntmachung, der Rollenspiele, Interviews und die Anwendung der Daten des soziometrischen Testes arrondiert hat."*
> (Dollase 2013, S. 21)

Da ein Kennenlernen der Kinder untereinander vor dem Start der Therapiegruppe in der therapeutischen Praxis in der Regel nicht möglich ist, gilt es in erster Linie, die Kriterien Alter, Geschlecht und die jeweiligen Symptome, die diese Kinder zeigen, sowie die Anzahl der GruppenteilnehmerInnen und der zur Verfügung stehenden Hilfs-Ichs zu beachten. In zweiter Linie bedarf es eines Kennenlernens der familiären und sozialen Hintergrundthemen, wie zum Beispiel eine eventuelle Fremdunterbringung des Kindes/Jugendlichen, Trennung der Eltern, Gewalterfahrungen im familiären oder sozialen Kontext, Traumatisierungen, bisherige Gruppenerfahrungen des Kindes/Jugendlichen. Die Entscheidung, welcher Gruppe ich das Kind zuteile, hängt somit auch von der Thematik sowie von meiner Abschätzung der Anzahl der Zuordnungskriterien ab. Stellt sich in der Jahresgruppe dann heraus, dass diese Zusammensetzung für ein Kind/einen Jugendlichen ungünstig ist, kann noch immer ein Wechsel – in Absprache mit dem Kind und seinen Eltern oder mit dem Jugendlichen – in eine andere Gruppe stattfinden. In welcher Gruppe das Kind oder der/die Jugendliche ist, ist deshalb so bedeutend, da das Ziel einer psychotherapeutischen Gruppe darin liegt, den TeilnehmerInnen Rollenerweiterungen zu ermöglichen. Dafür sind unter anderem heilvolle Erfahrungen und Begegnungen hilfreich.

Soziometrische Bedeutung der Erwachsenen in der Funktion des Hilfs-Ichs in der Kindergruppe

Moreno untersuchte soziometrische Konfigurationen in realen Gruppen und verglich diese mit einer „Chancegruppe". Während in der realen Gruppe die Wahlen zwischen realen Menschen stattfanden, wurden in der Chancegruppe fiktive Personen gewählt.

In der Chancegruppe wurden die Mitglieder gefragt, mit welchen fiktiven Personen, die ihnen zuvor beschrieben wurden, sie zum Beispiel am Abend gerne essen gehen würden. Die Wahl der fiktiven Personen wurde durch einen Mischapparat bestimmt. Auf die genauen Ergebnisse möchte ich an dieser Stelle nicht weiter eingehen. Einzig darauf, dass in der Chancegruppe die unerwiderten Wahlen weitaus höher waren als in der realen Gruppe, es gab weniger Isolierte und alle TeilnehmerInnen waren eher in der Mitte positioniert. Das führte Moreno auf den fehlenden Telefaktor in der Chancegruppe zurück. Ein Fehlen des Telefaktors wirkt sich nachhaltig auf die Gruppenkohäsion aus (Moreno 1997, S. 21–30), diese ist damit niedriger. „Gruppen-Kohäsion wurde als eine Funktion der Tele-Struktur definiert." (Ebd., S. 29)

Ausgehend von dieser gerade beschriebenen Untersuchung wird die Bedeutung von Hilfs-Ichs für die psychodramatherapeutische Arbeit mit Kindern und Jugendlichen klarer.

Weiterführend beobachtete Moreno in den soziometrischen Untersuchungen von Kindern in Kindergarten- und Volksschulgruppen, dass „die Zahl ungleicher unerwiderter Wahlen [...] im Kindergarten und in den ersten Volksschulklassen höher [ist] als in späteren Klassen und dem Chance-Verhältnis näher[kommt]" (ebd., S. 30). Moreno führt dies somit auf den „schwachen Tele-Faktor in frühester Kindheit" (ebd.) zurück, der sich wiederum auf die Gruppenkohäsion auswirkt.

Da sich unsere psychotherapeutischen Kinder- und Jugendgruppen aus Kindern und Jugendlichen mit unterschiedlichen Störungen auf allen Rollenebenen zusammensetzen, müssen wir davon ausgehen, dass vor allem in der Kindergruppe (Kinder bis 10 Jahre) der Telefaktor gering bis gar nicht vorhanden ist. Diese Annahme wird durch die Erfahrung, die wir in den Kindergruppen machen, bestätigt. Nun ist aber eine Gruppenkohäsion für unsere therapeutische Arbeit wichtig. Dafür braucht es in der Kindergruppe Erwachsene als Hilfs-Ichs, sei es im Spiel oder in der Warm-up- sowie Integrationsphase (siehe „Die Freiheit der Regie" von Monika Wicher). Die Erwachsenen als Hilfs-Ichs stellen dort, wo dies gebraucht wird, die Verbindungen her, die man sich als „Telebrücke" zwischen den Kindern vorstellen kann. Indem sie in ihren von den Kindern ausgewählten und zugeordneten Rollen mitspielen, unterstützen sie unter anderem die Kinder in der Umsetzung gelungener Begegnungen, die wiederum die Telebeziehungen der Kinder untereinander erweitern und festigen.

Fallbeispiel: Die beiden Jungen L. und D. bewegt aufgrund ihrer familiären Hintergrunderfahrung ein ähnliches Thema. Ihre Geschichten klingen aufs Erste gänzlich unterschiedlich. Beide haben Angst vor einem Elternteil. Während es bei einem der beiden nach einer offensichtlichen Gewalterfahrung klar ausgesprochen werden kann, lebt es der andere sehr verdeckt, da die Aggression vom Elternteil subtil gelebt wird und dadurch für das Kind nicht greifbar ist. So unterscheiden sich auch ihre Erzählungen sehr voneinander. Beide würden keine Gemeinsamkeiten aneinander erkennen und es ist auch keine Anziehung spürbar. In einer Erwachsenengruppe würde durch eine mögliche Rollenwahl zum Beispiel in einem ProtagonistInnenspiel die Telebeziehung der beiden sichtbar werden.

Wie macht sich nun diese Telebeziehung unter Kindern in der Gruppe sichtbar? Auch D. und L. haben eine Televerbindung. Auf Grund des geringen Telefaktors bei Kindern in diesem Alter wird die Anziehung der beiden zueinander auf andere Weise sichtbar. Bei der Rollenwahl entschieden sich beide für ein ähnliches Tier und für D. als Hilfs-Ich. Während ihnen ihre Ähnlichkeit in der Rollenwahl nicht auffiel, wollten sie aber beide mit D. wohnen. Damit mussten sie sich ihr Hilfs-Ich teilen. Im gemeinsamen Spiel gelang es den beiden vorerst, durch die Verbindung über D. einander zu begegnen und damit einander zu erleben und zu erkennen. Bei den weiteren Spielen wählten die beiden einander immer öfter als Spielpartner, allerdings vorerst nur über die Beziehung, also die Hilfs-Ich-Rolle, zu D. An diesem Beispiel kann man gut sehen, dass die Anziehung der beiden zueinander zu Beginn noch den Erwachsenen als „Telebrücke" benötigte, um eine gegenseitige Wahl zu ermöglichen. Die Hilfs-Ichs selbst werden von den Kindern meist klar ausgewählt. Oft zeigt sich bei diesen Entscheidungen, dass der/die Gewählte ein ähnliches Hintergrundthema hatte oder hat. Oft aber bezieht sich die Wahl auch auf das Geschlecht der/des Erwachsenen. Da Kinder, wie zuvor beschrieben, noch keiner so hohen Abstraktionsfähigkeit mächtig sind, sehen sie die/den mitspielende/n Erwachsene/n neben ihrer/seiner zu spielenden Rolle gleichzeitig auch immer als Person. Die Funktion der „Telebrücke" durch die/den Erwachsene/n wurde im folgenden Beispiel von den Kindern sichtbar gemacht und benannt.

Fallbeispiel: In einer Therapiegruppe mit Kindern im Alter zwischen sechs und neun Jahren führten wir ein Gruppensoziogramm durch: Wir baten die Kinder, ein Handpuppentier als Symbol dafür zu wählen, wie sie sich in der Gruppe erlebten und erleben. Jedes Kind suchte sein Tier und im Anschluss daran wurde jedes Kind aufgefordert, nacheinander für sein Tier einen Platz am Teppich, der den Gruppenraum symbolisierte, zu suchen. Es zeigte sich ein ähnliches Bild, wie Moreno es von der „Chancegruppe" beschrieb. Die meisten Tiere befanden sich in der Mitte, es gab wenige Isolierte und keine Paare. Dann bat ich die Kinder, Tiere zu suchen, die die Erwachsenen beschreiben, die ja als Hilfs-Ichs in der Gruppe mitgespielt hatten. Nun sollten sie auch diese Tiere auf dem Teppich zu den anderen positionieren. Berührend war dabei, dass zu den Erwachsenen sehr wohl klare Wahlen getroffen wurden, entsprechend dem Maße der jeweiligen Begegnungen. (Biegler-Vitek/Schorn 2013, S. 171) Ein Bursche drückte es so aus: „Die Eule (Hilfs-Ich) liegt zwischen mir und dem Rudi und berührt jeden von uns mit einem Flügel, so sind wir miteinander verbunden." (Ebd.)

Für mich zeigt sich in der psychotherapeutischen Praxis, dass die Anzahl der Erwachsenen als Hilfs-Ichs davon abhängt, wie jung die Kinder einer Gruppe in ihrem tatsächlichen Alter oder in ihrem Entwicklungsalter sind. Moreno spricht in diesem Zusammenhang vom „soziometrischen Alter" (Moreno 1996, S. 68). In der Praxis erwies es sich als sinnvoll, in den Kindergruppen bis zehn Jahre mindestens ein, im besten Fall mehrere Hilfs-Ichs zur Verfügung zu haben. Bei fortschreitendem Gruppenprozess gelingt es in manchen Gruppen, dass die Kinder einander vermehrt als SpielpartnerInnen wählen und der/die Erwachsene in seiner/ihrer individuellen Hilfs-Ich-Funktion damit in den Hintergrund tritt, allerdings von den Kindern öfter in die Funktion eines Gruppen-Hilfs-Ich gewählt wird. Der Grund dafür ist einerseits, dass die Kinder einander wie zuvor beschrieben immer mehr „als gleich" erkennen und der „psychologische Unterschied zu den Erwachsenen deutlicher wird" (ebd., S. 64); andererseits werden sie in ihrer Rolleneinkleidung klarer, können und wollen sich in dieser genauer positionieren und sind somit füreinander mehr Gegenüber. Der/die Erwachsene als Gruppen-Hilfs-Ich unterstützt dann die Gruppenkohäsion in anderer Weise, nicht als Telebrücke zwischen einzelnen Kindern, sondern als AntagonistIn der Gruppe. Das Hilfs-Ich übernimmt dann zum Beispiel die Rolle einer Verkäuferin, bei der alle einkaufen können, oder die Rolle dessen, der ausgeraubt wird, wie zum Beispiel die eines Bankangestellten, und die Kinder sind gemeinsam die Räuberbande. In diesem Stadium der Gruppenentwicklung sind diese AntagonistInnenrollen als Gruppen-Hilfs-Ich sehr wichtig. Kinder dieses Alters können füreinander im Spiel noch keine Hilfs-Ich-Rolle einnehmen. Es wäre eine Überforderung für ein Kind dieses Alters, sich von den anderen GruppenteilnehmerInnen ausrauben zu lassen.

In den Gruppen ab elf Jahren braucht es in der Regel keine zusätzlichen Erwachsenen als Hilfs-Ich mehr, da die Peers an Bedeutung gewinnen und es den Kindern immer mehr möglich wird, Hilfs-Ich-Rollen füreinander zu übernehmen und zu akzeptieren. Hier empfiehlt es sich, die Gruppe zu zweit zu leiten (LeiterIn und Co-LeiterIn).

Soziometrie der Hilfs-Ichs – die Gruppe in der Gruppe

Wie zuvor beschrieben, sind die Begegnungsmöglichkeiten vor allem in einer Kindergruppe vielfältig. Begegnungen der Kinder untereinander sowie Begegnungen zwischen den Kindern und den Erwachsenen, die als Hilfs-Ichs entweder in Rollen gewählt werden und mitspielen oder die Kinder während der Warm-up- und Integrationsphase unterstützen, lassen nicht nur einen Gruppenprozess entstehen, sondern zwei, die ineinandergreifen. Erwachsene, die in Kindergruppen Hilfs-Ich-Rollen einnehmen, müssen häufig sehr viel aushalten und tragen können. Zum einen werden sie oft in die ungeliebten und abgespaltenen Rollenanteile der Kinder eingekleidet und auch entsprechend behandelt. Da kann es dann vorkommen, dass das Hilfs-Ich ein ganzes Spiel lang alleine im abgesperrten, verdunkelten Haus sitzen muss. Viele Gefühle der Kinder, die diese noch nicht spüren und benennen können, müssen von den Erwachsenen gespürt, ausgehalten und benannt werden. Das wiederum löst eigene Gefühle aus und erfordert ein hohes Maß an Selbstregulations- und Selbstreflexionsfähigkeit. Die Supervision ist eine wesentliche Unterstützung dieser Arbeit. Zum anderen müssen die Erwachsenen als Hilfs-Ichs die Dynamik der jeweiligen Kindergruppe in ihrer Funktion der Telebrücke mittragen. Das bedeutet, dass sich in der Gruppe der Erwachsenen oft die Dynamik oder die Themen der Kindergruppe spiegeln. Von welchem Kind werde ich heute als MitspielerIn gewählt? Werde ich überhaupt zum Mitspielen gewählt? Oder werde ich von der TherapeutIn einem Kind zugeordnet? Wird dieses Kind darüber erfreut sein oder will es lieber mit einem anderen Erwachsenen unserer Gruppe spielen? Wird sich B. heute in der Warm-up-Phase auch von mir beruhigen lassen, oder nur von der Kollegin? Welche Rolle wird mir heute vom Kind zugeteilt? Muss ich in dieser heute wieder im gemeinsamen Haus eingesperrt sitzen und warten, während die anderen ihren Spaß miteinander haben? Dies sind wichtige soziometrische Fragestellungen, die auf die Dynamik der Gruppe der Erwachsenen Hilfs-Ichs einwirken und das Miteinander in der Gruppe mitbestimmen. In den vielfältigen Interaktionen der Kindergruppe wird folgende Aussage Morenos in ihrer ganzen Bedeutung für die psychotherapeutische Arbeit in der Kindergruppe spürbar und sichtbar: „Der ‚Übertragung' der Psychoanalyse stellen wir die ‚Begegnung' (J. L. Moreno, ‚Einladung zu einer Begegnung', Wien, 1914) gegenüber, in soziometrischer Sprache das realdynamische ‚tele', das den Prozeß der Übertragung einschließt." (Moreno 1997, S. 13)

Die Gruppe der Hilfs-Ichs entwickelt also parallel zur Kindergruppe eine eigene Dynamik. Fernab der durch die Kinder ausgelösten Fragestellungen wird sie von individuellen Fragen mit beeinflusst, zum Beispiel: „Wer ist wie lange schon in der Gruppe als Hilfs-Ich?", „Bin ich neu in der Gruppe oder schon vertraut?". Die Dynamiken beider Gruppen wirken wechselweise aufeinander. Für den Leiter/die Leiterin ist es wichtig, die Tiefenstrukturen beider Gruppen zu erfahren, um deren Oberflächenstrukturen verstehen zu können. Durch die Wechselwirkung der Tiefenstrukturen beider Gruppen aufeinander müssen Interventionen in der Kindergruppe immer auch als Interventionen in der Erwachsenengruppe gesehen und verstanden werden und umgekehrt. Für das Verstehen der Tiefenstruktur beider Gruppen bedarf es des Austausches der Leiterin/des Leiters mit den KollegInnen der Hilfs-Ich-Gruppe. Die Realität lehrt uns PsychodramatherapeutInnen leider, dass in der täglichen freien Praxis dies zeitlich nicht immer so einfach zu koordinieren ist. Ich möchte betonen, dass die Supervision aller Erwachsenen daher ein wesentliches Element der Unterstützung ist. Die Rolle eines Erwachsenen als Hilfs-Ich ist eine schwierige Herausforderung. Für die Kinder ist sie sehr unterstützend, da sie ihnen zu neuen Repräsentanzen in ihren Soziokulturellen Atomen verhilft.

Zusammensetzung der Gruppe in Bezug auf Störungsbilder und deren gelebte Symptomatik

„Die therapeutische Gruppe hingegen bedarf einer größeren Freiheit und Spontaneität der Mitglieder als eine normale Gruppe. Die Zusammensetzung muß therapeutisch günstiger sein als in Wirklichkeit." (Moreno 1997, S. 13) Was bedeutet das für die Zusammensetzung der Psychotherapiegruppen in der Behandlung von Störungsbildern? Unter „therapeutisch günstiger" verstehe ich, bei der Zusammensetzung darauf zu achten, dass eine Rollenvielfalt im Sinne von gelebten Rollen und deren Gegenrollen in der Gruppe sichtbar wird. Vor allem in der Gruppe mit Jugendlichen ermöglicht dies unterschiedliche Begegnungen in einem geschützten Raum, die zum Erkennen des eigenen gewünschten Platzes und der dazugehörigen Rolle führen können. In den unterschiedlichen Lebenskontexten finden sich Kinder und Jugendliche in Gruppen sehr rasch immer auf demselben ungeliebten Platz und in der dazugehörigen Rolle und deren Inszenierung. Dies geschieht, weil ihnen dieser Platz selbstverständlich zugeordnet wird oder indem sie diesen selbst wählen. Diese Tatsache verhindert eine Weiterentwicklung der Rollen des Kindes oder Jugendlichen. In der psychotherapeutischen Gruppe soll dieses Muster unterbrochen werden, damit neue Erfahrungen gespeichert werden können. Diese Erfahrungen können dann in den Alltag transferiert und die Veränderung nachhaltig gelebt werden.

Meine Erfahrung zeigt, dass es sinnvoll ist, bezüglich der Störungsbilder und Symptomatiken, die die Kinder zeigen, eine heterogene Gruppenzusammensetzung zu ermöglichen. Zum Beispiel liegen zwischen den Rollen *„in der Gruppe mutistisch"* oder *„zurückgezogen, ängstlich"* und *„in der Gruppe hyperaktiv oder impulskontrollgestört"* oder bei Jugendlichen zwischen *„familiär überbehütet und ängstlich"* und *„familiär verwahrlost und gewaltbereit"* viele unterschiedliche Rollenqualitäten, die es sich zu erforschen lohnt. Und so können Kinder und Jugendliche in der Auseinandersetzung mit der jeweiligen Gegenrolle ihr eigenes Rollenrepertoire erweitern. Es ist sinnvoll, im sicheren Rahmen der psychotherapeutischen Gruppe Erfahrung mit den Gegenrollen machen zu können. Barbara Schorn (2013) beschreibt in ihrer Masterthese eindrücklich, wie schwierig es ist, Kinder mit denselben Störungsbildern in einer Gruppe zu behandeln. Das Kennenlernen unterschiedlicher Rollen sowie das Erarbeiten der dazugehörigen Skripts werden dadurch viel schwieriger.

Fallbeispiel: Die Gruppe der Volksschulkinder war hinsichtlich der Symptomatiken, die die Kinder zeigten, heterogen. S. war ein achtjähriger, hyperaktiver Junge mit Impulsdurchbrüchen und M. ein sechsjähriges, äußerst schüchternes, ängstliches Mädchen, die noch keine Gruppenerfahrungen mit Gleichaltrigen hatte. M. war in keinem Kindergarten gewesen und hatte vor einiger Zeit mit der Schule begonnen. Aufgrund der fehlenden Interaktionserfahrungen mit anderen Kindern fürchtete sie sich eigentlich vor allen Kindern, insbesondere aber vor den wilden Buben in der Klasse. Sie konnte noch keine Skripts dafür entwickeln, wie man zum Beispiel FreundInnen finden kann. M. hielt sich strikt an die Anweisungen der Lehrerin und hielt alle Regeln überaus genau ein. Die wilden Burschen in ihrer Klasse hielten sich wenig an vorgegebene Grenzen und Regeln – vor allem auch M. gegenüber. Jeder Schultag war für sie wie ein Überlebenstraining und sie stand unter großer Anspannung. S. hingegen war ein sehr unruhiger Junge, dem es in sozialen Kontexten, so auch in der Schule, sehr schwerfiel, Regeln einzuhalten. Oft war er in Konflikte verstrickt und handelte dann sehr impulsiv. Er schlug, kratzte und beschimpfte sein Gegenüber, dabei machte er auch wenig Unterschied zwischen Erwachsenen und Kindern. Dementsprechend gelang selten bis gar nicht ein gemeinsames Spiel mit anderen Kindern in der Pause und S. hatte auch wenig bis keine FreundInnen, die er aber natürlich gerne gehabt hätte. In unserer Psychotherapiegruppe trafen die beiden nun aufeinander. Beide lebten für den anderen genau das, wovor sie sich fürchteten und was sie damit am meisten ablehnten. S. ärgerte sich über Kinder, die Regeln einhielten, da diese immer von der Lehrerin gelobt wurden, womit wieder betont wurde, dass er „falsch" war. M. fürchtete sich vor Kindern, vor allem wilden Buben, da diese so unberechenbar waren.

Durch ihre jeweiligen soziometrischen Erfahrungen war es für beide bisher nicht möglich ihre Wirksamkeit in einer Gruppe konstruktiv zu erleben. Das verhinderte auch die Wahlmöglichkeit etwaiger SpielpartnerInnen.

Fortsetzung des Fallbeispiels: Nun könnte man meinen, es wäre besser, M. in eine ruhigere Gruppe zu geben und S. möglicherweise zu wilderen Burschen, damit M. sich in Ruhe entwickeln kann und S. respektvoller im Umgang mit anderen werden kann. Aber genau das Gegenteil war und ist immer wieder der Fall. Zunächst erlebte M. den sehr unruhigen, hyperaktiven S. natürlich als störend und beängstigend, sie bekam aber ausreichend Schutz und die Unterstützung eines Hilfs-Ichs. S. erlebte M. als einzige Provokation. Auch er bekam Raum und Schutz und die

Unterstützung eines Hilfs-Ichs (siehe „Die Freiheit der Regie" von Monika Wicher). Damit konnten beide vorerst nebeneinander spielen. In diesem Spiel baute M. zuerst alleine, dann mit zwei anderen Mädchen wunderschöne Häuser, in denen sie gemeinsam wohnten. M. erlebte, dass ein Bursche wie S. im gleichen Raum sein kann und dabei keine Bedrohung darstellen muss. S. hatte nicht die Geduld, ein so schönes Haus zu bauen, und betonte, dass er auch gerne ein so schönes Haus hätte. Die beiden erlebten einander in ihrer Unterschiedlichkeit und konnten diese dem/der anderen auch lassen. Die Voraussetzungen dafür waren der Schutz des eigenen Raumes sowie die Unterstützung bei der Selbstregulation.

Wie Monika Wicher in ihrem Buchbeitrag „Die Freiheit der Regie" beschreibt, ist der vorgegebene Schutzbereich gleichzeitig der Schutz jedes einzelnen Kindes und Jugendlichen sowie der Gruppe. Dies stellt eine wesentliche Bedingung und Voraussetzung dar, um einander mit allen Unterschiedlichkeiten in der gleichen Gruppe konstruktiv erleben zu können.

Fortsetzung des Fallbeispiels: Eines Tages erzählte M. in der Warm-up-Phase, dass sie in der Schule wieder von einem Burschen an der Schultasche gerissen worden war und daraufhin zu Boden gestürzt sei und dass sie sich sehr gefürchtet habe. Da stand S. auf und sagte laut, ungehalten und mit seiner ganzen Überzeugung: „Ich komm' jetzt in deine Schule und werde dem zeigen, dass ich stärker bin, und reiß ihm auch die Schultasche runter!" M. atmete auf und begann zu lächeln. In diesem Moment erlebte sie ihr gefürchtetes Gegenüber in der Rolle eines Schützenden. S. erlebte sich in der Rolle des Beschützers und seine sonst eher ungelenkten und damit oft destruktiven Impulse bekamen in dieser Szene eine andere Bedeutung. Beide erlebten einander in ihrer starken Unterschiedlichkeit ergänzend. M. konnte erfahren, dass sie vor Burschen wie S. nicht primär Angst haben muss, sie hatte allerdings noch kein Skript, wie sie sich wehren oder Regie in so einer Szene übernehmen könnte. Und S. konnte durch diese Begegnungserfahrung in der Therapiegruppe auch noch nicht leichter mit anderen Kindern spielen.
Zwei Wochen später baute M. mit anderen Mädchen wieder ihr Haus. S. erwähnte, dass er gerne auch bei ihnen wohnen würde. Zunächst lehnte M. ab und benannte den Grund der Ablehnung damit, dass sie Sorge habe, S. werde etwas zerstören, da er sich nicht an Regeln halten könne. In der darauffolgenden Woche startete S. erneut einen Versuch, dieses schöne Haus mit zu bewohnen. Es gelang ihm mit meiner Unterstützung, M. zu fragen, wie er sich verhalten müsse, um darin wohnen zu dürfen. Diese erklärte ihm die Regeln. Ich fragte S., ob er denke, es würde ihm gelingen, sich an diese Regeln zu halten. Er bejahte. Im darauffolgenden gemeinsamen Spiel bemühte sich S. sehr, und er schaffte es auch mit meiner Unterstützung – indem ich darauf achtete, dass die Regeln eingehalten wurden –, sich an die Vereinbarungen zu halten.

In der Psychotherapiegruppe kann Rollenerweiterung nur gelebt und erlebt werden, wenn der Schutz jedes Kindes durch den/die LeiterIn sichergestellt ist. Das sehe ich als eine der wesentlichen Aufgabe der Leitung (siehe „Die Freiheit der Regie" von Monika Wicher). M. konnte erleben, dass sie Kraft hatte, die Regie zu übernehmen, und dass sie etwas bewirken konnte. S. hatte eine Motivation, zu versuchen, die schwierige Hürde des Einhaltens der Regeln zu nehmen. Kein Erwachsener hatte diese Kraft so sehr wie M. mit ihrem wunderschönen Haus, S. zu motivieren und ihn zu überzeugen, dass es auch ein Gewinn sein kann, diese schwierige Aufgabe der Regeleinhaltung zu wagen.

S. wird nie so werden wie M. und umgekehrt. Aber beide konnten voneinander lernen und ihre Rollen weiterentwickeln. Eine wichtige Intervention dafür war die Zusammensetzung der Gruppe.

Ein weiterer Grund, auf eine heterogene Zusammensetzung in Bezug auf die Störungsbilder zu achten, ist die Dominanz ähnlicher Symptome, die die Gruppendynamik sehr schwierig gestalten kann. In einer Gruppe mit mutistischen und sozialphobischen Kindern wird wenig Input von den Kindern kommen, was somit durch die Leitung ausgeglichen werden muss. Dasselbe gilt für eine Gruppe impulsiver Kinder. Hier wird die Konkurrenz um den Platz in der Gruppe über die Impulsivität gelebt und es besteht die Gefahr, dass konstruktive Begegnungen der Kinder untereinander eher verhindert als unterstützt werden, wenn nicht der/die LeiterIn die Rolle der unentwegt Disziplinierenden übernimmt. Oder eine Gruppe autistischer Kinder: Wie sollen sie durch die bloße Begegnung mit den anderen autistischen Kindern Skripts erleben und leben? In diesem Fall müssten dann in aus dem Kontext herausgehobenen Rollenspielen soziale Szenen geübt werden. In Gruppen, deren Zusammensetzung ausschließlich aus Kindern mit ähnlichen Symptomen oder Störungsbildern besteht, ist zwar die Störungshintergrundfolie zur Gänze sichtbar, aber ohne Gegenrolle ist Rollenerweiterung nicht so leicht möglich.

Störungsspezifische soziometrische Interventionen

Die störungsspezifischen soziometrischen Interventionen beziehen sich auf ein breites Spektrum. Man kann aber zwei wesentliche Interventionsebenen unterscheiden. Dies sind die Netzwerkarbeit, also die Arbeit mit dem realen familiären und Sozialen Atom, sowie gezielte soziometrische Übungen in der Gruppe, um Hintergrundthemen von Symptomen sichtbar und damit bearbeitbar zu machen (Näheres dazu siehe in „Störungsspezifische Interventionen in der psychotherapeutischen Arbeit mit Kindern und Jugendlichen aus psychodramatischer Sicht in Bezug auf Mutismus und Autismus-Spektrum-Störungen" von Gabriele Biegler-Vitek).

Soziometrische Bedeutung des Alters und des Geschlechts der Kinder und Jugendlichen

Moreno gewann aus seinen zahlreichen soziometrischen Untersuchungen in Säuglings-, Kinder- und Erwachsenengruppen Erkenntnisse, die – wie zuvor erwähnt – eine wichtige Grundlage für die Hypothesenbildung und Interventionen vor allem in der alters- und störungsspezifischen psychodramatischen Arbeit sind. Aus diesen Erkenntnissen „resultiert ein Konzept über *Perioden der sozialen Reifung im Gruppenverhalten* von Kindern und Jugendlichen und dazugehörige Hypothesen über Gruppenfähigkeit, Gruppenentwicklungsmöglichkeiten und Gruppenspaltungen" (Pruckner 2004, S. 171).

Ausgehend von diesen Untersuchungen lässt sich feststellen, dass die immer differenzierter werdende Organisation der Kinder untereinander zu unterschiedlichen Gruppenspaltungen führt. Mit zunehmendem Alter der Kinder verringert sich die „Zahl der Ungewählten", „die Zahl der Paare wächst an" und es kommt zu „Ketten und Dreiecksverbindungen" (Moreno 1996, S. 63). Der Einfluss der Erwachsenen wird dadurch geringer. Verstärkt durch die sich verringernde Einsicht der Erwachsenen in diese Dynamik kommt es zur ersten sozialen Spaltung: jener zwischen Erwachsenen und Kindergruppen (ebd.). Dies zeigt sich auch deutlich in den Gruppensoziogrammen der Neun- oder Zehnjährigen. Die Erwachsenen finden ihren Platz, anders als in jüngeren Gruppen, eher am Rand, während die Kinder zusammenrücken.

Moreno weist darauf hin, dass die Position des Isolierten in einer Kindergruppe eine andere Bedeutung hat als in einer Gruppe Jugendlicher ab 13 Jahren. So ist aus seiner Sicht das Fehlen des Telefaktors in der Kindergruppe dafür hauptverantwortlich, während bei Jugendlichen die Gefühle füreinander entscheiden. In der psychotherapeutischen Gruppe wird sichtbar, dass Kinder im Alter von fünf bis zehn oder elf Jahren die Soziometrie weitgehend über ihre Rollenwahl und im anschließenden Stegreifspiel leben. Die Wahl der Rolle wird durch die Stellung des Kindes in der jeweiligen Gruppe sowie durch Erlebnisse im familiären und Sozialen Atom bestimmt. Wichtige aktionssoziometrische Fragestellungen hierbei sind: „Zeige ich mich als gefährliches Krokodil oder bin ich lieber ein sanfter Hund? Wenn ich gefährlich sein möchte, findet sich jemand, der/die sich vor mir fürchtet? Lassen mich die anderen den König oder Bürgermeister spielen, indem sie die Gegenrollen wie zum Beispiel das Volk übernehmen? Wenn ich mit jemandem kämpfen will, kämpft er oder sie auch mit mir? Zeigt er oder sie sich dann auch getroffen? Wenn ich sage, ich möchte mit einem bestimmten Kind wohnen, ist das dann damit einverstanden oder nicht? Mit wem könnte ich eine Räuberbande gründen?" All diese Fragen gilt es bei der Rolleneinkleidung zu stellen und zu verhandeln. Kinder, die Störungen auf der somatischen oder psychodramatischen Rollenebene (siehe „Die Freiheit der Regie" von Monika Wicher) haben, brauchen dafür die Unterstützung eines Erwachsenen als Hilfs-Ich. In diesem Alter ist es noch nicht so bedeutend, ob es sich bei der Wahl des Spielpartners um ein Mädchen oder um einen Burschen handelt. Moreno bezeichnet das Alter zwischen 6/7 und 8/13 Jahren als erstes gleichgeschlechtliches Stadium. Er schreibt: „Vom siebenten bis achten Lebensjahr sind sie schon fähig, Bünde zu schließen, in denen aber das Geschlechtliche keine Rolle spielt." (Moreno 1996, S. 62)

Ab ungefähr zehn Jahren allerdings reduzieren sich gemischtgeschlechtliche Wahlen der Kinder deutlich. Nun werden Mädchen von Mädchen und Burschen von Burschen gewählt. Moreno spricht von einer weiteren Gruppenspaltung, nämlich „der Spaltung der Geschlechter" (ebd., S. 63): „Vom 12. bis 13. Lebensjahr an kann der sexuelle Faktor auftreten und eine weitere Differenzierung verursachen." (Ebd., S. 62) Kinder im Alter von 10/11 bis 12/13 Jahren zeigen oft eine eindeutige Auseinandersetzung mit ihrem eigenen Geschlecht und dem anderen. Standpunkte reichen vom ersten Interesse am anderen Geschlecht bis hin zur völligen Ablehnung. Aus diesen ergeben sich die Positionierungen innerhalb der Gruppe. Hier liegt die Präferenz eindeutig bei der Gruppe der Gleichgeschlechtlichen. Die Praxis zeigt, dass die Kinder zwischen 10 und 12/13 Jahren große Unterschiede in ihrer Entwicklung aufweisen. Ein wesentliches Kriterium dafür ist die individuelle Akzeleration, mit der Ewert (1983) den körperlichen Entwicklungsvorsprung mancher Jugendlicher gegenüber anderen beschreibt. Ein weiteres Kriterium ist das Symptom oder Störungsbild, welches die Kinder und Jugendlichen zeigen. In diesem Alter ist die Zusammensetzung der Gruppen enorm wichtig. Während die einen noch Symbolspiel spielen wollen, lehnen die anderen dies völlig ab und beschäftigen sich mit ihrem Status in der Gruppe. Hat die Auseinandersetzung mit dem Status begonnen, dann ist das Symbolspiel in den Augen der älteren Kinder „nur“ ein Kinderspiel und somit unpassend. Nun gewinnen bei den Burschen die „Heldenepen“ an Bedeutung. So beginnen Erzählungen zum Beispiel oft mit: „Ich habe gestern alle Mädchen in meiner Klasse geschreckt“, „Gestern war ich so wütend, da habe ich meine Schultasche durch den Raum geworfen und sie ist durch das Fenster geflogen; das war dann kaputt und die Polizei ist gekommen“, „Ich bin mit meinem Rad in einen Baum gefahren und habe mir den Kopf fast abgerissen“. Die Suche nach dem Platz in den unterschiedlichen Kontexten bestimmt nun die Einschätzung und Bewertung der anderen. Kinder dieses Alters, die in keinem Kontext einen Platz finden können, tendieren sehr zur Entwertung der anderen vor allem in der Psychotherapiegruppe, zum Beispiel: „Wenn man in Psychotherapie geht, ist man sowieso schon ein Psycho, also gestört, und deshalb sind in diesen Gruppen lauter Gestörte. Mich haben sie da auch reingesteckt, aber die anderen sind viel gestörter als ich.“ Das sind nicht selten die Worte der 10- bis 13-Jährigen. Hier ist das Geschick der LeiterInnen gefragt. Das Öffnen und Ansprechen von schwierigen Themen und Problemfeldern der Burschen und Mädchen ist in keinem Alter so sensibel wie in diesem. Es ist eine ständige Gratwanderung zwischen dem Sichtbarmachen von Konfliktfeldern und dem Respekt vor dem Ringen nach Status in der Gruppe.

Mädchen leben dies auch, allerdings bestimmen andere Faktoren den Status, wie zum Beispiel das Aussehen (die „Schönste“ zu sein), die Kleidung (die am modernsten Gekleidete zu sein) oder aber auch die Sozialste zu sein. Die Heldinnenepen der Mädchen lauten unter anderem: „Meine Freundin hat in der Schule den ganzen Tag geweint und nur ich kann sie trösten“ oder „Ich habe gestern von meiner Tante einen Schminkkoffer für Topmodels geschenkt bekommen“, „Ich war bei einem Casting und die haben gesagt, wenn ich nicht zu jung wäre, würden sie mich sofort engagieren“. Die Auseinandersetzung mit dem eigenen Geschlecht, den unterschiedlichen Zugehörigkeiten sowie Positionen unter den Gleichgeschlechtlichen gewinnt in diesem Alter für den Identitätsentwicklungsprozess enorme Bedeutung.

Die Altersgruppe der 13- bis 15-Jährigen bezeichnet Moreno als „zweites gemischtgeschlechtliches Stadium“ (Moreno 1996, S. 62). Hier zeigte sich in soziometrischen Untersuchungen eine weitere Gruppenspaltung über eine Anziehung Jugendlicher gleicher Nationalitäten (ebd.). Moreno betont, dass dies nichts damit zu tun habe, dass die Jugendlichen einander per se ablehnen. Hier spielt die Meinung der Eltern gegenüber anderen Nationalitäten eine große Rolle. In der Praxis wird sichtbar, dass für den eigenen Identitätsentwicklungsprozess in diesem Alter die Möglichkeit einer kulturellen Zuordnung für die Jugendlichen wichtig ist. Durch die Bedeutung abstrakter Begriffe sowie die Möglichkeit zur diskursiven Symbolik in diesem Alter können „gesellschaftlich-soziale Prozesse“ berücksichtigt werden (Schacht 2003). „So können sich Repräsentationen der Zugehörigkeit zu einer bestimmten Subkultur oder zu einer Partei sowie Repräsentationen der inneren Festlegung auf moralische oder andere Werte ausbilden.“ (Ebd., S. 249) Auch in meiner Arbeit mit behinderten Menschen wurde dies für mich sichtbar. Um Integration leben und erleben zu können und für das Finden der eigenen Identität ist die Zuordnung zu Menschen mit ähnlichen Behinderungen und damit ähnlichen Fragestellungen gegenüber dem Leben in diesem Alter von großer Bedeutung. Genau im „Ähnlichen" Differenzierungen zu finden schafft Identität. Diese Erfahrung machen wir Psychodrama-Kinder- und JugendtherapeutInnen auch in den Gruppen der Jugendlichen bezüglich deren Auseinandersetzung mit ihren Symptomen und Störungsbildern. Während die Diagnosen der einzelnen TeilnehmerInnen in Kindergruppen kein Thema sind, wird dies in der Gruppe der Jugendlichen thematisiert. So fühlen sich Jugendliche mit gleichen Diagnosen, wie zum Beispiel Autismus, Mutismus, ADHS, voneinander angezogen. Sie suchen Gleiches und erleben sich dadurch als „richtig", nachdem sie sich im realen Leben oft als „falsch" erleben. Ein weiterer Schritt ist das Suchen von Unterschieden bei gleicher Diagnosestellung. Hierbei können sie sich als einzigartig erleben. Morenos Ansatz, dass „der Mensch [...] Co-Kreator der Schöpfung mit seiner individuellen Lage" ist, wird an dieser Stelle sichtbar. Der dritte wichtige Schritt ist, dass die Jugendlichen miteinander in Konkurrenz gehen können. Eine mutistische Jugendliche wird die Konkurrenz mit einer nicht mutistischen, sehr impulsiven Jugendlichen gar nicht antreten, da sie sowieso befürchtet, alles falsch zu machen. Mit einem ebenfalls mutistischen Mädchen ist es möglich, konstruktive Konkurrenz zu leben. Diese Erfahrungen machen der Jugendlichen Mut, dies auch in Begegnungen mit nicht mutistischen Mädchen zu erproben. All diese Erfahrungen sind für die Entwicklung der eigenen Identität bedeutend. Die Erkenntnisse, die Moreno aus den soziometrischen Untersuchungen gewonnen hat, sind somit für die Zusammensetzung der Psychodrama-Psychotherapiegruppen in der Arbeit mit Kindern und Jugendlichen wesentlich.

Zusammensetzung der Psychotherapiegruppen in Bezug auf Alter und Geschlecht

Bei der Zusammensetzung der Psychotherapiegruppen ist also neben der Berücksichtigung der Symptomatik oder des Störungsbildes sowohl auf das Alter wie auch auf das Geschlecht der Kinder und Jugendlichen zu achten. Während in der Gruppe der Fünf- bis Zehnjährigen eine gemischtgeschlechtliche Zusammensetzung zu empfehlen ist, ist es sinnvoll, die Kinder ab zehn Jahren in Gruppen gleichen Geschlechts zusammenzufassen. Ab zehn oder elf Jahren zeigen sich unter den Kindern wie beschrieben enorme Unterschiede in der körperlichen, der sozial-emotionalen Entwicklung und dem soziometrischen Alter. Darauf ist Rücksicht zu nehmen. So ist es durchaus möglich, eine Mädchengruppe oder auch Burschengruppe mit Kindern zwischen 9 und 13 Jahren anzubieten, wenn die älteren Mädchen und Burschen noch zum Symbolspiel bereit sind. Ab dem Alter von zehn oder elf Jahren trenne ich in Mädchen- und Burschengruppen. Das LeiterInnenpaar in der Burschengruppe setzt sich aus einer weiblichen und einer männlichen Leitung zusammen. Die Leitung einer Mädchengruppe kann entweder aus zwei Leiterinnen oder aus einer Leiterin und einem Leiter bestehen. Ab ungefähr 16 Jahren gilt es wieder, zu überlegen, ob es sinnvoll ist, die Gruppe gemischtgeschlechtlich anzubieten. Diese Entscheidung ist aber sehr von den jeweiligen Jugendlichen, deren Symptom und Lage abhängig und auch den Jugendlichen sollte unbedingt eine Wahlmöglichkeit zugestanden werden. Denn für manche Jugendliche scheint es unmöglich, sich mit einer gemischtgeschlechtlich zusammengesetzten Gruppe anzufreunden.

Altersspezifische soziometrische Interventionen in der psychotherapeutischen Arbeit

Kinder im Vorschul- bzw. im Volksschulalter leben die Soziometrie anders als Jugendliche. Sie drücken diese zum Beispiel, wie zuvor beschrieben, über die Wahl der Rollen sowie über eine Einladung zum gemeinsamen Wohnen im Spiel aus. Soziometrische Interventionen im Kindesalter umfassen die Arbeit mit den von Monika Wicher im Beitrag „Psychodrama-Psychotherapiegruppe mit Kindern“ beschriebenen Raumbühnen (Beobachterbühne, Spielbühne, Schutzhaus) und jene mit den Erwachsenen als Hilfs-Ichs.

Im Jugendalter gewinnen die Gruppentherapie sowie soziometrisches Arbeiten weiter an Bedeutung. Dem steigenden Interesse der 10-/12- bis 14-/15-Jährigen an den Gleichaltrigen per se sowie an Zuordnungen und Statusfragen in den Gruppen kann mit soziometrischen Interventionen begegnet werden. Differenzenübungen, Rangreihen, Gruppensoziogramme (Biegler-Vitek 2012 und Biegler-Vitek/Schorn 2013), soziometrische Tests sind in diesem Alter wertvolle Interventionsmöglichkeiten.

Positionswechsel in der Differenzenübung oder im Gruppensoziogramm

Ab in etwa 12/13 Jahren ist es für die Jugendlichen in der Gruppe möglich, einen Positionswechsel in der Differenzenübung oder im Gruppensoziogramm durchzuführen. So kann nun während eines Soziogramms oder einer Differenzenübung ein Perspektivenwechsel angeboten und vollzogen werden, um den Platz, die Sicht des anderen, wahrnehmen zu können. „Die in der Perspektivenübernahme erschlossene Sichtweise anderer Menschen wird nun in das eigene Selbst integriert.“ (Schacht 2003, S. 200)

Der soziometrische Perzeptionstest

Der soziometrische Perzeptionstest ist für die Arbeit mit Kindern aufgrund ihres noch geringen Telefaktors nicht geeignet. In der Arbeit mit Jugendlichen ab in etwa 14/15 Jahren ist er sehr gut einzusetzen, da er die Möglichkeit zur Überprüfung der eigenen Wahrnehmung über den einzelnen Jugendlichen in Bezug zu den anderen bietet, die für diese Altersgruppe sehr wichtig ist. Im Unterschied zu den Kindern ist es den Jugendlichen im Laufe ihrer Entwicklung immer öfter möglich, die Perspektive anderer einzunehmen. Es ist aber darauf hinzuweisen, dass der soziometrische Perzeptionstest bei Jugendlichen erst dann eingesetzt werden soll, wenn das Vertrauen in der Gruppe zueinander aufgebaut ist und Statusfragen ehrlich benannt und gestellt werden können. Ein zu frühes Anwenden des soziometrischen Perzeptionstests in einer Jugendgruppe ist für Jugendliche mit zum Beispiel Bindungs- oder Angststörungen überfordernd und somit kontraproduktiv für die Gruppe und den Einzelnen.

Die psychotherapeutische Gruppe per se und die „Psychodramatischen Outdoortage“ als verdichtete soziometrische Intervention

> *„Zu keinem Zeitpunkt der Entwicklung ist die Bedeutung der Beziehungen zu Gleichaltrigen so groß wie in der Jugend. Weder in der Kindheit noch später im Erwachsenenalter sind Gleichaltrige derart bedeutungsvoll.“* (Schacht 2003, S. 216)

Die Frage der Jugendlichen nach der Zuordnung, Rangordnung und dem Status in den Gruppen wird allerdings in den letzten Jahren, im Zeitalter von Facebook und WhatsApp, komplexer. Die reale Gruppe wird um den virtuellen Raum erweitert. Der reale und der virtuelle Beziehungsraum zeichnen sich mittlerweile durch eine Gleichzeitigkeit aus und wirken aufeinander ein. Statussymbole sind nicht mehr nur das Aussehen, die Kleidung oder ein Moped, sondern auch die Anzahl der Nachrichten bei WhatsApp und die Likes bei Facebook. Das bedeutet, das Handy muss immer dabei sein. Während der/die Jugendliche in einer realen Gruppe ist, ist er/sie gleichzeitig virtuell in einer, manchmal auch mehreren anderen. Die soziometrische Komplexität erhöht sich dadurch, dass die Jugendlichen oft zeitgleich mit ihren Rangdynamiken in einer realen und einer virtuellen Gruppe beschäftigt sind.

Für die Arbeit in der psychotherapeutischen Gruppe bedeutet das, dass die Rangdynamiken und soziometrischen Prozesse auch nach dem Ende der tatsächlichen Gruppenstunde bis zur nächsten in aller Schnelligkeit weiterlaufen und auf die Tiefenstruktur der Gruppe wirken. Dies gilt es einerseits bei der Leitung von Jugendgruppen zu beachten und soziometrisch aufzuarbeiten. Andererseits erweitern die virtuellen Möglichkeiten auch Interaktions- und Handlungsräume von gerade schüchternen, sozialphobischen oder mutistischen Jugendlichen. Über dieses Medium gelingt es unter Umständen leichter, mit den anderen in Kontakt zu kommen und diesen zu halten und in der nächsten Therapiegruppeneinheit mit Unterstützung der TherapeutInnen in der Realität die Wahl zu überprüfen und möglicherweise festigen. Um die durch die Komplexitäten der Kommunikationsmöglichkeiten ausgelösten Dynamiken in der Gruppe sichtbar und bearbeitbar zu machen, bedarf es soziometrischer Interventionen.

Wie zuvor beschrieben, ist eine wesentliche Aufgabe im Jugendalter die Ablösung von den Eltern. Der Autonomieprozess des Kindes öffnet sich um eine weitere Dimension. Der Ablösungsprozess von den Eltern wird deutlicher und verlangt von den Jugendlichen,

> *„sich teilweise von idealisierten Repräsentationen der Eltern und deren Werten zu lösen (Mertens 1994; Tyson & Tyson 1997; Wolf 1993). Der Umbau der Beziehungen zu den Eltern geht einher mit dem Umbau der inneren Repräsentationen von Eltern, Beziehungen zu den Eltern und eigenem Selbst.“* (Schacht 2003, S. 250)

Dafür müssen neue Werte gefunden werden. Der/die Jugendliche ist nun auf der Suche nach neuen, anderen Plätzen, anderen Menschen, meist Gleichaltrigen, von denen er/sie verstanden wird und mit denen Bindung aufgebaut werden kann. Altersentsprechend wird es den Jugendlichen immer mehr möglich und auch ein Bedürfnis, füreinander Hilfs-Ich-Funktionen zu übernehmen. Wesentliche Erfahrungen gehören in diese Zeit, wie die „beste Freundin“, „die coole Burschengang“ oder Ähnliches. Mit der besten Freundin lässt es sich leichter und lustvoller shoppen. Burschen treten in diesem Alter vermehrt in kleinen Gruppen auf, auch das gibt Sicherheit in diesem generell unsicheren Lebensabschnitt. In den Therapien mit Erwachsenen wird sichtbar, dass diese Erfahrungen eine wesentliche Basis für spätere Beziehungs- und Erlebenserfahrungen des eigenen „Selbst" jedes Menschen sind. Sie können im späteren Leben nur schwer, wenn überhaupt, nachgeholt werden. Einige Jugendliche wie zum Beispiel sozialphobische, mutistische oder autistische entwickeln sich entsprechend ihres Störungsbildes oder ihres Symptomes anders. Die Angst mutistischer oder sozialphobischer Jugendlicher vor der negativen Bewertung durch Gleichaltrige sowie das daraus entstehende Unvermögen, eine Wahl zu treffen, macht es ihnen dann unmöglich, einen Zugehörigkeitswunsch als möglich zu erkennen. So bleiben sie oft Isolierte mit einem großen inneren Leidensdruck. Der empfundene Autonomiewunsch kann dann nicht umgesetzt und gelebt werden und es bleibt die Abhängigkeit von den Eltern und Geschwistern. Für das gemeinsame Shoppen wählen Mädchen dann die Mutter oder Schwester, während Burschen sich oft daheim vor dem Computer zurückziehen. Diese fehlende Autonomieentwicklung, weg von den Eltern, äußert sich im Erwachsenenalter zum Beispiel als Abhängigkeit vom Partner bzw. von der Partnerin und beeinflusst somit auch die Partnerbeziehungen. Der Wert der psychotherapeutischen Gruppe wird an dieser Stelle noch einmal deutlich und kann somit als soziometrische Intervention gesehen werden. Eine andere soziometrische Intervention in der psychotherapeutischen Arbeit mit Jugendlichen stellen die von Dieter Wagner in diesem Buch beschriebenen „Psychodramatischen Outdoortage" dar (siehe „Psychodramatischen Outdoortage – eine Supragruppe").

Soziometrie als Technik in der Einzeltherapie mit Kindern und Jugendlichen

Kinder und Jugendliche sind auf der Suche nach einem Platz in ihrer Welt. Sie sind auf der Suche nach Rollen, die es ihnen möglich machen, etwas auf diesen Plätzen zu bewirken. Diese Rollen benötigen die dazugehörigen Skripts. Um gewünschte oder manchmal auch ungewünschte Rollen spielen und einen Platz finden zu können, ist es notwendig, zu erkennen, welche zur Verfügung stehenden Bühnen es gibt, welche Stücke darauf gespielt werden können und welche Rollen dazu benötigt werden und überhaupt noch frei zu wählen sind. Kinder und Jugendliche können oft zwar die Bühnen wie zum Beispiel „Schule" benennen, das Erkennen des Stückes, die dafür benötigten Rollen sowie die zur Wahl stehenden Rollen und deren Skripts sind schwer benennbar und damit lebbar.

Während die Therapiegruppe per se schon die Frage nach dem Finden des geeigneten Platzes, der möglichen Rollen und der dazugehörigen Drehbücher aufwirft, kommen die Kinder und Jugendlichen mit der gleichen Fragestellung auch in die Monodramatherapie. Die jüngeren Kinder nähern sich dieser Frage über das Symbolspiel (siehe „Monodrama mit Kindern" von Hildegard Pruckner, oder Pruckner 2001). Generell empfiehlt es sich, mit Kindern das Symbolspiel zur Bearbeitung zu nützen. Im Alter zwischen zehn und zwölf Jahren ist eine selbstreflexive, reziproke Perspektivenübernahme möglich. Das ist das Alter, in dem die Jugendlichen zum Beispiel mit folgender Frage in die Therapiestunde kommen: „Ich möchte zu meinem

Geburtstag eine Feier machen und Karin und Lotte einladen. Karin hat aber gesagt, wenn ich Lotte einlade, dann kommt sie nicht. Was soll ich jetzt tun?" Oder: „Resi hat heute in der Pause nicht mit mir geredet, aber sie war die ganze Zeit mit Agnes und ihrer Freundin unterwegs. Was soll ich tun?" Nun ist es möglich, mittels einer Aufstellung die Positionierungen zueinander sichtbar zu machen. „Mit Aufstellungen kann in kurzer Zeit und mit wenig Aufwand eine präzise Bestandaufnahme der emotionalen Beziehungen, der Hierarchie und der Struktur einer Gruppe gemacht werden." (Schaller 2005, S. 80, zit. nach Biegler-Vitek/Schorn 2013, S. 182) Eine Bearbeitung mittels Perspektivenübernahme eines Dritten ist noch nicht möglich. Für die Aufarbeitung des Themas müssen andere Techniken (siehe „‚Ich bin kein Psycho!' Monodrama mit Jugendlichen" von Stamenkovic-Strobl) gewählt werden.

Mit Jugendlichen, ab in etwa 14 bis 16 Jahren, ist die Arbeit mit ihren Sozialen und familiären Atomen über soziometrische Aufstellungen möglich. Dafür ist es wichtig, dass der/die Jugendliche weitgehend in der Lage ist, die Perspektive einer dritten Person einzunehmen (Schacht 2003), da sonst kein Erkenntnisgewinn und damit Transfer in die tatsächliche, reale Szene stattfinden kann. Entsprechend dem individuellen Rollenentwicklungsstand und soziometrischen Alter arbeite ich entweder mittels Aufstellungsbrett oder mit unterschiedlichen Symbolen. „Ob nun mit symbolarmen Materialien wie Knöpfen, Muscheln und ähnlichem oder mit symbolreichen Materialien wie Spielzeugtieren, Playmobilfiguren und ähnlichem gearbeitet wird, hängt vom Alter und der Struktur der KlientIn ab." (Biegler-Vitek/Schorn 2013, S. 182)

Monika Wicher

Psychodrama-Psychotherapiegruppe mit Kindern

Einleitung

„Spielen ist die zentrale Tätigkeitsform des kindlichen Lebens." (Mogel 2008, S. 9) Kinder haben Spaß, Auseinandersetzung und Entwicklung im und durch das Spiel. Sind die frühen kindlichen Spiele noch vorwiegend körper- oder gegenstandsbezogen, möchte das Schulkind schon im Symbol- oder Rollenspiel seine Erfahrungs- und Erlebniswelt erweitern und bereichern. Es spielt voll Freude und Neugierde in unterschiedlichen Szenen und Geschichten verschiedene Rollen, die im Vorhinein mit den anderen MitspielerInnen ausverhandelt werden. Dieses Spielen in Gruppen hilft den Kindern, die soziale Rolle im Alltag einnehmen zu können. Allerdings verlangt diese Spielform von den Kindern schon eine gewisse emotionale und kognitive Reife sowie ein Umfeld, das helfend und unterstützend zum Wohle des Kindes tätig war und ist.

Der kindliche Alltag ist strukturiert durch Gruppengeschehen. Er beginnt beim Familienfrühstück, geht weiter mit gemeinsamen Fahrten im Schulbus, mit Leben und Lernen in Kindergarten- und Schulgruppen, mit Mahlzeiten und Pausen in und mit diesen Gruppen sowie mit Sportgruppen oder Freizeitaktivitätsgruppen am Nachmittag. Er endet abends, wenn das Kind – vielleicht mit Geschwistern ein Zimmer teilend – zu Bett geht. Es wird miteinander gelacht, geweint, getröstet, gerauft, gestritten und gespielt. Wenn Kinder zu mir in die Praxis gebracht werden, haben diese oft das große Problem, in diesen Gruppen nicht mitmachen zu können, zu wollen oder zu dürfen. Sie werden durch ihr auffälliges oder störendes Verhalten aus Gruppen ausgeschlossen oder sind vom Gruppenausschluss bedroht. Der Umstand, dass sie nicht dabei sein können oder dürfen, hemmt die soziale Entwicklung der Kinder und impliziert wiederum ein „Nicht-mitmachen-Können". So wie sie nicht in Gruppen mitarbeiten können, mangelt es ihnen auch an der Fähigkeit, in Gruppen mit anderen zu spielen.

Die von mir angebotene Psychotherapiegruppe soll die Kinder dabei unterstützen, dieses soziale Miteinander sobald wie möglich konstruktiv leben und erfahren zu können. Wie ich schon in meiner Masterthese (2007) beschreibe, habe ich viele Einzelstunden mit Kindern im stationären Setting durchgeführt, um sie für unterschiedliches Gruppengeschehen zu stärken oder auf dieses gut vorzubereiten. In den Helferkonferenzen und Fallbesprechungen mit den multiprofessionellen Teams erkannte ich zu meinem Bedauern immer wieder, dass es große Diskrepanzen im Verhalten oder Mittun der Kinder im Einzelsetting im Unterschied zu deren Verhalten oder Mittun im Gruppenalltag der Schulklasse gab. Vor allem diese Erfahrungen bestärken mich noch heute in der Feststellung, dass Einzeltherapie alleine für die emotionale Entwicklung des psychisch kranken Kindes nicht ausreichend ist. Das Kind braucht dringend nach den Einzelstunden die Teilnahme an der Gruppenpsychotherapie, um sich konstruktiv im Gruppenalltag integrieren zu können. Auch wenn manche Therapiemethoden sogenannte Trainings im Einzelsetting als Vorbereitung für die Gruppe anbieten, scheint mir dies im praktischen Alltag – wenn es darum geht, zuerst einen guten Platz für sich in einer Gruppe zu finden, um dann in gemeinsames Handeln zu kommen – doch zu wenig, um dem Kind nachhaltig Sicherheit und Vertrauen in Gruppenerleben nahezubringen. Allerdings finde ich es notwendig und wichtig, eine spezielle Form der Gruppenpsychotherapie für diese Kinder anzubieten – eine, die eben genau die Entwicklung zum Gelingen der sozialen Rolle hin ermöglicht. Die ursprünglich von mir entwickelte Psychodramagruppe für traumatisierte Kinder und Jugendliche ist Basis dieser Psychodrama-Psychotherapiegruppe mit Kindern. Die Beschreibung dieser modifizierten Psychodramagruppe und ihrer Instrumente ist Inhalt dieses Artikels. Zuvor nehme ich noch in einer kurzen Darstellung Bezug zur Methode Psychodrama, zur Spielentwicklung des Kindes, zu Rollenentwicklung und zu Rollenebenen im Psychodrama als auch zum Nachnähren als Interventionsform.

Psychodrama

Psychodrama ist eine in Österreich anerkannte Gruppenpsychotherapiemethode. Jacob L. Moreno, Begründer der Methode, schreibt in seinem Werk „Gruppenpsychotherapie und Psychodrama" zusammenfassend:

> *„Die Grundlage der Gruppenpsychotherapie ist die Lehre der therapeutischen Interaktion. Die Grundlage des Psychodramas ist das Prinzip der schöpferischen Spontaneität, die ungehinderte Teilnahme aller Mitglieder der Gruppe an der dramatischen Produktion und die Handlungskatharsis."* (Moreno 1997, S. 18)

In der Psychodramagruppe wird Handeln des Einzelnen in der Gruppe und durch die Teilnahme der Gruppenmitglieder szenisch sichtbar gemacht. Therapeutische Entwicklung passiert durch Leiterintervention, aber auch durch die Gruppenmitglieder, durch deren Bereitschaft, sich szenisch durch Rollenübernahme einzulassen, durch deren Rollenfeedback und deren Anteilnahme am Thema des Einzelnen in der Sharingrunde. Ziel der Gruppenmitglieder ist es, spontan, kreativ im Leben handeln zu können. Die Instrumente des Psychodramas sind: die Bühne, die Protagonistin/der Protagonist, die Psychodramaleiterin/der Psychodramaleiter, die MitspielerInnen oder Hilfs-Ichs und die Gruppe. Es bedarf des Einsatzes dieser fünf Instrumente, um Psychodrama dirigieren zu können.

> *„Die eigene, frei gestaltete Handlung oder das Spiel in der Gruppe fördert das Erleben von Selbsteffizienz und Selbstregulation als wichtiges therapeutisches Medium (der Mensch als Kreator und Schöpfer). Durch die Externalisierung innerer Zustände oder die Darstellung konflikthafter Beziehungen in Form einer aktionalen Symbolsprache können diese neu erlebt (Einsichtsfähigkeit) und schöpferisch genutzt werden (Lösungskompetenz). Erlebnisverdich-*

tung (aktional, emotional und somatisch), Perspektivenübernahme (Rollentausch) und distanzierende Exploration wechseln sich ab." (Burmeister/Fürst 2000, S. 194)

Obwohl Moreno als Basis für die Methode seine Beobachtungen des kindlichen Spiels bezeichnet, sind seine Beschreibungen und Definitionen des Psychodramas überwiegend auf die Arbeit mit Erwachsenen bezogen. Auch wichtige und oft angewandte methodische Techniken, wie Doppelgängertechnik, Spiegeltechnik oder Rollenwechsel, entsprechen nach Moreno (2008, S. 88) „den drei frühesten Phasen in der Entwicklung des Kindes". Moreno beschreibt zwar kein Psychodrama für Kinder per se, zieht aber wichtige und notwendige Entwicklungsschritte des Kindes heran, um diese als Techniken im Psychodrama einzusetzen. Er versteht diese Techniken mit „den dynamischen Kräften menschlichen Wachsens" (ebd.) verknüpft. So könnte man meinen, Kinder einfach miteinander spielen zu lassen, impliziert genau dieses benannte „menschliche Wachsen" und hilft ihnen, sich in ihrem Leben alleine als auch in Gesellschaft zu entwickeln und zu reifen. Für einen Großteil der Kinder trifft dies glücklicherweise zu. Allerdings brauchen Kinder, wie schon eingangs erwähnt, die Fähigkeit und Möglichkeit, bestimmte Entwicklungsschritte vollziehen zu können, und ein relativ stabiles und förderliches Umfeld. Kinder, die in meine psychotherapeutische Praxis kamen und kommen, haben und hatten Probleme, diese notwendigen Entwicklungsschritte in ihrem bisherigen Leben zu machen bzw. zu integrieren. Sie brauchen ein für Kinder spezielles Gruppentherapieangebot, das Kindheit in all seinen Entwicklungsstadien, aber auch -möglichkeiten berücksichtigt.

Psychotherapie mit Kindern

Kindheit ist die Zeit des Staunens und Spielens, aber auch die Zeit der ständigen körperlichen, emotionalen und kognitiven Entwicklung. Ein Neugeborenes ist innerhalb weniger Monate fähig, zu lachen, zu weinen und sich zuerst am Boden krabbelnd und dann stehend zu bewegen. Und wieder einige Monate später kann das Kind sich bereits mit anderen Menschen sprachlich unterhalten. Dann beginnt es, sich und die Welt zu entdecken. Vor allem in diesen ersten Jahren braucht es, um gut gedeihen zu können, die Hilfe und Unterstützung von Erwachsenen. Zusätzlich zu den vertrauten Erwachsenen der ersten Zeit lernt das Kind dann FreundInnen der Familie oder NachbarInnen kennen und später unterschiedliche PädagogInnen in Kindergarten und Schule. Kinder sind auf die Erwachsenenhilfe angewiesen und brauchen von diesen ihren altersspezifischen Entwicklungsphasen entsprechende Unterstützung. So schauen Kinder schon allein durch ihre Körpergröße zu Erwachsenen auf, um Zuwendung, Halt und Orientierung zu bekommen. Dies bringt den Erwachsenen/die Erwachsene dem Kind gegenüber in eine Autoritätsrolle, die natürlich auch als LeiterIn einer Kindergruppe zu berücksichtigen ist. Kinder mit Verhaltensauffälligkeiten oder Diagnosen wie zum Beispiel ADHS (Aufmerksamkeitsdefizit-Hyperaktivitätsstörung), Mutismus usw. fühlen sich oftmals von den Erwachsenen unverstanden, sind von diesen auch enttäuscht oder fühlen sich oder wurden durch diese in ihren Gefühlen oder auch körperlich verletzt. Als Gruppenleiterin gebe ich deshalb den Kindern die Möglichkeit der Selbstregulierung über die Nutzung des Bühnenmodels und Zeit sowie Geduld, sodass sie mich in meiner Verlässlichkeit und Vertrauenswürdigkeit als

Leiterin in meinen Interaktionsangeboten und Interventionen durch eventuelle Provokationen überprüfen können. Die Rolle der Leiterin/des Leiters bietet erwachsene Angebote an kindliche oder jugendliche Bedürfnisse der KlientInnen, um diese dabei zu unterstützen, sich in der Rolle des Kindes oder des/der Jugendlichen konstruktiv entwickeln zu können.

Kinder brauchen andere Kinder, um mit ihnen gemeinsam spielen zu können. Dieses Spielen unter Gleichaltrigen ist für Kinder Spaß, Auseinandersetzung, aber auch Entwicklung. Gemeinsames Spiel fördert Kinder in ihrer sozialen Reifung und hilft ihnen dabei, konfliktfähiger zu werden. Als Gruppenleiterin gebe ich den Kindern die Möglichkeit, in der Gruppe zuerst für sich alleine zu spielen, um dann den Prozess des Einzelnen hin zum Mitspielen in der Gruppe zu begleiten.

Die Rolle der/des Erwachsenen für das Kind, aber auch die Notwendigkeit des kindlichen Miteinanders zu deren emotionaler Entwicklung sind in der Psychotherapie mit Kindern zu berücksichtigen und die Interventionsangebote sind sowohl entwicklungs- als auch störungsspezifisch anzubieten.

Psychodrama mit Kindern

In Österreich wurde Psychodrama mit Kindern vor allem durch Hildegard Pruckner bekannt. Sie beschreibt in ihrem Buch „Das Spiel ist der Königsweg der Kinder" ausführlich die notwendigen Veränderungen des „Psychodrama mit Erwachsenen", um ein „Psychodrama mit Kindern" anbieten zu können. Gabriele Biegler-Vitek, Roswitha Riepl und Thomas Sageder erklären in ihrem gemeinsamen Artikel „Psychodrama mit Kindern und Jugendlichen" (2004, S. 306–325) ihre psychodramatische Arbeit mit diesen KlientInnen. 2004, als der Beitrag erschien, war die Psychotherapie mit Kindern und Jugendlichen noch sehr auf die Beschreibung der Gestaltung der Gruppenphasen und des Spielablaufes fokussiert. In meiner Masterthese „Erlebnis Gruppe" (2007) zeige ich die psychotherapeutische Arbeit in einer speziellen Psychodramagruppe unter Berücksichtigung von Bühnenaufbau, Nachnähren und Einsatz der Techniken Hilfs-Ich und Intermediär- bzw. Intraintermediärobjekte auf. Auf dieser Grundlage wird störungsspezifisches Arbeiten mit traumatisierten KlientInnen in der Psychodramagruppe ermöglicht. Diese spezielle Gruppe und weitere inzwischen durchgeführte Modifikationen vor allem durch den Einsatz der Technik des Hilfs-Ichs ermöglichen nun die gezielte Behandlung von Kindern und Jugendlichen mit unterschiedlichen Problematiken. Heute wird in der Psychodrama-Psychotherapie mit Kindern während des gesamten Gruppenprozesses auf unterschiedliche Weise, abhängig von Symptomen oder Störungsbildern des Kindes, gezielt interveniert. Gabriele Biegler-Vitek geht in ihrem Artikel über das störungsspezifische Arbeiten im Psychodrama mit Kindern näher auf diese Interventionen ein („Störungsspezifische Interventionen in der psychotherapeutischen Arbeit mit Kindern und Jugendlichen aus psychodramatischer Sicht in Bezug auf Mutismus und Autismus-Spektrum-Störungen"). Wie schon eingangs erwähnt, unterscheidet sich Psychodrama mit Kindern von in der Literatur durch Moreno und viele andere AutorInnen ausführlich beschriebenen Formen des Psychodramas mit Erwachsenen. Gleich verläuft bei beiden der Phasenaufbau der Gruppeneinheiten mit Erwärmungsphase, Spielphase und Integrationsphase und die Bedeutung des Symbolspiels. Die Berücksichtigung der Wirkkraft der Soziometrie der Gruppe auf den Einzelnen als auch auf die Gruppe und deren neu gewonnene Bedeutung wird von Biegler-Vitek in ihrem Artikel zur Soziometrie („‚Wo ist mein Platz in dieser Welt?‘ Soziometrie als eine Grundlage der Hypothesenbildung in der Psychodrama-psychotherapeutischen Arbeit mit Kindern und Jugendlichen“) in diesem Band beschrieben. Unterschiedlich, aber auch teilweise gleich ist der Einsatz der Instrumente des Psychodramas. Diese werden im später Folgenden detailliert dargestellt. Zuvor ist es zum besseren theoretischen Verständnis dieser Gruppenpsychotherapie notwendig, kurz die Spielformentwicklung zu erklären und die psychodramatischen Rollenentwicklungstheorien als auch den Begriff „Nachnähren“ zu beschreiben.

Spielentwicklung

Um ein Rollenspiel spielen zu können, muss das Kind ein Verständnis von Rolle entwickeln. Dies geschieht tatsächlich spielerisch im Laufe der kindlichen Entwicklung. Stehen sogenannte Funktionsspiele, die körper- oder gegenstandsbezogen sind, am Anfang der Entwicklung, gehen diese über in Experimentierspiele, um sich mit den unterschiedlichen Gegenständen vertraut zu machen. Diese werden erweitert durch das Konstruktionsspiel. Das Kind beginnt, mit seinem Spiel ein bestimmtes Ziel zu verfolgen. Hier verknüpft sich die Entwicklung des Selbstwertgefühls mit dem Erreichen oder Nichterreichen des selbstgesetzten Spielziels. Im Rollenspiel beginnt dann das Kind, im „So-tun-als-ob“ die Erwachsenen in ihren jeweiligen Rollen zu imitieren, sie nachzuspielen, und empfindet sich so im Spiel dieser Erwachsenenwelt gleichgestellt. Beim Rollenspiel regelt die Rolle das Spielverhalten, während beim Regelspiel die Spielregeln vorgeben, was im Spiel erlaubt und was nicht erlaubt ist (Mogl 2008, S. 45ff.). Das ausdifferenzierte Symbol- und Rollenspiel dient dem Kind als „Erlebniserweiterung“ und auch als „Erfahrungsbewältigung“. Erlebte Ereignisse werden nachgespielt, verändert und auch überzeichnet dargestellt. Kommt zum Beispiel ein Geschwisterchen ins Krankenhaus, wird „Arzt/Ärztin, der/die operiert“ gespielt. Das Kind übernimmt dann im Rollenspiel die Rolle des Helfers – in diesem Fall des Arztes/der Ärztin –, um so seine Unsicherheiten oder aufkommenden Ängste zu regulieren. Aber auch tägliche Ereignisse, wie Autofahren oder U-Bahn-Fahren, oder Wunschszenen, wie „Wrestler (Kämpfer) im Ring sein“ oder „Prinzessin mit DienerInnen sein“, sind als Rollenspiele bei den Kindern sehr beliebt. Ausdifferenzierte Symbol- und Rollenspiele „sind als ein ausbalancierendes Regulativ zur Förderung der psychischen Gesundheit wirksam, indem sie eine symbolische Realisierung erlebnismäßig wichtiger Verhaltensweisen der Erwachsenenwelt ermöglichen und zugleich zu deren Bewältigung dienen“ (ebd., S. 51). Es kann von einer Entwicklung dieser Spielformen gesprochen werden, die sich entwicklungsbedingt mit der kindlichen Persönlichkeitsentwicklung entsprechend verändern. Dieser „Wandel der Spiele bedeutet aber nicht, dass die jeweils früheren Spielformen aufgegeben werden, sie werden vielmehr integriert in die höher entwickelten Spiele, ohne dass dies immer erkennbar wäre“ (ebd., S. 48). So wie sich Spiel und das Kind im Spielen entwickeln, verändern sich das Handeln und der Handlungsspielraum des Kindes im Alltag. Damit ein Kind aber spielen kann, braucht es neben Schutz und Geborgenheitsgefühlen die dem Alter entsprechenden unterschiedlichen Interaktionsangebote von Erwachsenen. Es braucht von Geburt an Verständnis und Unterstützung in seiner Identitätsentwicklung, seines „Selbst“ und in der Entwicklung seiner Spielfähigkeiten sowie seiner Handlungskompetenzen.

Rollen- und Handlungsebenen

Im Psychodrama gehen der Begriff und das Verständnis von Rolle weit über das übliche Verständnis von der Rollendarstellung in einem Theaterstück oder dem Einnehmen einer Rolle in einem Spiel hinaus. Moreno sieht den Menschen als Rollenspieler. „Das Selbst kann als Rollensystem mit über- und untergeordneten, dominanten und weniger dominanten Rollen verstanden werden.“ (Hochreiter 2004, S. 140) Der Mensch geht über Rollen in Interaktion und entwickelt von Geburt an ein Repertoire an Rollen. Dieses entwickelt sich während der ersten Lebensjahre bis zur Postadoleszenz, um einerseits lebensfähig zu sein und andererseits sozial kompetent zu werden, und erweitert sich günstigenfalls während des ganzen Lebens. Diese Rollenentwicklung wird auf unterschiedlichen Entwicklungsebenen den verschiedenen Altersstufen zugeordnet. Als Basis wird die Entwicklung der psychosomatischen Rollenebene genannt, die als solche ein Leben lang wirksam ist. Die Entwicklung der psychodramatischen Rollenebene baut auf gewissen Grundvoraussetzungen auf, die in der psychosomatischen Rollenebene entwickelt wurden. Danach kommt es zur Entwicklung der soziodramatischen Rollenebene, die in vier Niveaus unterteilt wird und wieder auf die notwendigen Entwicklungsschritte der psychosomatischen und psychodramatischen Rollenebene aufbaut. Entscheidet sich der Mensch durch unterschiedliche Handlungen, sein Leben zu gestalten, werden seine Interaktionen durch ein gelungenes Zusammenspiel der unterschiedlichen Rollenebenen seiner Entwicklung entsprechend bestimmt. Kindheit und auch Jugend ist die Zeit, in der diese Rollenebenen angelegt und aufgebaut werden. Erwachsensein gründet also im Rollenhandeln auf den Erfahrungen von Kindheit und Jugend. Umso wichtiger erscheint es, Defizite, die in der Kindheit auffallen, bereits in der Kindheit zu behandeln, um so eine Erweiterung des Handlungsspielraumes auch für das spätere Leben zu ermöglichen. Gelingt diese Entwicklung nur schwer oder unter sehr belastendenden Umständen, kann es zur Bildung unzureichend komplexer Strukturen kommen. Diese Defizite führen zu psychischen Störungen, zu Problemen im Erleben und Handeln des Einzelnen, aber auch vor allem bei Kindern zu Problemen im Spielen bzw. in der Entwicklung der Spielformen.

Schacht (2009) nennt diese Defizite Störungsniveaus (statt Entwicklungsniveaus) und unterteilt sie in Störungsniveau 0, 0–1, 1–2 und 2–3. Für die Arbeit mit Kindern ist Niveau 2–3 nicht relevant. Im Psychodrama mit Kindern ist es notwendig, sowohl die mögliche gelungene Entwicklung der Rollenebenen als auch die Defizite auf den jeweiligen Rollenebenen und Niveaus zu erkennen. In der Psychodrama-Psychotherapiegruppe biete ich den Kindern immer wieder Wahlmöglichkeiten an, damit sie sich – wie weiter unten im Kapitel „Nachnähren“ beschrieben – emotional entwickeln können. Trotzdem ist es diagnostisch notwendig, die problematischen Handlungs- oder Interaktionsmuster des Kindes als störungsspezifisch zu erkennen und zuordnen zu können. Im Folgenden zeige ich zusammengefasst einen Überblick über die altersentsprechenden Entwicklungen der Rollenebenen mit Schwerpunkt auf der

Rolleninteraktionsfähigkeit, den notwendigen Hilfs-Ich-Kompetenzen und der Spielfähigkeit. Dies ergänze ich mit Anmerkungen über die möglichen Auswirkungen von Defiziten auf diesen Rollenentwicklungsebenen im Erleben oder Handeln des Kindes.

Psychosomatische Rollenebene – von Geburt bis 15./18. Lebensmonat (Schacht 2003, S. 46–114)

Kind:
Der Säugling ist *actor* und *interactor*. Die Rolleninteraktionen zwischen den Säuglingen und ihren Bezugspersonen sind gemeinsames Gestalten der Handlungen als *co-actions* und *co-experience*. Sind es anfangs vor allem Lust- oder Unlustempfinden, die der Säugling affektiv wahrnimmt, sind es in der Folge Affekte, wie Freude, Ärger, Angst und Kummer, die er entwickelt. Durch Affektspiegelungen seiner Bezugspersonen lernt er, diese Affekte zu empfinden. Selbstwirksamkeit wird erlebt. Es „entwickelt sich in the act ein implizites Selbstempfinden [...], das nicht bewusst ist" (Schacht 2009, S. 22). Das Kind entwickelt im prozeduralen Gedächtnis gespeichert innere Repräsentationen von Rollenkonfigurationen. Das Gesamt dieser für die psychosomatische Rollenebene wichtigen Kompetenzen kann mit Morenos Funktion der Mutter als Doppel des Kindes gleichgesetzt werden.

Hilfs-Ich-Kompetenzen:
Der Säugling ist auf die regulierenden Hilfs-Ich-Kompetenzen seiner Bezugspersonen angewiesen. Rhythmen von der Versorgung mit Nahrung, von Schlafenlegen und von miteinander Spielen sind zeitlich strukturiert und sind als Basis der biologischen Uhr des Kindes zu verstehen. Diese von Bezugspersonen als biologische Taktgeber zur Verfügung gestellten „Hilfs-Ich-Kompetenzen bleiben als *hidden regulators* zeitlebens bedeutsam" (Schacht 2003, S. 56). Durch das Angebot an sozialen Interaktionen der Bezugspersonen entwickelt der Säugling seine Fähigkeiten zur Aktivierungs- und Emotionsregulation. Durch spielerisch markierte Affektspiegelungen der Bezugspersonen gelingt es dem Säugling, Affekte als eigene zu empfinden. Gestik, Mimik und Wahrnehmung gestalten die Kommunikation, sogenannte Interaktionsirrtümer *(interactive errors)* entstehen, können aber auch korrigiert werden. Durch die Triade Eltern–Kind und die dadurch zur Verfügung stehende Kapazität wird der Säugling dabei unterstützt, mit mehreren Personen gleichzeitig Beziehungen zu gestalten.

Spielfähigkeit:
Funktionsspiele sind die Spiele am Beginn der kindlichen Entwicklung. Diese Spiele sind entweder auf den eigenen Körper, auf eigene Körperteile (Daumen lutschen, Hand in den Mund nehmen ...) oder auf Gegenstände der näheren Umgebung (diese Gegenstände werden herangezogen oder losgelassen) gerichtet. Kombinationen von Spielen mit Körper und Gegenstand, wie zum Beispiel Gegenstände in den Mund zu nehmen oder Klangeffekte durch Schlagen mit Gegenständen zu erzeugen, werden lustvoll in diesem Alter ausprobiert. Spaß an Funktion, am Tun und an damit verbundenen Effekten mit lustvollen Wiederholungen zeichnen diese Spielform aus (Mogel 2008, S. 45).

Diese entwickeln sich zu *Experimentierspielen* und unterstützen das Kind beim Kennenlernen von unterschiedlichen Gegenständen. Hier lernt das Kind neugierig-spielerisch physikalische Eigenschaften verschiedener Dinge, wie Küchenutensilien oder Spielgegenstände, kennen (ebd., S. 50).

Übergang psychosomatische auf psychodramatische Rollenebene (Schacht 2009, S. 23)

Kind:
Das Kind erkennt sich selbst im Spiegel. „Das Kind entwickelt erstmals innere Vorstellungen, die von den unmittelbar wahrnehmbaren Reizen unabhängig sind. Es kann sich etwas vorstellen, was nicht da ist." (Schacht 2009, S. 23)

Spielfähigkeit:
In dieser Phase beginnt die Fähigkeit zum *frühen Symbolspiel*. Hierfür wird beim Kind „schon ein Wissen über die Regelhaftigkeit bestimmter Ereignisse in der es umgebenden Welt in seinem Gedächtnis gespeichert" (Mogel 2008, S. 50) vorausgesetzt. Das Kind nimmt zum Beispiel einen Bauklotz und imitiert die Geräusche eines Baggers. Das Kind erlebt sich hierbei als Baggerfahrer und sich selbst in dieser phantasierten Situation. Allerdings spielt das Kind hierbei ganz für sich mit seinem Holzstück und kann sich noch nicht auf andere Mitspieler einstellen.

Im *Konstruktionsspiel* beginnt das Kind durch seine Erfahrungen aus den frühen Spielformen von sich aus auf Gegenstände konstruierend einzuwirken. Anfangs richtet sich dabei die Aufmerksamkeit des Kindes noch ganz auf das momentane Tun (ebd.).

Psychodramatische Rollenebene – 15./18. Lebensmonat bis 4./6. Jahr (Schacht 2003, S. 115–193)

Kind:
Durch den Einsatz von Sprache beginnt das verbale Benennen von Emotionen, Gefühle werden bewusst erlebt und in emotionale Skripts eingebunden. Affektiv wird es möglich, das Empfinden des anderen als dessen Empfinden zu erleben. Phantasie entsteht und ist Schlüssel zum Inneren des anderen. Selbstwirksamkeit wird bewusst erlebt. Bedeutungsvoll ist die Entwicklung von inneren Vorstellungen, die von aktuellen Wahrnehmungen losgelöst sind. Wünsche stellen eine neue Form von Handlungsmotiven dar. Planendes Handeln ist möglich. Für Kinder wird nach anfänglichen Unterstützungen durch Hilfs-Ich-Kompetenzen von älteren Bezugspersonen ein gemeinsames Spielen unter Kindern möglich.

Hilfs-Ich-Kompetenzen:
Eltern spielen mit ihren Kindern und benennen dabei als Hilfs-Ich all ihre Handlungsabläufe im Spiel und erklären auch die möglichen Empfindungen dabei. Nimmt die Mutter den Bären in den Arm, um ihn spielerisch zu füttern, betont sie, dass er jetzt sicherlich hungrig sei, und schlägt ihm zum Beispiel vor, „von ihrem guten Honig"

zu kosten, erweitert mit vielleicht: „Das tut dir jetzt aber gut." Die Eltern bieten ihre Hilfe beim Spielen an, belassen die Handlungsinitiative aber bevorzugt beim Kind. Mittel der Kommunikation zwischen Kindern und Erwachsenen ist nun auch die Sprache.

> *„Hilfs-Ich-Kompetenzen älterer Bezugspersonen sind z.B. für die verbale Ko-Konstruktion von Skripts und Narrationen erforderlich. Unterstützend wirken Bezugspersonen auch bei der Regulation von Aktivierung (z.B. Induktionen), Aufmerksamkeit und Emotionen."* (Schacht 2003, S. 189)

Spielfähigkeit:
Nun möchte das Kind im *Konstruktionsspiel* ein sich selbst gesetztes Ziel erreichen. Es möchte zum Beispiel einen bestimmten Turm mit Bausteinen ganz nach eigenen Vorstellungen bauen. „Das Konstruktionsspiel ist somit diejenige Spielform, welche direkt das Selbstwertgefühl berührt." (Mogel 2008, S. 50) Das Spiel bietet an, entweder auf sich Stolz zu sein und Freude zu empfinden oder frustriert und ärgerlich zu sein. Für die emotionale Entwicklung des Kindes ist es notwendig, beides zu erleben und auszuhalten. Kinder spielen im Alter zwischen ein und zwei Jahren noch nicht miteinander, sondern nebeneinander im sogenannten *Parallelspiel.* Im *ausdifferenzierten Symbol- oder Rollenspiel* spielen die Kinder miteinander, allerdings setzt dies ein gewisses Maß an emotionaler Selbstregulationsfähigkeit voraus, es erfordert, sich auf ein gemeinsames Thema einlassen zu können und die gewählten Rollen über einen längeren Zeitraum zu halten.

> *„So ist es verständlich, dass es bei den frühen Rollenspielen hauptsächlich darum geht, vorgegebene soziale Skripts, bei denen die Kinder stereotype Charaktere darstellen, zu spielen. [...] Erst mit 5 Jahren schaffen Kinder es im Allgemeinen, ihre Interaktionen im freien Rollenspiel aufeinander abzustimmen."* (Schacht 2003, S. 121)

Diese Spielformen helfen den Kindern, ihre Erfahrungen zu verarbeiten und zu bewältigen, aber sie erweitern dabei auch ihren bisherigen Erfahrungsraum.

> *„Ausdifferenzierte Symbol- und Rollenspiele haben vor diesem Hintergrund einen beträchtlichen psychohygienischen Wert. Sie sind als ein ausbalancierendes Regulativ zur Förderung der psychischen Gesundheit wirksam, indem sie eine symbolische Realisierung erlebnismäßig wichtiger Verhaltensweisen der Erwachsenenwelt ermöglichen und zugleich zu deren Bewältigung dienen."* (Mogel 2008, S. 51)

Soziodramatische Rollenebene – 4./6. Jahr bis Postadoleszenz (Schacht 2003, S. 194–277)

Diese Rollenebene wird in vier Entwicklungsniveaus unterteilt. Für die Arbeit mit Kindern in der Psychodrama-Psychotherapiegruppe sind Niveau 1 und 2 relevant. Niveau 3 zeigt sich erst in Ansätzen im Alter zwischen 10 und 12 Jahren. ExpertInnen ordnen u.a. Jugendliche im Alter von 15 Jahren in ihrer soziodramatischen Rollenentwicklung im Übergangsbereich von Niveau 2 auf Niveau 3 zu. Das Kind oder der/

die Jugendliche wird mehr und mehr fähig, die verschiedenen Rollen innerhalb des sozialen Handlungsprozesses angemessen zu organisieren.

- **NIVEAU 1** (Alter ca. von 5 bis 9 Jahren):

Kind:
„Das Kind versteht, dass sich die eigenen Bedürfnisse, Erwartungen und Interessen von denen des Gegenübers unterscheiden." (Schacht 2003, S. 199) Es kann sich nun in die Lage eines anderen Menschen versetzen und dessen Perspektive übernehmen. So kann das Kind den anderen in seinen Bedürfnissen oder Wünschen zwar begreifen, „die in der Perspektivenübernahme erschlossene Sichtweise des Anderen [wird] nicht in die Perspektive des eigenen Selbst integriert" (ebd.). In Konfliktfällen wird vom Kind die Beziehung „aus der eigenen subjektiven Perspektive" wahrgenommen. Es kommt zu *Entweder-oder-Entscheidungen*. Das Durchsetzen der eigenen Wünsche und Bedürfnisse ist in Freundschaften vorrangig.

Hilfs-Ich-Kompetenzen:
Das Kind oder die/der Jugendliche ist immer mehr „in der Lage, ohne Hilfs-Ich-Kompetenzen älterer Bezugspersonen Rolleninteraktionen zu gestalten" (ebd., S. 265). Die Bezugspersonen sind nun gefordert, das Kind oder den Jugendlichen bzw. die Jugendliche in diesem Autonomieprozess zu unterstützen. Es gilt für die Bezugspersonen, die Balance zwischen Loslassen und Begrenzen im Umgang mit den Bedürfnissen des Kindes oder der/des Jugendlichen zu finden. Eltern bieten Diskussionsbereitschaft, aber auch Klarheit in ihrer Grenzsetzung an. Dies lässt sie zu sogenannten „Kampfpartnern" in Konflikten mit dem Kind oder der/dem Jugendlichen werden.

Spielfähigkeit: Das Regelspiel gilt als Spielform von älteren Kindern, Jugendlichen und auch Erwachsenen. Der Verlauf des Spiels ist durch Spielregeln geordnet und Ziel ist es, im Spiel zu gewinnen (Mogel 2008, S. 52).

- **NIVEAU 2** (Ansätze zeigen sich mit 7 Jahren, wird durchschnittlich mit Beginn von 11 Jahren erreicht):

Kind oder Jugendliche/r:
Das Kind bzw. der/die Jugendliche wird mehr und mehr fähig, die verschiedenen Rollen innerhalb des sozialen Handlungsprozesses angemessen zu organisieren. „Die in der Perspektivenübernahme erschlossene Sichtweise anderer Menschen wird nun in das eigene Selbst integriert." (Schacht 2003, S. 200) Die Perspektivenübernahme wird als selbstreflexiv und reziprok beschrieben. Im Konfliktfall kann es zu *Sowohl-als-auch-Entscheidungen* kommen. Freundschaft baut auf Vertrauen, Fairness und solidarisches Handeln auf. Das Ziel in Konfliktfällen ist die Erhaltung von Freundschaften.

Hilfs-Ich-Kompetenzen:
Hilfs-Ich-Kompetenzen älterer Bezugspersonen werden immer weniger notwendig, um Rolleninteraktionen zu gestalten. Eigene Interessen und Bedürfnisse werden von den Kindern oder Jugendlichen den Bezugspersonen gegenüber immer mehr einge-

fordert. Es kommt zu einem Hinterfragen der elterlichen Meinungen und Anforderungen. In Konfliktsituationen werden Eltern auch als „Kampfpartner" gesehen, die ihr Beziehungsangebot zwischen einerseits Stütze zu sein und andererseits Reibungsfläche zu bieten balancieren müssen.

Spielfähigkeit:
Regelspiele „umfassen eine riesige Bandbreite von Spielarten. Von einfachen Bewegungsspielen [...] bis hin zu hochkomplexen Computer-Strategiespielen." (Mogel 2008, S. 52)

- **NIVEAU 3** (Ansätze zeigen sich mit 10 bis 12 Jahren, wird durchschnittlich mit 15 Jahren erreicht):

Jugendliche/r:
„Es wird möglich, das Handeln so zu steuern, dass sowohl die eigenen Interessen wie auch divergierende Interessen mehrerer Bezugspersonen miteinander in Einklang gebracht werden." (Schacht 2003, S. 202) Zu einer Clique zu gehören ist wichtig. Die körperliche Veränderung durch die Pubertät fordert eine Auseinandersetzung mit der eigenen Geschlechterrolle. Intimität und Sexualität werden Teil des Gestaltens und Erlebens von Beziehungen mit dem anderen oder gleichen Geschlecht.

Hilfs-Ich-Kompetenzen:
Erwachsene Bezugspersonen stellen sich als „Kampfpartner" zur Verfügung, die „bei aller Härte der Konflikte [die] Stabilität der Beziehung sichern" (Schacht 2003, S. 275).

Störungsniveaus

Schacht (2009, S. 181) unterscheidet zwischen den Konzepten der „‚normalen' Stufen der kindlichen Entwicklung" und den Konzepten zur Erfassung von gestörtem Erleben und Handeln. Zur Beschreibung dieser sogenannten strukturellen Störungen werden diese als unterschiedliche Störungsniveaus definiert, welche „als Übergang zwischen benachbarten Rollenebenen und Niveaus begriffen werden" (ebd.). Er unterscheidet in Störungsniveau 0, Störungsniveau 1–2 und Störungsniveau 2–3.

Im praktischen Alltag der Kinderpsychotherapie ist eine definitive Zuordnung auf diesen Störungsniveaus nicht immer möglich. Kinder leben im Hier und Jetzt und zeigen ihre momentanen emotionalen Befindlichkeiten oftmals in ihrer jeweiligen Stimmungslage überzeichnet. Kinder, die im Alltag als sozial inkompetent beschrieben werden, zeigen manchmal im Spiel mit den anderen Kindern hohe soziale Kompetenz. Andere Kinder wiederum, die in der Schulklasse MitschülerInnen aggressiv angreifen, zeigen sich in der Psychodrama-Psychotherapiegruppe als ängstlich und Schutz suchend. Kindliche Entwicklung erfolgt nicht linear, sondern eher sprunghaft. Die Rollenentwicklung der unterschiedlichen Rollenebenen wird in für Kinder langen Zeiträumen vollzogen. Zum Beispiel schreibt Schacht (2009, S. 25), dass die „Schwelle zur soziodramatischen Rollenebene [...] in der Regel im Alter von 4–6 Jahren überschritten" wird. Hier zeigt sich der breite Spielraum kindlicher Entwicklung deutlich und Psychotherapie für Kinder fordert deshalb auch ein breites Angebot an Interventionen, um individuelle Bedürfnisse zu berücksichtigen. So sprechen wir in unserer psychodramatischen Kinderweiterbildung nicht so sehr von Störungsniveaus, sondern eher von „Defiziten auf den jeweiligen Entwicklungsebenen".

Defizite auf den Entwicklungsebenen

Ich stelle das Alter des Kindes den jeweiligen Anforderungen der altersgemäßen Rollenebenen gegenüber und vergleiche, was bereits davon im Rollen- und Handlungsrepertoire des Kindes angelegt ist und woran es noch fehlt. Wenn ein Kind als extrem unruhig, kaum zur Ruhe kommend beschrieben wird und in der ersten Psychodramastunde in der Gruppe herumrennt und kaum seinen Schutzbereich oder den Beobachterbereich für sich nutzen kann, fehlt es diesem Kind an Erfahrungen von Geborgenheit, Schutz und Abgrenzung. Ich spreche dann von „Defiziten auf der psychosomatischen Rollenebene". Dies ist allerdings nur prozessdiagnostisch zu verstehen, denn wenn dieses Kind schon teilweise in der ersten Gruppenstunde und verstärkt in der zweiten und den nächsten Gruppeneinheiten durch Rückzug ins Schutzhaus oder durch Beobachten auf der Beobachterbühne Erfahrungen davon macht, ändern sich auch seine Interaktionen und Handlungen. Im Folgenden zeige ich anhand einiger Beispiele, wie Defizite in der Rollenentwicklung bei Kindern den unterschiedlichen Ebenen zugeordnet werden können.

- *Defizite auf der psychosomatischen Rollenebene können sich wie folgt zeigen:*
  Kinder mit Defiziten auf der psychosomatischen Rollenebene sind auffallend ruhelos und rastlos. Sie zeigen Unsicherheit bei Blickkontakt – sie meiden diesen eher – und haben ein geringes Körperschmerzempfinden – sich selbst zu verletzen scheint kaum Schmerz zu verursachen. Die Kinder nehmen intensiv Stimmungen in Gruppen auf, können diese aber intrapsychisch nicht regulieren. Die Kinder wirken wenig abgegrenzt gegenüber den emotionalen Stimmungen anderer und vermischen diese mit ihren eigenen. Die Aktivierungs-, Emotions- und Aufmerksamkeitsregulation ist kaum selbst steuerbar. Spielerisches Als-ob ist schwer ausführbar. Um Selbstwirksamkeit zu spüren, haben sie ein übersteigertes Maß an Neugier, Freude an Effekten und Urheberschaft. Dies verstärkt vor allem bei Jugendlichen die Tendenz, in Peergruppen zum Täter/zur Täterin zu werden. Bei Konflikten oder Unklarheiten kommt es zu Kämpfen oder Selbstisolation.

- *Defizite auf der psychodramatischen Rollenebene können sich wie folgt zeigen:*
  Kindern mit Defiziten auf der psychodramatischen Rollenebene fällt es schwer, über ihr Handeln zu erzählen, es in Verbindung mit ihren Gefühlen zu bringen oder es zu benennen. Überhaupt werden Emotionen kaum ausgesprochen oder kaum „als Gefühle bewusst erlebt und in emotionale Skripts eingebunden" (Schacht 2003, S. 188). Kinder sagen dann häufig, dass sie nicht spielen möchten. Hier ist aber oftmals zu sehen, dass sie nicht spielen können, also wenig Erfahrung mit dem Spiel und wenig Vertrauen in ein gemeinsames Spiel haben. Sie zeigen eine niedrige Frustrationstoleranz im Umgang mit Erfolg und Misserfolg. Wünsche

werden schwer bis kaum benannt, sind aber da und können unbewusst wirken. „Unbewusste Wünsche spielen im weiteren Verlauf des Lebens eine große Rolle, da sie mit den Handlungskompetenzen der soziodramatischen Ebene nicht integriert werden können." (Schacht 2003, S. 143) Oft wirken die Kinder, als hätten sie wenig oder kaum Empathie für andere. Da „Fantasie als Schlüssel zum Inneren des Anderen" (ebd., S. 192) genannt wird, scheinen sie diese eher zu vermeiden, da ihre Phantasien oft voll von Ängsten und Wut sind und sich mit schrecklichen Erinnerungen verbinden können. So fällt es ihnen auch schwer, ein Wir-Bewusstsein zu entwickeln.

- *Defizite auf der soziodramatischen Rollenebene können sich wie folgt zeigen:*
  Im Konfliktfall wird hier bestenfalls Niveau 1 erreicht.

  „Auseinandersetzungen werden als Verhandlungen über die Kontrolle der Situation durch einseitige implizite Machtausübung geführt. Es gibt lediglich die Alternative von Sieg oder Niederlage." (Schacht 2003, S. 265)

  Schon bei Anzeichen von Konflikten oder unterschiedlichen Meinungen kann es zu Drohgebärden oder aggressiven Übergriffen kommen. Es gelingt Kindern mit Defiziten auf der soziodramatischen Rollenebene nur schwer, im Rollentausch Perspektiven des anderen zu übernehmen. Es zeigt sich Angst oder Abwehr gegen Wir-Bewusstsein. Es ist für sie schwierig, FreundInnen zu finden oder Freundschaften zu erhalten. Sie haben in der frühen Jugend kaum Anschluss an Peergruppen, sind eher isoliert und alleine.

Zusammengefasst geht der Mensch über Rollen in Interaktion und entwickelt ein Repertoire an Rollen auf unterschiedlichen Rollenebenen. Diese Rollen- oder Handlungsebenen unterliegen einer altersspezifischen Entwicklung. Kommt es zu maßgeblichen Entwicklungsdefiziten, führt dies zu Störungen des Erlebens und Handelns, zu unterschiedlichen krankheitswertigen Symptomen und zu wesentlichen Problematiken des Einzelnen im Zusammenleben mit seinen Mitmenschen. Dementsprechend wird in der Psychodrama-Psychotherapiegruppe auf diesen beim Kind defizitär entwickelten Ebenen ein Nachnähren durch unterschiedliche Interventionen angeboten. Defizite auf den altersentsprechend früher entwickelten Rollenebenen müssen vor Defiziten auf den später entwickelten Rollenebenen behandelt werden.

Nachnähren

In meiner Masterthese (2007) habe ich „Nachnähren" erstmals folgendermaßen ausformuliert:

> *„Durch Nachnähren [...] wird Rollenentwicklung im regressiven Zustand nachgeholt. Dies vollzieht sich im Rahmen eines in einer bestimmten Struktur und Atmosphäre eingebetteten interaktiven Gruppenprozesses, bestehend aus einem Angebot an Interventionen und erfolgter, gezielter Annahme."* (Wicher 2007, S. 58)

Die Psychodrama-Psychotherapiegruppe bietet die Möglichkeit, durch die Angebote des speziellen Bühnenaufbaues und durch den Einsatz von Hilfs-Ichs und Inter- bzw. Intraintermediärobjekten ein Nachnähren auf den unterschiedlichen Rollenebenen je nach Bedarf und Wahl des Kindes zu erfahren.

Diese psychodramatischen Angebote des Nachnährens sind auf *drei Annahmen* aufgebaut:

1. *Es gibt eine beschreibbare altersspezifisch „normale" Entwicklung des Rollenrepertoires und der Handlungskompetenzen von Kindern und Jugendlichen. Es gibt jeweils dem Alter und Entwicklungsstand des Kindes entsprechend notwendige Hilfs-Ich-Kompetenzen der Bezugspersonen, um die Kinder in dieser Entwicklung zu unterstützen und zu fördern.*
2. *Defizite werden durch den Vergleich der tatsächlich gelebten Rollen und gezeigten Handlungen des Kindes mit der möglichen Entwicklung auf den unterschiedlichen Rollen- und Handlungsebenen erkennbar und sichtbar.* Wie weiter oben in Bezug auf Rollen- und Handlungsebenen beschrieben, baut die Entwicklung einer Rollenebene auf einer bereits angelegten Rollenebene auf usw. Jeder Ebene wird die Entwicklung unterschiedlicher Handlungskompetenzen zugeschrieben, die das Kind für sein alltägliches Tun, aber auch für die Gestaltung seines zukünftigen Lebens braucht. Die Bezugspersonen stellen durch Interaktionen regulierende Hilfs-Ich-Kompetenzen zur Verfügung. Defizite der Kompetenzen auf den Rollenebenen können sowohl durch genetische Faktoren des Kindes als auch durch fehlende Hilfs-Ich-Kompetenzen der Bezugspersonen im Säuglingsalter oder in der Kindheit entstehen. Die vorhandenen Defizite auf einer unteren Ebene blockieren die ausreichende Entwicklung von Handlungskompetenzen auf der nächstfolgenden Ebene. Die Energie des Kindes ist dann nicht auf die Entwicklung seiner unterschiedlichen Handlungskompetenzen gerichtet, sondern auf Anpassung und Ausgleich durch sein Tun als Antwort auf gegebene oder eben mangelhaft vorhandene konstruktive Bedingungen. Das Kind beginnt sich eigenartig zu verhalten, stört und wird in seinen eigenartigen oder destruktiven Handlungen nicht verstanden. Dies führt zu Ausgrenzung aus unterschiedlichen Gruppen, aber auch zu verzweifelten Bezugspersonen, denen es nur sehr schwer gelingt, befriedigende Interaktionen mit dem Kind zu gestalten. Eltern, BetreuerInnen, PädagogInnen, aber auch die Kinder fühlen sich dann schuldig und haben Angst, alles falsch gemacht zu haben. Um sich vor diesen Schuldgefühlen zu schützen, kommt es in der Folge zu verschiedenen Schuldzuschreibungen den anderen Bezugspersonen oder den Kindern gegenüber. Menschen jeden Alters können leider durch Krisen, traumatische Erlebnisse oder sogenannte schwierige Zeiten den Anforderungen ihres Lebens nicht ausreichend gerecht werden. Schacht schreibt in diesem Zusammenhang:

   „Störungen des Erlebens und Handelns resultieren stets aus einem Wechselspiel von äußeren Belastungen (vielfach defizitäre Erfahrungen) einerseits und kreativen Anpassungsleistungen an diese Bedingungen andererseits." (Schacht 2009, S. 87)

   Dies erklärt, weshalb die Kinder und Erwachsenen oftmals schon sehr erschöpft und hoffnungslos sind, wenn sie zur Psychotherapeutin/zum Psychotherapeuten kommen. Als Psychotherapeutin gebe ich ausreichend Zeit, neben dem „anderen" Verhalten und Tun des Kindes den damit verbundenen Schuldgefühlen oder Schuldzuweisungen und eventuellen Kränkungen der Bezugspersonen Raum zu geben, indem ich ihnen die Möglichkeit gebe, darüber zu erzählen. Auf diese Weise zeige ich mein Verständnis für die jeweilige Lage und betone gleichzeitig, dass es in der praktischen Arbeit der Psychodrama-Kindertherapie in keinem Fall um die Suche nach Schuld, sondern um das Finden von Lösungen geht. Das Kind oder dessen Bezugspersonen können somit aufhören, sich selbst als defizitär oder unzulänglich zu fühlen, sondern erkennbare Defizite der Handlungskompetenzen auf den unterschiedlichen Rollenebenen lassen die Problematik der Auffälligkeit erklären und verstehen.

3. *Der Mensch besitzt von Geburt an Fähigkeiten, seine Bezugspersonen auf diese entwicklungsfördernden Interaktionen einzuladen.* „In Morenos Augen ist der Säugling nicht nur *actor*, sondern sozial Handelnder, d. h. *interactor.*" (Schacht 2003, S. 48) Dies bedeutet, dass der Säugling Interaktionen mit seinen Bezugspersonen anregt oder aber auf deren Angebote reagiert. „Rolleninteraktionen gestalten sich zwischen Säugling und Bezugsperson als gemeinsames Handeln, als *co-actions* und *co-experience.*" (Ebd., S. 109) Diese frühen Beobachtungen von Moreno werden teilweise durch die Beobachtungen und Erkenntnisse der modernen Säuglingsforschung bestätigt. Dornes fasst in seinem Buch „Die Seele des Kindes" zu Aspekten von vorsprachlicher Intersubjektivität Ergebnisse unterschiedlicher SäuglingsforscherInnen zusammen und kommentiert diese. So schreibt er zum Beispiel über die mimische Nachahmung des Säuglings von Mimiken der Erwachsenen, dass „Nachahmung [...] bereits bei Neugeborenen eine *soziale* Antwort, die ein Wissen um die Sozialität des Anderen einschließt" (Dornes 2013, S. 84), ist. Dornes erklärt unter anderem, dass laut Trevarthen Neugeborene sozialen Kontakt suchen, „weil sie sich ausdrücken und mitteilen wollen und eine Antwort darauf erwarten" (ebd., S. 84), und „nicht (nur) deshalb, weil sie ihre Affekte regulieren wollen" (ebd.). Laut Dornes schreibt Bråten 1992 in einem Artikel über die „Annahme einer inneren Vorstruktur" (ebd., S. 85):

> *„Die innovative, aber auch spekulative Idee von Bråten besteht darin, anzunehmen, daß die Psyche des Säuglings inhärent dyadisch beziehungsweise dialogisch strukturiert ist. Was heißt das? Es bedeutet mehr, als dass der Säugling von Lebensanfang ein soziales Wesen ist und den Kontakt mit anderen sucht. Es bedeutet, daß er diesen Kontakt schon innerlich hat, bevor er sich an einen tatsächlich vorhandenen äußeren Anderen wendet. Der äußere, tatsächliche Andere tritt gewissermaßen nur in die Fußstapfen, die in Gestalt des inneren virtuellen Anderen vorbereitet sind."* (Ebd., S. 79)

Stelzig fasst in seiner Masterthese die Erkenntnisse von Experimenten und Beobachtungen aus der wissenschaftlichen Literatur der Säuglingsforschung zusammen und interpretiert, „dass der Mensch bereits bei der Geburt über ein angeborenes Programm verfügt, das die für ihn stimmigen Begegnungen ihn sowohl einfordern als auch gestalten lässt. Dieses scheint unwillkürlich, intuitiv und präreflexiv wirksam zu sein." (Stelzig 2014, S. 62) Er bezeichnet dies als „Starter-Programm" (ebd., S. 15). Wenn dieser Wunsch oder dieses Bedürfnis nach Begegnung oder befriedigender Interaktion bereits im impliziten Wissen des Säuglings verankert ist und durch unterschiedliche Irritationen nicht beantwortet werden konnte, führt dies zu Frustrationen und kann in der Folge zu Auffälligkeiten beim Kind führen.

Fallbeispiel: A., ein Volksschulkind von acht Jahren, kam in die Psychodrama-Psychotherapiegruppe, weil er zu Hause oft und lange weinte, jedoch den Grund dafür nicht erklären konnte. Die Eltern waren sehr besorgt und befürchteten, dass ihr Kind depressiv sei. A. hatte kaum Probleme, gute schulische Leistungen zu erbringen, fühlte sich aber im Kreis seiner MitschülerInnen rasch als Außenseiter. Dies versuchte er auszugleichen, indem er besonders viel redete oder sich besonders oft in den Mittelpunkt stellte. Die Kinder wandten sich dann genau deshalb wieder von ihm ab und auch die Lehrerin wies ihn in seine Schranken. A. wiederum fühlte sich ungeliebt und unverstanden. Diese Inszenierung seines Außenseiterdaseins war für ihn selbst unverständlich und es gelang ihm nicht, seine dazugehörigen Gefühle zu benennen. Er konnte weder die Perspektive seines Sitznachbarn einnehmen, der ihn einfach nur als störend empfand, noch mit der Klasse die Rolle des Schülers ausverhandeln. A. zeigte Defizite auf der psychodramatischen als auch auf der soziodramatischen Rollenebene. Er konnte weder seine Traurigkeit darüber, dass er sich nicht dazugehörig fühlte, beschreiben noch seine Wünsche und Bedürfnisse, als Schüler in unterschiedlichen Situationen dazuzugehören, verstehen oder benennen. Er hatte als Einzelkind in seiner Familie eine besondere Stellung und alle Wünsche oder Bedürfnisse wurden ihm von seinen Verwandten sozusagen „von seinen Augen abgelesen". So war er nicht gewohnt, diese selbst zu hinterfragen oder auszusprechen. Auch hatte er selten mit anderen Kindern gespielt und kaum geübt, sich in die Perspektive eines anderen Kindes zu versetzen, um unterschiedliche Bedürfnisse und Wünsche in einem gemeinsamen Spiel umzusetzen. A. hätte sich mit seiner ihn mit allem im Übermaß beschenkenden Familie zufrieden geben können und sich in der Schule durch seine guten bis sehr guten Leistungen als besonders empfinden können. Zum Unverständnis der Erwachsenen war A. nicht damit zufrieden und darüber hinaus auch noch offensichtlich unglücklich. Die alles erfüllende Erwachsenenwelt war A. zu wenig. Er wünschte sich für ihn befriedigende Interaktionen und Begegnungen mit Gleichaltrigen. Anscheinend spürte A. sehr deutlich, dass es ihm an Wichtigem fehlte, um sich sozial kompetent weiterhin zum Jugendlichen entwickeln zu können: an einer Auseinandersetzung mit anderen Kindern.
In der Psychodrama-Psychotherapiegruppe begann A. im Schutzhaus, wechselte aber rasch auf die Beobachterbühne, um die anderen Kinder im gemeinsamen Spiel zu beobachten (zur dreigeteilten Bühne siehe S. 58–69). Er wollte kein Hilfs-Ich als Unterstützung, sondern hatte große Lust, zuerst aus der Beobachterperspektive und dann im Spiel Interaktionen unter Gleichaltrigen zu sehen und zu verstehen. In den Befindlichkeitsrunden neigte er dazu, durch langes Reden viel Raum einzunehmen. Hier machte ich ihn als Leiterin darauf aufmerksam, dass alle Redezeit brauchen würden, und setzte ihm diesbezüglich Grenzen. In der Spielphase regulierte er sich durch das Einnehmen der unterschiedlichen Bühnen, um sein gutes Maß an Dominanz bzw. Zurückhaltung im Mitspielen zu finden. Besonders aufmerksam aber war er beim Rollenfeedback der anderen Kinder und in der Sharingrunde war er immer rasch bereit, Beispiele aus seiner Geschichte beizutragen. Obwohl A. von seinen Eltern in der Schule als verhaltensauffällig und zu Hause als depressiv verstimmt beschrieben wurde, hatte er in all seinem – für uns

Erwachsene auffälligen – Verhalten recht, indem er aufzeigte, dass ihm notwendige Kompetenzen auf den Rollenebenen fehlten, um sich gesund und lebendig hin zu einem Jugendlichen und späteren Erwachsenen entwickeln zu können. A. blieb für ein Schuljahr in der Gruppe.
Dieses Fallbeispiel veranschaulicht deutlich das Zusammenwirken der drei oben genannten Annahmen.

Wie kann ein Kind in seiner Wahlfreiheit gestärkt werden?

In der Psychodrama-Psychotherapie mit Erwachsenen, aber auch mit Kindern und Jugendlichen geht es u.a. um die Wahlmöglichkeit. Der Mensch bestimmt als Regisseur seiner Lebensszenen, welche Rollen er auf welcher Bühne einnimmt. Diese Wahlmöglichkeit fordert zwar, Entscheidungen zu treffen, hilft aber auch, eigene Wirkkraft zu verspüren. Kinder brauchen das Gefühl und auch das Wissen über ihre Wirkkraft, um sich als eigenständig, aber auch als verantwortlich in ihrem Handeln fühlen zu können. Jene Kinder, die durch Störungen ihres Erlebens und Handelns mit dem Finden von kreativen Anpassungsleistungen beschäftigt sind, wollen unter allen Umständen nur diese bestimmte Handlung durchführen und haben weder Zeit noch Ruhe, Wahlmöglichkeiten abzuwägen. Versucht zum Beispiel ein Kind mit Angstsymptomen, sich in der Schule unterm Tisch durch Verstecken unsichtbar zu machen, und bekommt es einen heftigen Wutanfall, wenn es aufgefordert wird, unter dem Tisch hervorzukommen, gilt dies als auffällig und störend. Dieses Kind hat versucht, seine Angst durch das Verstecken zu regulieren und trotzdem am Unterricht teilzunehmen. Als Perspektive gibt es nur die Möglichkeit, nicht am Unterricht teilzunehmen. Das ängstliche Kind fühlt sich bereits vor Schulbeginn extrem gestresst. Es kann sich auf der Bühne „Schulklasse" selbst nicht emotional ausreichend regulieren, um die altersadäquate Rolle des Schülers einzunehmen, und es mangelt ihm an dem Gefühl, als Kind „passend zu sein" oder verstanden zu werden. Tatsächlich aber fehlt es ihm in seinem Repertoire an ausreichender Rollenentwicklung hin zur Ausführung dieser Rolle.

Kommt zum Beispiel dieses Kind zu mir in die Praxis, erkläre ich ihm, dass es die Möglichkeit hat, sich durch Teilnahme an der Psychodrama-Psychotherapie dieser Rolle anzunähern bzw. diese im Schulalltag umzusetzen. Hier geht es zunächst darum, durch Verständnis für die innere Notlage des Kindes und durch ein Benennen seiner möglichen emotionalen Zustände Worte und Sprache für das Unfassbare oder Unbegreifliche zu finden. Allerdings sage ich auch, dass es ganz normal sei, wenn man sich selbst aus so viel Angst heraus nicht mehr „im Griff" hat, dass man so für andere eigenartig oder erschreckend reagiere. Dann schlage ich vor, doch im Psychodrama auszuprobieren, ob es ihm helfen könnte, sich im „Beschützen" zu üben, oder frage, ob es vielleicht einmal die anderen Kinder im Spiel beobachten möchte, um zu sehen, wie diese denn wirklich tun. Ein Großteil der Kinder möchte die eigene Situation verändern und sich als konstruktiver Teil einer Gruppe fühlen. Dieses Angebot von mir wird daher gerne angenommen. Allerdings können Kinder, die vermehrt Defizite auf ihren Rollen- und Handlungsebenen aufweisen, selten von sich aus die für ihre Entwicklung passende Bühne oder Rolle am Beginn einer Gruppe wählen.

Es ist wichtig, sie dorthin zu führen. So lade ich sie VOR dem Gruppenstart zu ein bis zwei Einzelstunden ein und baue ein Schutzhaus und eine Beobachterbühne auf. Ich beschreibe, was auf welcher Bühne in welcher Rolle möglich ist, und lasse sie diese Rollen auf den jeweiligen Bühnen ausprobieren. Dann zeige ich dem Kind alle Handpuppen, die im Spiel zur Wahl stehen werden, und hier wählt es erstmals eine Rolle für sich und eine Rolle für mich aus. Dann erkläre ich, dass es mitspielende Erwachsene als Hilfs-Ichs gibt, die eine Rolle – so wie ich jetzt – übernehmen werden. Die Kinder fragen dann oft, ob ich denn nicht mitspielen werde. Daraufhin erkläre ich meine Leitungsrolle: dass ich Sicherheit gebe, Grenzen einfordere und den Überblick über das gesamte Geschehen habe. Hier wirken die Kinder dann sehr beruhigt und ich kann dazu übergehen, die Gruppenregeln zu erklären. Wir überlegen dann gemeinsam, ob es gut für das Kind wäre, im Schutzhaus oder auf der Beobachterbühne zu starten. Wichtig ist, dass ich an dieser Stelle schon dem Kind sage, dass ich ihm eine kurze Auszeit auf der Beobachterbühne oder im Schutzhaus vorschlagen werde, falls ich im Spiel merke oder sehe, dass es sich oder andere verletzen könnte oder auf andere MitspielerInnen zu aggressiv reagiert. Dies sei nicht als Strafe, sondern als Unterstützung bei seiner Selbstregulation zu verstehen. Auch betone ich, dass es im Laufe der Gruppeneinheiten den Kindern immer besser gelingt, sich die passende Bühne zur Selbstregulation zu wählen. Dieses Vorgespräch und die Vorarbeiten stärken die Kinder, sodass sie sich entspannter auf die Gruppe einlassen können bzw. mein Leitungsverhalten abschätzen können. Die Wahl der Handpuppen und Rollen für die jeweiligen Hilfs-Ichs fällt den Kindern leicht, schon allein dadurch, wie aufwendig diese gestaltet und ausgestattet sind. Hier kann das Kind durch Nachfragen zum Beispiel in der Sharingrunde zu einer Veränderung der Rollenwahl *angeregt* werden. Je gezielter ein Kind für die Umsetzung seiner Wünsche im gemeinsamen Spiel einerseits die Rollen, aber auch die Bühne wählt, umso besser kann es sich emotional im Alltag in Gruppen regulieren. Als Leiterin rege ich die Wahlmöglichkeiten für das jeweilige Kind in den unterschiedlichen Phasen der Entwicklung an und eröffne dem Kind schon allein durch mein Anbieten die erste Wahlmöglichkeit, nämlich diese auszuprobieren oder nicht. Beginnt das Kind – zuerst angeregt durch meine Vorschläge – bald ganz aus sich heraus durch die gewonnenen Erfahrungswerte immer besser die eigenen Vorstellungen umzusetzen, gewinnt es neben Selbstwirksamkeit auch wieder Vertrauen in die eigenen Fähigkeiten, Wünsche und Bedürfnisse. Ich vermute, dass durch Nachnähren nicht nur eine Entwicklung des Repertoires der Rollen- und Handlungsebenen, sondern auch eine gelungene Verbindung zum oben unter Annahme 3) beschriebenen impliziten Wissen des angeborenen Verhaltens- und Interaktionsprogrammes des Kindes glückt.

Bei Kindern mit Diagnosen wie zum Beispiel Asperger-Autismus, die durch ihre Wahrnehmungsproblematik zu Interaktionen einladen, welche leicht zu Interaktionsirrtümern zwischen ihnen und ihren Bezugspersonen führen, ist dieses Hinführen zur – wenn vielleicht auch nur eingeschränkten – Wahlmöglichkeit lediglich durch verstärkte Interventionen möglich. Es kommt sowohl bei den Kindern mit diesen Diagnosen als auch bei den dazugehörigen Erwachsenen kaum zu befriedigenden Begegnungen, sondern vermehrt zu Frustrationen oder Frustrationshandlungen. Hier werden in der Psychodrama-Psychotherapiegruppe zum einen speziell angeleitete Hilfs-Ichs, aber auch noch weitere Interaktionsangebote eingesetzt, um das Kind dabei zu unterstützen, in der Psychodrama-Psychotherapiegruppe die anderen Kinder in ihren Bedürfnissen und Interaktionsangeboten zu verstehen. Gabriele Biegler-Vitek beschreibt dieses Vorgehen ausführlich in ihrem Artikel zum störungsspezifischen Arbeiten im Psychodrama mit Kindern und Jugendlichen („Störungsspezifische Interventionen in der psychotherapeutischen Arbeit mit Kindern und Jugendlichen aus psychodramatischer Sicht in Bezug auf Mutismus und Autismus-Spektrum-Störungen").

Zusammenfassend soll noch einmal festgehalten werden, dass die Psychodrama-Psychotherapiegruppe die Möglichkeit bietet, im Rollenspiel bzw. im Spiel die beschriebene „normale" Rollenentwicklung nachzuholen, sich nachzunähren. Der Bedarf an Nachnähren hängt einerseits vom Rollenentwicklungsdefizit des Kindes, aber auch von der familiären Lage, in der es sich befindet, ab. Die Angebote im Rahmen der Psychodrama-Psychotherapiegruppe, wie zum Beispiel die Nutzung des im Vorfeld schon aufgebauten Schutzhauses als Rückzugsraum, in dem man sich geborgen oder beschützt fühlt, der sichtbare Grenzen um sich bietet usw., werden von mir als Leiterin benannt und erklärt. Das Kind bekommt anfangs die Möglichkeiten angeboten, entscheidet aber selbst, wann und wie es diese für sich nutzt. Bei selbst- oder fremdgefährdendem Verhalten eines Kindes während des Spieles greife ich ein, indem ich als Leiterin dem Kind vorgebe, entweder auf die Beobachterbühne oder in das Schutzhaus zu gehen. Hier bringe ich durch meine unterstützende Vorgabe den Selbstregulierungsprozess des Kindes in Gang. So „darf" ein Kind zum Beispiel wochenlang im Schutzhaus eingewickelt in einer Decke liegen oder über mehrere Einheiten die gleiche Rolle spielen oder seinem Hilfs-Ich die undankbarsten Rollen zuweisen, wenn dies seine persönliche Wahl der Annahme der angebotenen psychotherapeutischen Interventionen ist. Durch diese Wahlmöglichkeit und die Umsetzung der angenommenen Interventionen verspürt das Kind Wirkkraft in seinen Handlungen. Dies unterstützt sie dabei, sich besser emotional zu regulieren und Interaktionsangebote von anderen zu verstehen und annehmen zu können.

Nach der Darstellung des theoretischen Hintergrundes soll nun – wie schon weiter oben angekündigt – der Einsatz der psychodramatischen Instrumente in der Psychodrama-Psychotherapiegruppe für Kinder beschrieben werden.

Die fünf Instrumente des Psychodramas in der Kinderpsychotherapiegruppe

Die dreigeteilte Bühne, die Leiterin/der Leiter, die Hilfs-Ichs und der Einsatz der Inter- und Intramediärobjekte sowie die Gruppe sind die Instrumente der Psychodrama-Psychotherapiegruppe mit Kindern. Vor allem die dreigeteilte Bühne, die eine Modifizierung des Instrumentes Bühne nach Moreno darstellt, wird von mir hier sehr ausführlich erklärt und beschrieben. Die Rolle der Leiterin/des Leiters formuliere ich zu einzelnen Punkten verdichtet aus. Die Gruppe in ihrer Kohäsion, in ihrem Prozess und ihren Phasen stelle ich überblickmäßig aus der Perspektive der Kindertherapiegruppen dar. Den Einsatz des Hilfs-Ichs und der Inter- bzw. Intraintermediärobjekte beschreibe ich fokussiert auf die Anwendungsmöglichkeiten in der Psychodrama-Psychotherapiegruppe für Kinder.

Bühne

Das erste Instrument im Psychodrama ist die Bühne. Die Bühne als Ort des Geschehens – hier wird Handlung szenisch sichtbar und veränderbar gemacht. Im Psychodrama gilt als Bühne jene durch die stattfindende Gruppe dafür gekennzeichnete oder gewählte Fläche innerhalb eines Gruppenraumes. Die Bühne ist je nach Spielvorgabe veränderbar und der Bühnenraum wird oftmals nach dem Spiel wieder geschlossen, da er Teil des Gruppenraumes ist. Moreno entwickelte eine spezielle Bühne und diese war Teil seines in Beacon gebauten psychodramatischen Theaters. Dieses „baut sich in verschiedenen Ebenen auf, deren jede ein anderes Lebensniveau darstellt" (Moreno 1974, S. 419). Die Bühne hat demgemäß einen stufenförmigen Aufbau, eine runde Bühnenfläche und eine Art Balkon. Die klassische psychodramatische Bühne, die als fiktiv gewählter Raum an jedem Ort dargestellt werden kann, ist im Unterschied zu dem nach genauen Vorgaben gebauten psychodramatischen Theater, das an einem bestimmten Ort steht, flexibel und spontan gestaltbar. Allerdings hat mich die Idee der architektonischen Gestaltung der Bühne den therapeutischen Anforderungen der PatientInnen entsprechend sehr beeindruckt und beeinflusst und so entwickelte ich die spezielle dreigeteilte Bühne zuerst für die Gruppenarbeit mit traumatisierten Kindern und Jugendlichen. Es ist ein Bühnenraum, der vor Gruppenbeginn sehr einfach aufgebaut und markiert wird, somit nicht nur fiktiv definiert, sondern auch durch einen bestimmten Bühnenaufbau oder bestimmte Bühnenabgrenzungen markiert und definiert ist. Allerdings bedarf es keines gebauten Theaters, wohl aber eines Gruppenraumes. Diese vorgegebene Bühne baut auch auf unterschiedlichen notwendigen Schritte zum Erlangen der sogenannten Gruppenfähigkeit der Kinder auf und ermöglicht durch die Dreiteilung für das Kind, sich als BeobachterIn, im Schutzbereich Zurückgezogene/r oder Mitspielende/r nach Wahl selbst zuzuordnen und sich in jedem Bühnenbereich befindlich als Teil der Gesamtgruppe zu fühlen. Auch ermöglicht dies, die Positionen innerhalb einer Gruppeneinheit nach Bedarf zu verändern und zu entwickeln.

Dreigeteilte Bühne

Die ursprünglich für die Gruppenarbeit mit traumatisierten Kindern und Jugendlichen entwickelte dreigeteilte Bühne (Wicher 2007) hat sich auch in der praktischen Arbeit als vorgegebene Bühne für die Psychodrama-Psychotherapiegruppe mit Kindern sehr bewährt. Der spezielle Bühnenaufbau ermöglicht auch Kindern mit unterschiedlichen Diagnosen, wie ADS, ADHS, Asperger-Autismus, Mutismus, Störung des Sozialverhaltens usw., am Gruppengeschehen teilzunehmen und sich dadurch emotional zu stabilisieren und zu entwickeln.

Der Gruppenraum wird in einen Schutzraum durch die *Schutzhäuser*, einen Beobachtungsraum durch die *Beobachterbühne* und in einen Besprechungs- und/oder Spielraum durch die *Spielbühne* geteilt. Dieser strukturierte Raum bietet den Kindern sichtbar und erlebbar die Wahlmöglichkeit, im Gruppengeschehen Sicherheit oder Schutz empfinden zu können, Kontrolle durch Beobachten über das Geschehen zu haben und natürlich zu spielen (Wicher 2012). Wichtig ist, dass die Möglichkeiten, die sich durch das Wechseln der Bühnen ergeben, von der Leitung erklärt werden und dass die Kinder beim Wechsel gut begleitet werden. Auf keiner der drei Bühnen sitzend oder spielend soll das Kind das Gefühl haben, alleine oder sich selbst gänzlich überlassen zu sein, sondern es soll sich immer als Teil einer Gesamtgruppe erleben. Die unterschiedlichen Bühnenbereiche werden durch mit Kreppband am Fußboden geklebte Grenzen sichtbar markiert.

Schutzhäuser – Schutz und Sicherheit

Um gut gedeihen zu können brauchen Kinder Schutz durch Erwachsene. Diesen Schutz zeigen Eltern oder Bezugspersonen den Kindern durch ihre Anwesenheit, durch Nähren, Versorgen und das Vermitteln von Geborgenheit, durch ihre Hilfe beim Sichern vor Gefahren und das Setzen von Grenzen. Manchmal können Eltern aus ihrer eigenen schwierigen Lebenssituation heraus dies jedoch nicht bieten und manchmal kommt es trotz intensiver Bemühungen beider Elternteile durch unterschiedliche Temperamente oder psychiatrische Diagnosen bei Kindern zu gravierenden Interaktionsschwierigkeiten, die diese notwendigen Faktoren nicht vermittelbar machen. Fehlt oder mangelt es einem Kind am Gefühl, „beschützt zu sein", wird es ängstlich, unruhig, unkonzentriert, grenzüberschreitend und/oder destruktiv-aggressiv. Das angebotene – und als schutzgebender Raum definierte – Schutzhaus bietet die Möglichkeit, sich in darin befindliche Decken zu kuscheln, sich zu verstecken, sich abzugrenzen und sich damit selbst zu beschützen. Es ist einfach zu bauen und erinnert an Schutzräume, die sich Kinder im spielerischen Alltag gerne selbst konstruieren oder gestalten. So erinnern sich auch Erwachsene mit Freude an ihre für sie als Kind sehr wertvollen Baumhäuser oder ans Bauen von Höhlen und anderer Behausungen. Das psychodramatische Schutzhaus bietet Kindern – auch wenn sie erst später, zur bereits laufenden Psychotherapiegruppe dazukommen – die Möglichkeit, sich langsam und selbststeuernd auf den bereits laufenden Gruppenprozess einzulassen. Im Unterschied zu im Spielentwicklungsprozess des Kindes gerne gebauten Höhlen, Häusern unter Schreibtischen, zwischen Stühlen, hinter Sofas oder unterm Kinderbett hat das psychodramatische Schutzhaus eine gut sichtbar markierte Grenze und ist schon im Vorfeld gebaut. Es ist ein dem Kind im Vorfeld vorgegebener und ein als Schutz gebend benannter Raum mit dem speziellen Angebot, sich bei Bedarf jederzeit im Laufe des Gruppengeschehens dahin zurückziehen zu können. Dieser Raum bietet die Idee von Schutz in einer Gruppe als Gegebenheit, vermittelt Abgrenzung von sich und den anderen und hilft dabei, „sich zu schützen" als wichtigen Selbstregulationsfaktor kennenzulernen und zu entwickeln.

Fallbeispiel: A., ein sechsjähriges Mädchen, kam neu zur bereits zum dritten Mal laufenden Gruppe dazu. Sie nahm das Angebot, das Geschehen zuerst einmal von der Beobachterbühne aus zu verfolgen, nicht an und entschied sich, gleich in ihr vorgebautes Schutzhaus zu gehen. Hier regulierte sie ihre Unsicherheit und Neugierde durch ein Hinauf- und Hinunterziehen der Decke des Schutzhauses. Sie steuerte damit, wann sie von den anderen TeilnehmerInnen gesehen werden konnte und wann nicht. Sie selbst aber schaute immer, wenn auch sehr versteckt, genau zu. Sie wählte dann eine Handpuppe und stieg kurz in das gemeinsame Spiel

ein, zog sich aber während dieser Gruppeneinheit immer wieder ins Schutzhaus zurück. A. gelang es sehr gut, sich im passenden Maß zu beschützen und sich so zwischen Angst und Aktionshunger handelnd zu regulieren.
Dieses Spiel mit dem Schutzhaus half A., sich für das Spiel in der Gruppe aufzuwärmen.

Viele der Kinder, die in die Psychotherapiegruppe kommen, haben schlechte Erfahrungen in ihren Alltagsgruppen, wie Kindergarten, aber vor allem in Schulklassen gemacht. Sie fühlen sich ausgegrenzt, ausgelacht, sich in ihrer Not nicht ernst genommen und weigern sich in der Folge, an Gruppen teilzunehmen. Sie entwickeln destruktive Auffälligkeiten, Störungsverhalten oder verweigern zum Beispiel den Schulbesuch gänzlich. Vor allem für diese Kinder, die ein besonderes Gruppensetting brauchen, um sich und anderen in Gruppen wieder vertrauen zu können, ist das Mitmachen in einer Psychotherapiegruppe wichtig. Auch wenn die Kinder in ihren unterschiedlichen auffälligen Verhaltensweisen oftmals eher destruktiv-aggressiv als schutzbedürftig wirken, nutzen vor allem diese mit Vorliebe das angebotene Schutzhaus, um sich darin zurückzuziehen, sich zu regulieren oder sich mit dem Thema „Beschütztsein" oder „Selbstschutz" durch die Umgestaltung dieses Hauses zu beschäftigen.

Fallbeispiel: P.-H., 10 Jahre alt, mit der Diagnose ADHS, wollte an keiner Psychotherapiegruppe teilnehmen. Er war von Gruppen und MitschülerInnen sehr enttäuscht und hatte Angst davor, in der Psychodramagruppe wieder die sich für ihn als sehr ungerecht anfühlende Ausgrenzung zu erfahren. So kam er zuerst zu einigen Einzeltherapiestunden. Hier war vor allem das Umbauen, Ausbauen und Gestalten seines Schutzhauses für ihn wichtig. Es war riesig groß, aufgebaut mit je zwei Reihen aus vier Stühlen, die dazwischen einen großen freien Raum entstehen ließen. Als Decke verwendete er die großen Vorhänge, die ich für solche Zwecke bereit habe. Er legte sich zwischen und nach der langen Aufbau- und Umbauphase immer wieder hinein und erzählte von den vielen Ungerechtigkeiten, die er seiner Meinung nach in der Schule erfahren hatte. Im Spiel ging es immer um zwei Schüler, wobei einer den anderen Schüler falsch beschuldigte und auslachte. Es gab keine Hilfe durch andere MitschülerInnen oder LehrerInnen. Nur im Schutzhaus konnte man vor den Anfeindungen und Ungerechtigkeiten sicher sein. Nachdem ich ihm erklärte, dass jedes Kind in der Psychodrama-Psychotherapiegruppe ein eigenes Schutzhaus für sich habe, war er bereit, an dieser Psychotherapiegruppe teilzunehmen. Er nahm das vorgegebene einfache Schutzhaus in der Gruppe an und schon in der ersten Gruppeneinheit war sein „Spielhunger" mit Gleichaltrigen so groß, dass er nur in kurzen Abständen Schutz und Spannungsabbau durch Rückzug ins Schutzhaus suchte. Durch sein Spielen in den Einzelstunden konnte er das Schutzhaus zur Selbstregulation nutzen, um sich bei zunehmender Spannung im gemeinsamen Spiel zu beruhigen. Als ein Tier – als Intermediärobjekt – eines Hilfs-Ichs der Gruppe im Spiel verletzt wurde, meinte er: „Geh ins Schutzhaus, dort wirst du wieder gesund." Die Erfahrung, sich bewusst für Schutz und Sicherheit entscheiden zu können und dies körperlich und emotional erfahren zu haben, hatte sich bei P.-H. als heilend gespeichert.

Auch verkriechen sich Kinder in Stresssituationen in unterschiedlichen Lebenslagen gerne unter Tischen, Stühlen oder Bänken und erzählen dann, dass sie sich so sicherer fühlen. Es sind vor allem auch Kinder, denen Gewalt angetan wurde, die mir erzählen, dass sie sich oftmals schon beim Hören gewisser Schritte oder beim Wahrnehmen von Spannungen in bestimmte Winkel oder unter Bänke verzögen. Ein sechsjähriger Bursche, der sich in der Schule immer unter seinem Tisch versteckte, erzählte mir: „Wenn die Lehrerin die Klasse betritt, schreit alles ‚Hilfe' in mir, und dann muss ich unter den Tisch." Er beschrieb es als Instinkthandlung und von sich aus nicht regulierbar. Sein Verhalten hatte wenig mit seiner Lehrerin zu tun, wohl aber mit Stresssymptomen durch unverarbeitete traumatische Ereignissen aus seiner Kindheit. Sein Schutzsuchen half ihm zwar, dieses Stressgefühl im Moment ein wenig zu lindern, nicht aber im Unterricht mitzutun, und so wurde durch seinen Selbstheilungsversuch seine Lebenssituation noch angespannter. Dies veranschaulicht die Problematik der oftmals missverständlichen Handlungsregulationsversuche von Kindern, um ihre Ängste oder Unsicherheiten selbst den notwendigen Entwicklungsschritten angepasst zu verändern. Sein Sichverstecken wurde erst im Schulalltag, der eben ein Mitarbeiten hin zur erkennbaren Leistung fordert, zum Problem. Bei Kindern mit psychischen Traumatisierungen ist das Schutzhaus als „äußerer sicherer Ort" (Wicher 2007, S. 49) zu verstehen, der an den „inneren sicheren Ort" nach Luise Reddemann (2006, S. 42–46) erinnert. Allerdings wird es eben schon im Vorfeld als einfaches kindliches Spielhaus gestaltet und die Häuser in den Gruppen ähneln sich. Bei Reddemann visualisiert sich jeder Klient/jede Klientin seinen/ihren individuell passenden Ort. Hierbei unterscheiden sich diese Schutzräume sehr und das Gestalten oder Umbauen geschieht im psychodramatischen Prozess nur, wenn das Kind es möchte, und wird dann als Konstruktionsspiel gesehen. Der gerade zwölf Jahre alt gewordene A. konnte nur durch das bereits vorgegebene Schutzhaus seinen für ihn notwendigen psychotherapeutischen Gruppenprozess erleben und dadurch eine Veränderung hin zur aktiven Teilnahme an Gruppen erleben, wie das nächste Fallbeispiel zeigt.

Fallbeispiel: A., 12 Jahre alt, mit komplexer psychischer Traumatisierung, nutzte in der Psychodramagruppe das Schutzhaus zur Bearbeitung seiner traumatischen Fluchterlebnisse. In seiner Wahrnehmung galt Dunkelheit als Schutz und Helligkeit als Gefahr, die Anspannung mit sich brachte. Langsam, über mehrere Gruppeneinheiten regulierte er seine Ängste vor dem Sichtbarsein unter Menschen oder in Gruppen Mithilfe des Schutzraumes. Die Nutzung des Schutzhauses als sichtbarer sicherer Platz, in welchem er sich zunächst sozusagen für andere unsichtbar machen konnte, um dann schrittweise selbst sichtbar und mitbestimmend im Gruppenprozess zu werden, war sein psychodramatisches Spiel. „Sein Schutzhaus musste [...] mit mehreren Stoffbahnen abgedeckt werden, so dass es im Inneren ganz Dunkel war und er durch einen kleinen Sehschlitz alles Geschehen der Gruppe beobachten konnte." (Wicher 2012, S. 260) A. schien ganz mit sich beschäftigt zu sein und „sein Spiel bestand über mehrere Gruppenstunden darin, in seinem Haus langsam Helligkeit – durch Reduktion der Stoffbahnen – zuzulassen. Es beruhigte ihn, dass sein Spiel, langsam sichtbar zu werden, die anderen nicht irritierte oder er durch diese nicht gestört wurde." (Ebd.) Langsam tastete er sich an die Rolle heran, ein sitzend sichtbarer Gruppenteilnehmer im Gruppenkreis bei den

Eingangsrunden und im Sharing zu sein. Für A. war es „therapeutisch wichtig, dass sich sein Spiel in der Gruppe abspielen konnte, denn es ging ja um das Überleben eines Einzelnen in der Gruppe“ (ebd.).

Näheres dazu im später folgenden Artikel „Die Freiheit der Regie. Psychodrama-Psychotherapiegruppe mit traumatisierten Kindern und Jugendlichen“. Durch den Einsatz des Schutzhauses im psychotherapeutischen Prozess integriert das Kind im Laufe des Gruppenprozesses durch die Möglichkeit der Nutzung des Schutzhauses das Gefühl, „sich schützen zu können“ auf der einen Seite und Spannungen in Gruppen aushalten zu können auf der anderen Seite. Der Rückzug ins Schutzhaus wird von Mal zu Mal weniger notwendig und oftmals wird dieses dann in eine andere Behausung umgebaut. Es werden dann MitspielerInnen eingeladen, dieses zu besuchen, oder auch Geschäfte oder Kaffeehäuser mit Gästen daraus gemacht. Das Schutzhaus ist wie ein weiblicher Uterus, der Schutz und Sicherheit gibt, und der Geburtsvorgang zum spielerischen Mitgestalten dieser Welt kann nach Bedarf und Befindlichkeit vom Kind selbst reguliert werden. Darüber hinaus vermittelt dieser Raum, einen sicheren Platz in der Gruppe zu haben. Wenn Kinder sich ausgegrenzt oder eben nicht einer Gruppe (wie Kindergartengruppe oder Schulklasse) zugehörig erleben, verstärkt dies bei ihnen das Gefühl von Schutzlosigkeit und auch von Unsicherheit. Die meisten Kinder, die in die Psychodrama-Psychotherapiegruppe kommen, haben große Probleme in ihren realen sozialen Gruppen und die Psychotherapie soll die Kinder sehr oft dabei unterstützen, konstruktive/r TeilnehmerIn dieser notwendigen Alltagsgruppen zu werden. Ein als „Schutzhaus“ vorgegebener Raum impliziert, dass es für die TeilnehmerInnen der Gruppe einen Schutzraum gibt, und vermittelt dem Kind, dass es beim Benutzen dieses Raumes „Schutz hat“. Das Schutzhaus als vorgegebener, durch geklebte Grenzen markierter Raum zeigt, einen sicheren Platz in der Gruppe zu haben, ohne sich diesen Platz erarbeiten oder dafür kämpfen zu müssen. Wie schon an anderer Stelle erwähnt, entwickelt sich das Selbst im Psychodrama durch Rollen und wir handeln aus unseren Rollen heraus. Die bis dahin wahrscheinlich nicht bekannte oder vertraute Rolle „der/die Beschützte sein“ oder die Rolle des „sich selbst Beschützenden“ wird durch die Wahl, das vorgegebene Schutzhaus als Rückzugsort anzunehmen, beim Kind installiert bzw. für das Kind erlebbar gemacht.

Gestaltung des Schutzhauses

Ein Schutzhaus soll einfach zu bauen oder zu gestalten sein. Zwei Stühle werden mit den Rückenlehnen zueinander im Abstand von ungefähr einem halben Meter aufgestellt. Da die Kinder oft während Kampfszenen im Spiel rasch ins Schutzhaus springen, soll dieses breit genug sein, damit das Kind sich am Stuhl nicht verletzen kann. Die Sitzflächen dürfen nicht im Innenraum zueinanderstehen, sodass sie den sonst freien Zwischenraum einnehmen. Zu leicht stoßen die Kinder sich bei diesen Konstruktionen an den Stühlen schmerzhaft an, und dies verhindert ein Empfinden von Schutz.

Über die Stuhlrücken wird eine Decke gelegt. Wie diese drapiert ist, zeigt auch ein mögliches Vorne und Hinten des Schutzhauses an. Vorne reicht der Deckenrand bis zu den nach außen gedrehten Sitzflächen der Stühle, hinten reicht die Decke bis zum Boden. Seitlich werden die Lehnen und die Sitzflächen und je nach Deckengröße auch die Stuhlbeine bedeckt. Zum Haus gehören jeweils ein Polster und eine Decke zum Hineinkuscheln. Diese Decke wird oftmals am Beginn der Gruppeneinheit als Sitzplatz in der Befindlichkeitsrunde benutzt. Jene Kinder, die während der Befindlichkeitsrunde im Schutzhaus bleiben, nehmen ihre Decke natürlich gleich mit ins Haus. Manche Kinder möchten es in ihrem Haus besonders dunkel haben und wünschen sich mehrere Decken als Bedeckung ihres Hauses, andere wünschen sich wiederum mehrere Pölster. Dies ist individuell und dem therapeutischen Prozess entsprechend umzusetzen. Dieses Haus wird im Vorfeld von der Gruppenleitung aufgebaut und steht immer am gleichen Platz des Gruppenraumes. Während der gesamten Halbjahres- oder Jahresgruppe verfügt jedes Kind über sein bestimmtes Schutzhaus. Es empfiehlt sich, die Häuser die Wand entlang zu stellen, da dann ausreichend Platz fürs Spielen bleibt.

Umbau und Umgestaltung des Schutzhauses als Spiel

Jede Gruppeneinheit startet mit einer Anwärmphase, diese führt zur oder geht über in die Spielphase. Hier wählen die Kinder ihre jeweils für sie passende Form des kindlichen Spiels. Manche beschäftigen sich gerne und mehrere Gruppeneinheiten lang mit dem Verändern, Vergrößern und Umbauen ihres Schutzhauses. Sie konstruieren spielerisch ihr ganz persönliches Haus oder ihre Höhle – oder wie immer sie dann diesen Ort bezeichnen. „Das Konstruktionsspiel ist [...] diejenige Spielform, welche direkt das kindliche Selbstwertgefühl berührt." (Mogel 2008, S. 50) Die Kinder bauen und gestalten ganz ins Spiel versunken ihren Wunschraum und ähneln dabei Kleinkindern, die konzentriert bemüht sind, ihren Holzturm zu stapeln. Durch ein Gelingen der Umsetzung der eigenen Vorstellungen, indem das Schutzhaus z.B. zu einem Gasthaus oder auch einem Krankenhaus wird, „erlebt das Kind positive Emotionen und einen förderlichen Einfluss auf sein Selbstwertgefühl" (ebd.). Der ursprüngliche Schutzraum kann im Laufe des Gruppenprozesses zu einer speziellen individuellen Bühne werden, wie zum Beispiel zu einem Kaufhaus, einem Handwerksbetrieb usw.

Beobachterbühne

Als ZuschauerInnen eines Theaterstückes oder Kinofilmes ist uns das emotionale Mitschwingen aus dem Alltag sehr vertraut. Manche Menschen behaupten sogar, dass ihnen sogenannte kitschige Filme helfen, durch Weinen oder Lachen wieder Zugang zu ihrer emotionalen Seite zu finden. Kindern geht es natürlich auch so, zuzuschauen oder zu beobachten bedeutet für sie, mit dabei zu sein. Eltern oder Bezugspersonen sagen manchmal bei Erstgesprächen, dass sie das Verhalten oder die Auffälligkeiten ihres Kindes nicht verstehen können, da sie, wenn die Erwachsenen untereinander heftig stritten oder auch Gewalt unter ihnen im Spiel war, die Kinder immer herausgehalten oder nicht geschlagen hätten. Wenn aber ein Kind seine wiederholt heftig streitenden Eltern miterlebt oder sieht, wie ein Elternteil geschlagen wird, kann es Stresssymptome und Verhaltensauffälligkeiten entwickeln, obwohl es selbst sozusagen verschont blieb. Hierbei zuzuschauen und nicht über das Gesehene und somit Miterlebte reden zu können, macht Kinder unsicher, ängstlich und aggressiv bis hin zu psychisch traumatisiert. Wenn das Kind also beobachtet, ist es in seiner Wahrnehmung und Emotionalität auf Miterleben ausgerichtet. Dornes fasst Forschungsergebnisse im Bereich der frühkindlichen Entwicklungspsychologie im Hinblick auf Handlungsbeobachtung des Kindes zusammen und schreibt:

> *„Handlungs*beobachtung *führt [...] in bestimmten Fällen zur selben neuronalen Erregung wie Handlungs*durchführung. *[...] In anderen Worten: Wenn wir eine Handlung beobachten, werden Neuronen und Muskeln aktiv, die auch aktiv werden, wenn wir dieselbe Handlung ausführen. [...] Deshalb sind wir auch bei der bloßen Beobachtung keine detachierten Betrachter, sondern zugleich innerlich aktiv, engagiert und fast im wörtlichen Sinne tangiert. [...] Diese Gefühle sind jedoch keine konkreten sensorischen Empfindungen wie beim tatsächlichen Vollzug einer Handlung, sondern, so paradox es klingt, Als-ob-Gefühle. [...] Dennoch ist das Gefühl keine Einbildung, sondern in einem Übergangsbereich zwischen Sensorik und Imagination angesiedelt."* (Dornes 2013, S. 94f.)

Dies bestätigt den Nutzen der auf der Beobachterbühne eingenommenen Beobachterrolle als emotionales Regulativ für das Kind. Durch die Distanz zum Spielgeschehen ist es für das Kind möglich, dieses Als-ob-Gefühl zuzulassen, aber die Heftigkeit des emotionalen Erlebens reduziert wahrzunehmen. Unterstützend dabei ist entweder ein Hilfs-Ich, das neben dem Kind auf der Beobachterbühne sitzt, oder die Leitung, die dem Kind durch Blickkontakt, körperliche Nähe oder Fragen und Erklärungen Aufmerksamkeit schenkt. Startet eine Psychodrama-Psychotherapie-Jahresgruppe oder -Halbjahresgruppe, nehmen die Kinder zuerst entweder im Schutzhaus oder auf der Beobachterbühne oder im Sitzkreis am Boden Platz. Jene Kinder, die bereits in der ersten Gruppeneinheit spielen, werden dann beobachtet. Auch diese Kinder wechseln oft selbst noch zwischen den Bühnen. Das Spielgeschehen auf der Spielbühne ist eher spärlich und es wird zuerst parallel oder mit den jeweiligen Hilfs-Ichs gespielt. Im Laufe der Zeit entwickelt sich immer mehr gemeinsames Spiel und Kinder, die im fortlaufenden Prozess zur Gruppe dazukommen, brauchen Unterstützung, um sich in eine bereits bestehende Gruppe integrieren zu können.

Wenn ein Kind in eine bereits laufende Psychodrama-Psychotherapiegruppe einsteigt, schlage ich ihm vor, zuerst einmal auf der Beobachterbühne zuzuschauen, um durch den gewonnenen Überblick Orientierung über die Geschehen zu bekommen. Ich stelle mich oder setze mich kurz dazu, frage, ob es alles gut sehen könne und was es interessiere. Immer wieder signalisiere ich durch Blickkontakt, dass meine Aufmerksamkeit auch ihm gilt. In der später folgenden Rollenfeedbackrunde erkläre ich noch einmal, dass das Kind in der Beobachterrolle war, und frage es dann ausführlich, was es beobachtet habe, wie und wo es gerne hätte mitspielen wollen. Erst in der folgenden Gruppeneinheit hat es die Möglichkeit, mitzuspielen. Hier gilt das Beobachten auf der Beobachterbühne als Angebot, sich langsam für die Gruppe, das Spiel oder die Rollen anzuwärmen und, wann immer es dann passend ist, auf der Spielbühne mitzumachen. Erwärmen oder Anwärmen aus psychodramatischer Sicht ist die Vorbereitung, sich voll und ganz in den kreativen Prozess des szenischen Spiels einzulassen. Hier wird verständlich, dass üblicherweise einmal zu beobachten ausreichend ist, um beim nächsten Mal mitmachen und sich gut in den Gruppenprozess integrieren zu können. Die Beobachterbühne dient also zunächst als Einstieg, allerdings nutzen die Kinder den Wechsel zwischen Spiel- und Beobachterbühne, um sich im Spiel zu orientieren, aber auch um sich wie schon erwähnt emotional zu regulieren.

Fallbeispiel: M., 9 Jahre alt, mit ADHS-Diagnose mit Angstsymptomatik, steigt nach kurzer Beobachtungszeit auf der Beobachterbühne sogleich lustvoll in das gemeinsame Gruppenspiel ein. Thema des Spiels ist es, Aggressionen sichtbar zu machen und zuzulassen und diese auch zu begrenzen. M. mischt mit seiner Handpuppe in der Rolle als Krokodil kräftig mit, er wird zusehends erschöpft und grenzüberschreitend. Als er in der Sharingrunde meint, dieses chaotische Verhalten gut aus seinem Leben zu kennen und dass dies nicht neu für ihn sei, erinnere ich ihn an die Möglichkeit der zwischenzeitlichen Nutzung der Beobachterbühne, um sich im Spiel wieder besser auszukennen bzw. beim Zuschauen kurz entspannter zu werden. In der nächsten Gruppeneinheit beginnt M. tatsächlich, sich zwischendurch kurz aus dem Spiel zu nehmen, zu beobachten und danach wieder mitzuspielen. Er konzentriert sich dadurch viel mehr auf sich selbst und seinen eigenen inneren Prozess und wird nicht mehr durch das Gruppengeschehen überaktiviert. Er erkennt sehr rasch, dass sich selbst regulieren zu können großen Wert hat, und erweitert in den nächsten Einheiten sein Handeln dadurch, dass er während des Spiels auch sein Schutzhaus als Rückzugsraum in Anspruch nimmt.

Vor allem bei Kindern mit sehr hohen Stresssymptomen hat sich ein Verweilen auf der Beobachterbühne in der Beobachterrolle über mehrere Gruppeneinheiten bewährt. Aus sicherer Entfernung schauen sie bei spannenden Spielsequenzen zu, schaffen es, emotional bei sich zu bleiben, und dies verhindert, dass sie sich emotional überflutet fühlen und dementsprechend aggressiv agieren.

Fallbeispiel: R. war ein neunjähriger Bursche mit oftmaligen Affektdurchbrüchen, vor allem in der Schulklasse, aber auch im Hof beim Spielen. Sein schulisches und familiäres Umfeld, aber auch er selbst litten sehr unter diesen heftigen Ausbrüchen und vor allem auch den damit zusammenhängenden Folgen. Schließlich wollte ihn keine Schulklasse mehr aufnehmen und auch kaum ein Kind noch mit ihm spielen. R. war ein Isolierter, sehr unglücklich über seine aktuelle Situation, aber auch voller Zukunftsängste. Als er in der stationären Psychodrama-Psychotherapiegruppe startete, war er so erschöpft von seiner Lebenssituation, dass er liebend gerne über die ersten Gruppenstunden hinaus auf der Beobachterbühne blieb. In diesem Setting war ein Sofa als Beobachterbühne deklariert und es waren Decken daraufgelegt, die zum Reinkuscheln einluden. R. lag in eine Decke eingewickelt und beobachtete die Kindern beim Spielen. In seiner dritten Gruppeneinheit wählte er sich die Handpuppe Krokodil als Rolle für sein Spiel aus. Als das Spiel begann, verzog er sich rasch auf die Beobachterbühne, kuschelte sich in die Decke, legte das Krokodil auf seinen Bauch und beobachtete weiter. Mehrere Gruppeneinheiten wählte er das Krokodil – von ihm als sehr aggressiv beschrieben – und legte sich damit zum Beobachten auf die entsprechende Bühne. Dieses Krokodil schien Schutz für ihn zu sein und sollte die anderen Kindern daran erinnern, wie gefährlich er sein konnte. Im Rollenfeedback konnte er seine Beobachtungen gut verbalisieren und langsam erkennen, dass es im Spiel trotz entsprechender gefährlicher Spielthemen zu keinen aggressiven Übergriffen kam. Erst dann wagte er, das Schutzhaus als Bühne anzunehmen, und stieg von dort aus in ein Spiel mit seinem Hilfs-Ich ein. Er spielte dann parallel und war lange Zeit mit seinem Spiel in der Gruppe beschäftigt. Er wechselte immer wieder zwischen den drei Bühnen während der unterschiedlichen Spielphasen – ob im Parallelspiel oder später im Gruppenspiel –, um sich einen Überblick und Orientierung zu verschaffen, aber auch um sich emotional zu regulieren.

Hier steuern die Kinder den Prozess des Bühnenwechsels ganz von sich aus und wählen die Bühne, die ihnen hilft, ins Spiel zu kommen, oder auch die Bühne, die hilft, passende Distanz und Überblick zu bekommen. Kinder mit Affektdurchbrüchen oder starker Anspannung während des Spiels werden von der Leitung dazu angehalten, bei zu starken inneren Spannungszuständen auf die Beobachterbühne zu wechseln. Ich sage dann zum Kind, dass es zur Beruhigung auf der Bühne ist, und setze mich kurz dazu und dopple das Kind, indem ich die Anspannung benenne und ergänze, wie anstrengend dies sei. Dann lade ich das Kind ein, ins Spiel einzusteigen, sobald es sich wieder beruhigt fühlt. Interessanterweise erkennen die Kinder durch diesen Bühnenwechsel sehr rasch die Notwendigkeit, sich durch das Herausnehmen aus dem Geschehen beruhigen zu können, und steuern in folgenden Gruppeneinheiten diesen Wechsel selbst.

Fallbeispiel: K. war ein Junge von zehn Jahren mit der Diagnose „Störung des Sozialverhaltens", der psychisch traumatisiert war. K. fiel es sehr schwer, während der Spielphase emotional stabil zu bleiben, immer wieder übertrat er die geklebten Grenzen der Schutzhäuser der anderen Kinder oder wurde verbal aggressiv oder schlug mit seiner Handpuppe um sich. Beruhigung fand er im Schutzhaus, allerdings war er sehr unruhig und hielt es deshalb nicht lange darin aus. In seiner Spielentwicklung war er nicht zuordenbar. Er spielte weder parallel noch mit einem Hilfs-Ich, sondern sein Spiel war, die anderen zu stören und seine Rolle als „der Störenfried" auszufüllen. Als ich dies ansprach, blieb K. in der folgenden Gruppeneinheit länger im Schutzhaus liegen. Dann begann er, dieses umzubauen und zu erweitern. Er nahm einen Tisch und baute diesen an sein Haus an. Bis dahin verweigerte er, die Beobachterbühne für sich zu nutzen. Nun baute er auf dieses verlängerte Haus mit einem Stuhl ein Stockwerk und hatte so seine selbst kreierte Beobachterbühne. Schutzbereich als auch Beobachtungsbereich lagen jetzt sozusagen übereinander. Er war sehr stolz auf seine Konstruktion und wählte als Rolle „Rapper". Er machte auf seiner Bühne alle möglichen körperlichen Verrenkungen, sang aber keine Texte in dieser Rolle. Als er aus der Beobachterrolle eines anderen Kindes die Rückmeldung bekam, er sah lustig aus, nahm er erstmals auf der Beobachterbühne der Gruppe Platz und begann bewusst, die anderen beim Spielen zu beobachten. Er sah, dass die anderen miteinander spielten, und ich fragte ihn in der Feedbackrunde, ob er denn auch mit den anderen Kindern spielen wolle. Als er ja sagte, lud ihn das Kind, das ihn als Rapper lustig gefunden hatte, zum gemeinsamen Spiel ein. K. konnte sich langsam durch den für ihn notwendigen Bühnenwechsel auf der dreigeteilten Bühne aufs Mitspielen einlassen.

Für störungsspezifisches Arbeiten mit Kindern in der Psychodrama-Psychotherapiegruppe wie zum Beispiel Kindern mit der Diagnose Mutismus ist der Einsatz der Beobachterbühne ein wesentlicher Teil der psychotherapeutischen Behandlung. Kinder mit dieser Diagnose sind im Alltag in Gruppen intensiv mit dem Beobachten der anderen Menschen und deren Interaktionen beschäftigt. Es verschlägt ihnen bei ihrem übergenauen Zuschauen doch tatsächlich wortwörtlich die Sprache und sie brauchen aus diagnostischen Gründen ein längeres angeordnetes Verweilen auf der Beobachterbühne. Hier bietet die Leitung diese Bühne zuerst als Bühne zum Sichtbarmachen der Beobachterrolle des Kindes an. In der Rollenfeedbackrunde wird dieses Kind dann in dieser Rolle benannt und ist somit Teil der Gesamtgruppe. Die isolierte Stellung in der Gruppe, die das Kind aufgrund des Nichtmitredens innehat, wird zumindest durch das Einnehmen einer Rolle in der Gruppe aufgehoben.

Die Interventionen Zuordnen der Beobachterrolle und Sitzen auf der Beobachterbühne werden durch die Intervention Einsatz eines angewiesenen Hilfs-Ichs ergänzt. (Diese dem Hilfs-Ich angewiesenen störungsspezifischen Interaktionen zwischen ihm und dem Kind sind im Artikel „Störungsspezifische Interventionen in der psychotherapeutischen Arbeit mit Kindern und Jugendlichen aus psychodramatischer Sicht in Bezug auf Mutismus und Autismus-Spektrum-Störungen" von Gabriele Biegler-Vitek erklärt.) Zum Beispiel wechseln Kinder mit der Diagnose Asperger-Autismus zwischen Beobachterbühne und Schutzhaus, um sich der Gruppe in diesen dadurch definierten Rollen zugehörig zu fühlen. Sie brauchen vor allem die sichtbaren geklebten Grenzen um die jeweiligen Bühnenbereiche und ebenfalls für ihre Wahrnehmungsproblematiken speziell angewiesene Hilfs-Ichs, die die Interaktionen im Gruppengeschehen mitgestalten. (Auch hier beschreibt Biegler-Vitek im oben genannten Artikel die entsprechenden psychodramatischen Interventionsmöglichkeiten und den Einsatz der Bühnen genau.) Ziel ist es, dass die Kinder mit den unterschiedlichen psychiatrischen Diagnosen in ein Parallelspiel und später in das gemeinsame Gruppenspiel einsteigen können. Auch hier ist die dreigeteilte Bühne ein wichtiges Instrument, um für das jeweilige Kind gelungene Interaktionen in der Psychodrama-Psychotherapiegruppe zu ermöglichen. Der Weg zur je nach Diagnose möglichen Selbstregulation ist zeitlich länger und braucht Wiederholung und oftmalige Rückmeldungen sowohl durch die Leitung, durch die Hilfs-Ichs als auch durch die anderen Gruppenmitglieder. Allerdings ist es für diese Kinder bald möglich, sich als Teil einer Gruppe zu fühlen und die Außenseiterrolle oder Rolle der/des Isolierten ablegen zu können.

Gestaltung der Beobachterbühne

Die Beobachterbühne ist markierter Teil der dreigeteilten Gruppenbühne. Sie wird mit Kreppklebeband am Boden abgegrenzt und kann entweder am Boden ein mit Decken ausgelegter Bereich oder auch ein Sofa oder eine Bank sein. Sind mehrere Kinder in der Gruppe, die sich vor allem in den ersten Gruppeneinheiten öfters regulieren müssen, ist ein größerer Bereich abzukleben, da ja auch zwei bis drei Kinder gleichzeitig darauf Platz nehmen wollen. Bei Bedarf kann diese Bühne in mehrere Bereiche unterteilt abgeklebt werden, was dann unterschiedliche Plätze sichtbar macht.

Ein Sofa als Beobachterbühne hat sich sehr bewährt. Es liegen darauf Decken bereit, sodass das Sichherausnehmen oder kurze Sichzurückziehen auf das Sofa dann an Selbstfürsorge erinnert und verhindert, dass dieses dort Sitzen einen bestrafenden Charakter bekommt. Das Kind kann sich in eine Decke wickeln und kurz in einen Entspannungszustand oder in ein sich selbst beruhigendes Empfinden kommen. Wie schon erwähnt, hat sich auch bei Kindern mit sehr hohen Stresssymptomen oftmals in dieser Rolle durch ein längeres Beobachten ein Verstehen von zwischenmenschlicher spielerischer Interaktion entwickelt.

Spielbühne

„Die Spielbühne ist jener Platz, an dem einerseits Gesprächs- und Sharingrunden am Boden auf Decken sitzend oder in Decken gehüllt stattfinden und an dem andererseits gemeinsames Spiel möglich wird." (Wicher 2012, S. 265) In einem großen Gruppenraum können die Sitzkreisrunden mit Decken markiert als eigene Besprechungsbühne bestehen bleiben. Auf der Spielbühne findet dann tatsächlich nur Spiel statt. Meist ist der Gruppenraum gerade ausreichend groß genug, um die dreigeteilte Bühne mit den Schutzhäusern, der Beobachterbühne und der Spielbühne in diesem einen Raum unterzubringen. Die Besprechungsrunden finden dann markiert durch den Sitzkreis aus Decken auf der Spielbühne statt. Die Kinder merken sich sehr gut, dass die aufgelegten Decken für sie eine Einladung zum miteinander Reden sind und wenn diese weggeräumt werden oder das Mitnehmen dieser Decken in die jeweiligen Schutzhäuser möglich wird, das Spiel beginnt. Trotzdem habe ich das Ein- und Ausschalten des Lichtes als Ritual in den Gruppen eingeführt, um genau zu benennen, wann das Spiel beginnt und wann es endet. Dies werde ich im Abschnitt „Phasen der Psychodrama-Psychotherapiegruppe" nochmals beschreiben und erklären.

Die vorgegebene Spielbühne teilt sich nun in den großen gemeinsamen Spielbereich und die persönlichen, kleineren, individuell genutzten Spielbereiche. Die Kinder spielen anfangs oftmals in ihren Schutzhäusern oder parallel mit ihren Hilfs-Ichs, oder sie bauen ihr Schutzhaus in ein erweitertes selbstkonstruiertes Haus um. Das Hilfs-Ich hat dann entweder die Rolle eines Bauarbeiters oder die Rolle eines Helfers; manchmal aber auch die Rolle des Bewunderers, während das Kind alleine seinen Umbau gestaltet. Dadurch wird der gemeinsame Spielbereich immer größer und im Laufe der Gruppeneinheiten kommt es auch zu einer gemeinsamen großen Spielfläche, auf der das Gruppenspiel stattfindet. Je länger der gemeinsame Gruppenprozess andauert, umso mehr Kinder spielen miteinander.

Die Leiterin/der Leiter

Moreno und Leutz beschreiben die/den PsychodramaleiterIn in ihrer/seiner Rolle teilweise als direktiv und teilweise als nichtdirekt, sich perzeptiv verhaltend. Direkt werden zum Beispiel die Gesprächsrunden, der Einsatz der unterschiedlichen Techniken oder auch die Wahl, welche Szenen wie lange als produktiv für die Gruppe gelten und wann diese beendet werden, gesehen. Als nichtdirektives oder perzeptives Verhalten wird das Nichtmitspielen der Leiterin/des Leiters im psychodramatischen Spiel beschrieben. Leutz (1974, S. 85) bezeichnet dies als „Bühnenrandständigkeit des Psychodramaleiters". Sie erklärt als einen der Vorteile des Nichtmitspielens unter anderem, dass für die Leiterin/den Leiter „damit der bessere Überblick über die freien Aktionen des Protagonisten und das Spiel der Mitspieler“ (ebd.) gegeben ist. Weiters meint Leutz, dass „dieser Überblick [...] dem Psychodramaleiter erst die sinnvolle Spielleitung“ (ebd.) möglich macht. „Fast alle aus der Schule Morenos hervorgegangenen Psychodramaleiter übernehmen ebenfalls keine Rollen, sondern greifen allenfalls als Doppelgänger in das psychodramatische Geschehen ein.“ (Ebd., S. 85f.) Dies gilt sowohl für die Erwachsenen- als auch Kinder- und Jugendgruppen im klassischen Psychodrama. Der Leiter/die Leiterin einer Kindergruppe spielt in Österreich wie auch in anderen Ländern, aber im Gegensatz zum Beispiel zu KollegInnen aus Deutschland, in der Psychodramagruppe in keiner Rolle im Spiel mit. Kinder als TeilnehmerInnen der Psychodrama-Psychotherapiegruppe sind, wenn sie einmal ins Spiel kommen, sehr authentisch, begeistert und lebendig in ihren Rollen. Sie leben dann ganz im Hier und Jetzt, in diesem Spiel und in ihren gewählten Rollen. Wenn mich ein Kind im Einzelsetting zur Vorbereitung auf die Teilnahme in der Gruppe fragt, ob ich auch mitspielen werde, sage ich Nein und weise darauf hin, dass ich ja die Gruppe leiten werde. Hierauf erkläre ich einige Leitungsaufgaben, dass ich den Überblick über das Gesamtgeschehen der Gruppe habe, aber auch zum Beispiel die Kinder dabei unterstütze, sich gut zu schützen oder ihre Grenzen und auch die der anderen Kinder zu wahren usw. Dies entlastet die Kinder, vor allem jene, die in ihren Familien schon übermäßig emotionale Verantwortung tragen müssen. Das Kind kann in der Psychodrama-Psychotherapiegruppe seinen Aktionshunger ausleben, fühlt sich dabei aber auch gut beschützt, unterstützt und geleitet. Ziel der Gruppe ist, dass sich die Kinder im gemeinsamen Spiel in verschiedenen Rollen in unterschiedlichen Begegnungen erleben und erfahren können. „Erlebte Geborgenheit ist eine Grundvoraussetzung für das kindliche Spiel. Ungeborgene Kinder können nicht spielen.“ (Mogel 2008, S. 15) So vermittle ich dem Kind durch das Aufzählen meiner Leitungsaufgaben und den sich daraus ergebenden Möglichkeiten der Entlastung oder Unterstützung für das Kind während der Gruppeneinheiten diese so notwendigen Gefühle von Sicherheit, Geborgenheit und Halt, um sich aufs Spiel einlassen zu können.

Was sind die Aufgaben der Leiterin/des Leiters in der Psychodrama-Psychotherapiegruppe für Kinder?

Die Aufgaben unterteilen sich in Arbeiten *vor* Gruppenstart oder Gruppenteilnahme des Kindes, Arbeiten *während* und *zwischen* den stattfindenden Gruppeneinheiten und Arbeiten *nach den jeweiligen* Gruppeneinheiten sowie *bei Beendigung der Teilnahme* eines Kindes an der Gruppe. Im Folgenden beschreibe ich die Aufgaben der LeiterInnen von ambulanten Gruppen. In stationären Gruppen wird dies durch die Vernetzung der Leiterin/des Leiters mit den KollegInnen des multiprofessionellen Teams anders ausgeführt, da die Aufgaben im Team verteilt sind.

Leitungsaufgaben vor Gruppenstart:

- Führen von Elterngesprächen, eventuell LehrerInnengesprächen und Kennenlernen bzw. Vorbereiten des Kindes für die Gruppe in ein bis zwei Einzelsitzungen
- Anamnese und Diagnosen erstellen

- Entscheiden, welche Gruppe für das jeweilige Kind passend ist – siehe Artikel zur Soziometrie von Gabriele Biegler-Vitek („Wo ist mein Platz in dieser Welt?")
- Auswählen und Anweisen der Erwachsenen für die Hilfs-Ich-Rollen der Gruppe
- Zeitplan erstellen und Gruppenraum sowie notwendiges Therapiematerial organisieren

Leitungsaufgaben während der Gruppeneinheiten:

- Gruppenraum mit den entsprechenden Bühnen vorbereiten, Handpuppen bereitlegen
- Die Gruppe für das Spielen erwärmen, die Gruppenkohäsion stärken, die Gruppenphasen zeitlich strukturieren und Gesprächsrunden durch Fragen oder Benennen von Beobachtungen leiten
- Bei der Auswahl der Rollen unterstützend sein, die Kinder in ihrem Entwicklungsprozess – in ihrer Selbstregulation, im Spiel, aber auch in den Gesprächs- und Reflexionsrunden – begleiten und stärken
- Den Einzelnen passende entwicklungsentsprechende Interventionen anbieten, wie zum Beispiel die Beobachterbühne zur Selbstregulation zu nutzen. Dies hilft dem/der Einzelnen, sich als Teil der Gesamtgruppe zu fühlen und somit die Kraft der Gruppe für die persönliche Entwicklung wieder zu nutzen
- Bei drohender Gefahr von aggressiven Übergriffen einschreiten und diese verhindern bzw. regulieren
- Mit Hilfs-Ichs durch Blickkontakt in möglicher Abstimmung sein und manchmal verbal auch während des Spiels in einen kurzen Austausch gehen
- Einen guten Abschluss der Gruppeneinheiten gestalten

Leitungsaufgaben zwischen den Gruppeneinheiten:

- Bei auffallenden Problemen oder diagnostischen Veränderungen des Kindes in der Gruppe werden die Eltern bzw. Bezugspersonen zu einem Gespräch eingeladen.
- Bei Problemen in der Familie, in der Wohngemeinschaft, in der Kindergartengruppe oder in der Schulklasse des Kindes ersuchen die Eltern oder Bezugspersonen um ein klärendes Gespräch. Gespräche sind eventuell im jeweiligen Kindergarten oder in der Schule mit den PädagogInnen vor Ort zu führen. Die Schweigepflicht gegenüber dem Kind und seiner Familie wird selbstverständlich dabei eingehalten.
- Ein im Arbeitsprozess regelmäßig stattfindendes Gespräch mit den jeweiligen Bezugspersonen findet ein- bis zweimal im Halbjahr statt.
- Nimmt ein Kind über mehrere Einheiten nicht an der Gruppe teil, wird zuerst telefonischer Kontakt zu den Bezugspersonen gesucht, um über die Gründe der Abwesenheit zu erfahren. Ein gemeinsames persönliches Gespräch mit den Bezugspersonen kann sich daraus ergeben.

Leitungsaufgaben nach den einzelnen Gruppeneinheiten:

- Reflexion mit den Erwachsenen, die in der Rolle des Hilfs-Ichs mitgespielt haben, über ihre Wahrnehmungen, Erfahrungen und Befindlichkeiten durch diese und in dieser Rolle
- Reflexion der Prozesse jedes Kindes während der einzelnen Gruppeneinheiten und des Gruppenprozesses

Hier ist von den zur Verfügung stehenden Zeitressourcen der jeweiligen Leiterin/des jeweiligen Leiters und der in der Gruppe mitspielenden Erwachsenen nach der Gruppeneinheit auszugehen. Nach meiner Erfahrung haben sich dreißig Minuten für diesen fachlichen Austausch als zeitlicher Rahmen nach den jeweiligen Einheiten bewährt.

Leitungsaufgaben bei Beendigung der Teilnahme des Kindes an einer Gruppe:

- Bricht ein Kind oder eine Familie seine Teilnahme ab, ist es sehr wichtig, die Bezugspersonen als auch das Kind noch zu einem abschließenden reflektierenden Gespräch einzuladen.
- Beendet ein Kind seinen gelungenen Therapieprozess, gibt es in der Gruppe Abschiedsrituale mit und für dieses, aber auch die Einladung zu einem Abschlussgespräch mit den dazugehörigen Bezugspersonen.

Dieser Artikel handelt von der Beschreibung der Psychodrama-Psychotherapiegruppe und geht nicht auf die hier als Leitungsaufgabe definierte Netzwerkarbeit ein. Näheres zur Arbeit mit Familien im Psychodrama und der Arbeit mit der Sozialen Bühne des Kindes wird im Buch in den Beiträgen von Hannelore Stollewerk („Die Arbeit mit dem Sozialen Atom") und Thomas Sageder („Beitrag zu einem familienorientierten Vorgehen") beschrieben.

Die Aufgaben der Leiterin/des Leiters während der Gruppeneinheiten werden in den Kapiteln „Bühne", „Intermediär- und Intraintermediärobjekte", „Gruppenkohäsion" und „Gruppenphasen" detailliert erklärt. Hier, in diesem Abschnitt des Artikels, möchte ich noch näher auf die Leitungsaufgaben während der *Integrationsphase* eingehen.

Leitungsaufgaben während der Integrationsphase:
Wie schon erwähnt, ist der Aufbau der Gruppeneinheiten in drei Phasen geteilt, und zwar in die Aufwärm- oder Warming-up-Phase, in die Spielphase und in die Integrationsphase. Letztere teilt sich in Rollenfeedback und Sharing. Die Integrationsphase als ein Teil der Psychodrama-Gruppenpsychotherapie ist für die Kinder zur Integration der erlebten Gefühls- und Handlungsdimensionen, aber auch zur Integration der einzelnen Spiele in die Gemeinschaft wichtig.

Gestaltung der Rollenfeedbackrunde: Im Rollenfeedback benennt das Kind seine Wahrnehmungen, Gefühle und Erlebnisse in den gewählten Rollen nach dem Rollenspiel. Das Besondere in dieser Gruppe ist, dass die Kinder auch ein Rollenfeedback von ihren Hilfs-Ichs hören, die ja von den Kindern zugeteilte Rollen übernommen und gespielt haben. Das Feedback der Erwachsenen hilft den Kindern, sich in ihrem eigenen Rollenhandeln besser zu verstehen, bzw. werden manchmal diffuse Empfindungen der Kinder in ihren unterschiedlichen Rollen im Leben dadurch differenziert, benannt und vielleicht auch als belastende und schwierige Zustände bestätigt.

Es gestaltet sich aber nach aufregenden, kämpferischen Spielen nicht immer als einfach, die Kinder zum Spielabschluss, geschweige denn zu einer Gesprächsrunde zu bewegen. So gilt es vor Einleiten der Integrationsphase, ein gut mögliches Ende der Spielphase für die Kinder zu erreichen. So habe ich für den Beginn und das Ende der Spielphase ein Ritual kreiert, indem ich das Licht ein- und ausschalte, begleitet von den immer gleichen Sätzen. Das Ende der Spielphase wird ca. fünf Minuten vorher angekündigt. So hat das Kind Zeit, noch einen passenden Schluss für sein Rollenspiel zu finden und sich innerlich auf das Spielende einzustellen. Ich gehe zum Lichtschalter und sage laut und deutlich: „Alle gehen auf ihren Platz zurück." Die Kinder wissen dann genau, was damit gemeint ist: Die einen gehen ins Schutzhaus, die anderen setzen sich vor ihr Schutzhaus und wieder andere setzen sich auf die Beobachterbühne. In jedem Fall wird die Spielbühne verlassen und jedes Kind oder jedes Hilfs-Ich setzt sich hin; wenn die Kinder sehr erschöpft vom Spiel sind, legen sie sich auch ins Schutzhaus. Diese Sequenz vom Übergang des oft turbulenten Spiels zu einem ruhigen Moment des Innehaltens als Vorbereitung zur Integrationsphase warte ich als Gruppenleiterin geduldig ab. Falls notwendig, wiederhole ich den Satz und achte darauf, dass wirklich alle ihren Platz eingenommen haben. Dann sage ich: „Die Sonne geht unter [schalte das Licht aus] und das gemeinsame Spiel ist für heute zu Ende."

Ich setze mich zu den anderen auf den Boden und beginne mit der Frage: „Wie ist es dir heute in deiner Rolle ergangen? Wie hast du dich gefühlt oder was war gut oder nicht so gut für dich?" In den Rollenfeedbackrunden der ersten Gruppeneinheiten fällt es den Kindern schwer, präzise oder ausführlich zu antworten. Es reicht vorerst, wenn sie ein „cool" oder „gut gefallen" sagen. Ich beginne mit eventuell einer Frage, um zusätzliche Informationen von einzelnen Kindern zu erhalten. In den nächsten Gruppeneinheiten frage ich beim Rollenfeedback einzelner Kinder mehr, bei anderen weniger nach, so wie es eben das Kind individuell gut aushalten kann. Ziel ist, dass das Kind beginnt, Gefühle wahrzunehmen, zu benennen und sich in den unterschiedlichen Interaktionen als Mitgestalter zu sehen. Das Rollenfeedback der Hilfs-Ichs ist ausführlich und sie betonen ihre emotionalen Zustände in der Rolle sowie wie Veränderungen durch die Interaktion mit „ihrem" Kind oder anderen gelungen sind. Die Kinder, welche die Rollen ihrem Hilfs-Ich zuweisen, wirken beim Zuhören sehr konzentriert und atmen manchmal erleichtert aus, wenn eine Erwachsene/ein Erwachsener ihre/seine Schwierigkeiten in einer Rolle beschreibt. Entweder bestätigten die Feedbacks der Hilfs-Ichs die Kinder in ihrer Selbstwahrnehmung oder sie erfahren endlich, wie für sie diffuse Zustände als Gefühle oder Stimmungen benannt werden können. Notwendig ist es, diese Runde so lange zuzulassen, bis alle Beteiligten, auch die BeobachterInnen, ihr Feedback gegeben haben, aber auch darauf zu achten, dass die Gruppe die zeitliche Dauer der Feedbackrunde gut aushalten kann.

Gestaltung der Sharingrunde: Dann lade ich die Kinder zur Sharingrunde ein und sie nehmen im Sitzkreis am Boden ihren Platz ein. Einige wickeln sich in Decken und bleiben sitzen oder legen sich darin eingehüllt bequem in den Kreis. Für die Kinder ist es zwar sehr lustvoll, aber auch anstrengend, miteinander zu spielen. Sie bekommen zuerst Wasser zum Trinken angeboten und eine Kleinigkeit zu essen. Meist biete ich ihnen etwas zum Naschen an. Da manche Kinder Lebensmittelunverträglichkeiten haben oder nicht naschen dürfen, spreche ich dies im Voraus mit den Bezugspersonen ab. Auch die Hilfs-Ichs essen mit. Dies ist als kleine Stärkung nach getaner Arbeit, aber auch zur Stärkung des Wir-Gefühls gedacht. Während alle gemütlich jausnen, mache ich eine kleine Runde um den Kreis, um zu überprüfen, ob alle entrollt sind.

Sharing hat mit dem Empfinden und Erleben von „Wir" zu tun. Die Kinder, die in die Psychodrama-Psychotherapiegruppe kommen, haben oft Defizite im Wir-Empfinden und Wir-Bewusstsein. Ihre bisherigen Gruppenerfahrungen waren für sie eher frustrierend oder beängstigend. Um sie langsam zu einer konstruktiven Gruppenerfahrung hinzuführen, ist eine fürsorglich und einfühlsam geleitete Sharingrunde besonders wichtig. Erwachsene teilen im Sharing ihre im Leben gemachten unterschiedlichen Erfahrungen, die sich dann doch manchmal sehr ähneln, in der Gruppe mit. Sie nehmen Anteil an den Themen und Rollen der anderen Gruppenmitglieder und teilen deren Erfahrungen mit ihren eigenen. Kinder haben noch nicht so viel an Lebenserfahrungen zu bieten bzw. haben sie ihre bisherigen kaum reflektiert und können diese nicht von sich aus benennen oder den Erfahrungen anderer so einfach zuordnen. So wird das Sharingthema der Einzelnen nicht wie in der Erwachsenengruppe spontan mit dem Thema der Protagonistin/des Protagonisten verglichen.

Kinder brauchen von mir in meiner Leitungsrolle Angebote an Themen, die sie miteinander teilen können. Wenn Kinder ihre Sprache entwickeln, gelingt es ihnen auch, ihre Erlebnisse oder Beobachtungen mitzuteilen. Das Benennen und Verstehen von szenischen Handlungsabläufen kann beginnen, und zwar in Form von Skripts.

> *„Sie beinhalten z. B. die typischen Schritte des gemeinsamen Abendessens oder die einzelnen Sequenzen des abendlichen Einschlafrituals. [...] Sie stellen Schemata sozialer, allgemein gültiger Interaktionen dar."* (Schacht 2003, S. 132)

Weiters schreibt Schacht, dass die „Fähigkeit, Ereignisse in Form von Skripts zu organisieren, [...] für die Handlungskompetenzen des Kindes zunächst wichtiger zu sein [scheint] als die Konstruktion einzelner Geschichten oder die Erinnerung an einmalige Episoden" (ebd.). Kinder brauchen aber, um Skripts zu erlernen, den sprachlichen Austausch mit Erwachsenen darüber. Ein Kind mit ca. 2,5 Jahren trägt zum Beispiel zwei Liter Milch für seine Mutter zur Kasse. Er legt diese auf das Laufband der Kasse und fragt gleichzeitig seine Mutter: „Wieso hab' ich das gemacht?" Und die Mutter antwortet: „Weil ich dich darum gebeten habe und du genau weißt, wo die Milch im Regal zu finden ist." Das Kind hat als Abfolge: Mutter bittet mich, die Milch zu holen, und ich weiß genau, wo ich sie finde. So kann ich die Milch mit meiner Mutter zur Kasse bringen und kaufen.

> *„Im Gespräch über Gefühle (feeling talk) erlernt das Kind ganze emotionale Skripts samt damit verknüpfter Gefühlsregeln. Es erfährt, in welchen Situationen man sich traurig, freudig oder wütend fühlt."* (Ebd., S. 134)

Kinder, die in die Psychodrama-Psychotherapiegruppe kommen, verstehen sich selbst oftmals kaum in ihren szenischen Handlungen. Es fehlt ihnen aus unterschiedlichen Gründen die Erfahrung des verbalen Austausches über ihr Tun im Alltag mit Erwachsenen. Es mangelt ihnen an Skripts, die ihre Handlungsabfolgen strukturieren und erleichtern. So beschreibe ich als Leiterin zur Einleitung der Sharingrunde all ihre kleinen Spielsequenzen und Handlungsabläufe, die sie teilweise zu zweit oder höchstens zu dritt gespielt haben. Es ist keine gemeinsame Geschichte, sondern es sind unterschiedliche Skripts, die ich beobachtet habe und nun benenne. Während die Kinder noch liegen oder essen, beginne ich schon mit: „Jetzt sage ich euch, was ich heute alles auf der Spielbühne gesehen habe." Die Kinder hören gerne meinen Aufzählungen zu und hier ist es ganz wichtig, keines der Kinder in den Beschreibungen zu vergessen. So zähle ich zum Beispiel auf: „Einen ganz bösen Haifisch, der einen anderen bösen Hai zum Freund hatte und mit ihm, weil sie beide so hungrig waren, auf Nahrungssuche war." Oder: „Eine Katze, die ganz lange aus ihrem Schutzhaus geschaut und dabei gemütlich die anderen beobachtet hat." Dann wähle ich einen der beschriebenen Handlungsabläufe aus und frage, ob dies jemand aus der Gruppe schon aus „seinem oder ihrem wirklichen Leben kennt". Ich formuliere in diesem Zusammenhang sehr ressourcenorientiert und manchmal anfangs sehr vereinfacht, wie zum Beispiel: „Habt ihr im wirklichen Leben schon einmal mit einem Freund gespielt?" Ziel ist, dass so viele Kinder wie möglich diese Erfahrung in ihrem Leben schon gemacht haben und nun darüber erzählen können. Die Hilfs-Ichs machen dabei mit und beschreiben auch dazu passende Ereignisse aus ihrem Leben. Allerdings sind sie von mir angehalten, nichts zu erzählen, was die Kinder erschrecken oder verwirren könnte. Je länger die gemeinsame Gruppe in ihren Einheiten schon andauert, umso mehr erzählen die Kinder aus ihrem Leben, und mit der Zeit werden richtige Geschichten daraus. Trotz allem sollte die Sharingrunde zeitlich so begrenzt sein, dass alle Kinder relativ entspannt zuhören können und kein Stress durch zu lange Erzählungen Einzelner entsteht.

Die Kinder wiederholen ihre Spielabfolgen mehrmals, verändern jedoch immer wieder kleine Details. Dies ist in der Beschreibung des Skripts zu beachten und als beobachtete Veränderung hervorzuheben. Durch die spielerisch gewonnenen Erfahrungen der Kinder in ihren Rollen und in ihren Interaktionen als Handlungsabfolgen entstehen für die Kinder Skripts, die ihr Handeln im Alltag strukturieren und erleichtern. So erleichtert Psychodrama primär dem Kind, durch die Erfahrungen im Spiel sein jetziges und zukünftiges Leben besser zu gestalten und nicht nur Vergangenes besser zu verarbeiten.

In der Psychodrama-Psychotherapiegruppe wird das Kind im Spiel durch das Mitspielen der Erwachsenen in der Hilfs-Ich-Rolle unterstützt und in seiner Regieführung gestärkt.

Hilfs-Ich

Im Psychodrama unterstützt das Hilfs-Ich eine Patientin/einen Patienten durch Rollenübernahme, deren/dessen persönliches Spiel auf der Bühne sichtbar und veränderbar zu machen. Es ist wie eine Erweiterung des Ichs der Patientin/des Patienten. Die PatientInnen wählen ihre Hilfs-Ichs aus der Gruppe aus, benennen die zu spielenden Rollen und instruieren die RollenspielerInnen dann genau, wie sie diese Rolle zu spielen haben. Im Psychodrama spricht man in diesem Zusammenhang vom „Einkleiden" in die Rolle. Die Patientin/der Patient, ProtagonistIn genannt, als Regieführende/r ihrer/seiner Szene gibt die Rollen, den Spielablauf usw. vor. Unterschiedliche psychodramatische Techniken ermöglichen durch diese Art von Rollenbesetzung dem Protagonisten/der Protagonistin, mehr über sich und seine/ihre Welt zu erfahren oder diese auch im Spiel zu verändern.

Im Psychodrama mit Kindern wird kein Protagonistenspiel gespielt. Wie schon erwähnt, ist das Symbolspiel die bevorzugte kindliche Art zu spielen. Das Hilfs-Ich wird von mir als Leiterin dem Kind zugewiesen, aber die Rolle für das Hilfs-Ich wird sehr wohl vom Kind selbst ausgesucht. Es kleidet das Hilfs-Ich dann in diese Rolle ein. Auch wird der Handlungsablauf des Spieles dem Hilfs-Ich vom Kind vorgegeben, somit ist auch hier das Kind regieführend. Die Rolleneinkleidung durch die Kinder kann vor allem in den ersten Gruppeneinheiten sehr kurz und wenig beschreibend sein. Das Hilfs-Ich fragt dann während des Spiels immer wieder nach, ob es die Rolle so richtig spiele. Dieses Nachfragen hat wiederholt während des Spiels zu erfolgen und die Rolle wird dann den Anweisungen entsprechend angepasst.

Wenn die Kinder längere Zeit nicht im Spiel mitspielen und BeobachterInnen oder im Schutzhaus als sich Schützende bleiben, wird die Hilfs-Ich-Rolle anders angelegt. So kann das Hilfs-Ich sich vor das Schutzhaus setzen und fragen, ob es die Grenze beschützen darf. Die Rolle des Hilfs-Ichs ist dann eine Verstärkung des Bedürfnisses nach Schutz des Kindes – also ein/eine GrenzwächterIn oder ein/eine BeschützerIn. Die Kinder nehmen dies dann meist gerne an. Das Kind auf der Beobachterbühne hat sein Hilfs-Ich, um in seinen Beobachtungen zum Beispiel durch Benennen des Geschehens vom Hilfs-Ich unterstützt zu werden. Zu diesen Hilfs-Ich-Anweisungen im störungsspezifischen Arbeiten ist im Artikel „Störungsspezifische Interventionen in der psychotherapeutischen Arbeit mit Kindern und Jugendlichen aus psychodramatischer Sicht in Bezug auf Mutismus und Autismus-Spektrum-Störungen" von Gabriele Biegler-Vitek noch vertieft nachzulesen.

Wenn die Kinder einmal ein Hilfs-Ich haben, bleibt dieses auch in den folgenden Gruppeneinheiten „ihr" Hilfs-Ich. So lange, bis das Kind keinen Bedarf mehr hat, dann kann dieses das Hilfs-Ich eines anderen Kindes oder ein Gruppen-Hilfs-Ich werden, was bedeutet, die Gruppe entscheidet, welche Rolle im Spiel das Hilfs-Ich übernimmt.

Die Hilfs-Ichs übernehmen Rollen von den Kindern und treten über diese in Interaktion. Es sind Rollen aus den gespeicherten Rollenkonfigurationen des Kindes oder Rollen, die gewünscht werden, aber noch nicht vertraut sind. In den ersten Gruppeneinheiten bekommen die Hilfs-Ichs gerne eine beschützende Rolle oder jene Rolle, die das Kind verstärkt, zugewiesen. Dann allerdings eher Rollen, die von den Kindern selbst als schwierig, unangenehm erlebt werden, bis hin zu solchen, die sie an sich oder andere an ihnen ablehnen. Hier profitieren die Kinder dann vor allem vom Rollenfeedback des Hilfs-Ichs, um endlich ihre Empfindungen als manchmal kaum aushaltbare Gefühle benannt zu bekommen. Aber auch diese Rollen von anderen gespielt zu sehen und in einer anderen Rolle, also aus einer anderen Perspektive heraus, mit diesen in Interaktion treten zu können, unterstützt den Entwicklungsprozess der Rollenentwicklung des Kindes. Die Übernahme der Hilfs-Ich-Rolle verlangt von den Erwachsenen Feingefühl, aber auch Spielfreude. Weiters sich selbst in den eigenen Emotionen gut regulieren zu können und ein entsprechendes Ausmaß an Selbstreflexion zulassen zu können. Unterstützung dabei ist durch die Reflexion der gemeinsamen Arbeit in den Nachbesprechungen nach den Gruppeneinheiten gegeben. Biegler-Vitek schreibt ihn ihrem Artikel zur Soziometrie mit Kindern und Jugendlichen („Wo ist mein Platz in dieser Welt?") die Gruppe der Hilfs-Ichs als Gruppe in der Gruppe.

Die von den Kindern zugewiesenen Rollen für die Hilfs-Ichs werden über längere Zeit in den Gruppeneinheiten oder auch durchgehend während der gesamten Jahresgruppe aus Handpuppen ausgesucht und mit diesen als Intermediär- oder Intraintermediärobjekten gespielt.

Intermediär-, Intraintermediärobjekte

Die Kinder, die zur Psychodrama-Psychotherapiegruppe kommen, haben überwiegend Probleme durch ihr Gruppenverhalten in ihren Alltagsgruppen. Natürlich bringen sie ihre bisher unangenehmen oder auch die sich für sie als emotional verletzend anfühlenden Gruppenerfahrungen mit. Wie unter dem Instrument Leiterin/Leiter beschrieben, werden die Kinder einzeln auf ihre Gruppenteilnahme vorbereitet, haben aber dennoch große Unsicherheiten, wenn ihre Gruppenteilnahme beginnt. Auch wenn sie schon zum Spiel mit den anderen bereit sind und nicht lange beobachten oder im Schutzhaus bleiben möchten, ist es für sie schwierig, über Rollen im Stegreifspiel in Interaktion zu gehen. Die einen Kinder sind vielleicht zu ängstlich und die anderen zu aggressiv im Umgang mit sich und den anderen GruppenteilnehmerInnen. Ziel ist es ja für viele, sich in ihren Emotionen und Handlungen so weit regulieren zu können, dass für sie gemeinsames Spielen in einer Gruppe möglich wird. Ein weiteres Ziel ist, die Handlungen anderer in einer Gruppe besser verstehen zu können bzw. auch nachvollziehen zu können, welche Emotionen welche Art von Begegnungen auslösen können. Um den Kindern diesbezügliche Entwicklungsmöglichkeiten anzubieten, bedarf es vor allem in den ersten Gruppeneinheiten eines Hilfsobjektes. In der Psychodrama-Psychotherapiegruppe mit Kindern sind dies Handpuppen – vor allem Tierpuppen –, die als solche verwendet werden.

> *„Im österreichischen Psychodrama wird im Aus- und Weiterbildungskontext der Begriff Intermediärobjekt (IO) nach Rojas-Bermudez verwendet, der zu seiner Begrifflichkeit auch eine eigenständige, in das Psychodrama integrierbare Methode entwickelt hat."* (Pruckner 2004, S. 267)

Weiters zitiert Hildegard Pruckner Rojas-Bermudez, der das Intermediärobjekt und später auch das Intraintermediärobjekt als Instrument des Psychodramas bezeichnet (ebd., S. 270). Ziel ist, dass die PatientInnen durch den Einsatz dieser Inter- bzw. Intraintermediärobjekte in Kommunikation kommen.

Die Gemeinsamkeiten bzw. der Unterschied zwischen dem Intermediär- und dem Intraintermediärobjekt bezieht sich auf deren unterstützende, vermittelnde und kreative Funktionen. In der Erwärmungsphase sind sie ein Hilfsmittel zur Rollenfindung und Rollendefinition. In der Spielphase helfen sie, die Inszenierung umzusetzen. Hier werden beide in ihrer unterstützenden Funktion gesehen. In der vermittelnden Funktion setzt die Leiterin/der Leiter das Intermediärobjekt ein und wählt dieses aus, um Kommunikation mit den PatientInnen herzustellen. Das Intraintermediärobjekt wählt die Patientin/der Patient selbst und setzt dieses ein, um primär Kommunikation mit sich selbst und sekundär mit anderen in Gang zu bringen. Dies wird den Objekten in ihrer vermittelnden Funktion zugeschrieben. Ein von PatientInnen selbst gebasteltes oder erzeugtes Objekt wird in seiner kreativen Funktion und als dem Intraintermediärobjekt zugeordnet gesehen (ebd., S. 276).

Handpuppen als Inter- bzw. Intraintermediärobjekte

Die Handpuppen werden den Kindern von mir zur Auswahl vorgelegt. Diese wählen für sich und ihre jeweiligen Hilfs-Ichs eine oder mehrere Tiere aus. Solange ein Kind mit seinen Handpuppen spielen möchte, bleiben diese ihm zur Nutzung vorbehalten. Erst wenn ein Kind seine Handpuppe wieder sozusagen zurückgibt und sagt, dass jetzt ein anderes Kind diese Handpuppe nehmen kann, steht sie für die Auswahl der anderen Kinder wieder zur Verfügung. Die Kinder wählen für sich öfters mehrere Rollen, für ihr Hilfs-Ich meist nur eine Rolle aus. Sie spielen im Spiel dann entweder diese Rollen abwechselnd und legen andere Rollen auch während des Spiels in ihr jeweiliges Schutzhaus. Manche der Rollen werden nicht im Spiel eingesetzt, obwohl sie diese in den verschiedenen Gruppeneinheiten für sich beanspruchen. Die jeweils vom Kind gewählten Handpuppen können als Rollen des kindlichen Selbst gesehen werden und sind deshalb als Intraintermediärobjekte zu bezeichnen. Sie ermöglichen dem Kind, sich in seiner inter- und intrapsychischen Kommunikation zu erkennen und zu verstehen. Allerdings vermischt sich meiner Meinung nach in der Gruppe der Einsatz der Objekte als Intra- und Intermediärobjekte in ihrer vermittelnden Funktion beim kindlichen Spielen.

Von ihrer Beschaffenheit her sollen die Handpuppen weich sein und keine oder nur wenig Teile aus Holz oder hartem Plastik enthalten. Diese Teile könnten ein Kind im Spiel verletzen oder als Schlaginstrument von einem Kind benutzt werden. Die Puppen sollen einfach über die Hand zu ziehen sein und diese möglichst verdecken. Es ist auch notwendig, dass diese Handpuppen waschbar sind, da sie einerseits zum Kuscheln verwendet, andererseits am Boden nachgeschleift werden. Diese Objekte werden anders als die persönlichen Kuscheltiere von Kindern eingesetzt. Sie werden zwar hie und da wie Kuscheltiere behandelt, werden aber auch geschlagen, ausgegrenzt, eingesperrt oder durch die Luft geworfen.

Wirkmechanismen der Inter- bzw. Intraintermediärobjekte

Der Einsatz der Objekte als Inter- bzw. Intraintermediärobjekte zeigt dort Wirkung, wo die natürliche Kommunikation blockiert ist. Allerdings bewirkt der Einsatz der Objekte in der Kindergruppe noch weitere Möglichkeiten. Schon allein die Auswahl der Handpuppen für das Spiel hilft, sich auf eine oder mehrere Rollen zu fokussieren, aber auch diese zu differenzieren. Begreift ein Kind, dass es mehrere Rollen für eine Szene zur Verfügung hat, kann es auch verstehen, dass man seine Rolle wechseln kann. Zum Beispiel kann es als „wilder Löwe" oder als „neugieriger Vogel" ins Spiel gehen und erlebt durch die Wahl und das Ausprobieren der unterschiedlichen Rollen verschiedene Interaktionen im Spiel. Durch den Vergleich der unterschiedlichen Erlebnisse im Rollenfeedback versteht das Kind Handlungsabfolgen besser und kann dann durch das Sharing neue Skripts entwickeln. Die Zuweisung von Rollen an das Hilfs-Ich erlaubt dem Kind, diese aus der Distanz in ihrem Handeln zu beobachten oder durch ein gemeinsames Spiel aus einer anderen Perspektive diese Rolle in der Interaktion zu erleben. Das Kind kann dann eventuell Rollenzuschreibungen, die es im Leben bekommt, begreifen und verstehen. Auch umgekehrt kann es begreifen, dass eine solche Zuschreibung völlig unpassend sein kann. Das Kind kleidet zum Beispiel den Hund in seine Rolle als „sehr, sehr böse“ ein. Im Spiel aber schläft er nur in seinem Haus und schaut zu. So stellt sich mir als Leiterin die Frage, wie und wann der Hund denn böse sei. Hier ist es wichtig, im Rollenfeedback nachzufragen und diese Beobachtungen in der Sharingrunde zu beschreiben, nämlich dass da ein sehr, sehr böser Hund im Haus lag, der jedoch sehr friedlich wirkte. Manchmal sagt das Kind dann, der Hund sei sehr wohl böse gewesen, habe dies aber nicht zeigen können. Es gelingt dann dem Kind, über diesen Hund diese Aggressionen vorerst zu benennen. Wenn das Kind meint, der Hund sei eben gar nicht böse, kann dies darauf aufmerksam machen, dass das Kind die Rollenzuschreibung „böse zu sein“ in seinem Leben öfter bekommt, ohne tatsächlich so zu handeln. Dies hilft dem Kind, seine Wahrnehmungen der eigenen Befindlichkeiten und Bedürfnisse besser zu verstehen und diese auch zu benennen. Rollenzuschreibungen von Bezugspersonen oder anderen Kindern werden eher hinterfragt und nicht so einfach angenommen.

Das Kind reguliert sich durch das Spielen mit den Handpuppen und dem Reflektieren in der Integrationsphase in seinem Rollen- und Handlungsrepertoire. Es lässt sich im Rollenspiel durch den Einsatz der Handpuppen als Inter- bzw. Intraintermediärobjekte auf intra- und interpsychische Prozesse wie auch auf interpersonelle Begegnungen im Spiel mit den anderen Kindern ein. Das Abstreifen und Ablegen der Handpuppen erleichtert den Kindern das Entrollen, ein Begriff, der für das emotionale, aber auch aktionale „Ablegen“ der gespielten Rolle steht. Auch das Zurückgeben einer Handpuppe an die allgemeine Gruppe kann für das Kind erleichternd sein und es erkennen und erfahren lassen, dass Prozesse vorübergehen und abgeschlossen werden können. Wenn ein Kind zwar eine Handpuppe auswählen, aber nicht damit ins Spiel mit anderen Kindern oder seinem Hilfs-Ich gehen kann, hat es zumindest durch die Gruppe die Möglichkeit, andere beim Spiel mit diesem Objekt zu beobachten.

Die Gruppe

Wie schon erwähnt, ist der Alltag eines Kindes auch durch seine Teilnahme in unterschiedlichen Gruppen strukturiert. Die Gruppen bieten unterschiedliche Entwicklungsmöglichkeiten *für*, aber auch verschiedene Anforderungen *an* die Kinder. Ziel in der Psychodrama-Psychotherapiegruppe für die Kinder ist „die Beseitigung und die Milderung von Krankheit, Störung, Symptomatik, Behinderung, [...] auch die Förderung und die Entwicklungserschließung bei den einzelnen Gruppenmitgliedern/Patienten“ (Tschuschke 2010, S. 4). Es gleichen die Ziele der hier beschriebenen Gruppe jenen von Gruppenpsychotherapie-Gruppen im Allgemeinen. Moreno (2008, S. 76) aber schreibt, dass „Psychodrama die Tiefentherapie der Gruppe“ ist. Psychodrama „fängt an, wo die Gruppenpsychotherapie aufhört, und erweitert sie, um sie wirksamer zu machen“ (ebd.).

> *„Der Faktor, der in einer Gruppe als Basis für die optimale Entfaltung psychodramatischer Techniken dient und damit zum Erfolg einer psychodramatischen Gruppe grundlegend beiträgt, ist die Kohäsion oder der Gruppenzusammenhalt.“* (Stadler/Kern 2010, S. 48)

Gruppenkohäsion

> *„Gruppenkohäsion definieren wir als die Anziehungskraft, durch die sich einzelne Mitglieder in die Gruppe eingebunden fühlen und die sie mit anderen Mitgliedern verbindet."* (Yalom 2005, S. 87)

Gegenseitige Akzeptanz, Wertschätzung und die Bereitschaft, sich auf tiefere Beziehungen einzulassen, nährt und festigt die Kohäsion einer Gruppe. Es ist das „Wir", welches die Gruppe und den Einzelnen/die Einzelne in der Gruppe stärkt. „Stark kohäsive Gruppen haben ein insgesamt besseres Therapieergebnis als Gruppen mit geringem Gruppengeist" (ebd., S. 74). Moreno (2008, S. 29) definiert „Gruppen-Kohäsion [...] als eine Funktion der Tele-Struktur". Wie schon Biegler-Vitek in ihrem Artikel zur Soziometrie mit Kindern und Jugendlichen schreibt, haben die Kinder der Kindergruppe noch einen geringen Telefaktor. Ein Wir leben zu können erfordert eine Entwicklung vom Wir-Empfinden zum Wir-Bewusstsein. Dieses Wir-Bewusstsein entwickelt sich durch Interaktionen auf Niveau 1 der soziodramatischen Rollenebene und kann bei Defiziten auf den unteren Rollenebenen nicht ausreichend angelegt werden. Einer der Gründe, weshalb Kinder an Psychodrama-Psychotherapiegruppen teilnehmen, ist, dass sie langsam zu diesem Wir-Bewusstsein hingeführt werden sollen. Dies erfordert die Berücksichtigung folgender Faktoren, die die Gruppenkohäsion einer Kinderpsychotherapiegruppe entwickeln und stärken:

1. *Die Zusammensetzung der Gruppe:* Es hat sich in der Praxis eine heterogene Gruppenzusammensetzung bezugnehmend auf die Diagnosen der Kinder bewährt. Diese vermindert die Konkurrenz, aber auch die Einseitigkeit der angebotenen Rollen der Einzelnen durch gleiche bis ähnliche Symptomatik. Die Kinder bieten durch ihre unterschiedlichen Störungsbilder auch verschiedene Rollenqualitäten in ihren Handlungen in der gemeinsamen Gruppe an. Gabriele Biegler-Vitek geht in ihrem Artikel zur Soziometrie mit Kindern und Jugendlichen vertiefend darauf ein. Die Unterschiede motivieren und regen an, sich auf den anderen in der Gruppe einzulassen. Dieses Sicheinlassen stärkt die Kohäsion der Gruppe.
2. *Die Gruppenregeln:* Diese Regeln dienen vor allem dazu, das Wir-Gefühl der Gruppe und den Umgang der einzelnen Gruppenmitglieder untereinander zu regulieren. Schon in den Regeln sind die gegenseitige Wertschätzung, das Achten auf sich und andere und das sich Hinwenden durch Zuhören und Respektieren des anderen benannt. Es gibt wenige, kurze, aber in ihrer Sinnhaftigkeit dem/der Einzelnen gut erklärbare Regeln. Ich gebe vor allem vier vor: A) „Wir gehen respektvoll miteinander um. Es wird weder seelisch noch körperlich verletzt." B) „Wenn einer spricht, hören die anderen zu." C) „Wir tun im Spiel als ob." Und D) „Stopp-Regel." Letztere besagt Folgendes: Sage oder rufe ich als Leiterin oder ruft ein Kind oder ein Hilfs-Ich lautstark „Stopp!", setzen sich alle hin und hören sofort auf zu spielen. Als Leiterin stelle ich dann das Problem, das zur Unterbrechung führt, fest und reguliere oder löse dieses. Ein Zuviel an Regeln kann die Begegnungen in der Gruppe erschweren und ein emotionales Einlassen in den Gruppenprozess blockieren. Der Therapieprozess der einzelnen Kinder beinhaltet oftmals ein Hinführen zur Selbstregulation, um diese Gruppenregeln auch einhalten zu können, wie ich schon unter „Nachnähren" beschrieben habe. Je besser und selbstverständlicher

dieses Einhalten der Gruppenregeln dem einzelnen Gruppenmitglied gelingt, umso stärker wird die Kohäsion der Psychotherapiegruppe.

3. *Die Erwachsenen als Hilfs-Ichs:* Wie schon erwähnt, haben Kinder vor allem bis zum 10. Lebensjahr einen geringen Telefaktor. Die Erwachsenen in ihrer Hilfs-Ich-Rolle bezeichnet Biegler-Vitek in ihrem Artikel zur Soziometrie mit Kindern und Jugendlichen als „Telebrücke" zwischen den Kindern. Je größer die Defizite der Kinder in der Entwicklung ihrer Rollenebenen sind, umso mehr Erwachsene sind als Hilfs-Ichs in einer Gruppe einzusetzen. Höchstens ein Hilfs-Ich pro Kind und mindestens eine Co-Therapeutin/ein Co-Therapeut, die/der auch als Hilfs-Ich mitarbeitet, sind für eine Gruppe notwendig. Findet die Leitung das passende Maß zwischen Entwicklungsdefiziten der Kinder und Anzahl der Hilfs-Ichs, stärkt dies das Vertrauen der Kinder in die Gruppe und die Fähigkeit, sich im Spiel aufeinander einzulassen. Dies ermöglicht den Kindern, vermehrt Begegnungen mit unterschiedlichen GruppenteilnehmerInnern zu erfahren, und dies stärkt wiederum das Zugehörigkeitsgefühl der/des Einzelnen zur Gruppe.
4. *Die gemeinsamen Aufwärmspiele, das miteinander Spielen und die Integrationsphase:* Die Aufwärmspiele erwärmen die Einzelne/den Einzelnen für ihr/sein Thema, aber auch die Gruppenmitglieder in ihrem Interesse für Begegnungen miteinander. Sich im Symbol- oder Rollenspiel aufeinander einzulassen und die Rollen sowie Handlungen zu reflektieren und mit dem eigenen Leben zu vergleichen, erhöht die Kohäsion einer Gruppe, braucht aber, um gelingen zu können, bereits ein ausreichendes Maß an Vertrauen, Geborgenheits- und Schutzgefühl für das Kind in der Gruppe.
5. *Die Zugehörigkeit zur Gruppe durch den dreigeteilten Bühnenaufbau, der den sich Zurückziehenden, den Beobachtenden, aber auch den Spielenden sichtbaren und sicheren Platz in der Gruppe gibt:* Einen für sich passenden Platz in einer Gruppe wählen und einnehmen zu können, fördert die Sicherheit, Teil der Gruppe zu sein, und erhöht das Vertrauen in die Gruppe. Gruppenkohäsion wird dadurch gefördert und gestärkt.
6. Das bereits beschriebene Angebot des *Nachnährens* in der Psychodrama-Psychotherapiegruppe und die dadurch entstehenden Entwicklungsmöglichkeiten für die Einzelnen führen zur Entwicklung der Gruppe im Gesamten und bewirken die Stärkung der Gruppenkohäsion.

Dieses „Gruppen-Wir" eröffnet den einzelnen Gruppenmitgliedern die Wahl, sich mehr oder weniger auf Interaktionen mit den anderen Gruppenmitgliedern einzulassen und trotzdem Teil einer gesamten Gruppe zu sein. Dieses Gefühl, zur Gruppe zu gehören, erlaubt dem Kind, sich im Regulieren der Emotionen zu erleben, indem es sich auf unterschiedliche Rollen und Szenen einlässt bzw. sich daraus herausnimmt. So wie der/die Einzelne sich in der Gruppe seinen/ihren Bedürfnissen und Anforderungen entsprechend verändert, erlebt auch die Gruppe im Gesamten einen Entwicklungsprozess.

Gruppenprozess

In der Psychodrama-Psychotherapiegruppe mit Kindern geht es vor allem darum, den Gruppenprozess als LeiterIn so zu stärken und zu unterstützen, dass „gemeinsames Spiel" der Kinder durch die Erweiterung oder sogar Entwicklung der soziodramatischen Rollenebene der Einzelnen möglich wird. Allerdings bedeutet einen Prozess zu stärken auch manchmal, einen Prozess auszuhalten. Will eine Gruppe zum Beispiel lange Zeit nur Stegreifspielen und sich auf keinen Prozess des Ausverhandelns eines gemeinsamen Spiels einlassen, ist dies von mir als Leiterin zu akzeptieren. Allerdings kann ich auf die Möglichkeit des Ausverhandelns von Themen und Rollen und den dadurch vielleicht komplexeren und spannenderen Spielverlauf hinweisen. Ob die Gruppe die Möglichkeit annimmt, entscheidet sie selbst. Wie weit sich eine Gruppe in ihrem Prozess hin zum gemeinsamen Spiel entwickelt, hängt von den Defiziten der einzelnen Gruppenmitglieder auf den unterschiedlichen Rollenebenen und den unterschiedlichen Symptomen der Störungsbilder der einzelnen Kinder einer Gruppe ab. Nehmen mehrere Kinder mit der Diagnose Asperger-Autismus oder Mutismus an der Gruppe teil, verändert dies durch deren speziellen Prozess natürlich auch den Prozess der gesamten Gruppe. Dies beschreibt Gabriele Biegler-Vitek in ihrem Artikel „Störungsspezifische Interventionen in der psychotherapeutischen Arbeit mit Kindern und Jugendlichen aus psychodramatischer Sicht in Bezug auf Mutismus und Autismus-Spektrum-Störungen". Der Gruppenprozess wird auch beeinflusst von der Anzahl der GruppenteilnehmerInnen, der zur Verfügung stehenden Hilfs-Ichs sowie der durchgeführten Gruppeneinheiten. Natürlich ist auch die Erfahrung der Leiterin/der Leiters im Leiten von Gruppen beim Lenken und Stärken des Prozesses mitentscheidend. Biegler-Vitek schreibt in ihrem Artikel über Soziometrie von Kindern und Jugendlichen, dass durch das miteinander Spielen von Kindern und Erwachsenen in ihren Hilfs-Ich-Rollen sowohl die Kinder als auch die Erwachsenen je einen Gruppenprozess ihrer Subgruppe tragen und diese sich wieder ineinander verweben.

Beschreibung des Prozesses einer Psychodrama-Psychotherapiegruppe mit der Dauer eines Schuljahres

Als Beispiel wähle ich eine Gruppe mit acht Burschen und fünf Hilfs-Ichs. Die Co-Leiterin spielt auch als Hilfs-Ich mit. Die Kinder haben überwiegend Symptome durch Probleme in ihrer Aktivierungs- und Emotionsregulation. Die einen sind sehr gehemmt und ängstlich, die anderen aufbrausend und aggressiv, wieder andere verträumt und abwesend wirkend.

Dauer: ein Schuljahr, je zwei Einheiten pro Gruppennachmittag

Start: Sich auf den Gruppenprozess einlassen:
Hier werden Namensspiele, Bewegungsspiele angeboten. Soziometrische Zuordnungen zu Hobbys, Vorlieben, Alter der einzelnen Gruppenmitglieder. Manche Kinder bleiben im Schutzhaus oder auf der Beobachterbühne – diese brauchen ein Hilfs-Ich zur Unterstützung des Sicheinlassens in den Gruppenprozess.

Aktivierung des Gruppenprozesses durch gegenseitige Rollenzuschreibungen:
In der folgenden Einheit werden Erwärmungsspiele mit folgenden Inhalten gespielt: in Rollen gehen oder Rollen vorspielen und diese erraten. (Zum Beispiel: Mein rechter Platz ist frei – und ich wünsche mir A. als Tiger herbei." Alle sitzen im Kreis und A. wechselt das Tier spielend seinen Platz.) Es nehmen durch die Unterstützung ihres

Hilfs-Ichs schon weitere Kinder daran teil. Andere beobachten mit ihrem Hilfs-Ich das Geschehen. Rollenfeedback der gespielten Rollen wird möglich. Sharing wird von mir als Beschreibung meiner Beobachtungen der gewählten Rollen der einzelnen Gruppenmitglieder im gemeinsamen Gruppenprozess vorgebracht. So hat zum Beispiel „die aufmerksame Beobachterin K." eine Rolle in dieser Gruppe inne, obwohl sie „nur" zuschaut. Alle Kinder und Erwachsenen haben einen Platz und eine Rolle in der Gruppe, einige haben schon zugeschriebene Rollen von anderen gespielt.

Gruppenprozess läuft:
Die Kinder wählen für sich und ihre Hilfs-Ichs Inter- bzw. Intraintermediärobjekte aus und kleiden diese in die von ihnen gewünschten Rollen ein. Die Rollen sind definiert – z.B. der Hund als aggressiv und hungrig. Jetzt werden alle zum Stegreifspiel eingeladen. Es wird weiterhin beobachtet, überwiegend parallel je ein Kind mit seinem Hilfs-Ich, aber vielleicht auch zu zweit unter Kindern gespielt. Hier wird der Prozess im Spiel der Einzelnen durch mein Beschreiben der Spielszenen im Sharing benannt und transparent gemacht, aber zusätzlich durch mein Auswählen eines Sharingthemas für alle verdichtet (wie unter Instrument „Leiterin/Leiter" beschrieben).

Gruppenprozess verdichtet sich durch Ausprobieren unterschiedlicher Bühnen, Rollen und Spielformen:
Jene Kinder, die weiterhin beobachten oder im Schutzhaus bleiben, werden durch die Beschreibungen der Beobachtungen ihrer Hilfs-Ichs des Gruppengeschehens mit dem Gruppenprozess vertraut gemacht. Biegler-Vitek beschreibt dies in ihrem Artikel zu störungsspezifischen Arbeiten mit Kindern und Jugendlichen. Spielen schon drei bis vier Kinder im Symbolspiel miteinander, bekämpfen sie oft gemeinsam einzelne Rollenspieler.

Gruppenprozess ermöglicht Teambildungen bzw. Bildung von Subgruppen:
Die Kinder erkennen, dass ein gemeinsames Spielen im Team in der Gruppe stärker macht und den Verlauf anderer Spiele in der Gruppe beeinflussen kann. Hier geht es darum, als Leiterin diesem Prozess Zeit zu geben und im Sharing darauf hinzuweisen, was durch das Spielen im Team für Einzelne möglich oder verändert wurde.
Durch die Idee der Gruppe, die schon ein Team gebildet hat, kommt die Gruppe der nicht ins Team Gewählten auch auf die Idee, ein eigenes Team zu bilden. Es entstehen zwei Teams, die lustvoll miteinander kämpfen. Allerdings spricht sich nun jedes Team untereinander ab und der Einzelne passt sich in seiner Rolle und seinem Rollenspiel seiner jeweiligen Subgruppe an. Gemeinsames Spiel wird möglich, die Hilfs-Ichs werden zu Hilfs-Ichs der Teams und nicht mehr des einzelnen Kindes.

Im Gruppenprozess ist ausdifferenziertes Symbol- oder Rollenspiel für die Kinder möglich:
Jetzt werden oftmals die Inter- bzw. Intraintermediärobjekte weggelegt. Das gemeinsame Spielthema wird ausverhandelt, die Rollen werden gewählt und die eventuellen Handlungsabläufe ausverhandelt. Die Hilfs-Ichs haben jetzt eher die Funktion eines Gruppen-Hilfs-Ichs und bekommen noch unbesetzte Rollen zugewiesen, die für den Spielverlauf wichtig sind. Einige Kinder verwenden nach wie vor ihre Inter- bzw. Intraintermediärobjekte, spielen aber im gemeinsamen Spiel mit. Diejenigen Kinder, die nach wie vor überwiegend im Schutzhaus sind oder weiterhin in der Beobach-

terrolle bleiben, haben nach wie vor ein Hilfs-Ich zur Verfügung. Wie unter „Bühne" beschrieben, tragen auch das Zuschauen und Beobachten sowie das Reflektieren darüber zur Entwicklung dieser Kinder bei. Diese Kinder wiederholen ihre Gruppenteilnahme für ein oder zwei weitere Jahre, um durch diese Erfahrungen eines Tages am gemeinsamen Spiel teilnehmen zu können.

Abschlussrituale beenden den laufenden Gruppenprozess und Abschiedsrituale für einzelne Gruppenmitglieder deren Teilnahme an der Psychotherapiegruppe:
Abschiedsrituale verabschieden diejenigen Kinder, die ihren eigenen Therapieprozess in dieser Gruppe beenden. Abschlussrituale können sein: sich gegenseitig ein Bild malen oder Geschenke für den anderen imaginieren.

Ziel für die Kinder ist, dass sie die komplexen Interaktionsangebote der unterschiedlichen Gruppen des Alltags für sich ordnen, nutzen und sich dabei in ihrer Aktivierung und ihren Emotionen regulieren können. Zusätzliches Ziel ist, dass ihre persönlichen Entwicklungsprozesse in den jeweiligen Gruppenprozessen, z. B. von Schulklassen, gut eingebettet sind und dass sie die Fähigkeit entwickelt haben, diese konstruktiv mitzugestalten.

Jede Gruppeneinheit entwickelt oder verändert den Gruppenprozess. Eine Gruppeneinheit ist in drei Phasen unterteilt.

Gruppenphasen

Erwärmungs- oder Warming-up-Phase:
Diese beginnt mit einer kurzen Befindlichkeitsrunde. Jede/r der GruppenteilnehmerInnen nennt am Boden im Kreis sitzend kurz ihre/seine Befindlichkeit. Manche brauchen die Sicherheit des Schutzhauses und sprechen von dort heraus, andere beobachten und beteiligen sich von dieser Bühne aus. In den ersten Gruppeneinheiten biete ich in dieser Phase noch Lauf- oder gut bekannte Kinderspiele an, wie z. B. „Armer schwarzer Kater" oder „A. ist in den Brunnen gefallen und kommt nicht mehr heraus". Nach wenigen Gruppeneinheiten ist dieses Benennen ihrer Befindlichkeit auch schon ihr Erwärmen zum Spielen. Die Kinder haben bereits Spielerfahrungen in dieser Gruppe gemacht und an Sicherheit und Vertrauen gewonnen. Der Aktionshunger der Gruppenmitglieder ist dann bereits bei Start der Gruppeneinheit sehr hoch und sie möchten unbedingt rasch ins Spiel kommen.

Spielphase:
Diese Phase teilt sich in die Rollenwahl und Rolleneinkleidung sowie zunächst in das Stegreifspiel. Es wird in der Rolle ohne vorherige Absprache Stegreif gespielt.

Die Spielzeit wird, wie schon unter Instrument „Leiterin/Leiter" beschrieben, durch das Ritual des Ein- und Ausschaltens des Lichtes strukturiert. Auch sage ich immer wieder dieselben Sätze dazu. Beim Starten: „Die Sonne geht auf und das gemeinsame Spiel beginnt", dabei schalte ich das Licht ein. Am Ende der Gruppeneinheit: „Alle gehen auf ihren Platz. Die Sonne geht unter und das gemeinsame Spiel ist für heute zu Ende." Dabei schalte ich das Licht kurz aus und danach wieder an. Meist sprechen die Kinder die Sätze mit mir im Chor mit. Im Spiel werden unterschiedliche

Formen je nach Entwicklungsbedarf des Kindes gespielt. Es beginnt mit Parallelspielen, bei denen die Kinder wie im Sandkasten sitzend mit ihren Handpuppen nebeneinander spielen. Bald darauf wird zu Konstruktionsspielen übergegangen, bei denen die Kinder ihre Schutzhäuser zu aufwendigen unterschiedlichen Behausungen in der Spielphase umbauen. Einzelne Kinder spielen schon miteinander. Es können mehrere Subgruppenspiele parallel gespielt werden.

Je länger die Gruppe besteht und je mehr sich das Rollenrepertoire der einzelnen Rollenebenen der Kinder erweitert hat, umso eher kommt es zum ausdifferenzierten Symbol- oder Rollenspiel der Gruppe. Hier gilt es dann, sich über ein gemeinsames Spielthema zu einigen sowie eine Einigung über die zu spielenden Rollen zu finden. Hier ist das Spiel nicht mehr Stegreif, sondern geplant und gemeinsam ausverhandelt. Die Spielhandlungen sind für die Kinder so real, wie sie diese erleben, werden von den Kindern aber symbolisch dargestellt (Mogel 2008, S. 165).

> *„Die Symbolfunktion und mit ihr die Befähigung zum aktiven Rollenspiel hat das Kind nicht nur kurzzeitig erworben, sie bestimmt vielmehr geraume Zeit sein Denken und Handeln. Sie bezieht sich nicht nur auf einzelne Gegenstände und Verhaltensweisen, sondern auch auf ganze Ereignisse, Handlungskontexte, Lebensinhalte."* (Ebd., S. 166)

Sich in den Rollen und Interaktionen im Symbolspiel erleben zu können, ermöglicht „dem Kind seinen eigenen spielerischen Einzug in die Welt der Erwachsenen" (ebd.).

So wie sich die Rollen- und Spielgestaltung des Kindes in der Gruppe entwickelt, unterliegt die Rolle des Hilfs-Ichs in seiner Nutzung durch das Kind in den unterschiedlichen Spielformen ebenfalls einer Veränderung. Sosehr das Hilfs-Ich in den ersten Gruppeneinheiten zum Mitspielen gebraucht wird, so wird es gegen Ende des Gruppenjahres kaum mehr als solches genutzt. Kinder mit großen Defiziten auf der psychosomatischen und auch psychodramatischen Rollenebene und mit Diagnosen wie Mutismus oder Asperger-Autismus brauchen ihre Hilfs-Ichs in jedem Fall lange Zeit, um sich langsam in das Gruppengeschehen integrieren zu können.

Integrationsphase:
Diese teilt sich in die *Rollenfeedbackrunde* und in die *Sharingrunde*.

Wie schon ausführlich unter Instrument „Leiterin/Leiter" beschrieben, ist diese Phase auch im Psychodrama mit Kindern, genauso wie bei Erwachsenen, wichtiger Bestandteil der psychodramatischen Gruppeneinheiten.

In der *Rollenfeedbackrunde* lautet meine Frage: „Wie war es in deiner Rolle?" Kinder und Hilfs-Ichs beschreiben ihr Erleben. In den ersten Gruppeneinheiten antworten die Kinder eher knapp, hören aber ihren Hilfs-Ichs bei deren ausführlicheren Rückmeldungen gut zu. Je öfter die Kinder ein Feedback gegeben haben, umso leichter fällt es ihnen, ihre Rollen zu reflektieren. Kinder, die sich länger schwer damit tun, erhalten von mir Unterstützung, indem ich dann einfach mehr und gezielter nachfrage. Dieses Rollenfeedback gibt mir die Gruppe sogleich, nachdem das Spiel zu Ende geht, vor ihren Schutzhäusern oder auf der Beobachterbühne sitzend. Dann räumen wir die Spielbühne frei und setzen uns in den Sitzkreis. Eine kleine Jause – Wasser zum Trinken und ein wenig zum Naschen – wird zu Beginn der *Sharingrunde* gereicht. Dann zähle ich auf, was ich im Spiel alles gesehen habe, und gebe eine kurze Themenübersicht über das Spielgeschehen. Wichtig ist, dass ich alle Kinder – ob sie alleine gespielt haben oder zu mehrt, ob sie beobachtet haben oder im Schutzhaus versteckt waren – in ihrem Tun kurz erwähne.

Steht im Psychodrama mit Erwachsenen hier die Frage „Was erinnert dich oder kennst du davon aus deinem Leben?“ im Vordergrund, ist es bei Kindern das Aufzählen von mir als Leiterin, „was sie mir im Spiel alles gezeigt haben“, und das Benennen von Skripts, die sie dann mit ihrem Leben in Verbindung bringen können. Die zeitliche Dauer der Sharingrunde richtet sich nach den Möglichkeiten der Kinder.

Diese fünf Instrumente der Psychodrama-Psychotherapiegruppe für Kinder – Bühne, LeiterIn, Hilfs-Ich, Inter- und Intraintermediärobjekte sowie Gruppe – bewirken in ihrem Zusammenspiel und durch ihre Komplexität eine konstruktive Veränderung im Gruppenerleben für die teilnehmenden Kinder. Weiters wird durch die Konzeption des Nachnährens Rollenentwicklung auf den unterschiedlichen Rollenebenen des Kindes ermöglicht. Ziel ist die Verringerung der bisherigen Symptome der Kinder und dass sie eine Erweiterung ihrer Begegnungsfähigkeit in den alltäglichen Gruppen des Lebens erfahren.

Mein persönlicher Wunsch ist, dass so vielen behandlungsbedürftigen Kindern wie nur möglich diese Psychodrama-Psychotherapiegruppe als Therapiemethode angeboten werden kann.

Hildegard Pruckner

Monodrama mit Kindern

Vor 20 Jahren verschriftlichte ich zum ersten Mal meine damaligen Erfahrungen aus der Einzelarbeit mit Kindern (Pruckner 1994 und 1996). Als begeisterte Soziometrikerin und mit Gruppen Arbeitende sah ich damals die „Arbeit ohne Gruppe" als Notlösung an und erklärte eher defizitorientiert, was man meiner Meinung nach machen müsse bzw. könne, wenn man keine anderen Kinder als Hilfs-Ichs zur Verfügung hat. In meinem Buch (Pruckner 2001) erweiterte ich dann den Teil „Monodrama mit Kindern" sehr stark. Er ist wertschätzend für dieses Setting geschrieben, sehr praxisorientiert, gespeist aus meiner Erfahrung als Beratungslehrerin, der Arbeit in meiner therapeutischen Privatpraxis und aus dem Klinikalltag. Ich spreche hier bereits von der Arbeit auf der Begegnungsbühne. Meine Schilderungen in diesem Buch, wie ich in der therapeutischen Beziehung arbeite, sind für mich heute noch grundsätzlich stimmig. Die verkürzte Einführung der Begrifflichkeit führte jedoch in der Folge bei manchen KollegInnen zu Fehlinterpretationen. Auf nötige Differenzierungen machten mich auch meine eigene Arbeit und das theoretische Weiterdenken darüber aufmerksam. Im Artikel über die notwendigen störungsspezifischen Modifikationen bei der Einzelarbeit mit traumatisierten Kindern (Pruckner 2002) erfolgte daher eine Erweiterung zur Klärung, ich stellte mein Dreibühnenmodell vor. Gabriele Biegler-Vitek griff dieses Modell zur Erklärung der monodramatischen Arbeit mit Kindern auf (Biegler-Vitek/Riepl/Sageder 2004, S. 312–315).

Seitdem sind noch einmal 10 Jahre vergangen. Ich erachte die monodramatische Arbeit mit Kindern und die Reflexion darüber als einen wesentlichen, unverzichtbaren Teil des psychodramatischen Theorie- und Handlungsgebäudes. Die Weiterentwicklung der Arbeit im monodramatischen Setting hat stattgefunden. Die Säulen des humanistisch orientierten Monodramas in Österreich sind: die humanistische Grundhaltung und die daraus resultierende Haltung in der therapeutischen Beziehung, die eigenständige Rollen- und Entwicklungstheorie nach J. L. Moreno mit den zentralen Weiterentwicklungen von Michael Schacht (2003 und 2014), die Soziometrie nach J. L. Moreno mit den Weiterentwicklungen von Gabriele Biegler-Vitek für die Arbeit mit Kindern und Jugendlichen (Biegler-Vitek 2011, 2013 und in diesem Buch) und das szenische Denken und Handeln – die Bühnen. Zu Letzterem gibt es sehr viel praktische Erfahrung von österreichischen KollegInnen, eine zentrale Weiterentwicklung für den Bühnenaufbau in der Gruppe stammt von Monika Wicher (Wicher 2007, 2012 und in diesem Buch).

Um Wiederholungen von Bekanntem und den oben genannten Veröffentlichungen möglichst zu vermeiden, werde ich im vorliegenden Artikel Schwerpunkte setzen. Im Rahmen des Dreibühnenmodells sind dies einige theoretische Weiterüberlegungen bzw. Ausführungen zu Teilen der Methodik, die bisher zu kurz gekommen sind und bei denen auch ich weitergedacht habe.

Das Modell der drei Arbeitsbühnen

Ich habe schon bei meiner ersten schriftlichen Vorstellung des Dreibühnenmodells (Pruckner 2002) darauf hingewiesen, dass die Trennung der drei Bühnen selbstverständlich ein Konstrukt ist, dass Überschneidungen immer vorhanden sind. Wie in meinen diesbezüglichen Publikationen (Schacht/Pruckner 2010 und Pruckner 2012) ausgeführt, beziehe ich mich auf den grundlegenden Bühnenbegriff Morenos. Die Basis dafür ist bereits in seinem Begriff der „Weihebühne" enthalten (Stegreiftheater 1924, S. 74, zit. nach Hutter/Schehm 2009, S. 425). Moreno greift die grundsätzliche Bedeutung des Bühnenbegriffs in seinen Schriften immer wieder auf, eines der wichtigsten Zitate zur Verortung findet sich in „Soziometrie als experimentelle Methode":

> *„Das erste Instrument ist die Bühne. Warum eine Bühne? Sie umgibt den Patienten mit einem mehrdimensionalen und äußerst beweglichen Lebensraum […]. Der Ort des Psychodramas kann, wenn nötig, überall, wo immer Patienten sind, bestimmt werden, auf dem Schlachtfeld, im Klassenzimmer oder zu Hause."* (Moreno 1981, S. 143f.)

Ich stimme der weiteren Präzisierung zu, wenn festgestellt wird:

> *„Von den Frühschriften an meint Bühne nicht nur das real abgegrenzte Stück Raum, auf dem eine szenische Arbeit stattfindet. Bühne ist immer auch Handlungsprinzip und symbolischer Ort, der die Möglichkeit, Realitäten zu gestalten, versinnbildlicht. Ihrer Herkunft nach ist die Bühne dem Theater entliehen, axiologisch gedeutet wird sie zum sakralen Raum der Weihebühne."* (Hutter/Schwehm 2009, S. 423)

Auf Bühnen finden Szenen statt. Da dies nach meinem Verständnis alle drei Arbeitsbühnen betrifft, sind an dieser Stelle einige allgemeine Gedanken dazu nötig.

Hutter beschreibt in seiner „Landkarte der Psychodramatheorie" zentrale humanistische Denkfiguren Morenos. Als ersten Punkt führt er in diesem Zusammenhang „Die Szene" an (Hutter/Schacht 2014, in Druck). Szenisches Denken und Handeln sind für PsychodramatikerInnen so selbstverständlich, dass die Benennung und die Auseinandersetzung mit dieser grundlegenden Haltung, die noch vor der Bühnentechnik kommt, oft untergehen. Hutter meint, dass Moreno es als Grundlage ansieht, den Menschen durch diese Herangehensweise „nicht auf seine Symptome [zu] reduzieren, auch nicht auf die Rolle, die er gerade ausfüllt, oder auf seine familiären Beziehungen. Der Mensch ist mehr als seine parteipolitische Überzeugung, als seine Milieuzugehörigkeit oder seine sexuelle Identität […]." (Hutter/Schacht 2014, in Druck)

Der Szenenwechsel ist für uns Erwachsene eine laufend praktizierte und kaum reflektierte Handlung. Darüber nachgedacht oder kommuniziert wird meist erst, wenn die Rollen nicht adäquat sind, wenn sie aus einer anderen Szene quasi „mitgenommen" werden. Beim Eintritt in den Kindergarten wird dies bei Kindern oft deutlich sichtbar und für manche Kinder schmerzlich spürbar. Sie sind in diesem Alter noch keineswegs zum klassischen Rollenwechsel fähig. Sie müssen aber nun sehr wohl neue Verhaltensweisen, also soziale Rollen, erlernen, um in den Szenen, die sie nun erleben, bestehen zu können. Kinder werden oft selbstverständlich mit der Anforderung zum Szenen- und/oder Rollenwechsel konfrontiert. Bleckwedel bezeichnet bereits die Geburt als ersten Szenenwechsel. Er meint,

> *„dass die Geburt in unserem Verständnis von der Entwicklung nicht den Beginn der Entwicklung markiert. Die Geburtserfahrung ist in dieser Sicht kein ‚Einschnitt', sondern die erste, wenn auch tiefgreifende Erfahrung eines Szenenwechsels. Sicherlich nimmt das Baby die Mutter nach der Geburt aus einer (radikal) veränderten Perspektive wahr, und die Szenerie verändert und erweitert sich dramatisch. Gerade deshalb scheint es uns wichtig, aus der Metaperspektive zu erkennen, dass die ‚Bühne' der primären Zwei-Personen-Beziehung – der Mutter-Kind-Ereignisraum erhalten bleibt (wenn alles gut geht) und durch das familiale Netzwerk ergänzt und geschützt wird. Die Szene wechselt, während die ‚primäre Bühne' erhalten bleibt."* (Bleckwedel 2000, S. 124f.)

In der Folge wird oft vergessen, Kindern Ruhe und Zeit für das Erlernen von Szenenwechsel und Rollenwechsel zu geben. Eine diesbezügliche Mangelerfahrung findet keineswegs nur in defizitären Familiensystemen statt. Kinder werden heute von zu engagierten Eltern bereits im frühen Alter im Eilzugstempo von einer Situation in die andere transferiert, oft genug auch im Sinne von Förderprogrammen. Die dazugehörigen „Helikoptereltern" und der immer wieder zitierte „frühkindliche Chinesischkurs" führen derzeit zu pädagogischen Auseinandersetzungen.

Im monodramatischen Setting können Möglichkeiten für die Nachreifung und Weiterentwicklung geboten werden. Es hat keine so hohe Komplexität wie die Gruppe. Es bietet andere, sehr genaue Möglichkeiten für die Überprüfung, ob die Rollen, die das Kind einnimmt, für die jeweilige Szene adäquat sind. Eine klar abgegrenzte Struktur ist die Voraussetzung dafür, dann ist diese Möglichkeit auf allen drei Arbeitsbühnen gegeben.

Die Begegnungsbühne

Ich verwende in diesem und in den folgenden Abschnitten die Begriffe, die Michael Schacht und ich in unserem grundlegenden Artikel „Beziehungsgestaltung in der Psychodramatherapie. Arbeit auf der Begegnungsbühne" (Schacht/Pruckner 2010) einführen. Ich möchte an dieser Stelle darauf hinweisen, dass der Begriff „Begegnung" auch ein umgangssprachlicher ist, man kann und wird ihn im Gespräch nicht immer vermeiden können. Wir verstehen Begegnung in der theoretischen Auseinandersetzung im Sinne Morenos und meinen damit herausgehobene Momente, „ein Treffen auf dem intensivst möglichen Kommunikationsniveau" (Moreno, zit. nach Hutter 2000, S. 77).

„Begegnung ist nicht planbar. Sie ist nicht von Dauer, sondern eine flüchtige, zeitlich begrenzte und nicht konservierbare Erfahrung. Handeln Menschen ohne Rollendistanz ausschließlich im Rahmen vertrauter Rollenkonserven, ist Begegnung nicht möglich. Das wird in der psychodramatischen Literatur oft nicht berücksichtigt. Daher greifen wir auf Bubers (1997) Konzept der Ich-du-Begegnung zurück, das wir synonym mit dem der Begegnung verwenden und ausschließlich auf herausgehobene Augenblicke der Begegnung beziehen. Krüger (2000) verwendet ähnlich den Begriff der existenziellen Begegnung." (Schacht/Pruckner 2010, S. 242)

Ohne darauf näher eingehen zu können, sei an dieser Stelle auch auf den „Gegenwartsmoment" nach Daniel Stern verwiesen.

Begegnung ist nach all diesen Begrifflichkeiten nur zwischen zwei Personen möglich. In der monodramatischen Therapie kann sie daher ausschließlich auf der Begegnungsbühne stattfinden.

In den folgenden Punkten erläutere ich einige neuere Überlegungen zur Arbeit mit Kindern auf der Begegnungsbühne.

Erstens: Die Begegnungsbühne beschränkt sich keineswegs nur auf einen Ort

Die Begegnungsbühne ist mit dem Erstkontakt eröffnet. Die in der Erwachsenentherapie vorgeschalteten Telefongespräche finden in der Kindertherapie in der Regel mit Bezugspersonen statt. Der Erstkontakt Kind–TherapeutIn ist daher meist tatsächlich einer von Person zu Person. Hier beginnt das Wechselspiel von Rollenerwartungen, von Rolle und Komplementärrolle. Das Besondere an Kindertherapien ist, dass man in diesem so wichtigen Moment des Erstkontaktes so gut wie nie zu zweit ist. Der Fokus von psychodramatisch orientierten KindertherapeutInnen richtet sich hier hauptsächlich auf die entstehenden Rollenkonfigurationen mit dem Kind. Die erwachsenen Bezugspersonen dürfen dabei nicht aus dem Auge gelassen werden. Eine spannende Beobachtung ist für mich immer die Reaktion auf meine eindeutige primäre Zuwendung zu dem jeweiligen Kind. Wie reagiert das Kind, wenn ich es zuerst begrüße, ihm zuerst die Hand hinstrecke, mich ihm zuerst vorstelle – und wie reagieren die begleitenden Erwachsenen? „Gib der Frau Doktor schön die Hand!" – diesen Klassiker elterlicher Kommunikation aus dem Klinikalltag gibt es nach wie vor. Es gibt aber auch den Siebenjährigen, der die dargebotene Hand mit dem Satz schüttelt: „Hallo, ich bin die Angststörung." Letzteres Beispiel hat sogar mich etwas aus dem Konzept gebracht. Die unterschiedlichen Reaktionen bei allen Beteiligten können als erste Hypothesen gespeichert werden, ich achte auch sehr auf die nonverbalen Signale und meine eigenen körperlichen Reaktionen. Die Fortsetzung erfolgt beim Betreten des Praxisraumes. Ob Bezugspersonen hier mitkommen, ist settingabhängig. In der Privatpraxis wird dies unterschiedlich gehandhabt. Kriterien für die Entscheidung sind vordergründig sicherlich das Alter bzw. manche Störungsbilder. Vorüberlegungen oder Vorabsprachen mit den Bezugspersonen sind aber immer von Vorteil. Ich erinnere mich in diesem Zusammenhang nachdrücklich, wenn auch ungern, an einen Machtkampf aus meiner Anfangszeit mit einer Mutter beim Erstkontakt. Ich hatte eine halbe Stunde mit ihr und ihrem Sohn verbracht und wollte den zweiten Teil der Stunde mit dem Buben alleine sein. Es war auch deutlich sichtbar: Ihr „Prinz" war sehr daran interessiert, meine Arbeitsmaterialien kennenzulernen. Er tat das dann auch, allerdings alleine und etwas unkontrolliert, während ich erfolglos versuchte, die Mutter zum Verlassen des Arbeitsraumes zu bewegen. Es war auch in der Folgestunde sehr schwer, die Mutter zum Verlassen meiner Praxis zu bewegen. Das Sitzen im Vorzimmer, das sie mir als Kompromiss anbot, lehnte ich wegen der doppelflügeligen Glastür zum Arbeitsraum hin ab. Sie drohte damit, sich auf die Stufen vor meine Praxis zu setzen … Mit diesem Beispiel wird eine erste Überschneidung zwischen Arbeit auf der Sozialen Bühne und Begegnungsbühne deutlich. Meine Interaktion mit der Mutter war natürlich für ihren Sohn höchst interessant, auch wenn er vordergründig nur an meinen Autos interessiert war und damit zwischen uns im Vorzimmer herumraste. Auch ich beobachtete ihn, so gut es eben in dieser Situation ging. Nicht nur ich hatte daher erste Vorannahmen, wie er seine Begegnungsbühne mit mir (als erwachsener Frau im Alter seiner Mutter) „anlegen" würde, er holte sich genauso erste Informationen über meine Art der Reaktion auf grenzüberschreitendes Verhalten.

Der erste Eindruck ist entscheidend, das ist eine Faustregel menschlicher Kommunikation. Für das therapeutische Setting werden hier entscheidende Weichen gestellt: Wer gibt wie die Struktur vor? Was möchte ich als TherapeutIn, wie kommuniziere ich es, worüber bin ich verhandlungsbereit, worüber nicht? Diese Strukturvorgabe und noch viel mehr Aspekte werden vom Kind und seinen Bezugspersonen blitzschnell wahrgenommen. Kinder reagieren darauf nicht verbal, sondern handelnd. Noch einmal sehr klar ausgedrückt: Kein Kind sitzt freiwillig eine Stunde lang brav am Sessel und beantwortet anamnestische Fragen. Wenn man sich entschieden hat, das Erstgespräch mit den Bezugspersonen gemeinsam zu führen: Kaum ein Kind hört höflich, interessiert und ruhig zu, wenn sich ein längeres Gespräch über seine Probleme zwischen den Erwachsenen entspinnt. Manche PsychodramatikerInnen gehen an dieser Stelle in die Handlung über. Das heißt, sie spielen mit dem Kind und seiner Bezugsperson. Dieses Spiel ist eine spezielle Arbeitsform (siehe dazu den „Beitrag zu einem familienorientierten Vorgehen" von Thomas Sageder in diesem Buch). TherapeutInnen präferieren hier unterschiedliche Arbeitsformen. Ich bin im Lauf der Jahre an dieser Stelle immer flexibler geworden, allerdings sehr genau vorüberlegt und vorweg angekündigt.

Zweitens: Die Begegnungsbühne „pur" ist bei Kindern anders und kürzer als in der Arbeit mit Erwachsenen

TherapeutInnen kennen Stunden in der Erwachsenentherapie, die ausschließlich dem „Wie geht es uns miteinander" gewidmet sind. Manchmal sind sie auf Grund von rigiden Rollenkonfigurationen nötig, manchmal sind es geplante (Zwischen-) Reflexionsstunden. Kinder negieren Fragen nach der therapeutischen Beziehung in der Regel und wollen stattdessen spielen. Wenn wir von einem Kind Rückmeldung wollen, müssen wir unsere Fragen viel konkreter stellen. Wir müssen Teilbereiche aus unserer Beziehung herausgreifen, selbst dazu Stellung beziehen. Dann werden wir vielleicht eine verbale Antwort bekommen. Oft erhalten wir Informationen über die Einschätzung des Kindes zu unserer gemeinsamen Arbeit und unserer Person an Stellen oder zu Zeiten, da wir nicht damit rechnen.

Fallbeispiel: Marvin und Manuel sind fast zehn Jahre alt und an der Schwelle des Übergangs zum Jugendlichen. Ich habe in meiner Rolle als Beratungslehrerin beide über längere Zeiträume einzeln betreut, dazwischen waren sie in einer kleinen Kindergruppe mit Mädchen, dann eine kurze Strecke zu zweit. Jetzt kommen sie wieder einzeln. Am Ende jedes Schuljahres mache ich ein „Fotoshooting", jedes Kind, das ich betreue, darf fotografieren, darf sich fotografieren lassen. Viele Kinder wollen in dieser Situation auch mich fotografieren. Mario und Marvin kennen die Tradition schon und bedingen sich aus, in dieser Stunde zu zweit zu kommen. Es entstehen die üblichen Fotos: Sie posieren mit ihren auf der Spiel-Interaktionsbühne verwendeten Lieblingsmaterialien. Sie überraschen mich aber damit, dass jeder auch ein Foto mit mir gemeinsam möchte. Unter viel Gelächter und mit Diskussionen zu dritt richten wir die diesbezügliche Szene dafür ein. Wie ernst es ihnen aber war, wird mir beim Betrachten der Bilder klar. Die beiden Fotos, die mich jeweils mit einem von ihnen zeigen, bilden in ihrer Komposition ganz klar den momentanen Stand der Beziehung ab.
Manuel und Marvin bestehen darauf, noch einmal gemeinsam zu kommen. Ich habe für diese Folgestunde nicht nur die Fotos als Geschenk mit. Ich habe auch Kopien gemacht und ersuche die Kinder, für ein ausgewähltes Foto eine Überschrift zu finden. Marvin und Manuel wollen nicht nur das. Sie wollen zu einem Foto, das sie gemeinsam zeigt, eine Geschichte schreiben. Da ich ihren sonstigen Widerwillen gegen Aufsatzschreiben o. Ä. aus den Klageliedern ihrer Lehrerinnen nur zu gut kenne, sehe ich alleine in dieser Tatsache eine positive Rückmeldung an mich und unsere gemeinsame Arbeit. Sie diktieren mir als Überschrift: „Die Geschichte von Manuel und Marvin". Dann ringen sie fast eine Stunde lang um gemeinsame Sätze, ich bekomme die Rolle der Schreibenden zugewiesen: „Aber schön schreiben!" Schließlich steht unter dem Bild in meiner schönsten Schulschrift: „Manuel und Marvin sind die allerbesten Freunde. Wir streiten selten. Manuel und ich treffen uns manchmal. Früher haben wir viel erlebt. Wir sind sehr viel schwimmen gegangen und spazieren und Skateboard fahren. Wir kämpfen nicht gerne. Wir gehen gerne einkaufen und wir sind unberechenbar. Wir gehen gerne in den Park. Wir mögen die Frau Pruckner."

Drittens: Nicht alles ist Begegnungsbühne, was im Sitzen im Gespräch stattfindet

Gespräche mit Kindern sind verhältnismäßig kurz, sie finden in meinem Setting am Beginn und am Ende jeder Stunde statt. Manche Kinder erzählen durchaus an dieser Stelle von ihren Sorgen, vor allem FreundInnen und Schule sind hier Thema. Wenn ich darauf verbal einsteige, dann ist das sperrig, aber korrekt bezeichnet „Arbeit am Thema im Sitzen im Gespräch". KollegInnen bezeichnen es manchmal vor allem in der Arbeit mit Jugendlichen auch als „Psychodrama im Kopf", wenn sie ganze Szenen durchgehen, auf diese Weise auch geplante Rollenänderungen erarbeiten. Bei Kindern sind diese Sequenzen meines Erachtens meist zu kurz, um diesen Begriff zu verwenden. Die Begegnungsbühne ist immer sehr präsent, wenn man diese Arbeitsform wählt. Ich vergleiche die Situation gerne mit dem Betrachten eines Hologramms:

Durch eine kleine Änderung des Blickwinkels schimmert einmal das eine (also das Thema), dann aber sofort wieder das andere (die therapeutische Beziehung) durch. Das schnelle Umschaltenkönnen ist der große Vorteil dieser Arbeitsform. Wenn ein Kind z.B. versucht, sich in einer geschilderten Szene als bloßes armes Opfer darzustellen, kann ich sehr rasch auf die Begegnungsbühne wechseln. Wenn es im Prozess schon möglich und sinnvoll ist, kann ich dem Kind an dieser Stelle rückmelden, wie ich es in unserer Beziehung erlebe – z.B. als durchaus kraftvoll und kämpferisch.

Viertens: Rituale am Beginn und/oder Ende einer Therapiestunde unterstützen die Begegnungsbühne

Fallbeispiel: Mario zeichnet oft am Beginn einer Stunde, meist bildet sich das Thema ab, das ihn beschäftigt. Diesmal zeichnet er uns beide am Tisch sitzend, wo wir die Stunden beginnen und beenden. Beides ist ritualisiert. Wir setzen uns am Beginn nicht nur an meinen Arbeitstisch, wir trinken auch beide etwas, „zur Beruhigung". In meinem Fall ist es oft etwas Warmes (daher dampft es bei seiner Zeichnung aus meinem Glas), er trinkt ausschließlich Mineralwasser, das ich daher nicht vergessen darf. Am Tisch steht auch die „Schlussdose". Er nascht sehr gerne, neigt zum Betteln um Süßigkeiten. Nach vielen diesbezüglichen Versuchen seinerseits und Erklärungen meinerseits haben wir uns geeinigt, dass er sich am Ende jeder Stunde zwei Süßigkeiten aussuchen darf. Wenn durch mein „Verschulden" Stunden ausfallen, bekommt er für jede ausgefallene Stunde eine Süßigkeit extra, auch das haben wir ausgehandelt. Er übertitelt die Zeichnung mit „Im Gespräch mit Fr. P.". Er nützt, wie der Titel des Bildes sagt, das Ritual des gemeinsamen Trinkens und die Zeit des Aussuchens der Süßigkeiten durchaus auch für Gespräche. Oft geht es um Situationen, die ihn beschäftigen. Dabei fallen auch immer wieder kurze Bemerkungen über mein „Benehmen". Das sind dann meist ziemlich prägnante Zusammenfassungen des momentanen Standes unserer Beziehung.

Ich bezeichne Rituale in der Kindertherapie an anderer Stelle als „Kennmelodie". Es sind Rollenkonfigurationen, gepaart mit bestimmten Handlungen bzw. eingebettet in sich wiederholende Szenen. Auch wenn sie immer wieder wiederholt werden, sind es keine rigiden Rollenkonfigurationen, da es sich um bewussten Einsatz handelt und sie Sicherheit geben.

Fünftens: Die Arbeit auf der Begegnungsbühne kann auch im Handeln erfolgen

Schon in der Definition zur Begegnungsbühne ist klargestellt, dass sie auch ein Handlungsprinzip ist. In Kindertherapien zeigt sich das besonders deutlich. Rückmeldungen über den derzeitigen Stand der Beziehung werden uns immer wieder in Form von Geschenken überreicht. Ich denke da nicht an die Weihnachtssterne, Schokoladeosterhasen etc., in diesen Fällen sind die Kinder so gut wie immer Überbringer elterlicher Ideen. Kinder bringen manchmal Selbstgebasteltes in die Therapiestunde mit, oft auch Zeichnungen mit „Liebeserklärungen". Ich besitze von einem Mädchen eine

Reihe von mitgebrachten Zeichnungen, die voll von Herzen sind, eine zeigt auch mich als „Prinzessin Pruckner". Hier ist Vorsicht angesagt. Eine Überhöhung der TherapeutInnen bzw. der Beziehung muss immer in Bezug auf die eigenen Anteile reflektiert werden: Was habe ich dazu getan, welche Erwartungen habe ich vielleicht wodurch geweckt? Eventuell ist auch ein Elterngespräch an dieser Stelle angesagt. Es lässt sich nur im direkten Austausch mit diesen überprüfen, ob ich in Konkurrenz zu ihnen oder anderen Bezugspersonen geraten bin.

Ich besitze auch von Mario eine ganze Schachtel voll mit Zeichnungen. Auch unsere Beziehung ist – wie schon im vorangegangenen Fallbeispiel – immer wieder Thema. Er zeigt mir auf diesem Weg auch Störungen in unserer Beziehung.

Fallbeispiel: Mario und ich debattieren in dieser Zeit unseres Therapieprozesses ziemlich oft und heftig. In der vorangegangenen Stunde waren wir sehr unterschiedlicher Meinung gewesen. Nun stürmt er zur Tür herein. Er nimmt sich kaum Zeit für unser Beginnritual, sondern verlangt sofort nach den Zeichenutensilien. Das Bild, das in Windeseile entsteht, zeigt wieder uns beide sitzend, allerdings ohne die Idylle am Tisch (wie im Fallbeispiel auf S. 92). Er übertitelt es diesmal mit „Ärger mit einer Meinungsverschiedenheit". Wie bei Comics haben wir beide Sprechblasen vor dem Mund. In meiner steht: „Ich kann das nicht glauben" und: „Was nicht stimmt, stimmt nicht." Solche Aussagen habe ich in unserer letzten Stunde zwar nicht wortwörtlich, aber sinngemäß öfters gemacht. Aus seinem Mund kommen drei große Sprechblasen: „Jetzt haben Sie mich wütend gemacht, Fr. Pr!" Dann: „Wissen Sie, was Sie getan haben?" Und schließlich: „Sie haben meine Gefühle verletzt!" Deutlicher geht es nicht – ein Gespräch darüber steht an.

Störungen in der Beziehung werden von Kindern oft auch durch ihr Handeln gezeigt. Ich warne aber davor, beständige Überschreitungsversuche vorschnell als Begegnungsabsage zu interpretieren. Kinder überprüfen so auch immer wieder die Tragfähigkeit der Beziehung. Die von Erwachsenen geäußerte Frage „Wird Ihnen das auch wirklich nicht zu viel?" wird von Kindern handelnd gestellt. Kinder rütteln an den Regeln nicht nur im Wortsinn, sondern tatsächlich, z.B. durch permanentes Treten auf die schönen Möbel des Therapieraumes. Es gilt an dieser Stelle klarzustellen, dass man das nicht will. Die Botschaft muss so vermittelt werden, dass sie vom Kind als ein Nichtwollen dieser Handlung, aber nicht als Begegnungsabsage verstanden wird.

Auch gemeinsames Spielen kann eine Arbeitstechnik auf der Begegnungsbühne sein. Ich selbst habe es selten angewandt und vor allem nicht theoretisch reflektiert. Elisabeth Zahrl-Weis tut Letzteres sehr fundiert in ihrer Masterthese „Frühe Störung – frühe Behandlung" (Zahrl-Weis 2012). Wie der Titel ihrer Arbeit sagt, arbeitet sie auch bereits mit sehr jungen Kindern therapeutisch. Hier muss die Arbeit auf der Begegnungsbühne anders aufgebaut sein. Zahrl-Weis entwickelt dazu ein „Bühnenmodell für die Arbeit mit sehr jungen Kindern" (zusammengefasst: Zahrl-Weis 2012, S. 58f.). Es zeigt nicht nur die vielfältigen Überschneidungen der Bühnen auf, sondern beinhaltet auch eine „Begegnungsbühne, auf der gespielt wird (BBsp)" und eine „Begegnungsbühne, auf der das Strukturgebende im Vordergrund steht (BBstr)" (ebd., S. 58). Die „Begegnungsbühne, auf der gespielt wird", zieht sich durch weite Teile der Masterthese, unterlegt und verständlich gemacht durch zahlreiche anschauliche Fallbeispiele.

Sechstens: Die dialogische Grundhaltung und die Hilfs-Ich-Kompetenzen müssen für die Arbeit mit Kindern modifiziert werden

> *„Auf der Begegnungsbühne treffen sich in der Einzeltherapie zwei Menschen als ProtagonistInnen. Im Sinne der Frühschriften Morenos rücken wir zwei Personen (TherapeutIn und KlientIn) in ihren jeweiligen sozialen Rollen als ‚Spielmächtige' (vgl. Hutter/Schwehm 2009) sowie das, was sich zwischen ihnen ereignet, in den Blick."* (Schacht/Pruckner 2010, S. 243)

Wenn wir weiter schreiben: „TherapeutInnen verfügen nicht über einen privilegierten Zugang zu dieser Wirklichkeit" (ebd.), dann gilt das auch für die Arbeit mit Kindern.

Grundsätzlich muss an dieser Stelle gesagt werden: TherapeutInnen sind Erwachsene. Das bedeutet, sie haben mehr Erfahrung als Kinder. Sie haben zur grundsätzlichen Verantwortung als TherapeutIn die Verantwortung eines erwachsenen Menschen einem Kind gegenüber. Kinder erleben Erwachsene oft als (über-)mächtig. Es ist eine zentrale Aufgabe von KindertherapeutInnen, hiezu durch ihr Verhalten den Unterschied aufzuzeigen: Wenn ich meine Lebenserfahrung einbringe, klar Strukturen vorgebe, Grenzen ziehe und einfordere, tue ich das aus meiner Verantwortung als Erwachsene bzw. Erwachsener und TherapeutIn heraus, nicht zur bloßen Machtdemonstration.

Jede Therapie aktiviert bei TherapeutInnen Erinnerungen, oft manifestieren sich diese in Gefühlen, Körperwahrnehmungen oder auch Handlungen. Bei der therapeutischen Arbeit mit Kindern werden zusätzlich viele Spuren aus der eigenen Kindheit reaktiviert, diese Dynamik ist allen mit dieser Altersgruppe Arbeitenden nur zu vertraut. Zusätzlich tauchen immer wieder eigene „Erziehungsideale" auf. Es kann mit Ferdinand Buer nicht oft genug wiederholt werden: „Die möglicherweise anderen Lagen, Wertesysteme, Denk- und Verhaltensweisen sind wahrzunehmen, zu respektieren und aufzugreifen." (Buer 2004, S. 46)

Ich würde an dieser Stelle sogar das „möglicherweise" streichen. PsychotherapeutIn ist für mich ein typischer Mittelschichtberuf. Selbst wenn ich als TherapeutIn mit einem Mittelschichtkind arbeite, das in einer ähnlichen Wohnsituation wie ich lebt, kann hier eine Falle liegen. Ich lebe jetzt als Erwachsene hier. Aber wo und wann war ich Kind? Welche Normen hat es damals gegeben, wie viel davon trage ich heute noch mehr oder weniger gewollt mit mir herum? Dazu kommt noch: Wie lebe ich jetzt mit meinen eigenen Kindern, was erwarte ich von ihnen etc.? Ich habe sehr viel mit Kindern im interkulturellen Bereich gearbeitet. Die Fremdheit, das Wissen um das „Andere" hat mich oft zu mehr Sorgsamkeit veranlasst. Ich habe mir Informationen über die Kultur verschafft, viel nachgefragt und meinen Respekt und meine Neugierde für „das Fremde" gezeigt. Das vermeintlich Ähnliche verleitet, wie schon weiter oben gesagt, zu vorschnellen Hypothesen.

Auf eine weitere Modifikation kann hier nur kurz eingegangen werden: TherapeutInnen sind auf der Begegnungsbühne nicht in Hilfs-Ich-Rollen, sie stellen Hilfs-Ich-Kompetenzen zur Verfügung (Schacht/Pruckner 2010, S. 246). Grundsätzliches dazu kann aus der Erwachsenentherapie übernommen werden, die eingesetzten Hilfs-Ich-Kompetenzen sind störungs- und altersabhängig (siehe die Beiträge „Störungsspezifische Interventionen in der psychotherapeutischen Arbeit mit Kindern und Jugendlichen aus psychodramatischer Sicht in Bezug auf Mutismus und Autismus-

Spektrum-Störungen“ von Gabriele Biegler-Vitek und „Psychodramatische Arbeit mit traumatisierten Kindern“ von Hildegard Pruckner). Das Sharing, eine zentrale Hilfs-Ich-Kompetenz in der Monodramatherapie mit Erwachsenen, interessiert Kinder in der üblichen verbalen Form höchst selten. Fragen wie „Bist du verheiratet?“ haben meist einen anderen, tieferen Grund. Auf jeden Fall sollte man sich an dieser Stelle langatmige Erklärungen, warum etwas ist oder nicht ist, sparen. Kinder wollen unsere Erfahrungen, aber keineswegs immer dann, wenn wir ihnen etwas „mitgeben“ wollen. Sie wollen unsere lebensgeschichtliche Erfahrung in unserem Tun spüren, sie nehmen sich aus unserem Verhalten und der gemeinsamen Beziehungsgestaltung sehr viel mit.

Die Spiel-Aktionsbühne

In meinen früheren Publikationen zur Kindertherapie spreche ich von der Spielbühne, dies ist auch der übliche Begriff. Ich habe ihn in der Zwischenzeit erweitert. Der Begriff Aktion bezieht sich auf den Begriff des Aktionshungers von Moreno bzw. auf den Aktionsbegriff von Hutter (2000, S. 52). Ich spreche jetzt von Spiel-Aktionsbühne (Erklärung dafür siehe Pruckner 2012, S. 247f.). Wegen der Sperrigkeit des Begriffes verzichte ich auf Spiel-(Inter-)Aktionsbühne. Ich stimme Christoph Hutter, der dies postuliert, aber völlig zu, wenn nach seinem Verständnis auch in die Leitung eines Spiels immer interaktionales Geschehen einfließt. Nach meinem Modell begleitet uns die Begegnungsbühne auf die Spiel-Aktionsbühne. Sie ist scheinbar im Hintergrund, tatsächlich aber die Basis für das gemeinsame Arbeiten auf der Spiel-Aktionsbühne.

Der Übergang

Jede Monodramastunde hat einen sich wiederholenden Aufbau. Nach der Begrüßung im Vorzimmer (das ist meist hauptsächlich Arbeit auf der Sozialen Bühne und schon Begegnungsbühne mit dem Kind) folgt ein persönliches Einschwingen mit dem jeweiligen Kind im Arbeitsraum (also hauptsächlich Arbeit auf der Begegnungsbühne). Oft sitzen wir dabei an einem Tisch auf zwei Stühlen. Kinder sagen von sich aus fast immer: „Spiel ma was!“ Damit meinen sie: „Spielen wir (endlich) etwas.“ Dieses Etwas ist in der monodramatischen Arbeit mit Kindern ein Rollenspiel, und zwar ein Symbolspiel. Es ist keine Rekonstruktion der zuvor besprochenen Themen bzw. Szenen. Ich werde im Folgenden Vorgangsweise und theoretische Erklärungen zu dieser speziellen Arbeitsform ausführlich beleuchten.

Wenn ich als Therapeutin auch der Meinung bin, dass das jeweilige Kind und ich gut erwärmt und eventuelle Irritationen zwischen uns bereinigt sind, antworte ich auf die obige Frage: „In Ordnung, spielen wir.“ Wir stehen auf und betreten die große, freie Fläche in meinem Therapieraum.

Der Szenenaufbau

Reinhard Krüger hat schon in seinen frühen Publikationen (Krüger 1997) auf die Bedeutung des Szenenaufbaus hingewiesen, er begründet sein Vorgehen und seine Interpretation tiefenpsychologisch. Im Zuge meiner Spezialisierung auf die Arbeit mit traumatisierten Kindern wurde mir die Wichtigkeit des Szenenaufbaus drastisch vor Augen geführt. Ich habe im Lauf meiner Arbeit immer mehr Augenmerk auf diese „erste zentrale Psychodramatechnik“ (Krüger 1997) gelegt. Ich stelle im Folgenden einige grundsätzliche Möglichkeiten der konkreten Arbeitsweise vor, ohne auf das Alter und auf Störungsbilder einzugehen.

Den Kindern sind nach der ersten Kennenlernstunde meine Arbeitsmaterialien bekannt. Für den ersten Szenenaufbau biete ich einiges an: Stühle mit Stoffbahnen, um Häuser, Höhlen etc. zu bauen, oder ein leeres Puppenhaus mit vorhandenem Mobiliar. Es gibt auch kleine Holzmöbel, die für den Szenenaufbau auf einen „Grund“ gestellt werden müssen, das ist z. B. ein großes Stofftuch als „Zimmerboden“. Auch mit Legobausteinen Gebautes braucht für die spätere Verwendung im Symbolspiel eine „Umgebung“. Manche Kinder wissen sehr rasch, welche Materialien sie für die Gestaltung des Ortes brauchen, auf dem ihr Symbolspiel stattfinden wird. Manche wissen es, können es aber nicht umsetzen. Andere wollen alles zum Aufbau benützen, sie wollen dann meist auch im ganzen Raum verstreut damit arbeiten. Für die Prozessdiagnostik ist die Beobachtung dieser Entscheidung ganz wesentlich: Können Kinder für ihr inneres Bild einen Szenenaufbau schaffen? Wie wählen sie aus? Wie lange brauchen sie dafür? Etc. Bei manchen Störungsbildern sind an dieser Stelle strukturgebende Grenzsetzungen nötig, in der Regel gebe ich aber viel Zeit und Raum und helfe nur nach den Anweisungen des jeweiligen Kindes.

Fallbeispiel: Ich erinnere mich an eine Siebenjährige. Sie wählt sofort das Puppenhaus und richtet es akribisch ein. Das setzt sich fort, einige Stunden darf ich ihr jeweils eine halbe Stunde nur zuschauen. Sie baut auf und dann räumt sie wieder weg. Alle Fragen, ob ich etwas tun könne, werden mit „Ruhig zuschauen“ abgeschmettert. In späteren Stunden darf ich einzelne Gegenstände reichen. Der Szenenaufbau dauert aber deswegen nicht kürzer, er wird noch genauer, kein bislang verwendetes Teilchen darf fehlen. Ich beginne in dieser Zeit, „ihre“ Einrichtungsgegenstände für sie zu reservieren. Mein Angebot, das Puppenhaus eingeräumt bis zur nächsten Stunde stehen zu lassen (ich habe in dieser Zeit kein anderes Kind, das das Puppenhaus benötigt), lehnt sie ab. Sie baut auf und wieder ab. Erst weitere Stunden später kommt es am Schluss der Stunde zum Symbolspiel, das sich auch wiederholt. Es dauert nie länger als fünf Minuten. Dabei wird allerdings alles so zerstört, dass die zuvor liebevoll ausgesuchten Miniteilchen durch die Gegend fliegen, die vorhandenen Fingerpüppchen werden ins Klo gestopft etc. Ich darf zunächst wieder nur zuschauen, alles geht so blitzschnell, dass die Details der Zerstörung kaum beobachtbar sind. Obwohl sie sonst gerne fotografiert und ich sie auch mit dem wunderbar eingeräumten Puppenhaus immer wieder fotografieren musste, habe ich jetzt dezidiert Fotografierverbot …

Ich werde auf die Begründung für mein Zulassen der Wiederholungen später eingehen, an dieser Stelle möchte ich auf einen anderen Aspekt hinweisen. Das nahe Dabeisitzen, aber Nichts-tun-Dürfen löst natürlich bei TherapeutInnen eine Menge von Empfindungen aus. Es ist unsere Aufgabe als KindertherapeutInnen, diese Gefühle und Körperempfindungen in der Reflexion zu beachten und eine Zuordnung zu versuchen: Was sind nonverbale Signale, die das Kind ausstrahlt, die ich als Resonanzkörper empfange? Und was sind Körpersignale und -reaktionen, die ihren Ursprung in meiner Person haben – sei es aus meiner Lebensgeschichte oder aus meinem Anspruch als TherapeutIn?

Bei aller Offenheit des Angebotes beim Szenenaufbau gibt es natürlich Grenzen: Ich lasse nicht zu, dass Arbeitsmaterialien zerstört werden. Ich sage das von Anfang an klar. Wenn ich in einem Kind solches Potenzial spüre, biete ich gezielt Materialien an, die Aggressionsabfuhr ermöglichen. Ich gebe die Zeitstruktur klar vor. Ich brauche am Ende einer Therapiestunde noch mindestens zehn Minuten für den Abschluss mit dem Kind und fünf Minuten für das Hinausbegleiten. Ich weise ein Kind (altersadäquat) darauf hin, wie viel Zeit wir noch haben: Es kann dann entscheiden, ob es den Szenenaufbau abkürzen will und kann, um zum Symbolspiel zu kommen.

In vielen Fällen ist es auch umgekehrt: Die Kinder wollen möglichst schnell spielen. Ich verlange einen Szenenaufbau. Die verkürzte Frage „Wo willst du spielen?“ beantworten sie gerne kindgemäß mit „Da!“. An dieser Stelle bleibe ich konsequent. Ich brauche einen Platz, wo das ist, was wir spielen werden, erkläre ich dem Kind. Oft zähle ich auf, welcher Art der Platz z. B. sein könnte: eine Wiese, ein Wald, ein Zimmer, eine Höhle oder etwas ganz anderes. Während des Szenenaufbaus liegen rund um uns meist schon Figuren unterschiedlichster Art. Wir werden sie als nächsten Schritt auswählen, sie für das folgende Symbolspiel verwenden.

Intermediärobjekte als zentrales Arbeitsmedium für das Symbolspiel

An dieser Stelle ist ein theoretischer Exkurs nötig. Jaime G. Rojas Bermudez arbeitet in den 60er Jahren des vergangenen Jahrhunderts in Buenos Aires als Psychiater in einem öffentlichen Spital. Als er in einer Gruppentherapie mit schwer psychotischen Erwachsenen mit den üblichen Psychodramatechniken nicht weiterkommt, verwendet er Handpuppen. Mit der Handpuppe, zunächst nur auf der Hand des Therapeuten, gelingt die Kommunikation. Als zweiten Schritt bietet er auch seinen PatientInnen gezielt Handpuppen an. Diese Arbeit stellt er in der Folge auf mehreren amerikanischen Kongressen vor. Er bezeichnet die Handpuppe, die es ihm ermöglicht, die unterbrochene Kommunikation herzustellen, als „Intermediärobjekt“ (IO). Nach einer Reihe von Studien und Beobachtungen über die Einsatzmöglichkeiten ist der Begriff als „zwischengeschaltetes Objekt“ eingeführt. Moreno schreibt dazu:

> *"Bermudez uses the Puppet and calls it 'intermediary object', because of its being an object and because of its function of intermediation. It is a lucky term for his clinical procedere and is applicable far beyond the range of the chronic psychotic."* (Rojas-Bermudez 1985, Einleitung)

Rojas-Bermudez warnt in der Folge dezidiert davor, jeden Gegenstand, der in einer Therapie vorkommt, als Intermediärobjekt zu bezeichnen; nur durch von ihm klar benannte Kriterien bezüglich der Auswahl und Handlungsanleitungen wird es „Vom Gegenstand zum Instrument" (Rojas-Bermudez 2003, Titel des Artikels). Monika Wicher greift seine diesbezüglichen theoretischen Erläuterungen in ihrer Abschlussarbeit auf (Wicher 2000) und veranschaulicht sie anhand vieler Fallbeispiele.

Rojas-Bermudez arbeitet in der Folge mit unterschiedlichsten Materialien als IO, er erklärt die Wirksamkeit der Technik auch mit seinem Wissen als Neuropsychiater. In dieser Rolle lernt er das „Wolfskind" kennen. Das Kind war offensichtlich ausgesetzt worden und hatte aus eigener Kraft überlebt. Rojas-Bermudez erzählt in seinem Buch (1997, S. 27), wie er es kennenlernt. Sprachliche Kommunikation ist nicht möglich. Jede Art von Stoffen, die man dem Kind gibt, wie Polsterüberzüge, Leintücher und Decken, zerreißt es in lange Streifen und flicht es zu verschiedenen Arten von Zöpfen:

> *„Es hatte immer diese langen Zöpfe in der Hand. Es zeigte aber keinen Besitzanspruch, sondern im Gegenteil das Bedürfnis, sie mit jemandem zu teilen. Aufgrund dieser Tatsache entschied ich mich, ein Ende in die Hand zu nehmen und leicht daran zu zupfen, um seine Aufmerksamkeit zu erregen, und wartete seine Reaktion ab. In dem Ausmaß, in dem die Interaktionen anstiegen und bestimmte gemeinsame Spiele daraus wurden, begann ich sie zu benutzen, um ihm einige Botschaften zu übermitteln […]."* (Rojas-Bermudez 1997, S. 37)

Rojas-Bermudez schildert weiter, dass er farbige Stoffe mitbringt und dem Kind überlässt. Dieses formt daraus zwar wieder Zöpfe, aus diesen allerdings Bäume und Tiere, mit denen es spielt. Es gebraucht diese Zöpfe einige Zeit später auch, um sich Rojas-Bermudez mitzuteilen. Nach seiner schon einige Zeit davor eingeführten erweiterten Begrifflichkeit handelt es sich hierbei um Intraintermediärobjekte.

> *„Wir standen nun vor Antworten, die vom Patienten selbst in der Beziehung zum Objekt kamen und ohne direkte therapeutische Intervention, wie das beim IO der Fall ist. Wegen der Ähnlichkeit, der Kontinuität und der Erfahrung mit dem IO und der Art der Eigenschaften des Materials, das es einbrachte, wurde es Intraintermediärobjekt genannt (IIO)."* (Ebd., S. 163)

Als Überbegriff bleibt „Intermediärobjekt" erhalten, in der genaueren Beschreibung differenzieren wir dann in IOs bzw. IIOs. Eine Übersichtstabelle der von Rojas-Bermudez dargestellten Funktionen und damit Einsatzmöglichkeiten von IOs und IIOs verdanken wir M. J. Ancochea Serraima (Tabelle in Pruckner 2004, S. 276).

IOs und IIOs können wie gesagt aus unterschiedlichen Materialien sein, bei Jugendlichen sind andere IIOs erforderlich als bei Kindern (siehe Beitrag „‚Ich bin kein Psycho!' Monodrama mit Jugendlichen" von Monika Stamenkovich-Strobl). Ich beschränke mich im Folgenden auf die Schilderung der Arbeitsform mit Handpuppen oder anderen Gegenständen für das kindliche Symbolspiel.

Das Symbolspiel mit Intraintermediärobjekten (IIOs)

Nach dem Szenenaufbau sucht das Kind die für das Spiel wichtigen Figuren aus. Vor dem Beginn des Spiels erfolgt noch die Rollenauswahl und Rolleneinkleidung. Ich habe diese Arbeitsschritte und das folgende Spiel in meinen bisherigen Publikationen sehr ausführlich mit vielen Fallbeispielen geschildert (u.a. Pruckner 2001). Ich werde daher im Folgenden nur eine kurze Zusammenfassung des Ablaufs geben.

Zunächst wird geklärt, welche Rolle das Kind womit spielen wird. Ich versuche von Anbeginn klarzumachen, dass man jeweils nur mit einer Figur wirklich spielen kann. Wenn das Kind unbedingt mehrere Figuren braucht, muss vor dem Spiel klar sein, dass immer nur eine Figur bespielt werden kann, die anderen „schlafen" oder „warten". Diese Vorgangsweise ist für meine Hypothesenbildung im Rahmen der Prozessdiagnostik unabdingbar. Ich kann die oft sehr feinen Änderungen in der Rollenausübung nur wahrnehmen, wenn das Kind länger in einer Rolle bleibt.

Als weiteren Schritt biete ich dem Kind an, eine Figur für mich auszusuchen. Das Kind weiß an dieser Stelle bereits, dass ich mitspiele, wenn es das möchte, allerdings nur mit einem IIO, niemals voll in der Rolle. Die Gründe dafür sind: Diese Vorgangsweise ermöglicht es erstens mir und dem Kind, mich auch stets als Leiterin des Spiels zu positionieren, manchmal muss ein Spiel unterbrochen, „eingefroren" werden. Ich kann das mit dem kurzzeitigen Ablegen des IIOs sehr schnell machen, das Kind ebenfalls. Da Szenenaufbau und die Figuren vorhanden sind, können wir uns danach auch sehr rasch wieder einrollen und das Spiel fortsetzen. Viele Szenen, die Kinder auf die Bühne bringen, sind von Gewalt durchdrungen. Je näher die Themen dem sind, was Kinder in diesem Bereich erlebt haben, desto schuld- und schambesetzter wird die Darstellung in einem Spiel. Daher gilt zweitens: IIOs bieten an dieser Stelle zusätzlich zur Symbolhandlung Schutz. Drittens kann ich mir während des Spiels Zwischenanweisungen holen. Ich spiele ausschließlich nach den Vorgaben des Kindes mit. Wesentliche Angaben dazu habe ich mir vor Spielbeginn geholt, der Verlauf des Spiels macht aber immer wieder kurze Nachfragen nötig. Dazu senke ich die Figur, blicke und spreche das Kind direkt an, z.B.: „Soll der Hase sich jetzt weiter fürchten?" Ich hole mir von ihm als Person neue Anweisungen. Einmal eingeführt, geht das sehr rasch. Manche Kinder machen es auch von selbst: „Du tätest noch immer nichts kapieren" (in der Bedeutung von: „Du kapierst noch immer nichts!"), „Du musst jetzt lauter schreien" etc. Auch wenn sie dabei „du" sagen, wissen sie genau, wem sie diese Anweisungen geben – sie unterscheiden also klar zwischen mir als Therapeutin und der Rolle, die ich einnehme. Alle Kinder genießen dieses Bestimmendürfen. Durch den Einsatz des IIOs ist klar, dass sie niemals mich als Person verächtlich behandeln oder sogar quälen (dürfen), sondern nur z.B. „die Ente Sebastian". Es ist z.B. eindeutig, dass „die Vogelmutter" sie füttert, ins Bett bringt oder sich mit „dem Vogelkind" ins Bett legt, es gibt so keine Rollenunklarheit.

Mit der klaren Trennung der Spiel-Aktionsbühne zur Begegnungsbühne haben die Kinder zwei unterschiedliche Möglichkeiten der Rollenentwicklung: Ich stelle mich auf der Begegnungsbühne als Erwachsene in meiner sozialen Rolle Therapeutin zur Verfügung. Dafür gibt es klare Regeln. Ich erkläre und zeige auch durch mein Verhalten, welche Rollen hier angebracht sind und welche sicher nicht. Im Spiel stehe ich als Hilfs-Ich im Sinne Morenos zur Verfügung, analog zu den mitspielenden Hilfs-Ichs bei einem ProtagonistInnenspiel mit Erwachsenen. Ich übernehme mit dem Intraintermediärobjekt Hilfs-Ich-Rollen. Kinder dürfen bei dieser Art des Symbolspiels auch die Rollen ausüben und zeigen, mit denen sie im Alltag oft unangenehm auffallen. Sie dürfen und sollen ihre Opfer-, aber auch Täterrollen spielen, und zwar so lange und so oft sie das brauchen.

An dieser Stelle weise ich in einem weiteren kurzen theoretischen Exkurs auf das Rollenkonzept Morenos hin.

> *„Jede Rolle, in der ein Individuum handelt, hat eine bestimmte Dauer, eine bestimmte Lebenszeit. Jede hat einen Anfang, eine Reife und ein Verblassen. Wenn eine Rolle über eine bestimmte Periode eine bestimmte Funktion innehatte, mag sie vom manifesten Lebensvollzug eines Individuums verschwinden, […]. Sie mag eine Matrix werden, aus der eine neue Rolle Stärkung und Unterstützung erhält […]. Es gibt daher eine dynamische Interdependenz zwischen Serien von Rollen in der Dimension der Zahl."* (Moreno 1940, zit. nach Petzold/Mathias 1982, S. 295)

Dieses Konzept der „aufsteigenden und absteigenden Rollen" (ebd., S. 118) greift Zerka Moreno in ihrem Artikel zur „Rollenmüdigkeit" auf (Z. Moreno/Barbour, zit. nach Petzold/Mathias 1982, S. 357ff.):

> *„Wenn es stimmt, dass Rollen sich in zwei Stufen entwickeln, nämlich durch Wahrnehmung (perception) und durch Spielen (enactment), so könnte die Rollenmüdigkeit denselben Weg gehen. Der Mensch nimmt die Rolle auf andere Weise wahr als in der Vergangenheit und findet die Rollenperformanz schließlich weniger befriedigend."* (Ebd., S. 360)

Bei der Entwicklung eines gesunden Kindes in unserem privaten Umfeld nehmen wir als Erwachsene immer wieder wahr, dass sich manche Verhaltensweisen oder Wünsche nach bestimmten Spielformen auffällig lange halten, auch wenn das Kind sonst ganz „normale" Fortschritte macht. Ich denke, das Kind hat seinen Grund dafür. Erwachsene, die ihren Kindern bei aller Verantwortung für deren Entwicklung auch Eigenständigkeit zutrauen, können zuwarten. Sie versuchen nicht, diese Spiele zu durchbrechen, das Kind genau an dieser Stelle zu „fördern". Sie müssen auch nicht unbedingt verstehen, warum das Kind genau das Spiel weiterspielt (und andere nicht). Wenn sie genug Geduld haben, berichten sie übereinstimmend, dass diese Spiele plötzlich verschwunden sind. Etwas anderes hat deren Platz eingenommen, ist spannender.

In meinen langjährigen Therapien haben manche Kinder meine auf dem Konzept der auf- und absteigenden Rollen basierende Haltung auf eine harte Geduldsprobe gestellt. Manchmal wiederholen sich Rollenauswahl und Rollenausübung auf der Spielbühne tatsächlich. Nach meiner Erfahrung ist dies auch oft der Fall, wenn sich das Kind in dieser Zeit entscheidende Veränderungen auf der Begegnungsbühne und/oder der Sozialen Bühne zutraut. Ich werde darauf später noch eingehen.

Manchmal werden wir als TherapeutInnen auch unachtsam. Die scheinbar „ewig gleiche" Rolle verführt uns dazu, kleine Änderungen in der Rollenausübung zu übersehen. Hier habe ich sehr viel in der Arbeit mit traumatisierten Kindern gelernt, über ihr so mühseliges Ringen um Änderung, aber auch über meine diesbezügliche Ungeduld. Genaue Protokollführung, Intervision und Supervision sind immer wichtig. In solchen Phasen des Prozesses sind sie engmaschig unumgänglich.

Oft gibt es während eines Symbolspiels mit dem Kind zutiefst berührende Momente. Kinder, die im normalen Alltag sehr eigentümliche Verhaltensweisen und dazugehörige Körperhaltungen zeigen, agieren mit und hinter ihrer Handpuppe völlig anders, „normal". Es gibt Szenen, in denen ein Rollenwechsel „wie im Flow" (nach Michael Schacht 2003 und 2009) passiert. Man hat als TherapeutIn schon nicht mehr daran geglaubt und ist davon beglückt, fast überwältigt. Dieses und Ähnliches ist nicht Begegnung im Sinne der Ich-Du-Begegnung, es ist nach Christoph Hutter Katharsis. Diese wiederum ist nach Hutter nicht zu verwechseln mit dem Freud'schen Konzept einer Katharsis durch Abreaktion, sondern:

> *„Heftige emotionale Regungen können den Heilungsprozess begleiten, sie machen aber nicht den Kern des kathartischen Geschehens aus. Primär bedeutet Katharsis für ihn [J. L. Moreno, H. P.] Integration. Das Konzept der Integration zielt auf ein Heilungsverständnis ab, das jede Verbesserung der Lage der Betroffenen als Entwicklungsschritt wahrnimmt und für den weiteren Prozess nutzbar macht […]. So umfasst Morenos Konzept der Katharsis psychosomatische Heilungsprozesse (Moreno 1980, S. 16) und die Entwicklung angemessener Verhaltensweisen (Handlungskatharsis) ebenso wie emotionale Erfahrungen (Gefühlskatharsis) […]."* (Hutter/Schacht 2014, in Druck)

Solche kathartischen Momente während des Symbolspiels können falsche oder verfrühte Hoffnungen wecken. Wir müssen akzeptieren: Das Kind kann ein Verhalten, eine Rollenänderung im Symbolspiel mit dem IIO erleben und zeigen, es mit uns teilen. Das heißt noch lange nicht, dass damit sofort die Umsetzung auf der Begegnungsbühne oder sogar auf der Sozialen Bühne möglich ist.

Zurück zum Ablauf einer Monodramastunde: Das Symbolspiel endet entweder mit dem Wunsch des Kindes. Wenn die Zeit knapp wird, fordere ich als Spielleiterin auf, „für diese Stunde einen guten Schluss zu suchen". Die Kinder wissen, dass sie wiederkommen werden und wir bei Bedarf ihr Spiel fortsetzen. Das Rollenfeedback findet bei mir nach dem Entrollen und gemeinsamen Abräumen der Bühne meist wieder im Sitzen am Tisch statt. Kinder wollen das oft überspringen, ich bestehe aber trotzdem darauf. Ich möchte vom Kind zumindest kurz wissen, wie es das Spiel erlebt hat. Die Minimalvariante als Rückmeldung zum Spiel ist: Daumen rauf, Daumen runter. Ich erlaube mir immer ein Rollenfeedback, ich melde dem Kind ausgewählt zurück, was für mich in dieser Rolle besonders wichtig, spannend etc. war. Sharing gebe ich nach dem Spiel nicht, darauf bin ich schon weiter oben eingegangen. Manchmal geben Kinder ein kurzes Sharing, manchmal frage ich diesbezüglich nach, an dieser Stelle bin ich sehr flexibel.

Soziometrie in der monodramatischen Arbeit mit Kindern

Ich verweise an dieser Stelle auf den Grundlagenartikel zur Soziometrie mit Kindern und Jugendlichen („‚Wo ist mein Platz in dieser Welt?' Soziometrie als eine Grundlage der Hypothesenbildung in der Psychodrama-psychotherapeutischen Arbeit mit Kindern und Jugendlichen") von Gabriele Biegler-Vitek in diesem Buch und erwähne nur kurz einige Aspekte für die monodramatische Arbeit.

Oft machen wir auch mit Kindern in diesem Setting kleine Aufstellungen auf der Tischbühne, z.B. über ihre Situation in der Schulklasse. Die Interpretation monodramatischer soziometrischer Arbeit ist allerdings fehleranfällig. Die Schilderung der Eltern über die Position des Kindes in einem sozialen System bzw. die Soziogrammarbeit mit dem Kind bilden Wirklichkeiten ab, nicht „die Wahrheit". Wir sprechen in der Einzelarbeit von Perzeptueller Soziometrie.

> *„Soziometrische Betreuung eines einzelnen Individuums kann in der Praxis toleriert werden, wir müssen uns jedoch dessen bewusst sein, dass in Bezug auf das Individuum ein positives oder negatives Tele besteht, das nicht berechnet werden kann, wenn nicht alle es umgebenden Individuen gemeinsam mit ihm getestet werden."* (Moreno 1981, S. 196)

Wir können Menschen aus dem Umfeld heute nicht „testen", aber wir können Wirklichkeiten, die auch z.B. durch Soziogramme sichtbar werden, überprüfen. Es ist unsere Aufgabe als SoziometrikerInnen, möglichst viele an einem System Beteiligte mit einzubeziehen.

Eine weitere Fehlerquelle ist in diesem Zusammenhang die Überforderung von Kindern nach einer soziometrischen Aufstellungsarbeit mit IIOs. Der Rollenwechsel, die für Erwachsene im Regelfall selbstverständliche Perspektiven- oder Rollenübernahme bei der Betrachtung der Positionen von anderen Aufgestellten, ist für Kinder entwicklungsgemäß noch nicht möglich. Dies zu erlernen, ist eine Aufgabe des Jugendalters. Erklärungen für das Kind sind den Möglichkeiten des Entwicklungsniveaus anzupassen. Den im System vorkommenden Erwachsenen kann mit dem Beobachterstatus beim Betrachten einer soziometrischen Arbeit des Kindes eine Blickerweiterung angeboten werden. Dabei ist aber selbstverständlich das Einverständnis des Kindes Voraussetzung, so wie auch bei jedem anderen Gespräch mit Bezugspersonen aus dem Sozialen Atom des Kindes.

Die Soziale Bühne

Kindertherapie ist ohne die Einbeziehung des Umfeldes nicht möglich. Darüber herrscht bei so gut wie allen Verfahren Einigkeit. In der Einzelpraxis müssen TherapeutInnen alle Rollen übernehmen: die Arbeit mit dem Kind auf der Begegnungs- und der Spiel-Interaktionsbühne und die Arbeit auf der Sozialen Bühne. Das ist die Arbeit mit den realen Personen aus dem Sozialen Atom des Kindes, die in der jeweiligen Therapie von Relevanz sind oder einbezogen werden sollen. Hiezu ist Rollenklarheit und Rollenflexibilität erforderlich. Einiges darüber ist in meine bisherigen Ausführungen schon eingeflossen. Auf die konkrete Vorgangsweise bei der Arbeit auf der Sozialen Bühne wird im Folgenden nicht näher eingegangen (siehe dazu im Besonderen die Beiträge „Die Arbeit mit dem Sozialen Atom" von Hannelore Stollewerk und „Beitrag zu einem familienorientierten Vorgehen" von Thomas Sageder).

Grundsätzlich ist an dieser Stelle noch einmal zu sagen: Nach psychodramatischem Verständnis steht die Arbeit mit dem Kind im Mittelpunkt. Das heißt konkret: Erstens wird jeder Schritt in der Arbeit mit dem Umfeld mit dem Kind vor- und nachbesprochen. Zweitens geht es bei den Gesprächen mit den Erwachsenen des Umfeldes manchmal auch um Beratung bezüglich deren Verhaltensweisen. Wenn diese Beratung in Richtung Therapiebedürftigkeit der erwachsenen Bezugsperson geht, übernehmen psychodramatisch orientierte KindertherapeutInnen diese Rolle nicht, wir überweisen an KollegInnen.

Die Arbeit als TherapeutIn des Kindes erfordert auch auf der Sozialen Bühne viel Klarheit, aber auch die Fähigkeit zum inneren Rollenwechsel mit den Bezugspersonen.

Kinder fordern unsere Hilfe ein. Sie hängen oft in einer uns unverständlichen Weise an Bezugspersonen, die nach unserer Sichtweise ihre Bedürfnisse nicht befriedigen oder ihre Aufgaben als erwachsene Bezugspersonen nicht erfüllen. Kinder sind von den Personen ihres Sozialen Atoms entwicklungsbedingt wesentlich mehr und anders abhängig als Erwachsene. Manchmal müssen wir Kinder dabei begleiten, getrennt von ihrer Herkunftsfamilie und ihrem bisherigen Umfeld weiterzuleben (siehe Beitrag „Psychodrama-Psychotherapie im stationären Bereich einer Wohngemeinschaft mit traumatisierten Kindern und Jugendlichen" von Evelyn Umschaden). Auch dann müssen wir im Sinne des Kindes alles daran setzen, nicht in Konkurrenz zu den Personen des realen Sozialen Atoms zu geraten, nicht die in der Literatur immer wieder beschriebene Rolle der „besseren Mutter", des „besseren Wohngruppenbetreuers" zu übernehmen. Eine genaue Beobachtung des Prozessverlaufes ist sehr hilfreich beim Vermeiden dieser Falle.

Prozessverlauf und Prozessdiagnostik

Ich beziehe mich im abschließenden, letzten Teil des Artikels nicht auf die Diagnostik in Hinblick auf bestimmte Krankheitsbilder und dazugehörige diagnostische Überlegungen, dies geschieht an anderer Stelle (siehe die Beiträge „Störungsspezifische Interventionen in der psychotherapeutischen Arbeit mit Kindern und Jugendlichen aus psychodramatischer Sicht in Bezug auf Mutismus und Autismus-Spektrum-Störungen" von Gabriele Biegler-Vitek, „Arbeit mit traumatisierten Kindern" von Hildegard Pruckner und „Die Freiheit der Regie. Psychodrama-Psychotherpiegruppe mit traumatisierten Kindern und Jugendlichen" von Monika Wicher). Ich biete im Folgenden einige allgemeine theoretische Überlegungen zur psychodramatischen Entwicklungstheorie und anschließend zur Prozessdiagnostik einer monodramatischen Kindertherapie an.

Michael Schacht leistete und leistet hier für das Psychodrama beispielhafte Integrationsarbeit. Morenos bruchstückhaft vorhandene Entwicklungs- und Rollentheorie wurde durch seine Weiterüberlegungen, das Mitdenken und Einbauen neuester Forschungsergebnisse zu einem zeitgemäßen Ganzen. Schacht reiht heute sein Werk unter den „neueren humanistischen Konzepten zum Störungs- und Therapieverständnis" ein (Schacht/Hutter 2014, in Druck). Ich repliziere die Ausführungen Schachts zu den Rollenebenen und den darin postulierten Teilbereichen und Schritten der kindlichen Entwicklung daher in diesem Artikel nicht, sie sind mehrfach nachzulesen (Schacht 2003: bes. Teil 2: Entwicklung der Rollenebenen, S. 40–279; Schacht 2004: bes. Übersichtstabelle, S. 125; Schacht 2009: Die entwicklungspsychologische Schichttorte, S. 22–56). Für den Lebensabschnitt Kindheit sind vor allem Entwicklungsschritte der psychodramatischen Rollenebene und des ersten Niveaus der soziodramatischen Rollenebene wesentlich. Es ist selbstverständlich, dass die Altersgrenzen dieser Rollenebenen nicht als absolut zu verstehen sind. Daher ist bei der Arbeit mit Kindern auch der Blick auf mögliche Defizite im Bereich der psychosomatischen Rollenebene zu richten, also auf den Bereich des Säuglingsalters. Am anderen Ende, beim Übergang vom Kind zum Jugendlichen, sind die Schnittstellen ebenso fließend. Genaue Kenntnisse der einzelnen Teilbereiche der kindlichen Entwicklung sind für die Prozessdiagnostik immer nötig.

Weitere zentrale Erkenntnisse zur kindlichen Entwicklung lieferte in den vergangenen Jahren die Hirnforschung, auf die an dieser Stelle nicht näher eingegangen werden kann. Die Verbindung dieser neuen Erkenntnisse mit dem psychodramatischen Theorie- und Handlungsgebäude ist im Gange (siehe Beitrag „Neurobiologie und Psychodrama" von Joachim Becker). In die Arbeiten von Ulf Klein und Jan Bleckwedel fließt nach wie vor viel Psychodramatisches mit ein, beide beschäftigen sich schon seit Längerem mit diesen Themen (siehe u.a. Bleckwedel 2000 und Klein 2012). Manfred Stelzig übertitelt seine Masterthese mit „Biologisch verankerte Rollen und die befriedigende Interaktion zwischen Säugling und Eltern als Teil des impliziten Wissens des Neugeborenen und wie weit diese Erkenntnis das psychodramatische Handeln beeinflusst" (Stelzig 2014). Er verbindet ausgewählte Grundannahmen Morenos mit neuesten Erkenntnissen der pränatalen und der Säuglingsforschung. Er schließt sich der Meinung vieler SäuglingsforscherInnen an, die dem Neugeborenen schon nach der Geburt Fähigkeiten bestätigen. Weiterführend ist er auf Grund seiner fundierten Recherchen folgender Meinung: „Der Mensch wird also mit dem Wunsch nach Kommunikation und Austausch geboren." (Stelzig 2014, S. 13) Daraus ergibt sich logischerweise:

> *„Die ursprüngliche Vorstellung der ‚tabula rasa' des Säuglings ist ebenso überholt wie die bis in die 70er Jahre reichende analytische Vorstellung, die ihn überwiegend als passives, undifferenziertes Wesen betrachtet, das seinen Trieben völlig ausgeliefert ist. Auch die Phasentheorie Margret Mahlers (1974) mit der primär autistischen Phase, der symbiotischen Phase etc. gehört der Vergangenheit an."* (Ebd., S. 10)

Für PsychodramatikerInnen folgt daraus wiederum, dass die beiden Konzepte der All-Identität und All-Realität nicht mehr zeitgemäß sind. Wenn in neuesten Konzepten von der angeborenen Fähigkeit die Rede ist, am Erleben des anderen unmittelbar teilzuhaben, wird von „alterozentrischer Partizipation" gesprochen. Diese können wir nach Schacht (2013) als eine angeborene rudimentäre Fähigkeit zum inneren Rollenwechsel ansehen. Trotzdem sind die Altersangaben Morenos bezüglich der Fähigkeit von Kindern zum Rollenwechsel oder sogar Rollentausch auch nach neuesten Erkenntnissen nicht haltbar. Solche Kompetenzen von Kindern im frühen Volksschulalter zum besseren Verständnis ihrer Umwelt zu verlangen, ist auch trotz der Verschiebung so mancher Altersmarkierungen eine eindeutige Überforderung. Auch das muss bei der Eingangsdiagnostik bedacht werden.

KindertherapeutInnen sehen sich sehr oft aggressiven Kindern gegenüber, daher wird im Folgenden darauf speziell eingegangen. Es wird oft bezweifelt, dass sich humanistische Grundhaltungen wie „Freiheit der Wahl" mit der Sichtweise verbinden lassen, dass Grenzen für Kinder nötig seien. Der grundsätzliche Glaube an das positive Entwicklungspotenzial eines Menschen wird immer wieder als naiver Glaube an ein globales „Gutsein" abgetan und der Aggression von Kindern und Jugendlichen gegenübergestellt. Dazu ist festzustellen: Humanistische Grundhaltungen sind selbstverständlich mit Grenzsetzungen vereinbar. Sie sind für die kindliche Entwicklung notwendig, wenn Grenzsetzungen nicht mit negativer Machtausübung (bzw. Machtmissbrauch) verwechselt werden. Aggressives Verhalten bei Kindern ist ein kommunikatives Zeichen, das es zu entschlüsseln gilt.

Bestätigung für diese Sichtweise findet sich auch bei methodenübergreifend anerkannten NeurobiologInnen, so in dem Buch „Schmerzgrenze" von Joachim Bauer (2011). Bauer greift hier u.a. auf die Untersuchungen von Michael Tomasello zurück:

> *„,Kleinkinder', fasst Michael Tomasello seine Untersuchungen zusammen, ,sind natürlicherweise empathisch, hilfreich, großzügig und helfen anderen, indem sie Informationen geben' (z.B. indem sie etwas zeigen J. B.). Dies bedeutet natürlich keineswegs, dass Kinder grundsätzlich ,gut' seien."* (Bauer 2011, S. 38)

Bauer beschäftigt sich in dem äußerst beachtenswerten Buch immer wieder speziell mit der Aggression von Kindern und Jugendlichen. Er baut seine Schlussfolgerungen auf Beobachtungen auf, die allen mit Kindern Arbeitenden sehr vertraut sind:

> *„Erwachsene können, wenn Bindungen fehlen oder Beziehungen in Gefahr sind, auf ihre jeweilige Umwelt konstruktiv oder destruktiv einwirken. Bei Kindern und Jugendlichen ist die Situation eine andere. Sie sind im Vergleich zu Erwachsenen weitgehend macht- und hilflos. Kinder verfügen nicht über einen geschulten kognitiven Apparat, der es ihnen ermöglichen würde, ihrer Umgebung eine geordnete Mitteilung über einen Mangel an Bezugspersonen, an vertrauensvollen Bindungen oder über Ausgrenzungserfahrungen zu machen. Kinder und Jugendliche sprechen zu uns stattdessen durch ihr spontanes Verhalten und durch ihre Körpersprache, durch ihre Vitalität oder Depression, durch ihren Lebensmut oder ihre Angst, durch Vertrauensbereitschaft oder Misstrauen, durch Kooperationsbereitschaft oder Aggression. Aggressives Verhalten von Kindern ist immer ein Appell mit einer Botschaft, die in jedem Einzelfall neu entschlüsselt werden muss."* (Ebd., S. 82)

Bauer schreibt im Folgenden ausführlich zur „Aggressions-Verschiebung" (ebd., S. 76). Dies ist KindertherapeutInnen nur allzu vertraut. Die Aggressionen am „falschen Ort" und zur „falschen Zeit", also in der falschen Szene, sind oftmals Gründe für die Überweisung in kindertherapeutische Praxen. Bauers Erklärungen zum neurobiologischen Aggressionsgedächtnis sind daher sehr hilfreich, er fordert schließlich auf, „Aggressions-Flüsterer" zu sein:

> *„Verschobene Aggression kommt wie ein verrückt gewordenes Pferd daher: Niemand versteht, warum es jeden beißt, tritt und jeden abwirft, der sich auf seinen Rücken zu schwingen versucht. Hier können nur ,Pferdeflüsterer' helfen, die wissen, dass ein solches Pferd üble Erfahrungen hinter sich hat. […] Um zu verhindern, dass Menschen (insbesondere Kinder und Jugendliche), welche die Kontrolle über ihre aggressiven Impulse verloren haben, als geächtete Außenseiter zu Gewalttätern werden, sind ,Aggressions-Flüsterer' vonnöten, also Personen, die herauszufinden in der Lage sind, was die unverständlich gewordene Aggression eines Menschen ,eigentlich' sagen will, was ihr eigentliches ,Thema' ist. […] Erlittenes Leid kann – dies muss auch Kindern und Jugendlichen deutlich gemacht werden – jedoch keinen Freibrief bedeuten, anderen neues Leid zuzufügen […]."* (Ebd., S. 80f.)

Psychodrama-Gruppentherapie ist, um andere Kommunikationsformen zu lernen, natürlich die Methode der Wahl (siehe Beitrag „Psychodrama-Psychotherapiegruppe mit Kindern" von Monika Wicher). Im monodramatischen Setting ist dazu auf der Begegnungsbühne, klar abgegrenzt von der Spiel-Interaktionsbühne, sehr viel möglich. Psychodrama-PsychotherapeutInnen müssen nicht nur Hypothesen für die Entstehung des aggressiven Potenzials in die Erstdiagnostik einfließen lassen, sondern auch laufend Überlegungen anstellen, wie damit therapeutisch gearbeitet werden kann.

Psychodramatische Diagnostik ist prozessorientiert und sie schließt die therapeutische Beziehung mit ein. Darüber gibt es in der nicht allzu dichten deutschsprachigen Auseinandersetzung mit dem Bereich Diagnostik Übereinstimmung. Ich selbst stelle bereits in meiner ersten kurzen Auseinandersetzung zur Diagnostik mit Kindern fest, dass diese auf allen drei Arbeitsbühnen stattfinden müsse (Pruckner 2006, S. 36). Die drei Arbeitsbühnen überschneiden sich, darauf habe ich im Verlauf des Artikels immer wieder hingewiesen, die Prozesse bedingen sich (siehe Artikel „Die Arbeit mit dem Sozialen Atom" von Hannelore Stollewerk).

Ich beziehe mich bei meinen folgenden Überlegungen auf das Therapieprozessmodell von Michael Schacht (Schacht 2009). Nach dem Modell der Spontaneität-Kreativität (ebd., S. 70) werden in jeder Therapie grundlegend drei Phasen unterschieden: Erwärmung – Status nascendi – kreative Phase. Schacht weist selbst darauf hin, dass dieses Modell ein schematisches ist, eine grobe Vereinfachung darstellt. Er meint, dass im Verlauf eines Therapieprozesses, also im großen Kreislauf, kontinuierlich mehr oder minder kleine Zyklen der Spontaneität-Kreativität ablaufen (beispielhafte Grafik dazu in Schacht 2009, S. 203). Dies erfordert unterschiedliche mikro- und makroskopische Betrachtungsweisen.

Grundsätzlich gehe ich davon aus, dass es „den (einen) großen Status nascendi" in einer Kindertherapie nicht gibt. Wenn man das dreigeteilte grafische Modell vor Augen hat, ist es sehr verführerisch, auf „den" Status nascendi zu warten. Man hat als KindertherapeutIn oft auch diesbezügliche Ideen und eigene Wünsche im Hinterkopf, wie der dazugehörige Rollenwechsel aussehen könnte. Ich gehe davon aus, dass es im Prozess einer Kindertherapie viele kleine Status nascendii gibt. Es sind kleine Kreise im großen Kreislauf des Modells nötig. Wichtig ist, dass sie wieder in den großen Kreis zurückgeführt werden. Die Gründe für den Unterschied zum Prozessverlauf von Erwachsenen sind vielfältig. Ein zentraler Grund ist sicherlich im Alter der Kinder zu suchen, weiters in der Tatsache, dass Kinder nicht in die Therapie kommen, um an einem bestimmten Ziel und dem Weg dorthin arbeiten zu wollen. Veränderungen im realen Sozialen Atom des Kindes sind nicht vorhersehbar, die Auswirkungen auf das Kind sind aber wegen dessen Abhängigkeit davon wesentlich gravierender als Auswirkungen im Prozessverlauf bei Veränderungen der Bezugspersonen in der Erwachsenentherapie.

Für die psychodramatische Diagnostik einer Kindertherapie ist es grundsätzlich hilfreich und auch oft nötig, die drei Prozesse (auf der Begegnungsbühne, der Spiel-Aktionsbühne und der Sozialen Bühne) getrennt zu betrachten. Dabei ist, ich wiederhole es, niemals ihre Zusammengehörigkeit aus dem Auge zu verlieren. Wir haben bei dieser schematischen Vorstellung drei große Kreise – in jedem Kreis, also bei jedem Prozess, gibt es ruhigere Phasen, also ein gerades Vorwärtskommen, und bewegte Phasen. Status nascendii gibt es auf allen drei Kreisen, oft mit Krisen verbunden, manchmal auch im Flow. Ich habe darauf bei der Schilderung des Symbolspiels kurz hingewiesen. Auch auf der Begegnungsbühne gibt es solche Momente. Eine Änderung in der therapeutischen Beziehung, um die man monatelang gerungen hat, ist plötzlich „wie über Nacht“ da.

Die Prozesse auf der Begegnungsbühne und der Spiel-Aktionsbühne lassen sich sehr rasch in Verbindung bringen. Ich führe meine Protokolle seit langem so, dass das mit einem Blick möglich ist. Als ich mir das angewöhnt hatte, bekam ich das bestätigt, was ich schon einige Zeit lang vermutet hatte: Die Prozesse laufen so gut wie nie ident in ihrer Intensität. Stabile Phasen in der therapeutischen Beziehung verlaufen sehr oft parallel mit Phasen von sehr großer Intensität auf der Spielbühne. Oft erlebe ich auch vor einem Status nascendi auf der Spielbühne eine höchst vulnerable Zeit auf der Begegnungsbühne. Die Kinder müssen offensichtlich noch einmal ausprobieren, wie tragfähig unsere Beziehung ist, bevor sie sich auf weitere intrapsychische Prozesse einlassen können. Hier wird der Zusammenhang auch manchmal erst im Nachhinein klar.

Michael Schacht und Autoren, auf die er sich bezieht, bestätigen die Wahrnehmung der unterschiedlichen Intensität. Schacht meint, dass

> *„Veränderungen auf der Themen- bzw. Spielbühne einerseits und der Begegnungsbühne andererseits in aller Regel nicht synchron verlaufen. Nach Untersuchungen, die von Haken und Schiepek (2006) referiert werden, scheint es eher selten – wenn überhaupt – gleichzeitig zu Phasen der Instabilität in der therapeutischen Beziehung und im intrapsychischen Prozess von KlientInnen zu kommen. ‚Es werden Instabilitätserfahrungen in bestimmten Bereichen durch Stabilitätserfahrungen in anderen Bereichen, insbesondere in der therapeutischen Beziehung, kompensiert und ‚ausbalanciert‘ (Haken & Schiepek 2006, S. 402).“* (Schacht 2009, S. 237)

Ich konnte den Zusammenhang in die eine Richtung (also stabile Begegnungsbühne als Voraussetzung für gesteigerte Intensität auf der Spiel-Aktionsbühne) wesentlich rascher durchschauen und akzeptieren als umgekehrt. Es dauerte längere Zeit und brauchte meine eigene theoretische Auseinandersetzung mit der Begegnungsbühne, dass ich den Rückkehrschluss verstand. Wunderte oder ärgerte ich mich früher über ein „Dahinplätschern“ auf der Spiel-Aktionsbühne, suchte ich dort nach Fehlern meinerseits. Seit geraumer Zeit blicke ich bei solchen Wahrnehmungen zunächst auf den gerade stattfindenden therapeutischen Prozess auf der Begegnungsbühne. Probleme und Veränderungen im realen Sozialen Atom des Kindes bedingen ebenfalls Änderungen in der therapeutischen Beziehung, aber auch im Spielverhalten. Kinder greifen wieder zu Regelspielen und genießen die Strukturiertheit dieser Spiele. Ich erzähle in einigen Fallbeispielen meines Buches davon (Pruckner 2001). Manchmal ist dieses Spielverhalten auch ein Hinweis, dass man zu wenig über das Umfeld des Kindes und sein dortiges Verhalten weiß. Wenn ich in solchen Situationen zum Telefon greife und die Lehrerin anrufe, erfahre ich dann z. B., welche Rollenänderungen das Kind gerade in seinem Klassenverband riskiert oder welchen schwierigen Situationen es dort ausgesetzt ist.

Länger andauernde Therapien durchlaufen oft mehrere Kreisläufe. In jeder Phase sind diagnostische Überlegungen und eine dazu passende Hypothesenbildung erforderlich. Diese regelmäßige Vorgangsweise hilft uns auch beim Erkennen, wann es Zeit ist, ein therapeutisches Setting zu beenden.

Das Auseinandergehen

Der Abschied ist oft schwierig, vor allem dann, wenn der Wunsch nach dem Ende nicht vom Kind ausgeht, sondern z. B. von seinen Eltern. Auch wenn man das Ende als zu früh ansieht, darf man das Kind niemals in die Situation bringen, hier quasi zwischen den Fronten zerrieben zu werden. Manchmal ist der frühe Abschied auch ein situationsbedingter – die Entlassung aus der Klinik steht an, das Kind übersiedelt o. Ä. Wie auch immer: Nach monodramatischen längeren Prozessen fällt der Abschied immer schwer. Das geplante Therapieende sollte länger vorbereitet werden. Eine gemeinsame Rückschau in kindgemäßer Form ist üblich und sehr spannend: Welche Stunden, welche Szenen habe ich als TherapeutIn auf welcher Bühne als „Highlights" angesehen, welche Stunden fallen dem Kind ein etc. In jedem Fall ist die letzte Stunde nur dem Abschied und dem Hinausbegleiten gewidmet. Manche TherapeutInnen gehen in dieser Stunde z. B. mit den Kindern tatsächlich ins Freie. Oder sie haben sich zur Symbolisierung des Abschieds viel überlegt. Ich kenne allerdings nicht wenige Geschichten aus Supervisionen und meiner eigenen Praxis, dass Kinder dann liebevoll ausgesuchte kleine Dinge zum Mitgeben völlig abwerten, nicht reden wollen oder Verhaltensweisen zeigen, die eigentlich schon lange überwunden waren. Sie zeigen ihre Traurigkeit so, sie wollen den Abschied nicht wahrhaben. Ein letztes Mal ist es unsere Aufgabe als TherapeutIn, auf diese Begegnungsabsage nicht gekränkt zu reagieren oder die gemeinsam geleistete Arbeit nicht in letzter Minute anzuzweifeln.

Fallbeispiel: Angelika hat sich während der mehrjährigen Therapie oft gewünscht, dass ich sie in ihrer betreuten Wohngemeinschaft besuchen solle. Sie möchte mir ihr Zimmer zeigen, die anderen Kinder, alle BetreuerInnen vorstellen ... Die Therapie endet im Einverständnis aller an einem guten Punkt, ich möchte ihr als Abschiedsgeschenk diesen Wunsch erfüllen. Ich mache mich auf die mühselige Anreise. Der Besuch ist, obwohl selbstverständlich angekündigt und abgesprochen, hauptsächlich unangenehm. Angelika verschanzt sich in ihrem Zimmer, schreit heraus: „Wieso bist du da?" Ich sitze mit einem peinlich berührten Zivildiener bei Kaffee und Kuchen. Andere Kinder schauen uns dabei kurz zu, der endlich eingetroffene Bezugsbetreuer erklärt mir tröstend, dass das die Art von Angelika sei. Ich erkläre ihm, dass ich das wisse. Angelika rennt jetzt kreischend um uns herum. Dabei sage ich ihr, dass das jetzt endgültig unser letztes Treffen sei. Sie schreit: „Mir egal!" Ich verlasse trotz meines Bemühens um Professionalität doch etwas bedrückt die Wohnung und das Haus. Plötzlich höre ich, wie mir jemand vom Balkon etwas nachruft. Ich erkenne die Stimme. „Geh nicht!", ruft sie mir sehr piepsig nach. Ich drehe mich um. „Angelika, ich gehe jetzt", rufe ich zurück, „aber ich werde oft an dich und unsere Stunden denken, was wir da Tolles geleistet haben!" Das mache ich tatsächlich, so auch jetzt, viele Jahre später.

Joachim Becker

Neurobiologie und Psychodrama

Die Erforschung der dynamischen inneren Welt eines Menschen und ihrer Beeinflussung durch therapeutische Interventionen hat eine lange Geschichte, soziale, psychologische und biologische Erklärungen galten jedoch lange als unvereinbar. In den letzten Jahren ist es durch den rasanten Wissenszuwachs in den Neurowissenschaften zu neuen Denkanstößen gekommen, dies hat zu einer Synthese der Wissensbereiche im Sinne einer „social neuroscience" geführt (Stanley 2013). Welche Bedeutung haben nun diese in der Presse häufig euphorisch gefeierten Befunde für das Psychodrama? Gibt es neurowissenschaftliche Erklärungsansätze für die Wirksamkeit psychodramatischer Techniken? Können aufgrund neurowissenschaftlicher Befunde Voraussagen über die Wirksamkeit bestimmter Interventionen gemacht werden? Hat auf der anderen Seite das Psychodrama nicht schon lange seine Effektivität bewiesen? Um sich der Beantwortung solcher Fragen zu nähern, soll aus der Perspektive wichtiger psychodramatischer Konzepte ein Überblick über relevante Befunde aus den Neurowissenschaften gegeben werden. Am Beispiel tiefgreifender Entwicklungsstörungen – der Autismus-Spektrum-Störungen – wird die Bedeutung dieser Befunde für das Verständnis Betroffener deutlich. Dabei sollte immer gegenwärtig sein, dass es sich um experimentelle Befunde aus der Beobachterperspektive handelt, welche häufig weiterer Überprüfung bedürfen, und dass die Erforschung der realen sozialen Interaktion in ihrer ganzen Komplexität noch in weiter Zukunft liegt (Przyrembel 2012).

Einführung

Die sozialen Neurowissenschaften befassen sich damit, psychosoziale und biologische Fragestellungen auf verschiedenen Ebenen zu untersuchen. Molekül und Gene, Zellen, neuronale Netze und Systeme, aber auch Kognition und Verhalten, Person, Interaktion, Gruppe und Gesellschaft werden in den Fokus der Untersuchungen genommen, um die Mechanismen zu verstehen, die dem menschlichen Denken, Fühlen und Handeln über die gesamte Entwicklungsspanne hinweg zugrunde liegen bzw. diese beeinflussen. Dabei kommen unterschiedliche Methoden zum Einsatz, diese stammen u.a. aus der kognitiven Psychologie, der Sozialpsychologie und der Neuropsychologie und werden kombiniert mit bildgebenden Techniken wie z.B. der funktionellen Magnetresonanztomografie (fMRT) der Positronenemissionstomografie (PET) und der transkraniellen Magnetstimulation (TMS). Neurobiologische Effekte von Psychotherapie lassen sich mit neurowissenschaftlichen Methoden schon heute nachweisen (Kandel 2001; Barsaglini 2013), abhängig von der Erkrankung kann Psychotherapie zu einer Normalisierung von Aktivierungsmustern im Gehirn und zur Aktivierung zusätzlicher Hirnareale führen. Es gibt auch erste Hinweise darauf, dass die Veränderungen mit den Fortschritten und dem Erfolg der Therapie zusammenhängen (Levy-Gigi 2013). Der Wert dieser Befunde besteht auch darin, dass sich die Bedeutung an Einsicht orientierter, interpretierender oder kognitiver psychotherapeutischer Behandlung verändert hat – hin zu einer eher auf prozeduralem und emotionalem Lernen beruhenden Therapie, welche von affektiver Kommunikation, Körperresonanz, Untertönen und Atmosphäre eher geprägt ist als von den symbolischen Möglichkeiten der sprachlichen Kommunikation. Es geht nicht so sehr um die explizite Vergangenheit, sondern vielmehr um die implizite Vergangenheit, welche unbewusst das interaktive Feld eines Patienten bzw. einer Patientin bestimmt (Fuchs 2004).

Gen-Umwelt-Interaktion

> *„Je mehr man die soziometrischen Prozesse als gültigen Hinweis für körperliche und soziale Veränderungen betrachtet, und je eher man sie als Hinweis nicht nur für die Bedürfnisse des Individuums, sondern auch für die Bedürfnisse der Art betrachtet, desto eher wird man dazu neigen zu erwarten, dass der Faktor der spontanen Wahl und der spontanen Bindung nicht nur eine zufällige Erfahrung ist, sondern ein inhärenter Ausdruck des gesamten Organismus.“* (Moreno 1989, S. 185)

> *„Ein weiterer wichtiger Aspekt beim Soziodrama – ebenso wie in Psychodramasitzungen ist der Körperkontakt. Während Körperkontakt bei anderen Formen der Diagnose und Therapie unnötig ist, war es beim Psychodrama und Rollenspiel von Anfang an so selbstverständlich, dass der Leiter, die ‚Hilfs-Ichs‘ und der Protagonist gelegentlich nicht nur verbalen Kontakt, sondern auch Köperkontakt aufnahmen. Zu wissen, wie weit man beim Körperkontakt gehe kann, erfordert besondere Kompetenz und Ausbildung, richtig angewandt hilft er beim Anwärmen und bringt den Prozess der Realitätsüberprüfung zum Höhepunkt.“*
> (Ebd., S. 254f.)

In diesem Kapitel wird der „gesamte Organismus“ aus der Perspektive der Neurowissenschaften betrachtet und es werden einige Befunde referiert, welche zeigen, dass der Umgang mit anderen Menschen schon allein durch Berührung (Ellingsen 2014) zu Veränderungen bei inneren Botenstoffen (Oxytocin) führt und wie das menschliche Belohnungssystem daran beteiligt ist.

Diese Einflüsse beschränken sich dabei nicht auf die direkt Beteiligten, sondern werden über Generationen weitergegeben, eine Erfahrung aus Psychotherapien, die hier eindrücklich Bestätigung findet. Die Bedeutung der Stellung im sozialen System wird abschließend kurz beleuchtet.

Das soziale Umfeld hat großen Einfluss auf die Entwicklung eines Menschen, aber auch auf Fehlentwicklungen. Die Umwelt interagiert wiederum im Sinne einer gegenseitigen Beeinflussung mit einem Netzwerk von Genen und ihren Varianten, von einer schicksalhaften Bestimmung durch die Gene kann demnach nicht gesprochen werden, eher von einem komplexen Zusammenspiel dieser Faktoren im Laufe der menschlichen Entwicklung (Dick 2010). Die bestimmende Rolle der Peptide Oxytocin und Vasopressin und der Hormone Testosteron bzw. Östrogen für das menschliche Verhalten und Fühlen stand in den letzten Jahren im Mittelpunkt des Interesses (Bos 2011), dieser Einfluss beginnt schon sehr früh in der Entwicklung, lange vor der Pubertät (Auyeung 2013). So ist der vorgeburtliche Einfluss von Testosteron zentral wichtig für die ungestörte Hirnentwicklung und die sexuelle Differenzierung, erst diese Wirkungen sind dann die Voraussetzung für den Einfluss der Hormone in der Pubertät. Aber auch schon vor der Geburt ist die Aktivität bestimmter Gene des ungeborenen Kindes sensitiv für die Stimmung der Mutter (Oberlander 2008). Oxytocin hat auch wesentlichen Einfluss auf die Mutter-Kind-Interaktion, das Funktionsniveau des Oxytocinsystems wird wiederum bestimmt durch die Gestaltung der elterlichen Pflege. Das Muster dieser Interaktion kann dann an die nächste Generation weitergegeben werden, es bestimmt das Sozialverhalten des Kindes zumindest über mehrere Jahre mit (Feldman 2013). Auf diese Weise werden nicht nur Gene, sondern auch Verhaltensmuster an die nächste Generation weitergegeben, dabei spielen offensichtlich auch epigenetische (d.h. die Aktivität eines Genes betreffende) Einflüsse eine Rolle (Murgatroyd 2009 und 2010). Die experimentelle Zufuhr von Oxytocin bei einem erwachsenen Probanden kann bei ihm Vertrauen, Empathie und soziale Gegenseitigkeit verstärken, tut dies dann aber auch beim Interaktionspartner (Weizman 2012). Eine angeborene Variation des Genes kann dabei die Effektivität der sozialen Interaktion z.B. im Sinne einer Stressreduktion modulieren (Chen 2011). Diese Effekte haben dazu geführt, dass man Oxytocin unter dem Namen „Liquid Trust" in den Handel brachte unter dem Versprechen, „flüssiges Vertrauen für Mann und Frau" auf schnellem Wege zur Verfügung zu stellen. Jedoch bestimmen der modulierende Einfluss von Gen-Varianten, aber auch weitere Faktoren wie das Vorwissen über den Interaktionspartner die Effekte von Oxytocin entscheidend mit (Shamay-Tsoory 2009). In sozialen Beziehungen spielt auch der Aspekt der Belohnung eine Rolle – man denke an Lob und Anerkennung –, aber auch Entscheidungen, die durch soziale Faktoren beeinflusst werden – hier ist an Kooperation und Befolgung sozialer Normen zu denken. Das Belohnungssystem im Gehirn, insbesondere das Striatum, spielt hier eine große Rolle (Bhanji 2013). Finden sich nun in therapeutischen Situationen auch belohnende Aspekte für die Person, die etwas von sich oder über sich mitteilt? Auch hier kommt es zu einer Aktivierung von Teilen des Belohnungssystems, so zogen in Experimenten die ProbandInnen die Möglichkeit, über sich etwas mitzuteilen, sogar Geldangeboten vor (Tamir 2012). Auch die Stellung in einem sozialen Gefüge lässt sich neurobiologisch untersuchen. Der wahrgenommene soziale Status aktiviert ganz unterschiedliche Hirnregionen, soziale Belohnungen wie Feedback oder relativer sozialer Status werden dabei in denselben Hirnregionen abgebildet wie finanzielle Belohnungen (Zink 2008; Saxe 2008). Menschen mit niedrigerem sozialem Status aktivieren auch eher neuronale Netzwerke, die bei der Beschäftigung mit anderen Menschen wichtig sind (Muscatell 2012).

Zusammenfassend kann festgehalten werden, dass körperliche und seelische Gesundheit eng zusammenhängen. Zum Beispiel konnte nachgewiesen werden, dass die Bedrohung sozialer Bindungen in denselben Hirnregionen wie die Bedrohung des körperlichen Überlebens prozessiert wird und dann dieselben physiologischen Stressantworten hervorruft, die wiederum negative gesundheitliche Folgen haben.

Umgekehrt wird soziale Unterstützung in denselben Hirnregionen prozessiert wie der Schutz vor Bedrohungen und inhibiert physiologische Stressantworten (Eisenberger 2013). Soziale Ausgrenzung scheint dabei von Frauen anders als von Männern verarbeitet zu werden (Benenson 2013).

Autismus-Spektrum-Störungen gehören zu den sogenannten tiefgreifenden Entwicklungsstörungen. Dies sind Erkrankungen mit Beginn in der frühen Kindheit, die durch eine Verzögerung und Abweichung in der Entwicklung gekennzeichnet sind. Charakteristische Merkmale nach ICD-10 sind qualitative Beeinträchtigungen in der gegenseitigen Interaktion, der Kommunikation und ein eingeschränktes, stereotypes, sich wiederholendes Repertoire von Interessen und Aktivitäten. Diese Beeinträchtigungen zeigen sich in allen Situationen, variieren jedoch nach Ausprägungsgrad. Ursächlich werden Störungen der Hirnfunktionen diskutiert, die die Kontaktfähigkeit beeinflussen (Remschmidt 2007). Bei Autismus-Spektrum-Störungen scheint das Oxytocin-Vasopressin-System beeinträchtig zu sein (Harony 2010). Unklar ist bisher, ob eine Störung in diesem System ursächlich für die Erkrankung sein könnte, eine Zufuhr von Oxytocin über ein Nasenspray hat aber zu positiven Veränderungen im Bereich der sozialen Kognition geführt (Andari 2010). Oxytocin scheint dabei selektiv die Einschätzung der besonderen Bedeutung sozialer Stimuli zu beeinflussen (Gordon 2013) und könnte so ein Baustein in der Behandlung werden. Auch das Belohnungssystem im Gehirn scheint sowohl für soziale als auch für nicht soziale Stimuli bei Autismus-Spektrum-Störungen beeinträchtigt zu sein (Kohls 2012). Zusammenfassend kann festgestellt werden, dass die Einwirkung von Umwelteinflüssen auf den Menschen im Sinne eines gegenseitigen Prozesses durch Gene und deren Varianten moduliert wird – man könnte von Risikofaktoren oder Schutzfaktoren sprechen – und dass somit all diese Faktoren die Entwicklung bestimmen. Erfahrungen werden ganz unterschiedlich abgespeichert, als Gedächtnisinhalt (s.u.) oder auch als epigenetisches Element, welches nicht die Gene verändert, wohl aber deren Ablesbarkeit steuert.

Empathie

> *„Der grundlegende Prozess des Tele ist Gegenseitigkeit – Gegenseitigkeit der Anziehung – Gegenseitigkeit der Abstoßung – Gegenseitigkeit der Erregung – Gegenseitigkeit der Hemmung – Gegenseitigkeit der Verzerrung."* (Moreno 1989, S. 32)

Andere Menschen zu verstehen, sich in sie hineinzuversetzen und mit ihnen zu fühlen, gehört zu den wichtigsten sozialen Fähigkeiten. Was sind nun wesentliche Bestandteile empathischer Fähigkeiten, wie entwickeln sie sich und welche biologischen Grundlagen haben sie?

Die Entwicklung empathischer Fähigkeiten beim menschlichen Säugling ist offensichtlich ein komplexes Geschehen, zu dem aber bisher wenige neurowissenschaftliche Erkenntnisse vorliegen (Decety 2011). So scheinen Neugeborene schon sehr früh rudimentäre Zeichen emotionaler Ansteckung zu zeigen, sie können auch schon innerhalb der ersten 24 Stunden zwischen Fremd- und Eigenberührung unterscheiden. Seit Langem bekannt ist, dass menschliche Gesichtsausdrücke von Säuglingen schon in den ersten Wochen imitiert werden können. Das Interesse für andere Menschen beginnt jedoch schon sehr früh in der Entwicklung, schon vor dem zweiten Lebensjahr lassen sich Hinweise auf unterschiedliche Formen von Empathie experimentell feststellen (Roth-Hanania et al. 2011).

Die wesentlichen Komponenten, die zu empathischen Fähigkeiten bei Menschen gehören, werden zurzeit unterteilt in affektive Empathie (sowie verwandte affektive Phänomene) und kognitive Empathie (sowie weitere Phänomene) (Walter 2012). Affektive Empathie zeichnet sich im Wesentlichen dadurch aus, dass sie durch wahrgenommene, imaginierte oder unterstellte affektive Zustände beim anderen ausgelöst ist, dass sie darüber hinaus dem affektiven Zustand anderer gleich ist, dass sie sich am anderen orientiert und dass sie zumindest einige kognitive Aspekte in Bezug auf den affektiven Zustand anderer hat. Dazu gehören Perspektivübernahme, Selbst-andere-Unterscheidung und eine Kenntnis über die kausalen Zusammenhänge zwischen dem eigenen affektiven Zustand und dem des anderen (Walter 2012). Affektive Empathie kann unterschieden werden von kognitiver Empathie. Letztere bezieht sich auf die Fähigkeit, Gefühle anderer zu verstehen, ohne dass derjenige, der versteht, auch den gleichen affektiven Zustand haben muss. Ein enger Zusammenhang besteht hier mit dem Konzept der Perspektivübernahme, der Fähigkeit, sich bewusst in den anderen zu versetzen und sich vorzustellen, was der andere denkt und fühlt. Affektive Perspektivübernahme ist demgegenüber wichtig dafür, Mitgefühl für andere zu entwickeln, und scheint wirksamer, wenn es darum geht, anderen zu helfen (Decety 2013). Dabei können verschiedene Wege beschritten werden, um empathisches Erleben zu spüren. Der eine kann darin bestehen, Gesichtsausdrücke, körperliche Bewegungen oder andere Auslöser direkt mehr oder weniger automatisch zu erfahren und damit zu einer eher automatischen empathischen Reaktion zu kommen. Hierbei werden verschiedene Hirnregionen – Amygdala, Hypothalamus, anteriore Insel und orbitofrontaler Kortex (OFC) – unmittelbar einbezogen (Decety 2012). Der andere Weg wäre, dass empathische Prozesse im Sinne eines Top-down-Prozesses durch höhere kognitive Prozesse – wie Unterstellung, Gedanken, logische Zusammenhänge oder situative Informationen – entstehen. Nach Walter (2012, S. 12) kann der affektive Zustand einer Person Aktivierungen im Beobachter/in der Beobachterin entweder durch „bottom-up" kommende affektive Signale („Low Road") oder durch „top-down" kommende kognitive Informationen bezüglich Inhalt und Kontext („High Road") hervorrufen. Entsprechend der einflussreichen Theorie von Preston und de Waal (2002) führt die Wahrnehmung eines anderen automatisch dazu, dass im Beobachter/in der Beobachterin die entsprechende Repräsentation der eigenen inneren Zustände aktiviert wird. Diese aktivieren dann automatisch autonome und somatische Antworten bzw. Begleiterscheinungen, die mit diesen Zuständen unmittelbar zusammenhängen. Dies bedeutet, dass eine Emotion in einem Menschen beim jeweiligen Beobachter/bei der jeweiligen Beobachterin automatisch dieselbe Emotion oder Teile hiervon aktiviert. Dieses sogenannte „Perception-Action-Modell" findet Unterstützung in der sogenannten „Simulationstheorie", die besagt, dass das Verständnis der mentalen Zustände einschließlich der Emotionen und ihr Ausdruck bei anderen darauf beruhen, dass wir innerlich denselben psychischen Zustand „simulieren". Die konkurrierende Theorie ist die sogenannte „Theorie-Theorie". Diese besagt, dass wir andere Personen auf dem Wege der Schlussfolgerung verstehen. Das heißt, wir haben ein inneres Modell von dem, was mentale Zustände sind, und unterstellen dieses Modell dem anderen auf der Grundlage einer sogenannten „Theory of Mind". In diesem Zusammenhang wurde die Entdeckung der sogenannten Spiegelneuronen wichtig (Casile 2011; Hari 2009). Zum jetzigen Zeitpunkt kann man sagen, dass offensichtlich ein menschliches Spiegelneuronensystem existiert, welches experimentell mit bildgebenden Methoden untersucht werden kann. Das Spiegelneuronensystem scheint eine wesentliche Rolle bei der Ausführung von Handlungen zu spielen, erfüllt aber auch im emotionalen Bereich wichtige Funktionen (Bastiaansen 2009; Rizzolatti 2010; siehe auch Keysers 2010). Empathisches Verständnis für Gefühle wurde häufig am Beispiel des Schmerzes untersucht. Hier zeigte sich mit Hilfe von neurowissenschaftlichen Methoden am Beispiel der sozialen Ausgrenzung, dass körperlicher und psychischer Schmerz in sich überlappenden Hirnarealen repräsentiert werden. Es spricht auch viel für die Hypothese, dass das Mitempfinden der körperlichen und emotionalen Schmerzen anderer auf einer gemeinsamen neuronalen Repräsentation beruht. Zu dieser gemeinsamen neuronalen Repräsentation gehören auch Anteile der Hirnregion, die das sogenannten Netzwerk der „Theory of Mind" repräsentieren (Bruneau 2012; Eisenberger 2011; Kross 2011).

Die Rolle der Nachahmung anderer Personen (Mimikry) für die soziale Interaktion findet in neuester Zeit zunehmend Interesse (van Baaren 2009). Vieles spricht dafür, dass wir beim Umgang mit anderen häufig nachahmen und dies häufig unbewusst tun. Aber wir imitieren nicht jeden und dies auch nicht immer. Wir imitieren im Wesentlichen dann, wenn wir uns jemandem verbunden fühlen, wenn der andere wichtig ist, wenn wir uns anderen anschließen wollen, wenn wir einen ausgleichenden kognitiven Stil haben. Darüber hinaus scheinen wir die nachzuahmende Person nach bestimmten Kriterien vor der Nachahmung zu evaluieren. Dabei sind spezielle Netzwerke von Hirnarealen für die komplexe Verarbeitung visueller, motorischer und emotionaler Reize verantwortlich, Handlungen und Emotionen werden aus der Körpersprache anderer gezielt abgelesen (Kana 2012). Experimentell ließ sich an der Nachahmung von Gesichtsausdrücken auch deutlich machen, dass eine Übereinstimmung in den Emotionen zur Aktivierung bestimmter Hirnareale führt, die im Zusammenhang mit positiven Gefühlen und Belohnungserleben stehen. Stimmen die emotionalen Zustände nicht überein, werden andere Hirnareale aktiviert, nämlich jene, die eher eine Rolle beim Umgang mit Konflikten spielen (Kühn 2011). Hier finden sich erstmals neurowissenschaftliche Hinweise, die das Bestehen und die Funktion des „Chamäleoneffektes" (Chatrand 1999) bestätigen. Dieser Effekt beschreibt die unbewusste Nachahmung von Körperhaltung, Gesichtsausdrücken und anderem Verhalten eines Interaktionspartners, so dass sich das Verhalten ohne Absicht ändert und dem des anderen in der bestehenden sozialen Interaktion anpasst. „Nachahmung" und soziale Interaktion hängen also zusammen. Andere nachzuahmen und nachgeahmt zu werden, scheint ein Mechanismus zu sein, der zu einer gelingenden Interaktion führt, er ist aber sicherlich nicht der einzige. In diesem Zusammenhang lässt sich zwanglos auf eine Ausführung Morenos hinweisen:

> *„Nun ist diese Idee des Doppels so alt wie die Zivilisation. Man findet sie in den großen Religionen […]. Eine Person hält den Arm so. (Moreno macht es vor). Und die andere macht das gleiche. Wenn die eine ihren Kopf beugt, macht die andere das gleiche. Das Doppel ist eine geschulte Person, geschult darin, die gleichen Verhaltensmuster, die gleichen Gefühlsmuster, die gleichen Gedankenmuster, die gleichen Muster verbaler Kommunikation, die der Patient hervorbringt, zu produzieren. Nun brauchen wir natürlich dieses Doppel nicht nur als einen*

ästhetisch Handelnden, sondern um Zutritt zum Bewusstseins dieser Person zu erhalten und um diese Person zu beeinflussen." (Moreno 1952, S. 190)

Bei autistischen Störungen werden Störungen der Imitation schon lange beobachtet und wissenschaftlich untersucht, da hier eine Erklärung dafür gefunden werden könnte, warum autistische Menschen Schwierigkeiten haben, Handlungsketten zu erkennen, was wiederum die Beeinträchtigung im Bereich der sozialen Interaktion erklären würde. Bisher hat sich jedoch kein konsistentes Bild ergeben (Vanvuchelen 2013).

Handeln

„Am Anfang war die Tat, aber eine Tat ist nicht möglich ohne Täter, ohne ein Objekt, auf das der Täter zielt, ein Du, dem er begegnet."

„Hunger nach Ausdruck ist zuerst Hunger nach Handlung, lange bevor es Hunger nach Worten ist." (Moreno 1997, zit. nach Tomaschek-Habrina 2004, S. 224)

Körperliches Handeln bestimmt schon früh die Entwicklung des Selbstgefühls und den Horizont der Welt, in der wir leben und mit Dingen und anderen Menschen interagieren (Gallese 2009). Die schon weiter oben ausgeführte Theorie von Preston und de Waal (Perception-Action-Modell) geht davon aus, dass die Wahrnehmung eines anderen automatisch dazu führt, dass im Beobachter/in der Beobachterin die entsprechende Repräsentation der inneren Zustände aktiviert wird. Diese aktivieren dann automatisch autonome und somatische Antworten bzw. Begleiterscheinungen, die mit diesen Zuständen unmittelbar zusammenhängen. Dies bedeutet, dass eine Emotion in einem Menschen beim jeweiligen Beobachter/bei der jeweiligen Beobachterin automatisch dieselbe Emotion oder Teile hiervon aktiviert, Empfindungen und Handlung werden miteinander geteilt im Sinne eines „shared networks" (Preston 2002). Die schon oben beschriebenen Spiegelmechanismen scheinen eine wesentliche Rolle dafür zu spielen, dass wir Handlungen bzw. ihre Ziele, aber auch Emotionen „intuitiv erkennen". Dies betrifft auch Situationen, in denen Handlungen anderer Personen nur beobachtet werden, wobei der Aufforderungscharakter bestimmter Objekte für eben diesen Anderen in komplexer Weise erschlossen wird. Einfacher ausgedrückt heißt dies: Wenn ich eine Handlung sehe, weiß ich, was sie bedeutet, wenn ich jemanden beobachte, weiß ich auch mit Hilfe der oben genannten Perspektivübernahme (Creem-Regehr 2013), zu welcher Handlung ihn ein Objekt auffordert (Bach 2011). Ich sehe jemanden und weiß, was er tun könnte!

Wahrgenommene Objekte ergeben so für den Protagonisten/die Protagonistin und den Beobachter/die Beobachterin ein Ensemble von Handlungshypothesen. Neurone reagieren offensichtlich nicht auf die Form des Objektes, sondern auf dessen Bedeutung für das handelnde Subjekt! Letztlich entsteht so ein gemeinsamer Wahrnehmungs- und Handlungsraum. „Der architektonische Entwurf der Bühne ist in Übereinstimmung mit den Handlungserfordernissen." (Moreno 1989, S. 45)

Allerdings kann die Wahrnehmung von Handlungen durch die Tatsache beeinflusst sein, dass man zu einer Gruppen gehört oder dass man nicht dazugehört (Molenberghs 2012). Auch die eigene Handlung beeinflusst, wie ich andere wahrnehme und welche Eigenschaften ich ihnen zuschreibe (Tipper 2008). Selbst die eigene Körperhaltung übt einen modulierenden Einfluss auf die Wahrnehmung der Handlung anderer Personen aus (Zimmermann 2013). Die Vorhersage der Handlungsziele eines anderen ist leichter, wenn der/die BeobachterIn der Handlung dieselbe Körperhaltung einnimmt wie der/die Handelnde selbst am Ende seiner/ihrer Handlung. Dabei werden im Beobachter/in der Beobachterin dieselben Hirnregionen aktiviert, die für seine/ihre eigene Handlungsplanung relevant sind. Darüber hinaus enthalten eigene Gesten nicht nur viel Information über die Handlungen, die sie repräsentieren – Informationen, die in der begleitenden Sprache nicht vorhanden sind –, sondern die Gesten beeinflussen auch das eigene Denken im Sinne eines reziproken Prozesses (Goldin Meadow 2010).

Bei autistischen Menschen scheinen diese engen Zusammenhänge zwischen Handeln und Wahrnehmen gestört zu sein (Moseley 2013), insbesondere die gestörte Handlungswahrnehmung könnte eine wesentliche Ursache für die tiefgreifende Störung der sozialen Interaktion sein (Kaiser 2012; Centelles 2013).

Gedächtnis

> *„Auf diese Weise werden alle drei Dimensionen der Zeit – Vergangenheit, Gegenwart und Zukunft – im Psychodrama so, wie sie im Leben sind, vom Gesichtspunkt einer funktionalen Therapie aus berücksichtigt.“* (Moreno 1989, S. 34)

> *„Der Mensch lebt in der Zeit – in der Vergangenheit, Gegenwart und Zukunft.“* (Ebd., S. 32)

Die Erkenntnisse aus der Gedächtnisforschung sind wichtig, um Veränderungen und Stillstände in der Psychotherapie besser verstehen zu können. Zur Erinnerung: Es wird zwischen verschiedenen Gedächtnisformen unterschieden. Auf der einen Seite dem prozeduralen/impliziten Gedächtnis, welches alle Automatismen, unbewussten Einstellungen und nicht verbales Verhalten umfasst und dem auch unbewusste Muster emotionaler und körperbezogener Interaktion angehören. Auf der anderen Seite dem deklarativen Gedächtnis, welches für einzelne Erfahrungen, die einer späteren Erinnerung zugänglich sind, zuständig ist. Die beiden Gedächtnissysteme beruhen auf unterschiedlichen Hirnregionen: Das implizite Gedächtnis wird in den Basalganglien, dem Kleinhirn und der Amygdala, das deklarative Gedächtnis eher im Temporallappen und hier besonders im Hippocampus und den benachbarten Regionen verortet. Die Abspeicherung und das Wiedererinnern unterliegen eigenen Gesetzmäßigkeiten, neue Informationen werden keinesfalls unverändert abgespeichert, sondern vielmehr beeinflussen frühere Erinnerungen neue Erinnerungen und alte Erinnerungen verändern neu eingehende Informationen (Straube 2012). Auch scheint es so zu sein, dass gesteuert über das Frontalhirn Erinnerungen an soziale Interaktionen unabhängig vom wirklichen Ablauf eher egozentrisch erinnert werden, d. h., man erinnert sich selbst als wesentlichen Bezugspunkt einer sozialen Interaktion, obwohl dies womöglich gar nicht der Fall war.

In den letzten Jahren ist durch intensive Forschung deutlich geworden, dass Gedächtnis, Phantasie und Vorhersage der Zukunft auf den gleichen Hirnarealen beruhen (Schacter 2008). Der Hippocampus scheint eine besondere Rolle dabei zu spielen, wenn räumlich kohärente Szenen zu konstruieren sind und eine kontinuierliche, implizite Vorhersage zu treffen ist, was in der Umwelt geschehen wird. Der Hippocampus konstruiert kontinuierlich Szenen, extrapolierend, d.h., dabei über unser aktuelles Blickfeld hinausschauend (Mulally 2013).

> *„Die einzige Art und Weise, in der wahrgenommene Vergangenheit und wahrgenommene Zukunft existieren, ist im Hier (an diesem Ort) und Jetzt (in diesem Augenblick). Das Hier und Jetzt kann sich in zahlreichen Vergangenheiten und in zahlreichen Zukünften bewegen."* (Moreno 1975)

Szene, Raum, Perspektive

> *„Ich kann jedoch nicht genügend betonen, dass die Konstellationen des Raumes als Teil des therapeutischen Prozesses nach unseren Forschungen von höchster Bedeutsamkeit sind. Sie erwärmen den Protagonisten dafür, in einer Umgebung zu sein und zu handeln, die der nachgestaltet ist, in der er lebt."* (Moreno 1989, S. 35)

Viele Jahre lang wurden von unterschiedlichen Wissenschaftszweigen die Wahrnehmung und die Erinnerung von szenischem Erleben erforscht. „Für den Bereich der Wahrnehmung von Szenen hat sich dabei eine deutliche Veränderung durch neurowissenschaftliche Befunde ergeben. Neben der visuellen Wahrnehmung werden weitere Informationsquellen berücksichtigt." (Intraub 2010) Dabei sprechen viele Befunde dafür, dass es nicht nur selektive Gehirnregionen für die Abspeicherung von Szenen gibt, sondern auch, dass insbesondere räumliche Aspekte der szenischen Darstellung abgespeichert werden und nicht nur Details, wie z.B. Personen oder Dinge (Kravitz 2011; Nasr 2011). Dabei wurde eine Region im hinteren parahippocampalen Kortex (PHC) gefunden, welche bevorzugt auf topografische und szenische Informationen reagiert. Bei weiteren Untersuchungen zeigte sich, dass ein Netzwerk, dem der PHC angehört, durch aktive Imagination komplexer Szene aktiviert wird, aber auch Erinnerungen aus dem episodischen Gedächtnis aufruft, für die Zukunft plant und an der räumlichen Orientierung beteiligt ist. Im Rahmen experimenteller Untersuchungen, in denen ProbandInnen gebeten wurden, vor ihrem inneren Auge eine Szene zu konstruieren, konnten darüber hinaus Hinweise gefunden werden, dass bei der Konstruktion von Szenen schon wenige (drei bis vier) Eigenschaften reichen, um dem Probanden das Gefühl einer kohärenten Szene zu verschaffen (Mullaly 2013). Dabei unterschieden sich in entsprechenden Experimenten Objekte darin, ob sie aus der subjektiven Wahrnehmung eines Probanden den Raum definieren oder nicht. Im ersteren Falle kommt es zu einer Aktivierung des PHC (Mullaly 2013), einer Hirnregion, welche wie oben beschrieben eng mit szenischen Stimuli zusammenhängt.

Da Szenen immer Raum einnehmen, hat man sich folgerichtig neurowissenschaftlich auch mit diesem Aspekt auseinandergesetzt. Man kann soziale Interaktion nicht nur aus der Perspektive des handelnden Subjektes oder einer Gruppe von Subjekten sehen, sondern auch als Gestaltung eines gemeinsamen Interaktionsraumes, es geht dann um die Bewältigung eines „Wir-Raumes" – Pezzuolo (2013) spricht von einem „Shared Action Space". Dabei bestimmt die Gestaltung dieses Raumes durch Gesten,

Berührungen, Gesichts- und Körperausdruck grundlegende Prozesse interpersonellen Verstehens und damit der sozialen Kognition (Krueger 2010). Der aus der Neuropsychologie bekannte Begriff des „Peripersonal Space“ wird zunehmend zu einem „Social Space“, in dem sich soziale Interaktionen und zwischenmenschliches Verstehen abspielen (Lloyd 2008). Der Raum um den menschlichen Körper wird dabei unterteilt in den sogenannten „extrapersonalen Raum“, einen Bereich außerhalb der Reichweite, den „peripersonalen Raum“, einen Bereich innerhalb der menschlichen Reichweite, und den „personellen Raum“, d.h. jenen Raum, der durch die Körperoberfläche begrenzt ist. Eine Reihe von neurowissenschaftlichen Befunden belegt die Existenz dieser Unterteilung. Mit entsprechenden Methoden ließen sich auch einzelne Hirnzellen nachweisen, die den „Raum“ kodieren und die Gegenstände innerhalb des Raumes als „handlungsauffordernd“ registrieren (ter Horst 2011). Handlungsauffordernd bedeutet hier, dass Objekte eine spezifische, im Gehirn messbare Aktivität auslösen, welche mit speziellen auf das Objekt gerichteten Aktionen zusammenhängt. Dabei kann die Größe des peripersonalen Raumes unter bestimmten Gegebenheiten auch veränderbar sein und die entsprechende Aktivität durch die emotionale oder motivationale Bedeutung der Objekte, d.h. auch der Menschen in diesem Raum, verändert werden (Lloyd 2008; Macaluso 2010; Costantini 2011; Lourenco 2009). Auch der Umgang mit anderen Menschen bestimmt Aspekte des peripersonalen Raums (Teneggi 2013).

Ein weiterer wichtiger Aspekt der sozialen Interaktion ist die Perspektive, aus der eine Wahrnehmung erfolgt. Menschen sind in der Lage, die räumliche Perspektive anderer zu übernehmen und die Welt aus der Sicht anderer zu verstehen. Es lassen sich nun Belege dafür finden, dass die Perspektivübernahme ein Prozess ist, der auf einer selbst initiierten, ggf. inneren Nachahmung durch Körperbewegung beruht (Kessler 2010), eine Fähigkeit, die bei autistischen Kindern beeinträchtigt ist (Moll 2013). Interessanterweise konnte in Experimenten gezeigt werden, dass Männer bei Aufgaben, welche empathische Fähigkeiten erfordern, stärker auf intranasale Oxytocingaben reagierten als Frauen (Theodoridou 2013).

Zusammenfassung

Psychodramatische Erfahrungen und das Handlungswissen, psychodramatische Literatur und das sich schnell entwickelnde Feld der Neurowissenschaften in Beziehung zueinander zu setzen ist eine spannende Aufgabe, die jedoch noch vieler ProtagonistInnen und Hilfs-Ichs sowie weiterer Bemühungen bedarf, um auch nur annähernd alle wichtigen Aspekte zu beleuchten. Schon jetzt ist jedoch die Rolle von Peptiden und Hormonen für die Entwicklung und Gestaltung sozialen Verhaltens deutlich geworden. Diese Einflüsse beginnen sehr früh und bestimmen offensichtlich unbewusst Teile unseres Sozialverhaltens. Die Ausschüttung dieser Hormone steht im Zusammenhang mit dem Belohnungssystem und erfolgt u.a. nach Berührung, aber auch noch bei jungen Heranwachsenden durch die mütterliche Stimme (Daughters 2013). Die Muster, nach denen die Ausschüttung erfolgt, werden offensichtlich in der Interaktion mit den versorgenden Bezugspersonen erworben und an folgende Generationen weitergegeben. Dies ist ein Hinweis darauf, dass Erfahrungen über biologische Wege weitergegeben werden können, ein Möglichkeit, die lange als ausgeschlossen galt. Unbewusste pre-, peri- und postnatal erworbene epigenetische Information kann nicht bewusst erinnert werden, bestimmt aber unbewusst Prozesse mit, die später im Erwachsenenleben zu Erkrankungen beitragen – hier am Beispiel des Autismus ausgeführt –, aber auch Verhaltensmuster und emotionale Reaktionen beeinflussen können (Bókkon 2013). In der Entwicklung bauen dann verschiedene empathische Fähigkeiten aufeinander auf und verschaffen dem Menschen die Fähigkeit, intuitiv Ziele und Emotionen anderer zu verstehen. Motorische Fähigkeiten scheinen eine wesentliche Grundlage für die Entstehung kognitiver Fähigkeiten zu sein, körperliches Verhalten bestimmt im Sinn eines Zwei-Wege-Prozesses inneres Erleben, bildet aber auch die Grundlage für die soziale Kommunikation. Das intuitive, also unbewusste und schnelle Auffassen der Beweggründe und Ziele anderer lässt u.a. mit Hilfe der Spiegelmechanismen einen gemeinsamen Handlungsraum entstehen, dessen handlungsauffordernde Aspekte geteilt werden. Die soziale Situation wird andauernd intuitiv szenisch repräsentiert und abgespeichert, dabei entstehen Erinnerungsbilder, die wiederum auch Grundlage für die Zukunftserwartungen sind. Das Gedächtnis selbst stellt sich als dynamisches, durch Erinnerung veränderbares System dar.

Viele hier genannte Gesichtspunkte werden die Erfahrungen von PsychodramatikerInnen aus den jeweiligen Arbeitsfeldern eher bestätigen. Dies mag der möglicherweise voreingenommenen Literaturauswahl des Autors geschuldet sein, spricht aber schon deshalb für das Psychodrama, weil die hier in Ausschnitten referierte Forschung ohne einen Bezug zu psychodramatischer Theorie und Praxis durchgeführt wurde, zumindest findet sich in den jeweiligen Literurverzeichnissen kein Hinweis darauf. Insofern liegt hier eine wahre Begegnung vor, die in Zukunft fortgesetzt werden sollte.

Gabriele Biegler-Vitek

Störungsspezifische Interventionen in der psychotherapeutischen Arbeit mit Kindern und Jugendlichen aus psychodramatischer Sicht in Bezug auf Mutismus und Autismus-Spektrum-Störungen

„Die Befreiung eingeklemmten Lebens"
(Jacob Levy Moreno)

Fallbeispiel: „Haben Sie noch eine Frage an mich?", frage ich die Mutter eines mutistischen Mädchens bei der Verabschiedung nach dem Erstgespräch. Wir haben gerade den ersten Termin für ihre Tochter vereinbart. „Ja", antwortet sie, „was soll ich meiner Tochter eigentlich sagen, warum wir zu Ihnen kommen?" Bis zum Schluss hat sie mit ihrer brennendsten Frage gewartet. Groß ist die Angst, dass die Tochter nicht zur Therapie kommen will und sich das Schweigen des Kindes in der Schule noch weiter als große Belastung über das soziale Leben der Familie ausbreitet. „Sagen Sie Ihrer Tochter, dass ich viele Kinder kenne, die sich auch nicht zu sprechen trauen, und dass sie hier, bei mir, nicht zu sprechen braucht, ich aber dafür da bin, ihr zu helfen, dass es ihr gelingt, dann zu sprechen, wenn es für sie wichtig ist, so wie zum Beispiel in der Schule. Und ich bin dafür da, dass sie es schafft, bewusst auszuwählen und zu entscheiden, mit wem sie sprechen möchte oder nicht, und es dann auch kann." Und erklärend für die Mutter füge ich hinzu: „Es liegt auch ein großes Stück an mir, ihre Tochter zu gewinnen, sodass sie gerne wieder kommt." Erleichtert atmet die Frau auf und wir verabschieden uns voneinander.

In der Psychotherapie ist es unser Ziel, Menschen dabei zu unterstützen, neue Perspektiven und Handlungsstrategien zu entwickeln, um ihre Leidenszustände zu lindern. Während ein Erwachsener, der sich entschließt, psychotherapeutische Unterstützung anzunehmen, in der Regel mehr oder weniger seinen Leidenszustand und daraus folgend einen Veränderungswunsch benennen kann, ist dies dem Kind oder Jugendlichen aus alters- und entwicklungspsychologischen Gründen in dieser Deutlichkeit nicht möglich. Kinder werden von ihren Eltern in die Therapie gebracht. Sie können oft den Zusammenhang und Nutzen zwischen der Psychotherapie und ihrem Verhalten im Alltag nicht herstellen und fragen sich vor allem dann, wenn das Thema

„Widerstand" im Raum steht, warum sie denn eigentlich in die Therapie kommen sollen. Eltern wiederum sind, wie im obigen Beispiel ersichtlich, oft verunsichert oder verzweifelt. Hier halte ich es für wichtig, dass wir TherapeutInnen den Eltern Sicherheit geben, um damit dem Druck, der auf der Familie lastet, entgegenwirken zu können. Besonders wenn Familien schon unterschiedliche Diagnoseverfahren und Therapien hinter sich haben, steigt die Verzweiflung und Therapiemüdigkeit der Kinder, aber auch der Eltern. Es liegt dann zu Beginn der Therapie immer wieder an der Therapeutin bzw. dem Therapeuten, dem Kind so zu begegnen und mit ihm in Beziehung zu kommen, dass es gerne wieder kommt. Der Grund, warum das Kind oder der/die Jugendliche in Therapie kommt, gehört vor diesem benannt. Ich erlebe gerade bei mutistischen Kindern oft, dass die Bedeutung und Notwendigkeit der Sprache und des Sprechens in den Familien tabuisiert werden. Hinter der Angst der Eltern vor dem Benennen der Symptomatik verbirgt sich oft eine Angst vor der Auseinandersetzung mit dem Kind und dessen – sowie dem eigenen – Widerstand gegen Veränderung. Oft werde ich gefragt, ob wir denn nicht sagen können, dass das Kind einfach zum Spielen zu mir komme, so wie eben auch zu einer Tante. Dieser Bitte nachzukommen ist aus meiner Sicht systemunterstützend und damit symptomerhaltend. So wie ein Erwachsener hat auch ein Kind und Jugendlicher/eine Jugendliche ein Recht, zu erfahren, dass und wozu er/sie in Therapie gehen soll. Die enge Verbundenheit der Kinder mit ihren familiären Atomen bestimmt natürlich die Freiwilligkeit der Therapie sowie die freie TherapeutInnenwahl mit. Selbstverständlich werden Kinder von ihren Eltern in die Therapie geschickt und selbstverständlich treffen die Eltern eine Vorauswahl der Therapeutin/des Therapeuten. Mir sind im Laufe meiner Praxis zwei Aspekte sehr wichtig geworden. Einerseits möchte ich, dass die Eltern mit ihrem Kind, nachdem es mich kennengelernt hat, besprechen, ob die Sympathie stimmt und ob das Kind gerne zu mir kommen möchte. Meine Erfahrung ist, dass Kinder ihren Eltern sehr genau zu dieser Frage antworten können und die Eltern auch an der Stimmung des Kindes nach der Stunde spüren, ob sich das Kind in der Therapie wohlfühlt. Ich bitte die Eltern, dies sehr ernst zu nehmen. Andererseits braucht es eine klare Zustimmung des Kindes zum gemeinsam mit den Eltern definierten Veränderungswunsch. Dieser wird beim Kind nicht die gleiche Nachhaltigkeit haben wie bei den Eltern, aber damit sich ein Kind auf den psychotherapeutischen Prozess einlassen kann, braucht es diese Zustimmung.

Wie schon im Artikel „‚Wo ist mein Platz in dieser Welt?' Soziometrie als eine Grundlage der Hypothesenbildung in der Psychodrama-psychotherapeutischen Arbeit mit Kindern und Jugendlichen" erwähnt, bezeichnete Moreno das Psychodrama als „Gesundheitslehre" und sprach sich gegen eine Etikettierung des Menschen mit psychiatrischen Diagnosen aus. Auf eine Unterscheidung zwischen *„Gruppentherapie"* und *„Gruppenpsychotherapie"* legte er großen Wert. So beschrieb er die *„sekundäre therapeutische Wirkung"*, die generell in Gruppen wie zum Beispiel Schul- oder Arbeitsgruppen entstehen kann, nicht ohne darauf hinzuweisen, dass diese Arbeit weder eines *„Einverständnis[ses] der Mitglieder"* noch eines *„wissenschaftlichen Plans"* bedarf (Moreno 1997, S. 53). Der Begriff „Gruppenpsychotherapie" ist nach Moreno allerdings dann anzuwenden, „wenn die psychotherapeutische Gesundheit der Gruppe und ihrer Mitglieder das unmittelbare und einzige Ziel ist, und wenn dieses Ziel durch wissenschaftliche Mittel, einschließlich Analyse, Diagnose und Prognose erreicht wird" (ebd.). Die Diagnostik und damit auch die Beschreibung unterschiedlicher Störungsbilder des

Kindes- und Jugendalters sind in den letzten Jahren differenzierter geworden. Diese Erkenntnisse hatten eindeutige Auswirkungen auf die Prognosen. Die daraus entstandenen störungsspezifischen Interventionen verstehen wir als Interventionsrichtlinien.

Anders als Kinder äußern Jugendliche ihre Bedenken dahingehend, dass sie doch nicht verrückt seien und deshalb auch keine Therapeutin/keinen Therapeuten brauchten (siehe „Wo ist mein Platz in dieser Welt?" von Gabriele Biegler-Vitek und „Monodrama mit jugendlichen Mädchen: ‚Ich bin kein Psycho!'" von Monika Stamenkovic-Strobl in diesem Buch). Die Bedrohung des Status durch Bekanntwerden der Inanspruchnahme einer Psychotherapie im Leben eines Jugendlichen stellt manchmal eine enorme Gefahr für diese dar. Ebenso fällt es Jugendlichen in der Zeit der Counterdependenz gegenüber Erwachsenen nicht so leicht, Unterstützung von ebendiesen anzunehmen. Es erfordert viel Fingerspitzengefühl von Seiten der Therapeutin/des Therapeuten, Kinder, vor allem aber Jugendliche zu gewinnen, sich auf einen psychotherapeutischen Prozess einzulassen.

Störung und psychodramatische störungsspezifische Interventionen

Störung ist aus Sicht der KlientInnen, in dem Fall des Kindes oder des/der Jugendlichen, eine Antwort auf das Kontingenzproblem durch ein Zuviel an Möglichkeiten, indem durch „Auffälligkeit" die Komplexität reduziert wird. In der Regel ist ein Mensch in der Lage, den Übergang von Kontingenz in Emergenz herzustellen. Das bedeutet mit anderen Worten, dass der „anpassungsfähige" Mensch vorwiegend in der Lage ist, aus der Vielfalt der Möglichkeiten **eine** Möglichkeit zu schaffen, die nicht bloß eine Selektion der Möglichkeiten darstellt, sondern etwas Neues kreiert. Dies beschreibt Moreno mit seinem Spontaneitätsbegriff und Schacht in dem Spontaneitäts-Kreativitäts-Zyklus. Würde Moreno systemisch sprechen, würde er für den Spontaneitätsbegriff den Begriff Emergenz verwenden.

Ursächlich entsteht der Leidensdruck bei Kindern und Jugendlichen aufgrund unterschiedlicher Störungen in deren Leben und Erleben. Je nachdem, um welche Störung in der Lebensentwicklung des Kindes es sich handelt, unterscheide ich einerseits zwischen Störungen mit genetischer Disposition, wie zum Beispiel Autismus, Mutismus, ADHS (Aufmerksamkeitsdefizit-Hyperaktivitätsstörung), die sich auf das Erleben des Kindes in seinen jeweiligen Lebenskontexten per se auswirkt und dieses mitbestimmt. Aus psychodramatischer Sicht zeigen sich diese Störungen mit genetischer Disposition auf Grund unterschiedlicher Ursachen in einer Störung der Handlungsregulation. Andererseits erleben Kinder Störungen in der generellen Lebensentwicklung, wie sie zum Beispiel ein Trauma oder eine Veränderung des familiären Systems, Verlust einer Bezugsperson oder eine belastende familiäre oder Gruppendynamik darstellen. Auf die daraus entstehenden intrapsychischen Spannungsfelder reagieren Kinder und Jugendliche mit unterschiedlichen Symptomen, die zu gewissen Störungsbildern zusammenzufassen sind. Oft fallen diese Kinder in ihren unterschiedlichen Lebenskontexten immer wieder durch auffälliges, von jeweiligen Regeln und Normen des Miteinanders abweichendes Verhalten auf. Dieses wird vor allem in sozialen Kontexten sichtbar. Hier gilt es aber, zwischen jenen, die bemerken, dass ihr Verhalten von den Regeln und Normen abweichend ist und dennoch – warum auch immer – dieses Verhalten zeigen, und jenen, die – warum auch immer – nicht bemerken, dass ihr Verhalten abweichend ist, zu unterscheiden. Generell zeichnet sich der Sozialisierungsprozess jedes Kindes dadurch aus, dass es Regeln und Normen erkennt, diese überprüft und sich daran reibt sowie diese akzeptiert und verinnerlicht. Der jeweilige Umgang mit den Regeln und Normen stellt die „neue", kreative Lösung eines Kindes oder Jugendlichen als Antwort auf seine inneren Konflikte damit dar. Gerade in der Arbeit mit Jugendlichen ist oft sichtbar, wie wichtig abweichendes Verhalten trotz Erkennen der Regeln und Normen für den Identitätsentwicklungsprozess sein kann. Bei Kindern, die nicht in der Lage sind, ihr abweichendes Verhalten zu erkennen, handelt es sich dann nicht um ein bewusst oppositionelles Verhalten, sondern vielmehr um eine Wahrnehmungsproblematik bezüglich des Erkennens der Regeln und Normen des Miteinanders, wie wir sie auch bei Kindern mit Autismus-Spektrum-Störungen finden. Dies erschwert bis verunmöglicht dem Kind selbst manchmal das Finden neuer Lösungen.

Kinder und Jugendliche, die Abweichungen des Verhaltens zeigen, erleben dadurch oft auch eine Verschlechterung des soziometrischen Status, indem sie in Gruppen Gefahr laufen, zu Isolierten zu werden. Dies wiederum wirkt sich auf ihr Interaktionsverhalten oft abweichungsverstärkend aus und fördert damit die Rolle des „Störenden" oder eben „Gestörten". Störungsspezifische Interventionen dienen somit dem Erkennen der unterschiedlichen Lebensbühnen, auf denen unterschiedliche Stücke gespielt werden, sowie dem Erkennen und Benennen, welche Stücke auf welchen Bühnen überhaupt gespielt werden können. Ebenso von Bedeutung ist das Erkennen, welche Rollen in diesen Stücken mitspielen, und in weiterer Folge auch das Erkennen, welche Rollen schon vergeben und welche Rollen noch frei und zu vergeben sind. Das Wahrnehmen der Interaktionsmuster der handelnden Personen und ihre Einordnung sind ebenfalls bedeutend. In der Psychotherapiegruppe sollen gezielte Interventionen den Kindern und Jugendlichen ermöglichen, neue Rollen, die gelungene Begegnungen erleichtern, zu finden und auszuprobieren. Dadurch wird die Einnahme eines Platzes in der Gruppe möglich und die eigene Wirkkraft in der Begegnung mit anderen kann somit vom Kind oder vom/von der Jugendlichen gespürt und erfahren werden. Es ist darauf hinzuweisen, dass sich gerade Kinder und Jugendliche in einem Prozess des Lebens und Wachsens befinden. Allein schon deshalb können „Störung" und „Pathologie" als nichts Absolutes gesehen werden, sondern prozessdiagnostisch.

> *„Unter ‚pathologisch' verstehen wir nichts Absolutes. Vom Standpunkt des Universums gibt es keine ‚Pathologie', nur vom Standpunkt der menschlichen Wissenschaft. Gemeint sind Abweichungen von kulturellen Normen und sozialer Gesetzgebung oder seelischer Leere, die vielfach zur Verschlechterung des soziometrischen ‚Status' der Individuen beitragen."* (Moreno 1997, S. 53)

Störung ist prinzipiell ein Erklärungsprinzip. Indem ich jemanden als „gestört" diagnostiziere, habe ich ein Erklärungsprinzip. Dieses dient dazu, bestimmte Lösungen zu legitimieren. Zum Beispiel die Lösung, ein Kind in Therapie oder zu einer Beratungslehrerin u. a. m. zu schicken. Die dadurch entstehende Zuwendung, ob vom Kind positiv oder negativ erlebt, verändert die Attraktivität der Diagnose. Störung entsteht und stabilisiert sich, wie zum Beispiel durch die Verschlechterung des soziometrischen

Status, koevolutionär, also durch den Beitrag des/der Einzelnen, aber auch die Attraktivität, die eine Gesellschaft einem Störungsbild gibt, spielt dabei eine Rolle.

Wir arbeiten als TherapeutInnen daran, dass das Kind oder der/die Jugendliche durchaus über den Umweg der Struktur, die eine klare Komplexitätsreduktion darstellt, Möglichkeiten ausprobieren kann, die die Komplexitätsverarbeitung unterstützen. Wie auch Monika Wicher in dem Artikel „Psychodrama-Psychotherapiegruppe mit Kindern" beschreibt, achten wir in der psychotherapeutischen Gruppe auf die Struktur des Raumes, der Zeit und der Leitung. Die Struktur des Raumes bezieht sich auf das Sichtbarmachen der unterschiedlichen Bühnen, der dreiphasige, ritualisierte Aufbau strukturiert die von den Kindern empfundene Unendlichkeit der Zeit und die Leitung sorgt für die Einhaltung des Rahmens. Dies soll im ersten Schritt Komplexitätsreduktion ermöglichen und dadurch den Kindern und Jugendlichen Sicherheit schaffen. Erst in der Atmosphäre von Sicherheit ist ein Kind oder eine Jugendliche/ein Jugendlicher in der Lage, Komplexität zu verarbeiten und Spontaneität zu leben. Durch diese Sicherheit der vorgegebenen Struktur ist das Autonomwerden des Kindes ein sukzessiver Prozess und es gelingt diesem immer öfter, die Strukturverantwortung selbst zu übernehmen und ins eigene Leben zu integrieren.

Morenos Ziel in der Anwendung des Psychodramas war die „Befreiung von eingeklemmtem Leben" (Fürst/Ottomeyer/Pruckner 2004, Vorwort). Mutistische, autistische und auch andere Kinder mit Psychotherapiebedarf sowie deren Familien erleben oft eine enorme Einschränkung in ihrem Leben. Diese kann entweder durch die Reaktion der Umwelt auf das Verhalten des Kindes oder intrapsychisch, also im Kind selbst, sowie aber auch in den Eltern selbst erlebt werden. Da der Grund des individuellen Erlebens des „eingeklemmten Lebens" unterschiedlich ist, unterscheidet sich auch der Weg heraus, das bedeutet, es bedarf differenzierter Interventionen. Diese sind immer im Zusammenhang mit den jeweiligen Symptomen, die ein Kind oder ein Jugendlicher/eine Jugendliche zeigt, sowie seiner/ihrer individuellen Lage zu sehen. Ich gehe in diesem Artikel näher auf die Störungsbilder Mutismus und Autismus-Spektrum-Störung ein, Monika Wicher, Hildegard Pruckner und Monika Stamenkovic-Strobl beschreiben störungsspezifische Interventionen bei Traumata. Je nach Störungsbild können die zu setzenden Interventionen unter vier Kriterien zusammengefasst werden:

- die Frage, ob einzel- oder gruppentherapeutische Behandlung zielführender ist,
- die Arbeit mit dem realen familiären Atom,
- die Arbeit mit dem realen Sozialen Atom – Netzwerkarbeit,
- gezielte LeiterInnen- und Hilfs-Ich-Interventionen.

Einzel- oder gruppentherapeutische Behandlung

Wie im Artikel „‚Wo ist mein Platz in dieser Welt?' Soziometrie als eine Grundlage der Hypothesenbildung in der Psychodrama-psychotherapeutischen Arbeit mit Kindern und Jugendlichen" erwähnt, ist die Entscheidung für Einzeltherapie, Gruppentherapie oder ein Familiensetting ein soziometrisches Kriterium und die erste störungsspezifische Intervention. Während ich zum Beispiel mit einem mutistischen Kind zuerst einzeltherapeutisch an einer Rollenentwicklung von der Nichtsprechenden zur Sprechenden arbeite, biete ich einem sozialphobischen oder einem Kind mit Impulskontrollstörung sehr rasch die Gruppe an. Die Einzeltherapie bietet die Möglichkeit eines speziellen Beziehungsaufbaues zwischen Kind oder Jugendlicher/Jugendlichem und Therapeutin/Therapeuten sowie des Herstellens eines individuellen, ungestörten Erfahrungs- und Handlungsspielraumes (nachzulesen in den Beiträgen „Monodrama mit Kindern" von Hildegard Pruckner und „Monodrama mit jugendlichen Mädchen: ,Ich bin kein Psycho!'" von Monika Stamenkovic-Strobl in diesem Buch). Oft erweist es sich als günstig, zu Beginn einige Einzelstunden mit Kindern und Jugendlichen durchzuführen und dann in die Gruppe zu wechseln. Wie lange die Einzeltherapie sinnvoll ist, ist störungs- und symptomabhängig.

Die Gruppentherapie wiederum ermöglicht es dem Kind, seinen eigenen Handlungsspielraum zu definieren und in Abstimmung mit den Handlungsspielräumen der anderen auch zu beleben. „Die Grundlage der Gruppenpsychotherapie ist die *Lehre der therapeutischen Interaktion.*" (Moreno 1997, S. 18) Moreno selbst gab „den Kräften in der Gruppe eine entscheidende Rolle in der Gestaltung sozialen Lebens" (ebd., S. 9). Den Wechsel von der Einzeltherapie in die Gruppe sehe ich als eine Öffnung des Spiel- und damit Handlungsraumes. Dieser wird um die Komplexität der unterschiedlichen Interaktionen, die in einer Gruppe zeitgleich stattfinden, erweitert. Die Spannungsfelder, die aufgrund der Komplexität der gleichzeitigen Interaktionen in der Gruppe entstehen, spiegeln oftmals die intrapsychischen Spannungen der einzelnen Kinder wider. Durch gezielte Interventionen soll es den Kindern möglich werden, sich zu regulieren, Überblick über die Situation sowie einen Handlungsplan zu gewinnen und Mut und Sicherheit zu fassen, um gelungene Begegnungen erleben zu können. „Im Mittelpunkt der Gruppenpsychotherapie steht der Begriff Begegnung." (Ebd., S. 53) Und weiter schreibt Moreno: „Begegnung drückt aus, dass sich zwei Personen nicht nur treffen, sondern einander erleben, sich erfassen, jeder mit seinem ganzen Wesen." (Ebd., S. 54) In der Psychodramagruppe haben mutistische, sozial ängstliche, autistische, impulsive und Kinder/Jugendliche mit anderen Symptomatiken die Möglichkeit, in einem geschützten Umfeld mit der Unterstützung der Therapeutin/des Therapeuten und der Erwachsenen, die die Kinder in einer Hilfs-Ich-Rolle begleiten, um konstruktive Interaktionserfahrungen zu machen, Lösungen für Konfliktfelder zu erarbeiten und diese in den Alltag zu integrieren. Gabriele Weiss schreibt dazu:

> *„Gruppenerfahrungen verhelfen Kindern dazu, neue Beziehungen aufzubauen und größeres Vertrauen in diese Beziehungen zu entwickeln, sich selbst und andere besser zu verstehen und diese Erfahrungen auf den Alltag zu übertragen."* (Weiss 2010, S. 39)

Therapeutische Entwicklung geschieht für Kinder mit unterschiedlichen Symptomen und Störungsbildern zum Beispiel durch störungsspezifische Interventionen des Raumes, eines Hilfs-Ichs (siehe auch Monika Wicher „Psychodrama-Psychotherapiegruppe mit Kindern" in diesem Buch), der Leiterin/des Leiters im Gruppengeschehen sowie der Leiterin/des Leiters in Bezug auf das Kind und sein reales familiäres und Soziales Atom. Dadurch werden für das Kind Spontaneität und Spaß sowie Auseinandersetzung in der Begegnung mit den anderen im Spiel und damit auch im Alltag erlebbar. Die Erfahrung des gemeinsamen Spieles ist gerade für Kinder mit unterschiedlichen Störungsbildern sehr wichtig. Kinder lernen im Spiel soziale Rollen, sie probieren unterschiedliche Skripts dazu aus, sie merken, dass sie durch die Rollen im Kontext des gemeinsamen Spiels etwas bewirken und dadurch einen Platz in der

Gruppe finden. Dies wirkt den Ängsten vieler Kinder und Jugendlicher entgegen und motiviert sie dazu, neue Rollen auszuprobieren und Interaktionen mit anderen zu wagen. Monika Wicher weist in ihrem Artikel „Psychodrama-Psychotherapiegruppe mit Kindern" auf den Teufelskreis hin, den oft auch Kinder mit Traumata oder den Diagnosen ADHS, Autismus-Spektrum-Störung oder Mutismus erleben. Um diese Dynamik zu unterbrechen, braucht es eine Gruppentherapie. Der von den Kindern und Jugendlichen erlebte Leidensdruck in deren sozialen Leben kann im Monodrama nicht ausreichend von diesen benannt und damit nicht nachhaltig bearbeitet werden. Oft braucht es die Gruppe mit ihren Spannungsfeldern, um „Störungen" sichtbar und damit bearbeitbar zu machen, damit das Kind oder der/die Jugendliche im Hier und Jetzt der Therapiegruppe konstruktive neue Rollenerfahrungen machen kann, die wiederum Nachhaltigkeit im Alltag ermöglichen.

Wichtig erscheint mir, darauf hinzuweisen, dass die Gruppe im Kindes- bzw. Jugendalter jeweils eine andere Bedeutung hat. Darauf gehe ich im Artikel „‚Wo ist mein Platz in dieser Welt?' Soziometrie als eine Grundlage der Hypothesenbildung in der Psychodrama-psychotherapeutischen Arbeit mit Kindern und Jugendlichen" näher ein.

Die Arbeit mit dem realen familiären Atom

Wie sich die Arbeit mit dem realen familiären sowie Sozialen Atom des Kindes gestaltet, hängt von der Symptomatik, die die Kinder und Jugendlichen zeigen, sowie von ihrem Alter ab. Während die Netzwerkarbeit mit den Eltern, der Schule und dem Helfersystem bei Kindern und Jugendlichen bis etwa 14 Jahren eine enorme Bedeutung hat, beschränkt sich in der psychotherapeutischen Arbeit mit Jugendlichen ab etwa 14 Jahren diese eher auf die Arbeit mit dem familiären Atom.

Wie im Artikel zur Soziometrie beschrieben, ging Moreno davon aus, dass es nie zwei Menschen mit ein und derselben Diagnose geben kann, da ihre jeweilige Lage diese mitbestimmt und von Mensch zu Mensch verschieden ist. In der Tat zeigt sich, dass die aufrechterhaltenden familiären und sozialen Faktoren auf die gelebte Symptomatik der Störungsbilder großen Einfluss haben und sich von Kind zu Kind unterscheiden. Deshalb hat die Arbeit mit dem realen familiären und Sozialen Atom des Kindes generell einen hohen Stellenwert für die psychotherapeutische Arbeit. Um nachhaltig Veränderungen erzielen zu können, müssen die aufrechterhaltenden Faktoren, soweit möglich, den Eltern bewusst und von diesen auch verändert werden. Für die Arbeit mit dem realen familiären Atom mutistischer, autistischer Kinder sowie von Kindern mit ADHS oder Kindern, die Symptome aufgrund unterschiedlicher lebensgeschichtlicher Störungen aufweisen, unterscheide ich drei Ebenen. Es sind dies:

1. *Die zur Therapie des Kindes begleitenden Elterngespräche:* Diese dienen einerseits dazu, die Eltern darin zu unterstützen, ihr Kind in seiner jeweiligen Symptomatik besser zu verstehen. Hierbei stehen mir alle monodramatischen Interventionen, wie zum Beispiel die Arbeit auf der Begegnungsbühne, der Tischbühne, soziometrische Aufstellungen und die Arbeit mit Intermediärobjekten, sowie Techniken wie zum Beispiel ein Rollenwechsel oder ein innerer Rollentausch zur Verfügung, um den Eltern unter anderem im Rollenwechsel ein besseres Verstehen ihres Kindes zu ermöglichen sowie seine mögliche Perzeption und individuelle Lage sichtbar und

spürbar zu machen. Dies unterscheidet sich von einer Eigentherapie der Eltern dadurch, dass immer das jeweilige Kind und die Frage des besseren Verständnisses des Verhaltens des Kindes sowie der entsprechenden Hilfestellungen im Mittelpunkt dieser Arbeit stehen. Das heißt, es gilt gemeinsam zu überlegen, was dem Kind helfen kann, seinen nächsten Entwicklungsschritt umzusetzen. Andererseits ist es für die Therapeutin/den Therapeuten ebenfalls bedeutend, die Wahrnehmung der Eltern hinsichtlich ihres Kindes zu erfahren. Dies sowie Informationen, die für den therapeutischen Prozess wichtig, in der Erlebniswelt des Kindes allerdings unwichtig sind, tragen auch zum besseren Verständnis der Therapeutin/des Therapeuten in Bezug auf das jeweilige Kind und den Jugendlichen/die Jugendliche bei.
2. *Die Elterngruppe:* Oft erleben sich die Eltern von Kindern, die im sozialen Kontext auffallen, als Isolierte. Dass es noch mehrere andere Kinder mit ähnlichen Symptomen und andere Eltern mit ähnlichen daraus entstehenden Fragestellungen gibt, erleichtert sie oft sehr und macht gleichzeitig neugierig, wie die anderen Familien damit umgehen. Hier zeigt sich, dass das Bedürfnis der Eltern nach einer psychotherapeutisch geleiteten, themenzentrierten Elterngruppe sehr groß ist. Gemeinsam nach den das Symptom des Kindes aufrechterhaltenden Faktoren zu suchen und einander zu unterstützen sowie das Sharing hat in diesen Gruppen einen hohen Stellenwert. Dabei stehen uns alle psychodramatischen Techniken wie soziometrische Interventionen, Protagonistenspiele, spezielle Hilfs-Ich-Interventionen, Vignetten und anderes mehr zur Verfügung. Das dafür ausgearbeitete Konzept wird an anderer Stelle beschrieben.
3. *Die tatsächliche Arbeit mit dem Kind und seinem realen familiären Atom:* Einerseits bedeutet dies, dass wir alle gemeinsam spielen und auch gemeinsam den nächsten Schritt vereinbaren. So kommt es durchaus manchmal vor, dass die Sprechanbahnung bei mutistischen Kindern mit Omas, Opas, Tanten, Cousinen etc. beim gemeinsamen Spiel bei mir in der Praxis stattfindet. Hat das Kind dann einmal mit der jeweiligen Person gesprochen, kann es das in der Regel auch in sein alltägliches Umfeld transferieren. Andererseits können Kinder mit Angststörungen sich oft sehr schwer bis gar nicht von ihren Eltern und umgekehrt die Eltern von ihnen trennen. Da dies Teil der Symptomatik ist, beginnen diese Therapien damit, gemeinsam zu spielen.

Die Arbeit mit dem Sozialen Atom – Netzwerkarbeit

Wie auch Hannelore Stollewerk in ihrem Beitrag „Die Arbeit mit dem Sozialen Atom“ schreibt, ist für den Transfer der in der Therapie erarbeiteten Rollenentwicklung des Kindes auch die Arbeit mit dessen sozialem Netzwerk von Bedeutung. „Moreno hat mit seiner Theorie der sozialen Netzwerke schon früh eine komplexe Sicht psychosozialer Probleme vorgelegt.“ (Biegler-Vitek/Riepl/Sageder 2004, S. 308) So erklärt er:

> *„Wir leben von Geburt an in Gruppen. Störungen, die in großem Maße durch die uns umgebende Welt bedingt sind, können nicht beseitigt werden, wenn nicht das Milieu zu einem Teil der therapeutischen Situation gemacht und gleichzeitig behandelt wird.“ (Moreno 1997, S. 55)*

Ich unterscheide hierbei zwischen der beratenden Ebene und der integrativen Ebene. Die beratende Ebene bezieht sich auf die Information der Personen des Netzwerks bezüglich der Symptomatik des Störungsbildes, also den Versuch einer Übersetzungshilfe der kindlichen Handlungen. Die integrative Netzwerkarbeit bezüglich der Therapie eines Kindes bezieht sich auf die Bereiche jener Netzwerke, in denen es dem Kind nicht alleine gelingt, das in der Therapie Erarbeitete in den Alltag zu transferieren. Das ist mit großer Wahrscheinlichkeit die Schule oder die Nachmittagsbetreuung. Es können aber auch der/die KlavierlehrerIn oder die Erwachsenen und Kinder in der unmittelbaren Nachbarschaft sein.

Alles, was das Kind bzw. der/die Jugendliche in der Therapie thematisiert, unterliegt wie auch in der Psychotherapie mit Erwachsenen der Schweigepflicht.

LeiterInneninterventionen und Hilfs-Ich-Interventionen

LeiterInneninterventionen betreffen die direkte Arbeit mit dem Kind in der Einzeltherapie sowie in der Gruppentherapie. Hilfs-Ich-Interventionen beziehen sich auf die Therapie in der Gruppe. Diese Interventionen sind je nach Symptom oder Störungsbild unterschiedlich. Ich gehe darauf bei der Beschreibung der Störungsbilder genauer ein.

Die Bedeutung der Diagnostik

Wie schon im Artikel zur Soziometrie beschrieben, ist für den diagnostischen Prozess ein Wissen über unterschiedliche Störungsbilder, deren Bedeutung im Kindes und Jugendalter sowie deren mögliche Ursachen einerseits und ein soziometrisches Verständnis andererseits unerlässlich. Wenn ein autistisches Kind zum Beispiel aggressiv wird, ist die Hintergrundfolie dieser Reaktion mit hoher Wahrscheinlichkeit eine andere als bei einem Kind, dessen Eltern sich gerade getrennt haben. Eine weitere wichtige Differenzierung der unterschiedlichen Störungsbilder und deren gelebter Symptomatik sehe ich im Alter des Kindes bzw. des Jugendlichen. Das Jugendalter stellt uns in der psychotherapeutischen Arbeit nochmals vor andere Herausforderungen als das Kindesalter (siehe auch die Beiträge „Wo ist mein Platz in dieser Welt?“ von Biegler-Vitek und „Monodrama mit jugendlichen Mädchen“ von Stamenkovic-Strobl). Durch die Lebensthemen der Jugendlichen, die Bedeutung des Autonomieprozesses sowie die Bedeutung der Peergroup im Allgemeinen und die Frage nach der Bindungsfähigkeit an diese im Speziellen werden heranwachsende mutistische oder autistische Jugendliche vor neue Herausforderungen gestellt. Die Schwierigkeiten dieser Jugendlichen mit und in Gruppen werden auf anderen Ebenen als im Kindesalter sichtbar.

Eine genaue psychosoziale und psychodynamische Diagnostik ist von enormer Bedeutung in der Überlegung der zu setzenden Interventionen.

An dieser Stelle soll eine differenzialdiagnostische Grenzziehung vorgenommen werden: In der Praxis zeigt sich, dass Autismus, Mutismus, Sozialphobie oder ADHS manchmal aufgrund der Ähnlichkeit mancher Symptome schwer zu diagnostizieren sind. Aus psychotherapeutischer Sicht scheint mir die differenzialdiagnostische Abklärung der Störungsbilder zueinander sehr wichtig, da aus psychodramatischer Sicht jeweils andere Interventionen gesetzt werden sollten.

Störungen mit genetischer Disposition – Handlungsregulationsstörungen

Die Ursachen der Störungsbilder wie Mutismus und Autismus sind auf eine genetische Disposition zurückzuführen. Das bedeutet, dass diese Kinder in der Regel von Geburt an schwierig zu erziehende Kinder sind. Oft beschreiben Eltern, dass sie die Signale des Säuglings nicht verstehen konnten, auf ihr tage- und nächtelanges Schreien wussten sie nicht zu reagieren. Die Zurückgezogenheit mutistischer Kinder in der Öffentlichkeit bei gleichzeitigem Dominanzstreben zu Hause löst oft ambivalente Gefühle bei Eltern gegenüber ihrem Kind aus, die in der Interaktion erneut Spannungsfelder erzeugen. Teilweise werden Eltern mindestens einmal wöchentlich von der Schule gebeten, ihre Kinder früher zu holen, fernab dessen, ob sich das mit ihrer Berufstätigkeit vereinbaren lässt oder nicht, da der Schulalltag für ihre Kinder und die ganze Schulklasse zu belastend ist. Manche Eltern machen sich Vorwürfe, etwas in der Erziehung ihres Kindes falsch gemacht zu haben, sind auf der Suche nach der Ursache der Auffälligkeiten, die ihre Kinder zeigen. Interaktionsproblematiken zwischen Eltern und ihren Kindern sind somit vorprogrammiert und wirken als aufrechterhaltende Faktoren oder, anders ausgedrückt, als Faktoren der selbstverstärkenden Rückkoppelung auf das Störungsbild, gelten aber keinesfalls als Ursache.

Soziales Handeln und Handlungsregulation

Das Handeln an sich kann nie nur an einer Person gemessen werden, sondern „ist stets vor dem Hintergrund der jeweiligen Situation zu sehen“ (Schacht 2003, S. 11). Entscheidend für die Einschätzung der jeweiligen Situation und der daraus folgenden Handlung sind „das dialogische Wechselspiel objektiver Faktoren“ und die „subjektive Konstruktion“ der Situation (ebd.). Soziales Handeln hängt somit in einem hohen Maß mit den eigenen Wahrnehmungen und damit, wo diese jeweils eingeordnet werden, zusammen und bietet somit eine Reihe an Möglichkeiten für subjektive Konstruktionen und damit Unsicherheiten. So ist das Gegenüber nicht immer zur Gänze einschätzbar und berechenbar. Weiters erhöht sich die Unsicherheit dadurch, dass die subjektive Interpretation der Handlung der Interaktionspartner von jeweiligen Rollenerwartungen geleitet wird.

Wie Leutz darlegt, wies Moreno darauf hin, dass unsere Handlungen „als Ausdruck des Individuums in der Ausübung der ihr entsprechenden Rolle vollzogen werden“ (Leutz 1974, S. 2). Er beschrieb das „Ich“ folgendermaßen: „Die greifbaren Aspekte dessen, was ‚Ich‘ genannt wird, sind die Rollen, in denen es handelt.“ (Ebd.) Auf Grund dieser Erkenntnis erarbeitete er eine Rollentheorie, die von Friedrich Krotz (1992) und Michael Schacht (2003) neu interpretiert und weiterentwickelt wurde. „Role is an interpersonal experience and needs usually two or more individuals to be actualizied.“ (Moreno 1964, zit. nach Leutz 1974, S. 44) So kann Rolle, wie Schacht schreibt, „nie losgelöst von der jeweiligen Situation und den entsprechenden komplementären Rollen gesehen werden. Rolleninteraktionen sind stets als ‚Ich-und-andere-Systeme‘ (Moreno 1982c, S. 280) zu verstehen.“ (Schacht 2003, S. 13)

Beim Rollenhandeln zum Beispiel zwischen Lehrerin und Schüler lassen sich in unterschiedlichen Interaktionen mehr oder weniger klar ausgesprochene Rollenerwartungen erkennen. Die Aussage „Beim Läuten haben alle Kinder in der Klasse auf ihre Plätze zu gehen" ist eine eindeutig deklarierte Erwartung an die Erfüllung der Rolle des Schülers, während die Rollenerwartung eines Schülers, der seine Hausübung nicht gebracht hat, mit hoher Wahrscheinlichkeit wesentlich undeutlicher ist. Auch wenn er weiß, dass die Lehrerin ihm in der Rolle als Lehrerin ein Minus geben muss, wird er möglicherweise hoffen, dass ihre mütterlichen Rollenanteile sie in ihrem Rollenhandeln beeinflussen und dass das Verständnis für seine zurzeit schwierige Situation die Lehrerin von einer negativen Beurteilung abhält. Er hat in der Regel aber die Wahrscheinlichkeit einer Reaktion der Lehrerin entsprechend ihrer Rolle in seinem Selbst gespeichert und ausreichend Spontaneität, um sich darauf einzustellen.

Die Bandbreite der Handlungstheorien reicht von der rationalen Zielerreichung nach Habermas, in der es darum geht, soziale Normen zu verinnerlichen, die das soziale Lernen bestimmen, bis zu Schacht, der Emotionalität, Phantasie und Spiel in seinem Ansatz mitberücksichtigt. Während bei Habermas die Interpretation als der zentrale Begriff gilt, in dem Rollen und Situationen als konsensfähige Definitionen gesehen werden, gründet Schacht auf Morenos Ansatz, den Menschen „physisch", „psychisch" und „mental" als Einheit zu sehen (Schacht 2003, S. 384).

Schacht beschreibt soziales Handeln in einem „handlungstheoretischen Modell der Spontaneität-Kreativität als Prozess der Problemlösung" (ebd., S. 21). Dieses in Anlehnung an das „Handlungsmodell der Pragmatiker John Dewey und George Herbert Mead" (ebd., S. 20) erarbeitete „Spontaneitäts-Kreativitätsmodell" beschreibt einen Zyklus der Problemlösung, beginnend mit dem „Erwärmungsprozess". Als Starter dafür bezeichnet Schacht eine Problemstellung, wie zum Beispiel die Reaktion auf ein Ereignis, welches nicht routinemäßig abläuft. Der „Starter" dieses Handlungszyklus ist die Voraussetzung, dass der Handelnde

> *„eine Vorstellung von der Art des Problems gewinnt, mit dem er sich konfrontiert sieht. ‚Worin besteht unsere Lage?' und: ‚Was hat uns in diese Lage gebracht?' Der Erwärmungsprozess stellt für das autistische Kind/Jugendlichen eine enorme, manchmal unüberwindbare Herausforderung dar. Besteht der erste Schritt des Erwärmungsprozesses in der Konstruktion der problematisch gewordenen Lage, so gilt es im Weiteren, nach angemessenen Lösungswegen zu suchen."* (Schacht 2003, S. 22)

In der Erwärmungsphase bereitet sich der/die Handelnde darauf vor, „in eine Spontaneitätslage zu springen" (ebd.).

Befinden sich zwei Interaktionspartner in einer „Spontaneitätslage, kann es zur Ich-Du-Begegnung im Sinne Martin Bubers kommen" (ebd.). Weiters schreibt Schacht über die Bedeutung der Spontaneitätslage: „Spontaneitätslagen erfordern die Bereitschaft, ein Wagnis einzugehen." (Ebd., S. 23). Dieses Wagnis stellt wiederum für mutistische Kinder oft eine enorme Bedrohung dar. Im Status nascendi wird die Lösungsmöglichkeit erkannt und gefunden. In der folgenden kreativen Phase kommt es zum Gestalten und Verändern des Problems zur Lösung hin. Die „Konserven" beziehen sich auf Rollenkonserven, die zur Grundausstattung jedes Menschen gehören. Manche sind hinderlich, viele davon sind sinnvoll, und so können neu erarbeitete Handlungsstrukturen auch als Rollenkonserven gespeichert werden. Eigentlich ist es der „Handlungsrucksack" jedes Menschen, aus dem nach Bedarf Rollen oder Handlungsmuster ausgepackt werden können.

Für jede neue Begegnung zweier oder mehrerer Menschen müssen also entweder neue Lösungen im Sinne adäquater Reaktionen geschaffen werden oder es muss auf alte zurückgegriffen werden können, damit eine entsprechende Handlung in der jeweiligen Interaktion möglich wird. Das bedeutet den zuvor erwähnten Wechsel von Kontingenz in Emergenz, der nicht nur eine Selektion von Möglichkeiten darstellt, sondern eben die Erschaffung einer neuen Möglichkeit. Des Öfteren finden wir uns in schwierigen, handlungsnotwendigen Situationen. Für mutistische Kinder wie auch Kinder mit Autismus-Spektrum-Störungen ist dies eigentlich jede spontane Begegnung.

Nun möchte ich nochmals auf die Feststellung von Schacht zurückkommen, dass „Handlung nie an einer Person alleine gemessen werden kann, sondern immer vor dem Hintergrund der jeweiligen Situation zu sehen ist" (Schacht 2003, S. 11).

Donald W. Winnicott hat für das erste Ausprobieren solcher Handlungsstrukturen einen intermediären Raum zwischen Mutter und Kind beschrieben, einen Spielraum, in dem Handeln und dessen Auswirkungen durch Spiel erfahren werden. „Um einen bestimmten Ort für das Spielen anzugeben, habe ich einen potenziellen Raum zwischen Kleinkind und Mutter postuliert." (Winnicott 1971, S. 52) Er geht davon aus, dass in dem Raum zwischen Mutter und Kind wesentliche Kommunikationsereignisse stattfinden. Dieser intermediäre Spielraum ermöglicht dem Kind, in der Phase der primären wie auch sekundären Intersubjektivität prägende Interaktionserfahrungen zu machen. So zum Beispiel lallt der Säugling beim Wickeln in unterschiedlichen Lauten und die Mutter versucht, diese nachzumachen und damit wieder aufzunehmen. Der Säugling lacht und beginnt ebenfalls wieder zu lallen, die Mutter beendet ihr Lallen. Es entsteht in diesem Spiel ein „einmal ich, einmal du". Oder ein etwas älteres Kleinkind, das immer wieder aufs Neue das Spielzeug vom Tisch wirft und die Mutter dadurch auffordert, dieses wieder aufzuheben. Winnicott schreibt zur Theorie des Spiels:

> *„Die Mutter (oder Teile von ihr) befindet sich also in einem steten ‚Hin und Her': einmal ist sie das, was das Kind anzunehmen in der Lage ist, ein andermal wartet sie, angenommen zu werden."* (Ebd., S. 58)

Gleichzeitig entsteht bei diesem Spiel eine vertrauensvolle Atmosphäre. Winnicott schreibt weiter:

> *„In der Atmosphäre des Vertrauens, die entsteht, wenn die Mutter diese schwierige Aufgabe bewältigen kann (und die nicht entsteht, wenn sie dazu nicht in der Lage ist), fängt das Kleinkind an, Erfahrungen zu machen, die darauf beruhen, daß die Omnipotenz intrapsychischer Prozesse mit seiner Kontrolle der Wirklichkeit in Einklang steht. Aufgrund des Vertrauens zur Mutter entsteht dann ein intermediärer ‚Spielplatz'; […] Der ‚Spielplatz' ist ein potentieller Raum zwischen Mutter und Kleinkind, der beide miteinander verbindet."* (Ebd., S. 59)

Das Rollenhandeln sowie die jeweiligen Rollenerwartungen an das Gegenüber werden ebenfalls in diesem intermediären Spielraum erfahren.

„Diesem potentiellen Raum stelle ich gegenüber
a) die innere Welt (einschließlich der Beziehung zwischen Leib und Seele) und
b) die eigentliche oder äußere Realität (die ihre eigenen Dimensionen hat und objektiv erfaßt werden kann und die konstant bleiben, auch wenn sie dem Beobachter – je nach seiner inneren Verfassung – unterschiedlich erscheinen mag).“ (Winnicott 1971, S. 52)

Handlungsregulation und Störungsmechanismen in Bezug auf Mutismus und Autismus

Psychodramatisch formuliert handelt es sich bei mutistischen und autistischen Kindern um eine Störung der Handlungsregulation, die aufgrund unterschiedlicher Ursachen in einer eingeschränkten Rollenflexibilität sichtbar wird. Schacht (2003) beschreibt in seinem entwicklungstheoretischen Modell die Rollen- oder Handlungsebenen. Er unterteilt sie in die psychosomatische Rollenebene (von der Geburt bis 18 Monate), die psychodramatische Rollenebene (15./18. Monat bis 4./6. Jahr) und in die soziodramatische Rollenebene (4./6. Jahr bis in die Postadoleszens).

„Störungen des Erlebens und Handelns resultieren stets aus einem Wechselspiel von äußeren Belastungen (vielfach defizitären Erfahrungen) einerseits und kreative Anpassungsleistungen an diese Bedingungen andererseits.“ (Schacht 2009, S. 87)

Das Wechselspiel, das zu Störungen des Erlebens und Handelns bei Kindern und Jugendlichen mit zum Beispiel Autismus-Spektrum-Störungen oder Mutismus führt, ist noch um ein Vielfaches komplexer. Es besteht aus dem Wechselspiel zwischen der genetischen Disposition, die die Kinder in vorgegebene Handlungsabläufe „zwingt“ und als Konserve eine kreative Anpassungsleistung vorerst verhindert, sowie den Reaktionen der Eltern und der erweiterten Umwelt darauf, die eine kreative Anpassungsleistung an das Problem darstellen, auf die das Kind wiederum mit seiner kreativen Anpassungsleistung reagiert. Im Interaktionsprozess gelingt es dem mutistischen, aber auch autistischen Kind aus unterschiedlichen Gründen nicht, eigenes Handeln und fremdes Handeln sinnvoll und zeitlich passend aufeinander abzustimmen. Was macht diese Abstimmung so schwierig bzw. manchmal auch unmöglich?

Psychosomatische Rollenebene

Schacht schreibt dem Kind auf der psychosomatischen Rollenebene bezüglich der Handlungsregulation folgende Kompetenzen zu: „Selbstregulation an Hilfs-Ich-Kompetenz gebunden, Anfänge der Aktivierungs-, Emotions-, Aufmerksamkeitsregulation, Hemmung von Handlungsimpulsen, Einsatz von Mitteln, prozedurale Wahlen, Ambitendenz, Aktionshunger: Neugier, Interesse, Exploration, Freude am Effekt, Funktionslust, Urheberschaft, Wirksamkeit“ (Schacht 2003, S. 193). Entsprechend ihren Möglichkeiten machen Kinder auf der psychosomatischen Rollenebene in erster Linie als *role giver* und *role receiver* erste Bekanntschaft mit unterschiedlichen Rollenzuschreibungen.

Welche Faktoren sind bedeutend und wo liegen mögliche Störungsmechanismen auf der psychosomatischen Rollenebene bei mutistischen und autistischen Kindern?

Die Bedeutung des Blickkontaktes für die Begegnungsfähigkeit des Menschen ist erwiesen. Gerade im Säuglingsalter und in der frühen Kindheit ist dieser bedeutend für die Interaktion zwischen Mutter und Kind. „Damit wird die Basis späterer (Ich-Du) Begegnung, in der Blickkontakt eine bedeutsame Rolle spielt, gelegt." (Schacht 2003, S. 60) Das Herstellen eines Blickkontaktes ist gerade für autistische Kinder nicht selbstverständlich und die Bildung einer „Struktur der dyadischen Rolleninteraktion" (ebd.) ist damit beeinträchtigt. „Die Kinder interessieren sich wenig für Gesichter, Lächeln, Blickkontakt oder Vokalisierungen, sind gleichgültig oder ablehnend gegenüber körperlichem Kontakt und zeigen kaum Grußreaktionen in Bezug auf die Eltern." (Dornes 2008, S. 138) Martin Dornes weist weiters darauf hin, dass bei autistischen Kindern „schon die primäre Intersubjektivität der ersten Stufe [...] also gestört [ist] (Trevarthen et al. 1998, S. 119ff.; Wimpory et al. 2000)" (Dornes 2008, S. 138). Er betont die Bedeutung der primären Intersubjektivität in der Interaktion zwischen früher Bezugsperson und Kind, die noch ohne Spielzeug stattfindet (Dornes 1997). Der Anerkennungswunsch des Menschen, als der gesehen zu werden, der er ist, ist ebenso wichtig wie die Bedürfnisbefriedigung. „Beim Menschen muß eben nicht nur der Hunger befriedigt werden, sondern zugleich muss die Art und Weise, wie er sich artikuliert, als *legitim* anerkannt werden." (Ebd., S. 140)

Als einen weiteren die Handlungsregulation beeinflussenden wesentlichen Aspekt möchte ich noch einmal die Emotionen und deren Entwicklung in den Blick nehmen.

Immer wieder fiel mir in meiner Arbeit mit mutistischen Kindern auf, dass sie, obwohl sie einen inneren Rollenwechsel aus der Beobachtersituation vollziehen können, Gefühle nicht benennen können. Das Beschreiben der Emotionen anderer auf Fotos ist für die meisten sehr schwierig. Autistische Kinder wiederum haben „grundsätzlich Mühe mit ihren Emotionen wie auch mit den Emotionen der anderen" (Girsberger 2014, S. 33). Demzufolge stellt sich nun die Frage, welche Bedeutung Emotionen für unser Handeln, aber auch in der Gesamtkomplexität eines Interaktionsprozesses haben.

Was ist eigentlich eine Emotion? Emotionen haben vier Merkmale: die Qualität (Ärger, Furcht), die Intensität (schwach, stark), eine zeitliche Dauer und sie sind objektgerichtet (Meyer/Reisenzein/Schützwohl 2001). Qualität und Intensität sind sicher Merkmale, die für das Verständnis mutistischer Kinder wichtig sind. Am bedeutendsten für die Arbeit mit diesen Kindern erscheint mir das Merkmal der Objektgerichtetheit. Schon Brentano hat darauf aufmerksam gemacht, dass Emotionen „nicht unbedingt real zu existieren brauchen" (ebd., S. 30). Das bedeutet, dass „für das Auftreten von Emotionen nicht die reale Existenz von Ereignissen oder Sachverhalten entscheidend ist, sondern die Meinung oder Überzeugung der Person, dass die Ereignisse und Sachverhalte existieren, stattgefunden haben oder zumindest möglich sind" (Meyer/Reisenzein/Schützwohl 2001, S. 31). Wenn wir nun an die von Moreno beschriebene subjektive Konstruktion der Situation denken, so bestätigt sich mit dieser Erkenntnis noch einmal, dass der Mensch nicht seinem Erleben ausgeliefert ist, sondern selbst RegisseurIn seines oder ihres Lebens sein kann. Aber gerade dies ist für mutistische Kinder und Kinder mit Autismus-Spektrum-Störungen vorerst undenkbar.

> *„Der Mensch ist seinen Gefühlen nicht passiv ausgeliefert. Fühlen ist ein aktiver und (mehr oder minder) schöpferischer Akt, durch den der Handelnde als role giver und role receiver Rolleninteraktionen prägt und das Wechselspiel von Anziehung und Abstoßung reguliert."* (Schacht 2003, S. 17)

„Emotionen entwickeln sich im Rahmen sozialer Erfahrungen" durch die „gemeinsame Regulation des (affektiven) Aktivierungsniveaus" (ebd., S. 71). Schacht identifiziert drei wesentliche Aspekte, die zum Gelingen dieses Prozesses beitragen. Es sind dies eine „gute Aktivierungsregulation als eine entscheidende Voraussetzung für das Erreichen einer Spontaneitätslage" (ebd.) sowie die „Regulation des Erregungsniveaus" (ebd.). Außerdem werden „die in den ersten Lebensmonaten durch *hidden regulators* gesteuerten psychophysiologischen Prozesse [...] später durch komplexere Regulationsmechanismen überlagert" (ebd.).

Nun möchte ich noch einmal auf den zuvor erwähnten, von Winnicott beschriebenen intermediären Spielraum zurückkommen. Die darin stattfindenden Interaktionen zwischen dem Kind und der frühen Bezugsperson beschreiben die „gemeinsame Regulation des affektiven Aktivierungsniveaus" (ebd.) und erfüllen im besten Fall den Anerkennungswunsch von beiden InteraktionspartnerInnen. Das entstehende „Einmal du, einmal ich" lässt bei guter Regulation, die vorerst in der Verantwortung des Erwachsenen liegt, in späterer Folge auch vom Kind übernommen werden kann, ein lustvolles Spiel entstehen. Der Säugling/das Kind zeigt unterschiedliche Emotionen, wie zum Beispiel Freude, aber auch Ärger. Dies wird „das mächtigste Selbst- und Fremdbelohnungssystem" (Krause 2000, S. 336, zit. nach Schacht 2003, S. 72) für den Säugling/das Kind und beeinflusst damit die Handlungsregulation. Das Zusammenspiel zwischen dem Säugling/Kind und der frühen Bezugsperson in diesem intermediären Spielraum bietet somit die Möglichkeit für das „Erkennen von Kongruenzen", welches „ausgesprochen bedeutsam für die affektiv-motivationale Entwicklung des Säuglings" (Schacht 2003, S. 73) ist. Ein Beispiel dafür ist das Anlächeln und Zurücklächeln.

Bei einem autistischen Kind „kann man feststellen, dass dieses noch keine differenzierten Emotionen empfinden und ausdrücken kann, sondern eher basale Zustände wie ‚Wohlsein' und ‚Unwohlsein'" (Girsberger 2014, S. 33). Oft gibt es kein Lächeln als Antwort auf ein Angelächeltwerden durch die Bezugsperson als Zeichen der Freude oder Wunsch nach Kontakt. Thomas Girsberger weist darauf hin, dass, auch wenn es den Kindern möglich ist, Emotionen wie zum Beispiel „Wut, Freude, Überraschung" zu unterscheiden, es ihnen trotzdem sehr schwerfällt, „diese Emotionen bei sich selbst zu erkennen, sie angemessen auszudrücken oder gar anderen differenziert mitzuteilen" (ebd.). Bezüglich der Emotionen anderer ist es mutistischen Kindern möglich, wenn sie sich sicher fühlen, Empathie zu zeigen, während autistische Kinder dies nicht können.

Bezüglich der Entwicklung der sekundären Intersubjektivität autistischer Kinder weisen Sigman und Capps auf das nahezu vollständige Fehlen des *„social referencing* der zweiten Stufe" hin (Sigman/Capps 1997, S. 45, zit. nach Dornes 2008, S. 138). Die sekundäre Intersubjektivität bezieht sich auf die Kommunikation zwischen früher

Bezugsperson und Kind „nicht nur miteinander, sondern auch miteinander über *etwas Drittes*" (Dornes 1997, S. 142).

> *„In dieser sekundären Intersubjektivität geht es nicht mehr nur – wie bei der primären Intersubjektivität – um den reziproken* Austausch *averbaler Verhaltensweisen und Affekte im Spiel und deren* Anerkennung, *sondern darüber hinaus um die Wahrnehmung, Validierung und das Gemeinsam-haben-wollen von mentalen und emotionalen Zuständen als* Ziel *der Interaktion."* (Dornes 1997, S. 144)

Die sekundäre Intersubjektivität ist aus psychodramatischer Perspektive die Grundlage für das Sharing. Sie ermöglicht den KommunikationspartnerInnen ein Mitteilen und Teilen von Erlebtem und dazugehörigen Emotionen. Ein erster Entwicklungsschritt zu „shared minds in der Rolleninteraktion zwischen Eltern und Kindern" (Schacht 2003, S. 89) ist in der *joint attention* zu sehen, womit die geteilte Aufmerksamkeit des Kindes mit der Bezugsperson auf ein drittes Objekt gemeint ist. Im nächsten Kommunikationsschritt, *shared attention* genannt, steht nicht das dritte Objekt, sondern das gemeinsame Sehen im Mittelpunkt der Interaktion. Aufbauend auf dem gemeinsamen Sehen ist es möglich, gemeinsame Zielsetzungen zwischen Bezugsperson und Kind zu etablieren. Diese *shared intentions* sind ein wesentlicher Schritt zum *social referencing*. „Damit ist gemeint, dass der Säugling affektive Signale von Mutter oder Vater nutzt, um (neue) Situationen einzuschätzen." (Ebd., S. 92)

Durch die Störung der primären Intersubjektivität sowie des *social referencing* der sekundären Intersubjektivität ist es für die frühen Bezugspersonen von autistischen Kindern sowie für die Kinder selbst sehr schwierig bis unmöglich, dieses Wechselspiel zwischen einerseits „das zu sein, was das Kind in der Lage ist anzunehmen" (Winnicott 1971, S. 52), und andererseits auf das eigene Angenommenwerden zu warten, herzustellen. Kommunikationsirrtümer machen das Erkennen dessen, was wie angenommen werden kann oder soll, sowie das Herstellen eines Ausgleiches und dadurch einer vertrauensvollen Atmosphäre schwierig bis manchmal unmöglich. Die gegenseitige Anerkennung des Interaktionspartners kann daher nicht stattfinden. Interaktionsirrtümer auf beiden Seiten prägen dadurch weitere Interaktionen.

Während das autistische Kind auf der psychosomatischen Rollen- und Handlungsebene Störungen der Interaktion, die sich auf die psychodramatische wie auch soziodramatische Rollen- und Handlungsebene auswirken, erfährt, erlebt das mutistische Kind auf dieser Rollenebene in der Regel weniger Störungen. So stellt der „intermediäre Spielraum" mit der frühen Bezugsperson für das mutistische Kind die notwendige Sicherheit im Sinne eines geschützten Begegnungsraumes dar. Das mutistische Kind hat keine Störungen in Bezug auf das *social referencing*, solange der Begegnungsraum sowie handelnde Personen ausreichend bekannt und überschaubar sind. Eine Erweiterung des Raumes sowie eine neu hinzukommende weitere Person können vom Kind als bedrohlich erlebt werden. Durch diese erlebte Bedrohung ist es für das Kind schwierig bis manchmal unmöglich, affektive Signale der Bezugsperson wahrzunehmen, einzuordnen und zu nützen.

Wie wirken sich diese Faktoren auf die Erweiterung des intermediären Spielraumes im Sinne der Triangulierung aus?

Die Interaktionserfahrungen in diesem intermediären Spielraum beruhen also im besten Fall darauf, dass das Kind die Erfahrung machen kann, „dass die Omnipotenz intrapsychischer Prozesse mit seiner Kontrolle der Wirklichkeit in Einklang steht" (Winnicott 1971, S. 52). Entwicklung bedeutet allerdings, dass dieser Begegnungsraum, der Sicherheit und Vertrauen darstellt, um eine dritte Person erweitert wird. Dadurch erhöht sich die Komplexität der Kommunikationsereignisse für das Kind, aber auch für die frühen Bezugspersonen. „Die Hilfs-Ich-Kompetenzen der Eltern beeinflussen, wie weit ein Säugling in der Lage ist, triadische Interaktionen aktiv mitzugestalten." (Schacht 2003, S. 75) Mutistische Kinder reagieren oft mit Stress auf hinzukommende Dritte. Sie flüchten nahezu zurück zu ihren (meist) Müttern, lassen sich nur von diesen beruhigen, erstarren oder verstecken sich hinter diesen vor dem Gegenüber. Zu bedrohlich ist diese Situation. Es wirkt, als zögen sie ein unsichtbares Band um sich und ihre Mütter/Väter, um den intermediären Begegnungsraum, der nur diesen beiden gehören soll und Vertrauen und Sicherheit darstellt, zu schützen. Die Mütter spüren den Stress ihrer Kinder und reagieren auf deren Angst. Bezüglich der selbstverstärkenden Rückkoppelungsmechanismen lässt sich beobachten, dass Mütter/Väter, die selbst von Mutismus oder Sprechangst im Allgemeinen betroffen waren, vermehrt auf die Angst des Kindes vor der Situation mit der oder dem Dritten mit großer Vorsicht und erhöhtem Schutzbedürfnis reagieren. Die ihnen aus ihrer Kindheit bekannte Angst wird zusätzlich auf das Kind projiziert. Dies wiederum bestätigt das Kind in seiner Angst.

Psychodramatische Rollenebene

Auf der psychodramatischen Rollenebene siedelt Schacht *guided self regulation*, Wünsche, Sprache, innere Vorstellungen, Sprache als Medium geteilter Erfahrung, Leistungsmotivation, Anfänge von Belohnungsaufschub, planendes Handeln, selbstbewertende Emotionen, Trennung von Selbst- und Rollenempfinden im Rollenspiel, Aktionshunger: *mastery motivation*, mit Einschränkungen Leistungsmotivation, Stolz (Schacht 2003, S. 272ff.) an. Die unterschiedlichen Rollen, ihre Rollenzuschreibungen, die dazugehörigen Skripts und die Umsetzung all dessen erfährt das Kind auf der psychodramatischen Rollenebene.

Die Bedeutung der Sprache und des Sprechens

Ludwig Wittgenstein schreibt im Tractatus logico-philosophicus über die Bedeutung der Sprache: „Die Grenzen meiner Sprache bedeuten die Grenzen meiner Welt." (Wittgenstein 1963, S. 86)

Sprache und Sprechen ist unser wichtigstes Kommunikations- und Interaktionsmittel. Es gibt nahezu keine Szene, in der keine Sprache vorkommt. Es gibt kein (Mit-)Teilen von Gefühlen oder Erlebnissen ohne Sprache und Sprechen. Durch die Sprache und das Sprechen machen wir uns in einer speziellen Form sichtbar. Stimmungen, Gefühle, Gedanken werden durch das gesprochene Wort in seinem Tempo, dem Rhythmus, der Lautstärke spürbar und hörbar. Dadurch können wir einerseits mit unserem Gegenüber etwas teilen, andererseits laufen wir aber auch Gefahr, etwas anderes sichtbar zu machen, als unser Gegenüber von uns erwartet, und somit der Rollenerwartung an uns nicht zu entsprechen.

> *„Die Entwicklung von Sprache ist aus psychodramatischer Sicht insofern bedeutsam, als sich die Möglichkeiten zum Sharing von Erfahrungen immens erweitern. Jedes neue Wort bedeutet eine weitere Möglichkeit, mit Hilfe eines gemeinsamen (shared) Symbols Erfahrungen zu teilen. Es stellt ‚ein Nebenprodukt der Vereinigung zweier Subjektivitäten in einem gemeinsamen Symbolsystem dar, eine Erschaffung gemeinsamer Bedeutungen' (Stern 1992, S. 244). Sprache ist das entscheidende Medium, um mit den Mitgliedern derselben Sprachgemeinschaft Erfahrungen zu teilen."* (Schacht 2003, S. 130)

Sabine Spitzer-Prochazka schreibt über die Bedeutung der Sprache unter anderem:

> *„Entsprechend groß ist die Bedeutung der Sprache für den Tele-Prozess: sie lässt Menschen aufeinander aufmerksam werden, dient der gegenseitigen Wahrnehmung und Einfühlung und ermöglicht gemeinsame, neue Begegnung."* (Spitzer-Prochazka 2006, S. 20)

„Zur Zeit des Spracherwerbs beginnen Eltern, ihr Kind mit ersten (bewusst formulierten) Rollenerwartungen zu konfrontieren." (Schacht 2003, S. 130)

So kann zum Beispiel das Einkaufen mit einem sieben- oder achtjährigen mutistischen Kind zu einer besonderen Herausforderung werden. Stellen Sie sich vor, Sie stehen an der Kasse, hinter Ihnen eine lange Warteschlange, und Sie bemerken, dass Sie etwas vergessen haben. „Na ja", werden sie sagen, „ich bitte halt mein Kind, mir das zu holen." Aber nicht, wenn ihr Kind mutistisch ist, denn das Kind wird nicht gehen und auch nicht alleine in der Warteschlange stehen bleiben, auch nicht, wenn es schon zehn Jahre alt ist. Zu groß ist die Gefahr, sich in den Gängen zu verirren und jemanden fragen zu müssen oder in der Warteschlange zu stehen und von jemandem angesprochen oder gefragt zu werden. Mit dem Wissen, die Spontaneität des Sprechens nicht zur Verfügung zu haben, wird die Rollenkonserve des oder der „Nichtsprechenden" nochmals verstärkt. Also werden Sie entweder auf das Vergessene verzichten oder aber gemeinsam mit dem Kind nochmals durch die Gänge ziehen, um sich dann von Neuem in der Warteschlange anzustellen. Man kann sich vorstellen, dass diese Erfahrungen nicht gerade die Interaktion zwischen Elternteil und Kind vereinfachen.

Durch das Schweigen der Kinder entstehen in den unterschiedlichen Szenen Einschränkungen. Wenn nun Sharing nicht stattfinden kann, ist naheliegend, dass ein Machtkampf entsteht. Es wundert daher nicht, dass, vorschnell geurteilt, die Annahme entsteht, es ginge bei diesem Störungsbild um nichts anderes als genau um diesen Machtkampf. Die Wahlmöglichkeit, Sprache in einer Interaktion als Kommunikationsmittel zu verwenden, ist aus meiner Sicht eine wesentliche Voraussetzung für gelungene Begegnung.

Wie Kastner-Koller und Deimann (2000) und Tager-Flusberg (2000, zit. nach Dornes 2008, S. 139) in ihrem Überblick beschreiben, kann die Hälfte der autistischen Kinder überhaupt nicht sprechen, ein Viertel verliert anfängliche Fähigkeiten wieder und ein weiteres Viertel spricht. Dies allerdings im eingeschränkten Sinn, „die Sprache klingt farblos und hölzern, die Intonation erfolgt oft in einem Singsang und übergenau“ (Dornes 2008, S. 138). Diese Art des Sprechens führt manchmal zu Irritationen in der Interaktion mit Gleichaltrigen.

Kristin Snippe weist bezüglich der Sprachschwierigkeiten autistischer Kinder darauf hin, dass „außer in den interaktiv-kommunikativen Prozessen [...] Störungen in mit der Kognition überlappenden Prozessen der Sprachentwicklung auftreten“ können (Snippe 2013, S. 30). Als die zwei wesentlichen Aspekte der interaktiv-kommunikativen Theorie nennt sie „fehlende Spezifizierung auf soziale Reize“ und „die Sprach-Aversions-Hypothese“ (ebd., S. 28).

Ein wesentlicher Entwicklungsschritt auf der psychodramatischen Rollenebene ist das Aneignen und Erfinden sogenannter Skripts. Schacht beschreibt Skripts als „Drehbücher“ von Handlungsabläufen in alltäglichen Szenen. Diese werden durch die Szene selbst sowie auch durch unterschiedliche Rollen bestimmt. „Sie stellen Schemata sozialer, allgemein gültiger Interaktionen dar.“ (Schacht 2003, S. 132)

Die Entwicklung des Spiels ist durch die beschriebenen Schwierigkeiten bei autistischen und mutistischen Kindern mitbestimmt. Aufgrund der Symbolisierungsschwierigkeiten ist ein „Als-ob-Spiel“ für autistische Kinder schwierig bis unmöglich.

Die soziodramatische Rollenebene macht sichtbar, wie weit es dem Kind nun gelingt, sein Handeln mit dem der anderen abzustimmen. Schacht teilt die soziodramatische Rollenebene weiter in vier Niveaus. Bezüglich der Handlungsregulation sieht er hier auf allen vier Ebenen „Sprache als Werkzeug der Selbstinstruktion, Strategien für die Regulation der Motivation, Aufmerksamkeit, Gedächtnis, Belohnungsaufschub, Aktivierungs- und Emotionsregulation“ (ebd., S. 275), während er „Trennung von Selbst- und Rollenempfinden in anderen Spielen“ dem Niveau 1 zuordnet und „allmähliche Stabilisierung von Rollendistanz“ (ebd.) dem Niveau 2–4.Und auf der soziodramatischen Rollenebene geht es dann darum, diese Rollen in sozialen Kontexten situationsadäquat zu verwenden. Ist das nicht möglich, so ist eine eingeschränkte Rollenflexibilität sichtbar.

Das Interaktionsverhalten mutistischer Kinder in der Gruppe

Mutistische Kinder sind einander in ihrem Interaktionsverhalten so ähnlich, dass man vermuten könnte, es handle sich um einen eigenen Bauplan für das Handlungskonzept dieser Kinder in Begegnungen mit anderen Menschen. Erst bei genauerem Hinsehen findet man Differenzierungen innerhalb dieses „Bauplanes“. In der Begegnung mit mutistischen Kindern fällt zu allererst die Erstarrung auf. Sie werden in Interaktionsprozessen regelrecht handlungsunfähig. Die Körperhaltung wirkt wie eingefroren, das Gesicht wird manchmal verdeckt, es ist keinerlei Gestik erkennbar. Das Kind schaut sein Gegenüber nicht an, es entsteht die gesamte Interaktionssequenz lang kein Blickkontakt. Spricht man das Kind an, zeigt es keinerlei Veränderung in seinem Erscheinen. All das, was in einem Begegnungsprozess in der Regel abläuft, wie zum Beispiel eine Veränderung der Gestik oder ein „Handgeben“ zur Begrüßung, vielleicht ein verlegenes Lächeln, einfach irgendeine Regung, um sein Gegenüber als InteraktionspartnerIn zu bestätigen, findet nicht statt.

Mit zunehmender Sicherheit und Sprache wird in der Einzeltherapie einerseits die Lebendigkeit der Kinder spürbar und sichtbar, andererseits aber auch ihr Fehlersuchen und -erkennen sowie Bewerten des anderen, in diesem Fall meiner Person. Zum Beispiel: „Das hast du jetzt schon wieder falsch gemacht, du bist ein Loser." Wenn die Kinder in der Einzeltherapie mit mir sprechen und in die Therapiegruppe wechseln, dann fällt auf, dass ihnen der Weg auf die Spielbühne oft enorm schwerfällt. Oft ist dies nur über die „Beobachtungsbühne" (siehe Monika Wicher in „Psychodrama-Psychotherapiegruppe mit Kindern") möglich. Darauf gehe ich im Kapitel „Mutismusspezifische Interventionen in der Psychodramagruppe" näher ein. Ist es aber geschafft und das mutistische Kind wagt den Schritt des Bühnenwechsels, so ist in den Interaktionen mit Gleichaltrigen auffallend, dass mutistische Kinder ein Rollenverständnis haben, das heißt, es ist ihnen möglich, eine Rolle zu wählen und diese auch verbal zu beschreiben. Es gibt zu dieser Rolle auch ein klares Skript, aber nicht in Bezug zu anderen Kindern, deren Rollen und den dazugehörigen Skripts.

Interessant ist in diesem Zusammenhang auch die Rollenwahl. Unabhängig von der Dynamik in der Gruppe und der Soziometrie der Gruppe, die sich auch in den Rollenwahlen der anderen Kinder ausdrückt, wählen mutistische Kinder eher dominante Rollen, wie zum Beispiel die Königin/den König oder den Bürgermeister/die Bürgermeisterin. Das sind in der Regel Rollen, die ihnen zum derzeitigen Zeitpunkt von der Gruppe noch nicht zugesprochen werden. Das macht es dann wieder schwieriger, diese Rolle im Spiel adäquat einzubringen. Ohne die Hilfe eines Erwachsenen als Hilfs-Ich ist es ihnen anfangs auch gar nicht möglich, diese Rolle und das dazugehörige Skript im gemeinsamen Spiel umzusetzen. Oder aber sie wählen entsprechend der Soziometrie Rollen, die scheu und zurückgezogen im Haus sitzen. In diesen Rollen bleiben sie das gesamte Spiel handlungsinaktiv. Die zwischen diesen Polen liegenden Rollen, die eher für die „unspektakulären" Handlungen bestimmt wären, wie zum Beispiel ein Tier dieses Dschungels oder ein Bürger/eine Bürgerin der Stadt, ein Freund/eine Freundin etc., werden selten gewählt und für diese Rollen gibt es auch keine oder sehr starre Skripts. „Mittelmäßige" Rollen zählen auch nicht zu den Wunschrollen mutistischer Kinder. Die Rolle des Besonderen müsste hierfür aufgegeben werden. Spannend finde ich, dass die Kinder für diese unspektakulären Rollen dann von sich aus auch keine Skripts entwerfen können. Sie benötigen dafür wieder eine Erwachsene/einen Erwachsenen als Hilfs-Ich.

Die Rollenwahl bestätigt somit einerseits den ungeschickt vorgebrachten „Wunsch nach Selbstwirksamkeit" der Kinder, welcher sich auch in Gruppen Gleichaltriger zeigt, und das mutistische Kind bindet damit gleichzeitig den Erwachsenen/die Erwachsene stärker an sich, da es ohne seine Hilfe nicht möglich wäre, diese Rolle umzusetzen. Andererseits wird sichtbar, dass das mutistische Kind auf gruppendynamische Prozesse scheinbar wenig reagiert. Und das, obwohl man davon ausgehen kann, dass ein Kind, das so genau beobachtet, in der Regel über mögliche Konsequenzen einer „ungeeigneten" Rollenwahl Bescheid weiß. Wieso fällt es dem mutistischen Kind im Symbolspiel so schwer, ein Skript zu „unspektakulären" Rollen oder der Soziometrie in der Gruppe entsprechende Rolle zu entwerfen? Damit macht das mutistische Kind es sich enorm schwer und bringt sich eigentlich selbst in Gefahr, etwas „falsch" zu machen. Und genau das macht ihnen die größte Angst in der Gruppe. Würden sie ihre „ruhigen, das Spiel nicht bestimmenden" Rollen einfach spielen, wäre die Gruppe nicht irritiert, niemand würde darauf im Besonderen reagieren und das für das mutistische Kind so gefürchtete „Im-Mittelpunkt-Stehen“ würde in keiner Weise stattfinden.

Einerseits ist also die Rollenwahl problematisch, andererseits reicht das Aushandeln der Rollen für diese Kinder oft nicht, um ins Spiel zu kommen. Zu Beginn der Gruppentherapie müssten sie, um ohne einen Erwachsenen als Hilfs-Ich auszukommen, genau wissen, was wann passiert und wie wer wann genau reagiert, um mitspielen zu können. Die Spontaneität des jeweils anderen macht ihnen enorme Angst. Deshalb ist das „Stegreiftheater“ für mutistische Kinder anfangs noch eine unendliche Herausforderung. Hier steht der individuellen Spontaneität in der Begegnung wieder die eigene, eingeschränkte Rollenflexibilität im Weg.

Weiters ist generell ein deutlich verlangsamtes Interaktionstempo bei den mutistischen Kindern beobachtbar. Sie wirken, als würden sie nicht erkennen können, wann der richtige Zeitpunkt für „ihren Einsatz“ ist. Es entsteht der Eindruck, als wäre die Koordination des Erkennens des richtigen Zeitpunktes und des adäquaten Einsatzes der Sprache nahezu unmöglich. Hier zeigt sich die Störung der Handlungsregulation deutlich. Darauf gehe ich im Folgenden genauer ein. Ein weiterer wesentlicher Interaktionsaspekt zeigt sich darin, dass sich mutistische Kinder in der Gruppe nicht positionieren. Sich einer bestimmten Person in der Gruppe zuzuordnen, scheint schier unmöglich. Bei einer soziometrischen Übung, bei der es um das Zuordnungskriterium „Wer ist dir hier in der Gruppe am vertrautesten?“ geht, bleiben mutistische Kinder wie angewurzelt stehen. Dies ist für sie deshalb so schwierig, weil es sich hierbei um ein nicht klar festzumachendes und damit für das mutistische Kind nicht überprüfbares Kriterium handelt. Zu groß ist die Angst, jemanden zu wählen, der vielleicht eine andere Wahl getroffen hätte. Durch diese unklare Positionierung in der Gruppe lösen mutistische Kinder des Öfteren Irritation bei den anderen Kindern aus. Die Angst, sich in der Gruppe zu positionieren, die Schwierigkeit des Bühnenwechsels, der Rollenwahl sowie des Verpassens des „richtigen Zeitpunktes“ für den eigenen Einsatz und die enorme Angst, etwas falsch zu machen und dann ausgelacht oder einfach von den anderen negativ bewertet zu werden, bringt das mutistische Kind in die Vermeidung der Kommunikation in der Interaktion oder in die Erstarrung. Im Folgenden möchte ich genauer beleuchten, wie das Verhalten des mutistischen Kindes mit dem Prozess des Handelns in Zusammenhang zu bringen ist.

Das Interaktionsverhalten von Kindern mit Autismus-Spektrum-Störungen in Gruppen

Das Interaktionsverhalten von Kindern mit Autismus-Spektrum-Störungen in Gruppen zeigt die zuvor beschriebenen Schwierigkeiten auf allen Rollenebenen.

Wenn Kinder mit Autismus-Spektrum-Störungen in die Gruppe kommen, kann es sein, dass sie im Sitzkreis von der Gruppe abgewandt Platz nehmen. Oft sprechen sie, ohne die anderen auch nur anzuschauen, entweder sehr „blumig“ oder „roboterartig“, manchmal auch mit deutschem Akzent. Das wirkt auf andere Kinder oft irritierend. So gab ein Bursche aus einer Jugendlichengruppe seiner Irritation mit folgenden Worten Ausdruck: „Du redest ja wie ein Duden.“ Gerade die Sprache der Jugendlichen drückt sich in Codierungen und Metaphern aus. Diese sind für AutistInnen nicht verständlich.

„Hochbegabte Asperger-Patienten berichten von ihrem inneren Erleben, sie würden vorwiegend in statischen Bildern denken." (Dornes 2008, S. 140) So kann es passieren, dass bei einem Fußballspiel ein autistischer Bursche ein Eigentor schießt und sich sehr darüber freut, ein Tor geschossen zu haben. Sein statisches Bild zum Fußballspiel lautet in diesem Fall „Tor schießen". Er kann weder die Irritation bei seinen Mannschaftskollegen über seine Freude noch deren dazugehörigen Gefühle wahrnehmen. Hier zeigt sich auch die fehlende Empathiefähigkeit.

„Grandin [eine US-amerikanische autistische Wissenschafterin, G. B.-V.] berichtet, dass sie nicht weiß, wie es ist, verliebt zu sein oder was man dabei finden kann, sich tief in die Augen zu schauen." (Dornes 2008, S. 140) Autistische Kinder und Jugendliche zeigen wenig Bedürfnis, über Gefühle zu sprechen.

Ein Spüren des Wechselspiels von Anziehung und Abstoßung zwischen Menschen scheint ihnen nicht ausreichend möglich. Dies zeigt sich in ihren Wahlen der Interaktionspartner. So sagte P. einmal bei der Bildung von Kleingruppen zu einem Mädchen: „Mit dir gehe ich nicht in die Gruppe, du bist nicht schön."

> *„Ein Asperger-Patient beschreibt sein Verhältnis zu seinen Äußerungen so: ‚Was ich sage, ist meine Überzeugung. Wie ein anderer meine Überzeugung auffaßt, hat nichts mit mir zu tun. Wenn er verletzt oder beleidigt ist, ist das nicht mein Problem.'"* (Baron-Cohen 2003, S. 195f., zit. nach Dornes 2008, S. 141)

In Gruppensoziogrammen nehmen Kinder mit Autismus-Spektrum-Störungen oft den Platz in der Mitte ein, ungeachtet der Dynamik in der Gruppe, und geben diesem die Bedeutung eines Platzes einer Königin bzw. eines Königs.

Bei vielen Kindern mit Autismus-Spektrum-Störungen zeigen sich in unterschiedlichen Interaktionssequenzen vermehrt Ängste. Die Einschätzbarkeit des Gegenübers scheint unmöglich, Veränderungen wirken bedrohlich u. a. m.

Mutismus – das freiwillige Schweigen?

> *„‚Reden ist Silber, Schweigen ist Gold', so lautet ein beliebtes Sprichwort und ist auch der Untertitel meiner Masterthese. Dieses Sprichwort wird Menschen, von denen man annimmt, sie reden in unpassenden Situationen unüberlegt, einfach des Redens wegen, gerne empfohlen. Oft ist es sinnvoller, sich in seinem Redefluss zu stoppen und nicht jede Spannung in einem Interaktionsprozess ‚wegreden' zu wollen, also bewusst zu schweigen. Was aber, wenn sich die Rolle des Schweigens verselbstständigt? Was aber, wenn die Rolle des Schweigens den Menschen, das Kind, spielt und nicht der Mensch die Rolle des Schweigens?*
> *Das erste Mal, als ich mit einem mutistischen Kind Bekanntschaft machte, war ich eine junge Pädagogin. Ich lernte diesen Burschen in einem Kindergarten kennen. Die Konsequenz, mit der er Sprache verweigerte, faszinierte mich. Besonders erstaunlich fand ich die Tatsache, dass er seine erlernten Sprachfähigkeiten im sozialen Kontext nicht anwandte. Manchmal allerdings wurde ich doch etwas ungeduldig, da er jedes Mal, wenn er angesprochen wurde, erstarrte und einfach die Kommunikation zwischen uns abbrach. Ich fragte mich oft, ob es ihm schwerfällt darauf zu verzichten, obgleich Sprache doch für mich etwas Selbstverständliches war, etwas, das einfach geschieht, worüber ich nicht nachdachte.*

Ich erinnere mich nicht mehr genau an alles, aber eine Szene ist mir bis heute in Erinnerung geblieben: Gustav fuhr mit einem Tretauto und wollte hupen. Dabei zwickte er sich bei der Plastikhupe den Mittelfinger ein. Es muss ihn unglaublich geschmerzt haben, er verzerrte sein Gesicht, riss seinen Mund auf – es sah aus, als würde er unendlich laut schreien, aber es kam kein Ton aus seinem Mund. Dass das möglich war, zeigte mir, dass es sich bei diesem ‚Nichtsprechen' nicht um einen willkürlichen Akt handeln konnte.
Während meiner Ausbildungszeit zur Psychotherapeutin traf ich sie wieder: Kinder, die nur mit der engsten Kernfamilie sprachen. Manche sprachen in der Schule kein Wort, ja, sie verweigerten sogar das Zeichnen und Schreiben, einige das Turnen oder das Essen der mitgebrachten Jause, oder gingen nicht auf die Toilette. Andere sprachen mit der Lehrerin, aber nicht mit den Kindern oder umgekehrt. Und wieder faszinierten mich diese Kinder. Es zeigten sich zwischen ihnen einige Differenzierungen, aber auch viele Ähnlichkeiten.
Ich erlebte sie als Gefangene in oder eines Interaktionsprozesses und sah es als meine Aufgabe in der psychotherapeutischen Arbeit, diese Kinder darin zu unterstützen, ihre Gefängnismauern zu sprengen." (Biegler-Vitek 2011, S. 9)

Meine ersten Erfahrungen in der psychotherapeutischen Arbeit mit mutistischen Kindern zeigten mir sehr schnell meine eigenen Grenzen und dass es nicht so leicht ist, Gefängnismauern zu sprengen. Vielmehr musste ich aufpassen, nicht selbst zur Mitgefangenen zu werden. Groß war die Versuchung, auf eine Ersatzkommunikation, wie es das Schreiben darstellt, auszuweichen und somit nicht nur eine Mitgefangene zu werden, sondern auch noch den weiteren Aufbau der Gefängnismauern, im Sinne einer Rollenfixierung der Schweigenden, zu unterstützen. Mir wurde klar, dass der Weg aus dem „Gefängnis" mit der Frage beginnt, was denn eigentlich Mutismus ist. Im Laufe der Jahre lernte ich viele mutistische Kinder und deren Familien kennen und ich merkte, dass Mutismus mehr als bloße Sprechangst oder Schweigen ist. Darauf werde ich im Folgenden genauer eingehen.

Mutismus leitet sich von „mutus" ab und heißt übersetzt „stumm". Hartmann (2004, S. 13) weist darauf hin, dass die Diagnose Mutismus erst gestellt werden kann, wenn das Kind die Sprachentwicklung vollzogen hat und keine Störung der Sprech- und Sprachfähigkeit vorliegt. Der Diagnoseschlüssel nach ICD-10 (Dilling/Mombour/Schmidt 1999, S. 310) F94.0 beschreibt den elektiven Mutismus als eine deutliche, emotional bedingte Selektivität des Sprechens, in der das Kind in einigen Situationen spricht, in anderen definierbaren Situationen jedoch nicht. Diese Störung ist üblicherweise mit besonderen Persönlichkeitsmerkmalen wie Sozialangst, Rückzug, Empfindsamkeit oder Widerstand verbunden.

Erstmals wurde dieses Phänomen von Adolf Kussmaul 1877 beschrieben. In der heutigen Fachliteratur wird eine Unterscheidung zwischen (s)elektivem und totalem Mutismus getroffen. Während die Kinder beim (s)elektiven Mutismus mit ausgewählten Personen sprechen, gilt der totale Mutismus als ein genereller Verzicht aller Laute der Kinder gegenüber allen Personen. Der totale Mutismus ist allerdings sehr selten. Bezüglich des (s)elektiven Mutismus findet sich in der Literatur entweder der Begriff „elektiv" oder „selektiv". Nitza Katz-Bernstein weist, angelehnt an andere AutorInnen, darauf hin: „Der Begriff elektiv suggeriert eine Freiheit der Wahl, mit welchen Personen, in welchen Situationen und an welchen Orten geschwiegen bzw. gesprochen wird. Beim selektiven Mutismus ist, subjektiv gesehen, eine solche Entscheidungsfreiheit nicht gegeben." (Nitza Katz-Bernstein 2005, S. 21) Auch Bahr betont: „Die Annahme, ein mutistisches Kind könnte sein Schweigen aus freien Stücken gewählt haben, gilt heute als überholt. Die nähere Bestimmung des Schweigens als selektiv nimmt dagegen Bezug auf bestimmte ausgewählte Situationen und Personen.“ (Bahr 2002, S. 15)

Ursachen des Mutismus

Einerseits finden sich in der Generationsfolge von Familien mit mutistischen Kindern immer wieder Angehörige, die ebenfalls nicht gesprochen haben oder sehr schüchtern waren. „Meine Tochter ist wie meine Schwester, die hat auch mit niemandem gesprochen.“ Oder: „Mir ging es als Kind genauso wie meiner Tochter. Ich habe erst mit 16 Jahren im Internat gelernt, mit anderen zu sprechen.“ Oder: „Er ist ja eigentlich genauso wie sein Großvater, der redet ja auch nichts.“ Es ließen sich noch viele derartiger Aussagen aufzählen. Andererseits wirken diese Kinder in ihrem Interaktionsverhalten unglaublich ähnlich. Diese zwei Faktoren weisen auf eine familiäre, genetische Disposition hin.

Hartmann (2006, S. 27) zeigt einen „Paradigmenwechsel in der Mutismusforschung“ auf. Er nennt neben den „organischen Faktoren wie familiäre Disposition“ noch „biochemische Störungen im serotonergen Neurotransmittersystem sowie ein erhöhtes Aktivitätspotenzial in der für Ängste verantwortlichen Amygdala“ (ebd.) als Ursachen. Damit distanziert er sich in seinen Ausführungen deutlich von der Annahme, die Ursache des Schweigens mutistischer Kinder sei einzig eine psychische. Er weist eindrücklich darauf hin, dass die Ursachen des Mutismus im Allgemeinen nicht auf ein traumatisierendes Erlebnis in der Kindheit zurückzuführen sind. Auch internationale Studien würden diese Erkenntnis belegen. „Somit gehört die aus der Psychoanalyse stammende psychotherapeutische Fixierung auf ein verdecktes Trauma als Grund für das Schweigen der Vergangenheit an.“ (Ebd., S. 21) Natürlich kann man nicht ausschließen, dass es auch vereinzelt MutistInnen gibt, deren Schweigen auf eine Traumatisierung zurückzuführen ist, wie zum Beispiel beim reaktiven Mutismus, aber: „Als typische oder gar mehrheitliche Verursachungsfaktoren kommen alleinige psychogene Momente jedoch nicht in Betracht.“ (Ebd.)

In der Tageszeitung „The Times“ vom 20. Juni 2003 wird festgestellt: „Shyness could be hereditary, say scientists.“ (Ebd., S. 26) Damit versuchten WissenschaftlerInnen nachzuweisen, dass Schüchternheit vererbbar ist.

> *„Ein Team von Wissenschaftlern der Harvard Medical School in den Vereinigten Staaten hat herausgefunden, dass Erwachsene, die als Kind gehemmt waren, Muster einer Hirnaktivität zeigen, die auf eine fortgesetzte Schüchternheit verweisen, auch wenn sie gelernt haben, sich mehr zu öffnen.“* (Ebd.)

Daraus resultiert die Annahme, dass soziale Ängstlichkeit auf eine genetische Disposition zurückzuführen ist oder aber „in der frühen Kindheit erlernt wurde“ (ebd., S. 27).

Ausgehend von der oben zitierten Auffassung, dass ein Paradigmenwechsel in der Mutismusforschung stattfand, sowie von der Annahme, dass bei Mutismus eine Teilleistungsstörung oder Programmsteuerstörung (Lempp 1979, zit. nach Rösler 1981,

S. 192) vorliegt, entwickelte ich folgende störungsspezifischen psychodramatischen Interventionen. Von besonderer Bedeutung erscheinen mir hierfür folgende Aspekte: die familiäre Disposition und angeborene Ängstlichkeit, weiters die Störung der Handlungsregulation sowie die Wirkfaktoren, die zur Aufrechterhaltung der Störung beitragen. Ebenso verstärken individuelle Dynamiken bei Zwillingspaaren und oftmals Migration als Hintergrund das Störungsbild.

Das störungsspezifische psychodramatische Konzept im Überblick

Für mich sind folgende Merkmale für die störungsspezifische Arbeit mit mutistischen Kindern bedeutend:

1. Jedes mutistische Kind ist trotz aller Ähnlichkeiten anders.

   „(Selektiver) Mutismus ändert sich ständig durch gegebene, äußere Faktoren, durch interne, entwicklungsbedingte Verläufe sowie durch die Wechselwirkung zwischen ihnen. Daher ist eine, ‚idiographische' (Motsch 1992), einzelfallorientierte Vorgehensweise (Grohnfeld 1996; auch Petermann 1996) fast unumgänglich." (Katz-Bernstein 2005, S. 17)

   Überlegungen bezüglich des Settings und bestimmter Interventionen sind immer dem Kind und seinem jeweiligen familiären wie Sozialen Atom anzupassen.
2. Zunächst erfolgt ein symptomorientiertes einzeltherapeutisches Arbeiten, um den eigenen Handlungsspielraum des Kindes zu erweitern. Bei der Behandlung von Angststörungen „handelt es sich immer wieder um eine Ambivalenz zwischen dem Befreit-werden-Wollen von dem Symptom und dem Verharren-Wollen im eigenen, vertrauten Verhaltensmuster" (ebd., S. 16). Anschließend an die Einzeltherapie wechselt das Kind in die Psychodramagruppe, um die im Einzelsetting erarbeitete Rollenerweiterung von der „Nichtsprechenden" zur „Sprechenden" in die Gruppe zu transferieren und zu festigen. In der Gruppe soll weiterhin Rollenerweiterung und damit Rollenflexibilität ermöglicht werden und es sollen Lösungsmöglichkeiten für inner- und intrapsychische Konfliktfelder erarbeitet werden. Auch ist die Erlebnisdichte in der Gruppe größer. Die Vielfalt der Begegnungsspielräume und deren Gleichzeitigkeit bedürfen einer gewissen Handlungsregulation, die nur in der Gruppe erfahren werden kann.
3. Der Ablauf der Einzelstunden hat einen klaren dreiphasigen Aufbau mit einer Aufwärmphase, einer Spielphase und einer Integrationsphase. Dies sowie ein direktiver Zugang ermöglichen eine Sicherheit vermittelnde Struktur. Das Thema allerdings bringt immer das Kind.
4. Spaß und Lachen sowie Gewinnen und Verlieren wirken als Interaktionshintergrund in der Aufwärm- sowie Integrationsphase.
5. Es findet keine schriftliche Kommunikation während der Therapie oder mit der Therapeutin/dem Therapeuten statt, da, wenn diese einmal angeboten, eine erneute Rollenfixierung des Kindes auf die Rolle des/der Nichtsprechenden stattfindet.

   „Frühere Versuche, den Einstieg für die mutistischen Schüler dadurch zu erleichtern, dass Fragen von Lehrern schriftlich auf Karteikarten beantwortet und anschließend durch ein Hochhalten der Klasse präsentiert werden können, haben sich als nicht effizient erwiesen. Es stellte sich nämlich heraus, dass die Schweiger auf dieser Stufe haften bleiben und den Sprung in die verbalen Unterrichtsbeiträge nicht schafften." (Hartmann 2006, S. 296)

Das Angebot, in der Therapie zu schreiben, unterstützt die Rollenfixierung und verhindert damit eine wesentliche Rollenerweiterung. Aus meiner Sicht liegt die klassische psychodramatische Arbeit unter anderem in der Ermöglichung der Rollenerweiterung des Kindes vom/von der Nichtsprechenden zum/zur Sprechenden. Hierfür sind bei diesem Störungsbild zwei Aspekte von großer Bedeutung: die Unterbrechung des Kommunikationsmusters in der Interaktion mit der Therapeutin/dem Therapeuten sowie ein symptomorientiertes Arbeiten, um im Rollenspiel spontan und adäquat Sprache einsetzen zu können. Der dreiphasige Aufbau (Aufwärmphase, Spielphase und Integrationsphase) in der Einzel- wie Gruppentherapie unterstützt in Form einer Sicherheit vermittelnden Struktur den Angstabbau und damit die Rollenerweiterung unter anderem zur/zum Sprechenden, Mutigen, Lachenden, Fröhlichen, Fehlermachenden. Weiters zählen zu der klassischen psychodramatischen Arbeit das Intervenieren über den Raum, d. h. über die unterschiedlichen Bühnen wie Beobachtungsbühne, Spielbühne und Schutzhaus (Wicher 2007), sowie gezielte Hilfs-Ich-Interventionen in der psychotherapeutischen Gruppe.

Die vier wesentlichen Säulen in der Psychodrama-psychotherapeutischen Arbeit mit mutistischen Kindern

Die vier wesentlichen Säulen der Psychodrama-psychotherapeutischen Therapie von mutistischen Kindern sind

1. die Einzeltherapie (Monodrama), in der die Rollenerweiterung zur/zum Sprechenden erarbeitet wird, anschließend
2. die Gruppentherapie mit einem störungsspezifischen Interventionskonzept.
3. Der Arbeit mit dem realen familiären Atom stehen handlungsweisende Interventionen sowie beratende und das Kind übersetzende Interventionen einander gegenüber.
4. Die Netzwerkarbeit bezieht sich ebenfalls auf handlungsweisende sowie beratende Interventionen.

Störungsspezifisches Konzept der Monodramatherapie mit mutistischen Kindern

„Für die psychodramatische Psychotherapie und ihr Entwicklungs- und Lösungspotential ist die Nutzung von Spontaneität und damit der Abbau dysfunktionaler Ängste wesentlich." (Burmeister 2004, S. 96) Dies gilt im Besonderen für die psychotherapeutische Arbeit mit dem mutistischen Kind. Die gesamte Dauer der Einzeltherapie wird in die drei Phasen Aufwärm-, Spiel- und Integrationsphase gegliedert. Da das mutistische Kind störungsadäquat die direkte Begegnung mit der Therapeutin/dem Therapeuten vermeidet, spreche ich in diesem störungsspezifischen Konzept nicht von der Begegnungsbühne (siehe den Beitrag „Monodrama mit Kindern" von Hildegard Pruckner), sondern von Phasen. Ist das Kind zur Begegnung auf der Begegnungsbühne bereit und ist diese möglich, so ist das Therapieziel erreicht.

Das Warming-up

Die Aufwärmphase beginnt mit dem Erstkontakt zu den Eltern und setzt sich in der ersten Begegnung mit dem Kind fort. Anders als in anderen Therapien mit Kindern messe ich dem Warming-up und somit der Aufwärmphase in der psychotherapeutischen Begleitung mutistischer Kinder die wichtigste Bedeutung bei.

> *„In der klinischen Praxis ist vor allen Dingen die Frage relevant, wie der Prozess des Warming-up organisiert werden muss, damit eine optimale Erwärmung und damit gleichzeitig ein Ansteigen der Spontaneität erreicht werden kann."* (Burmeister 2004, S. 97)

Sicherheit und in weiterer Folge Vertrauen wird in dieser Phase aufgebaut und es gilt, diesem Bedürfnis Raum und Zeit zu geben. Ritualisierte Abläufe und ein direktives Vorgehen der Therapeutin/des Therapeuten unterstützen den Aufbau dieser Sicherheit und ermöglichen den Abbau von Ängsten. Dies ermöglicht dem Kind, zu überprüfen, ob es sich wirklich auf sein Gegenüber verlassen kann. Ich sehe das als eine wesentliche Voraussetzung und damit als einen ersten Schritt auf dem Weg zur gelebten Spontaneität in Begegnungen. Ein weiterer wesentlicher Unterschied in der psychotherapeutischen Einzelarbeit mit mutistischen Kindern wird im Begrüßungsritual, welches das Warming-up des Gesamtprozesses, aber auch die jeweilige Stunde einleitet, sichtbar. Während ich ein Kind mit anderer Symptomatik in der ersten Stunde auffordere, sich umzusehen und ein Spiel auszusuchen, welches es spielen möchte, habe ich das erste Spiel für die Begegnung mit dem mutistischen Kind bereits vorbereitet. Direktiver als in anderen Therapiestunden übernehme ich zu Beginn der Therapie die inhaltliche Gestaltung der Stunde. Diese klare Struktur reduziert wie zuvor beschrieben die Komplexität.

Zu Beginn der Monodramatherapie mit einem mutistischen Kind beansprucht die Aufwärmphase zwei Drittel der Stunde. In dieser steht der angeleitete Rollenwechsel vom/von der Nichtsprechenden zum/zur Sprechenden im Vordergrund. Zu diesem Zeitpunkt ist ein psychodramatisches Rollenspiel in der Spielphase bei den meisten Kindern noch nicht möglich.

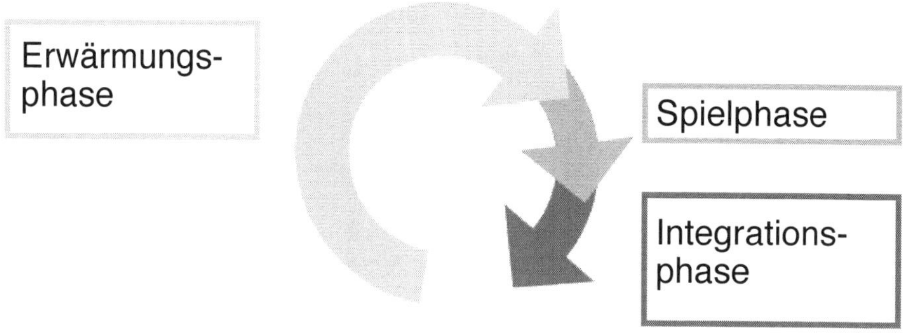

Abb. 1: Dreiphasiger Stundenverlauf zu Beginn der Therapie (Biegler-Vitek 2011)

Die Kinder reagieren in der Bandbreite mutistischen Verhaltens sehr unterschiedlich. So kann es sein, dass sich ein Kind vorerst weigert, sich zum Spielen auf den Boden zu setzen. Es bleibt wie angewurzelt auf dem Stuhl sitzen. Einige bleiben sogar überhaupt stehen. Ein Rollenspiel ist dann aufgrund der Starre selten möglich. Oder es zeigt noch keine Bereitschaft, sich von seiner Mutter oder seinem Vater zu trennen. Dann ist die Trennung zwischen Kind und Mutter das erste zu erarbeitende Ziel. Im Fall eineiiger mutistischer Zwillinge ging es nicht nur darum, mit den Kindern in Kontakt zu kommen, sondern ausreichend Sicherheit zu schaffen, um den beiden zu ermöglichen, die Kontrolle der jeweils anderen aufzugeben. Aber auch wenn das Kind bei mir bleibt, sich auf den Boden setzt und mit mir spielt, so ist noch keine adäquate Verwendung von Sprache in der Kommunikation möglich. Diese muss erst zumindest in Form von Zweiwortsätzen erarbeitet werden, damit Rollen ausverhandelt werden können, wie es das Symbolspiel auf der psychodramatischen Rollenebene erfordert. Das sind die wichtigsten Ziele des Warming-ups. Das mutistische Kind und die jeweilige Lage bestimmen die Dauer und Art des Warming-ups.

Die Erarbeitung des Rollenwechsels vom/von der Nichtsprechenden zum/zur Sprechenden

Eine Kollegin, Dagmar Formann, bezeichnet diesen Prozess immer als „Zurück zum Start". Sie meint damit, dass in dieser Phase die Sprachentwicklung nochmals von Beginn an erarbeitet wird. Das ist auch für mich ein grundlegender Leitsatz geworden. Ich möchte dies noch um einen Aspekt erweitern. Psychodramatisch gesehen bezieht sich „zurück zum Start" für mich auf die gesamte frühkindliche Interaktion. Hierbei steht in meinem Verständnis der Aufbau eines Interaktionsraumes unter Einbeziehung der Sprache im Vordergrund.

Den Rahmen für das gemeinsame ritualisierte Spiel mit dem mutistischen Kind stellt für mich der von Winnicott beschriebene intermediäre Spielraum dar. Hierbei handelt es sich wie zuvor beschrieben um einen imaginären, also unsichtbaren Raum zwischen Mutter und Kind. Diesen Raum, der zwischen dem jeweiligen Kind und mir entstehen soll, mache ich sichtbar. Im Unterschied zur Spielbühne für das Rollenspiel richte ich eine explizite Spielbühne für das im Interaktionsdreieck stattfindende Regelspiel oder das angeleitete Spiel mit dem Intermediärobjekt ein. So hat der von mir hergestellte Interaktionsraum zwischen dem mutistischen Kind und mir klare, sichtbare Grenzen in Raum und Zeit. Die Funktion dieses Raumes sehe ich als die eines Containers, in dem die Sicherheit für einen „Erwärmungsprozess" und die Erreichung einer „Spontaneitätslage" (Schacht 2003) für eine Begegnung, entsprechend der Lage des jeweiligen Kindes, stattfinden kann. Diese Begegnung unterstützt das zwischen mir und dem Kind zwischengeschaltete Intermediärobjekt. Ich benütze dafür meist ein Regelspiel, ein Angelspiel. Die Grenze unseres Interaktionsraumes ist der Teppich, die Interaktionszeit stellen die zu angelnden Fische dar. Wenn, was sehr selten geschieht, Kinder von selbst zu einem anderen Objekt, wie zum Beispiel zum Playmobilflugzeug, greifen, dann verwende ich dieses als Intermediärobjekt.

Die Sprache ist die Dritte im Bunde und spielt selbstverständlich, wiederum entsprechend der Lage des jeweiligen Kindes, mit. Die Bandbreite erstreckt sich vom stimmlosen Laut über den stimmhaften zum Wort und weiter über den Satz zum Dialog. Die Konstanz dieses Interaktionsraumes gibt dem Kind Sicherheit und ermöglicht langsam Begegnung, in der das mutistische Kind Sicherheit, Selbstverständlichkeit und darauf aufbauend Vertrauen zum Gegenüber, vor allem aber zu sich selbst entwickeln kann. Die Therapeutin/der Therapeut ist verantwortlich, das „Hin und Her" einer Interaktion anzubieten, um Spiel entstehen zu lassen.

Im Spiel mit dem Kind, in dem das beschriebene Interaktionsdreieck wirksam werden soll, kommt meiner Erfahrung nach die größte Bedeutung der gesamten Konzentration auf das zwischengeschaltete Objekt, das Intermediärobjekt, zu.

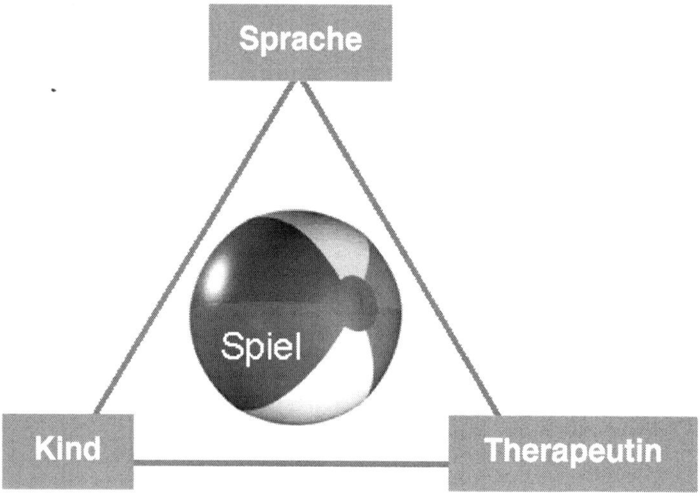

Abb. 2: Interaktionsdreieck (Biegler-Vitek 2011)

Der Sprache als Dritter wird nicht mehr Bedeutung beigemessen als eben einem weiteren Spielpartner. Für das Füllen des Spiel- oder Interaktionsraumes zwischen PsychotherapeutIn und mutistischem Kind sind Spaß und Lachen, Gewinnen und Verlieren maßgebend. Spaß und Lachen sind angstminimierend. Gewinnen und Verlieren entsprechen dem Perfektionismus des mutistischen Kindes.

Ich möchte die Erwärmungsphase mit der Erarbeitung des Rollenwechsels vom/von der Nichtsprechenden zum/zur Sprechenden anhand von Beispielen veranschaulichen.

Fallbeispiel: Ich sitze mit A. am Teppich, unserem klar abgegrenzten Spielraum. Zwischen uns ein Angelspiel. Die Basis dieses Spieles ist, zu gewinnen oder zu verlieren. Ich erkläre A., dass man in Österreich nur angeln darf, wenn man bezahlt, und wir müssen eben mit einem stimmlosen Laut zum Beispiel einmal in die Luft blasen, um zu zahlen. Wer die meisten Fische geangelt hat, hat gewonnen und bekommt einen Punkt. Sieger ist, wer die meisten Punkte gesammelt hat. Wir spielen öfter Angeln, die Laute werden schwieriger. „F, S, Sch, P, T." Dann wechseln wir das Spiel, statt Angelspiel sind es nun die Mikadostäbchen. Auch hier „zahlen" wir mit einem stimmlosen Laut, um ein Stäbchen zu nehmen.

Der abgegrenzte Raum gibt Sicherheit. Ich habe die Erfahrung gemacht, dass das im Einzelkontakt zwischen uns geschaltete Objekt dem Kind die Möglichkeit gibt, ausreichend Abgrenzung und Schutz sowie die Möglichkeit des Rückzuges zu erleben. Die Grenzen meines Platzes sowie jenes des Kindes, aber auch unseres gemeinsamen Platzes sind klar sichtbar gemacht. Das zwischen uns geschaltete Objekt bekommt unsere, vor allem meine, gesamte Konzentration und Energie. Dadurch ist nicht die Sprache im Zentrum, sondern das Spiel und mein Spiegeln in der Hilfs-Ich-Kompetenz. Wie bereits erwähnt, zeige ich mich ärgerlich, wenn ich verliere, weil mein Gegenüber schlauer war als ich und zwei Fische auf einmal angeln konnte. Damit spiegle ich dem Kind, dass zum Verlieren ein Gefühl des Ärgers gehören kann.

> *„Mittels Affektspiegelung durch Bezugspersonen, die einem sozialen Biofeedback gleicht, lernt der Säugling Affekte zu empfinden (experienced emotions). Im Verlauf sozialer Interaktionen erwirbt das Kind Kompetenzen zur Aktivierungs- und Emotionsregulation, ist dabei jedoch weitgehend auf Hilfs-Ich-Kompetenzen der Bezugspersonen angewiesen."* (Schacht 2003, S. 110)

Mein Benennen des passenden Gefühls ermöglicht den Übergang von der psychosomatischen zur psychodramatischen Rollenebene, auf welcher „das Aushandeln von Rollenerwartungen auch verbal bezogen auf konkret geäußerte Wünsche, Absichten etc." (Schacht 2009, S. 24) stattfinden soll. Die Sprache als die Dritte im Bunde gehört selbstverständlich dazu. Immer in der Form, in der es dem Kind entsprechend der jeweiligen Rollenebene möglich ist. Für A. sind zurzeit stimmlose Laute in unserer Interaktion möglich. Geangelt wird in „Dialogform", damit meine ich den Rhythmus von „einmal du, dann wieder ich". Jede hat ihre Zeit. Alles hat seinen klaren Ablauf und damit auch Platz, zuerst der Laut, dann das Angeln. Egal ob ich gewinne oder verliere, mein Ärger kann sein, wird benannt, aber der Rhythmus des gemeinsamen Spieles geht weiter. Der abgegrenzte Raum, das zwischen TherapeutIn und Kind geschaltete Intermediärobjekt, das klar vereinbarte „Hin und Her" in der Interaktion, das Gespiegeltwerden, der Wunsch, zu gewinnen, und die Sprache in ihrer derzeitigen Selbstverständlichkeit dabei geben dem Kind Sicherheit und entspannen die Lage.

Eher seltener verläuft die Rollenentwicklung von der „Nichtsprechenden zur Sprechenden" wie im folgenden Beispiel.

Fallbeispiel: Die vierjährige T. kommt in mein Zimmer, der Papa muss sich zu uns setzen, wird aber dann ignoriert. Er darf das Zimmer allerdings nicht verlassen. Das von mir vorbereitete Spiel ignoriert sie ebenfalls, sie tritt auch mit mir in keinen Kontakt, sondern greift sofort zum Playmobilflugzeug. „Möchtest du damit spielen?", frage ich und erhalte ein kurzes Nicken. Nun stelle ich das Playmobilflugzeug ins Zentrum zwischen mich und T. Meine ganze Konzentration richtet sich auf das Flugzeug, nicht auf die Sprache und nicht auf T. selbst. Direktiv übernehme ich die Szene, da ein Ausverhandeln von Rollen nicht möglich ist und ich sonst nicht ins gemeinsame Spiel kommen würde. Also stelle ich einen „Flughafen" mit Playmobilfiguren auf und ein „Wohnhaus" und lade T. ein, die Figuren vom Flugplatz zum Haus zu bringen. Wir übernehmen dabei beide keine Rollen. Aber ich hole die Sprache als Dritte wieder herein in unser gemeinsames Spiel, indem ich T. erkläre, dass zum Beispiel das Öffnen des Flugzeuges ein „F", während das Starten ein „S" und das Landen ein „Sch" benötigt. Das heißt, ich gebe den Start frei, nachdem ich ein „S" gehört habe, ebenso die Öffnung des Flugzeuges, nachdem ich ein „F" gehört habe. T. steigt ohne zu zögern in unser gemeinsames Spiel ein.

T. befindet sich schon mehr auf der psychodramatischen Rollenebene, da sie einen Spielwunsch zeigen kann. „Wünsche stellen eine neue Form von Handlungsmotiven dar." (Schacht 2003, S. 190) Um aber auf der psychodramatischen Rollenebene spielen zu können, fehlt T. die Sprache, damit Rollenverhalten ausgehandelt werden kann. Das Ziel des Warm-ups liegt eindeutig in der Erarbeitung der Verwendung der Sprache in der Interaktion. So erweitern wir immer entsprechend dem Rollenentwicklungsstand des jeweiligen Kindes die Sprache von stimmlos zu stimmhaft, weiter zum Wort, dann zum Zweiwortsatz. Ab Verwendung der Wörter „ja" und „nein" ist ein erstes psychodramatisches Rollenspiel mit ausverhandelten Rollen möglich. Zusätzlich dient das Warm-up dazu, uns als Sprechende anzuwärmen und an der Rolle der/des Sprechenden weiterzuarbeiten. Und zwar gilt es, zum Dialog zu kommen. Zuerst frage ich, das Kind antwortet. Dann stellen wir beide Frage und antworten. Das in den Beispielen beschriebene Ritual bleibt dafür gleich, d.h. der Raum, der Rhythmus, der gesamte Ablauf. Nach Aufbau des Dialoges kommen noch zum Beispiel Telefonieren, Einkaufen etc. hinzu.

Ist Symbolspiel möglich, verkürzt sich die Warm-up-Phase zugunsten der Spielphase.

Die Spielphase

Wie zuvor beschrieben, ist zu Beginn der Therapie die Spielphase kürzer als die Aufwärmphase. Wir richten eine klar begrenzte Spielbühne ein. Ich bleibe als Therapeutin das gesamte Symbolspiel hindurch in der Hilfs-Ich-Funktion. Das heißt, das Kind sucht die Rollen für mich und sich aus und bestimmt auch, wie diese gespielt werden. Bei der Einkleidung der Rollen ist darauf zu achten, dass ich als Therapeutin zu Beginn eine eingeschränkte, aber ausverhandelte Rollenerwartung an die Sprechende/den Sprechenden habe. Es gilt entweder ein Ja oder Nein als Antwort, um den Dialog aufrechtzuerhalten. Die eingeschränkte Rollenerwartung senkt den Leistungsdruck. Die Rolleneinkleidung beschränkt sich vorerst auf ein Auswählen der Figuren und ein Herrichten der Bühne, indem ich dem Kind eine geschlossene Frage dazu stelle und es mit Ja oder Nein antwortet. Zum Beispiel: „Steht da ein Haus?" Oder: „Wohnt da jemand drinnen?" Das Kind antwortet mit Ja oder Nein und setzt dazu die entsprechende Handlung. Die Einkleidung der Rollen passiert auf dieselbe Weise. Dazu frage ich: „Ist der böse?" Oder: „Ist das die Mutter?" Das Kind antwortet wieder entsprechend seinen Möglichkeiten. Zu Beginn des gemeinsamen Spieles gebe ich dem, was ich sehe, Sprache in Form einer geschlossenen Frage – wie zum Beispiel: „Die Mutter steht im Garten?" – und erhalte damit den Dialog aufrecht. Nur dadurch bleiben wir im gemeinsamen dialogischen Spiel. Während im Warm-up die gesprochene Sprache weiter erarbeitet wird, ist vorerst das Rollenspiel noch weitgehend sprachlos, also schweigend. Die im Warm-up erarbeitete Rollenerweiterung wird ab sofort ins Spiel transferiert und damit auf die psychodramatische Rollenebene gebracht. Die Themen der drei Phasen greifen ineinander über und dienen somit zur Auflösung innerer Spannungsfelder.

Eine kurze Falldarstellung zur Veranschaulichung:

Fallbeispiel: S. ist ein siebenjähriges mutistisches Mädchen. Die mittlerweile ritualisierten „Gewinnspiele“ in der Aufwärmphase werden für sie eine immer größere Herausforderung. Die zu sprechenden Laute quälen sich nahezu durch ihre fest zusammengepressten Lippen. Sie versucht, mir ein „M“ als „A“ zu verkaufen, denn dazu muss der Mund nicht geöffnet werden, oder ein „Pf“ als „Sa“. Den Mund hält sie die ganze Zeit fest verschlossen, so als wolle sie sagen: „Ich will nichts loslassen, ich will nichts hergeben.“ Ich nütze die Gelegenheit, in meine Spiele der Aufwärmphase Übungen zur Lockerung des Mundes einzubauen. Bei nicht zielgerichteten Lauten fällt es S. auch gar nicht schwer, den Mund dabei zu öffnen. Doch kaum geht es darum, sich auf einen bestimmten Laut festzulegen, presst sie die Lippen so, als dürfe dieser Laut ihren Mund nicht als dieser verlassen. Das Einhalten der Regeln, die die Schriftsprache vorgibt, fällt ihr unglaublich schwer. Zu groß sind für sie noch die Angst, etwas sichtbar zu machen, sowie der Gewinn der Nichtsprechenden. Das laute Vorlesen des Buchstabens wäre für sie zu diesem Zeitpunkt noch ein Zuviel an Zugeständnis.
In der anschließenden Spielphase entsteht folgendes Spiel: Mir wird mittels geschlossener Fragen die Rolle des Maulwurfes zugeteilt. Ich bin blind und etwas unbeweglich, regelrecht ungeschickt, aber ich will den Schmetterling als Freund. S. ist der Schmetterling, der leicht und lustig herumfliegt, und ich soll versuchen, diesen zu erreichen. Das ist aber unmöglich, denn ich scheitere immer am großen Berg, welchen ich nicht erklimmen kann. Der Schmetterling allerdings fliegt lustig und leicht zu allen Plätzen, die er erreichen will. Er ist immer schneller als ich. Am Berg scheitere ich am häufigsten, über diesen komme ich nie. Der Schmetterling sitzt immer als Erster lächelnd an dem Platz, den ich erreichen will, der aber für mich unerreichbar ist.

Thema dieses Spieles war: Anstrengung versus Leichtigkeit und der Wunsch, das Ziel zu erreichen. Das Liebäugeln mit der versprochenen Leichtigkeit, aber kein Bild zur Verfügung zu haben, wie diese erreicht werden kann. Anders gesagt stellt sich die Frage, welche Hürden zu überwinden sind, um Autonomie erreichen zu können. Ob sie wohl je überwindbar sind? Im anschließenden Rollenfeedback erwähnte ich die Anstrengung, die ich als Maulwurf erlebte. Rollenfeedback und Sharing sind ein unverzichtbarer Teil auf dem Weg zur Rollenerweiterung. Das Rollenfeedback durch mich als Therapeutin ermöglicht es unter anderem, Gefühle anzusprechen sowie Atmosphären zu benennen und somit, wie zuvor beschrieben, zu spiegeln. Solange das Kind noch nicht dazu in der Lage ist, gebe ausschließlich ich Rollenfeedback. Erst wenn das mutistische Kind Sprache situationsadäquat einsetzen kann, ist es zum Rollenfeedback und Sharing in der Lage. Im Symbolspiel drücken mutistische Kinder sehr oft ihren Wunsch nach Autonomie und ihre Angst davor aus, wie im nächsten Beispiel.

Fallbeispiel: In der Warming-up-Phase ist es erstmals möglich, mit B., einem neunjährigen Mädchen, einen Dialog zu führen, viel mehr noch, sie beginnt mich zu necken und ich steige darauf ein. Ein Austausch auf der Begegnungsbühne beginnt, das ist ein großer Schritt für B. In der Spielphase wählt sie sehr bestimmt das Mutterreh, welches vier Babyrehe im Bauch hat. Ich spiele die Mutter, sie die Babys. Während die Mutter kocht, machen sich die Kinder alleine auf den Weg. Sie verirren sich und begegnen einigen Gefahren, die sie aber gut lösen können. Die Mutter sucht die Kinder, da sie nicht nach Hause kamen, sie sucht und sucht, kann sie aber nicht finden. Sie ist verzweifelt.

B. spielte dieses Spiel einige Zeit immer und immer wieder und es war offenkundig, dass es ihr eine Integration ihrer neu erarbeiteten Rolle als Sprechende ermöglichte. Eines Tages erzählte sie mir, dass sie im Restaurant gesessen hatte und beinahe vergessen hatte, dass sie ja nun sprechend war. Aber als sie sich dann daran erinnert und selbst bestellt hatte, war sie sehr froh darüber gewesen. Auch ich war sehr froh, denn nun konnte ich sicher sein, dass sie Wahlfreiheit bezüglich dieser Rollen hatte.

Im Laufe der Monodramatherapie verkürzt sich die Aufwärmphase zugunsten der Spielphase.

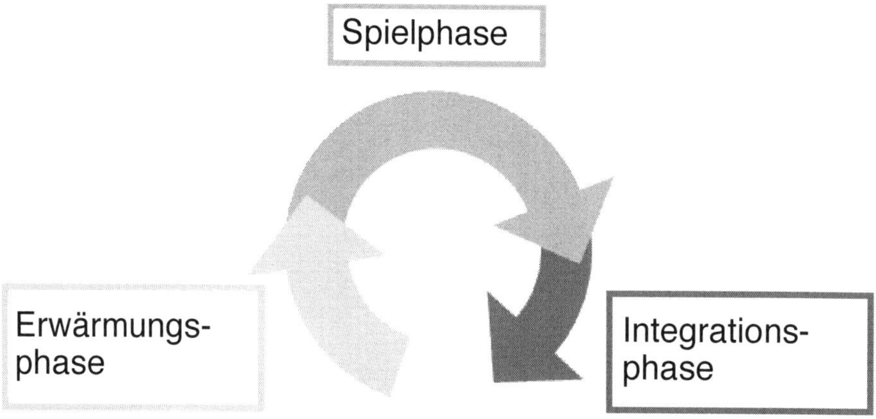

Abb. 3: Dreiphasiger Stundenverlauf nach längerer Erwärmungsphase (Biegler-Vitek 2011)

Die Integrationsphase

Die Integrationsphase findet am Ende jeder Stunde statt und läuft wie die Aufwärmphase sehr klar, strukturiert und ritualisiert ab. Im Vordergrund steht dabei wieder die Rollenerweiterung von der/dem Nichtsprechenden zur/zum Sprechenden. Ein Ritual ist das Besprechen dessen, welche Spiele in der nächsten Stunde als Warm-up gespielt werden, sowie die Formulierung des Zieles – im Sinne der Erarbeitung eines situationsadäquaten Anwendens der Sprache – der Aufwärmphase der nächsten Stunde. Ein Kommunikationsspiel, welches ich von meiner Kollegin Dagmar Formann übernommen habe, ist das Abschlussritual jeder Stunde. Das Kind sitzt mir gegenüber. Eine/einer von uns macht die Augen zu, der oder die andere macht mittels des eigenen Körpers ein Geräusch. Zum Beispiel Klatschen, Stampfen, Schnippen. Während die Kinder bei diesen Geräuschen bleiben, mache ich mit dem Mund Geräusche oder Laute, dann Wörter etc., je nach dem jeweiligen Entwicklungsstand des Kindes. Der/die andere muss dieses hören und imitieren. Der Rhythmus ist wieder „einmal du, dann ich". Der Fokus liegt eindeutig auf dem Hören. Das heißt, wenn das Kind den Laut errät, bemerke ich, wie gut es hört. Dieses Ritual ist immer der Abschluss der Stunde.

Ist Spontansprache mit der Therapeutin/dem Therapeuten in der Einzeltherapie für das mutistische Kind möglich, leite ich einen Wechsel in die Psychodrama-psychotherapeutische Gruppe ein.

Mutismusspezifische Interventionen in der Psychodramagruppe

Ausgehend von der Annahme der angeborenen Ängstlichkeit einerseits sowie der Überforderung, die die Komplexität der Interaktionen einer Gruppe darstellt, andererseits, stellte sich für mich die Frage, welcher Unterstützung es für ein mutistisches Kind bedarf, damit es in der Gruppe selbstgewählt und lustvoll handlungsfähig wird. Zwei wesentliche Faktoren erwiesen sich bei der Frage der Komplexitätsreduktion in meiner Arbeit als sinnvoll und vor allem als nachhaltig veränderndes Verhalten stabilisierend. Es sind dies der gezielte Aufbau und die Struktur des therapeutischen Raumes (siehe Monika Wicher in „Psychodrama-Psychotherapiegruppe für Kinder") sowie störungsspezifische Interventionen der Leiterin/des Leiters und des Hilfs-Ichs in der Kindergruppe. Diese wirken wie zwei Ebenen aufeinander und ermöglichen den nötigen Schutz sowie die Reduktion der Komplexität und wirken somit auf die Handlungsfähigkeit des Kindes.

Spezielle Interventionen durch die Gestaltung des therapeutischen Raumes

Unter therapeutischem Raum verstehe ich den dreigeteilten Gruppenraum, den Monika Wicher in ihrem Konzept in diesem Buch beschreibt („Die Freiheit der Regie. Psychodrama-Psychotherapiegruppe mit traumatisierten Kindern und Jugendlichen"). Es sind dies drei unterschiedliche, klar voneinander abgegrenzte Bühnen: die Spielbühne, die Schutzhäuser und die Beobachterbühne.

Während auf der Beobachterbühne die Rolle des Beobachters/der Beobachterin zu vergeben ist, geht es auf der Spielbühne um das Wählen und Aushandeln unterschiedlicher Rollen, um das Formulieren von Wünschen und Phantasien sowie um soziometrische Kriterien, wie zum Beispiel wer mit wem wohnen möchte, wer welches Hilfs-Ich als MitspielerIn hat. Das Schutzhaus bietet die Möglichkeit des Rückzugs, des Schutzes, der Selbstregulation. Während die Beobachterbühne und das Schutzhaus der Reduktion der Komplexität dienen, stellt die Spielbühne eine hohe Komplexität dar.

Die erste Intervention für ein mutistisches Kind in der Gruppe ist die Frage an das Kind, ob es beobachten oder mitspielen möchte. Mutistische Kinder richten sich in Gruppen oft blitzschnell als BeobachterInnen ein, das heißt, sie sind mitten im „Spiel" und spielen nicht mit. Die Gefahr der Überflutung und eines erneuten Erstarrens ist gegeben. Deshalb sind die klare Rollentrennung sowie die bewusste Rollenwahl zwischen BeobachterIn und MitspielerIn von zentraler Bedeutung. Da ein wesentliches Ziel die Wahlfreiheit der zu spielenden Rollen ist, ist es wichtig, dass die Rollentrennung zwischen der/dem Mitspielenden und der/dem Beobachtenden dem Kind klar wird und entsprechend gelebt wird.

Beobachten heißt, bewusst draußen zu sein, zu schauen, Ruhe zu haben, nicht reagieren zu müssen. Auf der Beobachterbühne hat das Kind ausreichend Zeit, innerhalb einer klar definierten Rolle, nämlich der Beobachterin/des Beobachters, den Überblick und damit Sicherheit zu bekommen. So kann es dem mutistischen Kind gelingen, Komplexität zu verarbeiten. Aus diesem Grund ist die Beobachterbühne gerade für mutistische Kinder von großer Bedeutung: Auf dieser klar abgegrenzten Bühne ist ausreichend Platz für das Kind selbst und für das dazugehörige Hilfs-Ich. Je nach Befindlichkeit des Kindes kann die Abgrenzung entweder mittels Klebeband sichtbar gemacht werden oder mit großen Kisten und Decken als Mauer gebaut werden. Dies ist deshalb so wichtig, da mutistische Kinder oft Schutz brauchen, aber dabei immer auch den Überblick über die Lage haben müssen. Ein Schutzhaus bietet Schutz, aber keinen Überblick. Ähnlich dem „safe place", den Katz-Bernstein (2005, S. 100) beschreibt, gibt die Beobachterbühne dem Kind die Möglichkeit, einerseits die Abgrenzung zur Gruppe zu erfahren, andererseits aber den Überblick und damit auch die Kontrolle über die unterschiedlichen Kommunikationsereignisse in der Gruppe zu haben. Wie Brand (2009) beschreibt, hat das mutistische Kind das Bedürfnis, zuerst zu beobachten.

Spezielle LeiterInnen- und Hilfs-Ich-Interventionen

Meine Interventionen als Leiterin liegen, wie zuvor beschrieben, im Aufbau des Raumes, vor allem im Vorbereiten der Beobachterbühne. Diese ist schon im Vorfeld hergerichtet, die genaue Abgrenzung baue ich dann in Absprache mit dem Kind. Dieses sitzt zu Beginn gleich auf der Beobachtungsbühne, während ich die „Mauer" baue. Wichtig ist, das Kind jedes Mal aufs Neue zu fragen, ob es beobachten oder mitspielen möchte.

Als eine weitere wesentliche Aufgabe der Leiterin/des Leiters sehe ich das Intervenieren auf den jeweiligen Rollenebenen der Kinder. In einer Gruppe handeln nicht alle Kinder zeitgleich auf einer Rollenebene. Die unterschiedlichen Symptome, die Kinder zeigen, lassen auch ein unterschiedliches soziometrisches Alter und Entwicklungsalter im Allgemeinen erkennen. Entwicklung in der Gruppe findet also auf unterschiedlichen Rollenebenen zur gleichen Zeit statt. Von der Leiterin/dem Leiter verlangt diese Arbeit ein Intervenieren auf der somatischen, psychodramatischen und soziodramatischen Rollenebene gleichzeitig. Diese Interventionen sind so komplex wie das Gruppengeschehen selbst, verlangen genaue Hypothesen zu den einzelnen Kindern sowie das Bewahren des Überblicks. Während ein mutistisches Kind in der Gruppe seinen Platz und Einsatz auf der Spielbühne finden möchte, geht es bei einem anderen darum, laut zu sprechen und nicht mehr zu flüstern. Bei einem Kind mit Impulskontrollstörung wiederum geht es um die Regulation. Diese Aufgaben der Leiterin/des Leiters verlangen einen Überblick. Wie auch Monika Wicher in ihrem Artikel „Psychodrama-Psychotherapiegruppe mit Kindern" beschreibt, ist dies ein Grund, warum ein Mitspielen der Leiterin/des Leiters in einer zugeordneten Rolle nicht möglich ist.

Ein wesentliches Ziel der Gruppentherapie ist es, das mutistische Kind von der Beobachterbühne zur Spielbühne zu begleiten. Dafür ist es notwendig, mit dem Kind immer den nächsten Schritt dessen, was es in der Gruppe ausprobieren möchte, zu vereinbaren. Die möglichen Schritte sind von der Leiterin/dem Leiter überlegt und folgen einem Konzept. Sie/er schlägt diese dem Kind vor, das sich dafür oder dagegen entscheidet.

Spezielle Interventionen durch ein Hilfs-Ich

Die Interventionen des Hilfs-Ichs teile ich in das „begleitende Doppeln" und die „unterstützende Handlungsregulation".

Begleitendes Doppeln

Das mutistische Kind hat eine Erwachsene/einen Erwachsenen, ein geschultes Hilfs-Ich, durchgängig während der gesamten Gruppeneinheit an seiner Seite. Meist beginnen die beiden auf der Beobachterbühne. Unter begleitendem Doppeln verstehe ich, dass das Hilfs-Ich im inneren Rollenwechsel mit dem Kind den Gefühlen des Kindes eine Sprache gibt. Der beschriebene Perfektionismus und die Angst des Kindes, etwas falsch zu machen, lassen es sehr genau beobachten, welche Fehler den anderen passieren. Auch diesem „Fehlersuchen" soll vom Hilfs-Ich eine Sprache gegeben werden. Ich werde dies anschließend in einem Beispiel erklären.

Hilfs-Ich-Kompetenz als Unterstützung bei der Handlungsregulation

Gemeint sind damit spezielle Interventionen des Hilfs-Ichs, in denen es die Hilfs-Ich-Kompetenz als Unterstützung bei der Handlungsregulation anbietet, um dem Kind ein soziales Miteinander mit anderen Kindern zu ermöglichen. Der/die Erwachsene als geschultes Hilfs-Ich begleitet das mutistische Kind meist in einer zugeordneten Rolle in und durch die sozialen Szenen und hilft ihm, seine Rolle ganzkörperlich, also mit situationsadäquatem Einsatz der Sprache, und den dazugehörigen Skripts während des Spieles mit den anderen umzusetzen.

Erinnern wir uns an die zuvor beschriebene Schwierigkeit mutistischer Kinder, ihre passende Rolle in der Gruppe zu finden und das dazugehörige Skript mit den anderen auszuhandeln. Dabei hilft das Hilfs-Ich. Zuerst beim Überlegen des Skripts der eigenen Rolle, dann bekommt das Hilfs-Ich ebenfalls eine zugehörige Rolle und ein Skript und danach muss dieses noch mit den anderen ausverhandelt werden. Im Spiel unterstützt das Hilfs-Ich das Kind unter anderem auch, indem es Übersetzungshilfe leistet. Dies ist dann der Fall, wenn das spontane Handeln der anderen das mutistische Kind in eine unüberschaubare Lage bringt. Das Stegreifspiel, vor allem dessen Unkontrollierbarkeit, stellt das mutistische Kind vor eine große Herausforderung. Das jeweilige Hilfs-Ich unterstützt das Kind dabei, mit sich und den anderen in Kontakt zu bleiben und in eine Spontaneitätslage zu kommen. So kann gewährleistet werden, dass das Kind mit Mutismus in der Begegnung mit anderen Kindern gemeinsame Rolleninteraktionen im Sinne gelungener Begegnungen erfahren kann.

Fallbeispiel: Der neunjährige N. kommt das erste Mal sehr widerwillig in die Gruppe. Das Verabschieden seiner Mutter fällt ihm sehr schwer, obwohl er mich schon ein Jahr kennt. Ebenso das Betreten des Gruppenraumes. Er weigert sich, seine Jacke auszuziehen, und auch die Haube nimmt er nicht ab. So flüchtet er gleich auf die Beobachterbühne. In Absprache mit ihm baue ich aus großen Schachteln eine Mauer. Dieses Prozedere ist allen Kindern vertraut und so nehmen sie währenddessen auf der Spielbühne im Gruppenkreis Platz. R. ist das Hilfs-Ich von N. und nimmt mit ihm vorsichtig Kontakt auf, indem er ihn fragt, ob er sich zu ihm setzen darf. N. nickt. Ich habe mit N. vereinbart, dass er mit mir in der Gruppe so wie in der Einzeltherapie weiterspricht. Mit R. und den anderen Erwachsenen soll er vorerst mittels Gestik kommunizieren. Daran hält sich N., allerdings flüstert er mit mir. Das ist bei mutistischen Kindern durchaus üblich und stört mich somit nicht weiter. Nun werden die anderen Kinder darüber informiert, dass N., der ja neu dazugekommen ist, heute beobachten möchte und dass seine Mauer nicht berührt werden darf. Die anderen Kinder über den Wunsch von N. zu informieren, halte ich für wichtig, da diesem einerseits wieder Sprache gegeben wird und andererseits der Handlung von N. Sinn gegeben wird, da sein Wunsch von allen respektiert werden soll. Den anderen Kindern in der Gruppe ist dies nicht unbekannt, im Gegenteil, anderen mutistischen Kindern in der Gruppe ist dieses Bedürfnis sehr verständlich. Hatte doch für sie die Gruppe auch so begonnen. Als die Mauer aufgebaut, also der Schutz gegenüber der Gruppe hergestellt ist, sage ich zu N., dass ich es gut fände, wenn es ihm gelinge, die Haube oder sogar die Jacke irgendwann im Verlauf der Gruppe auszuziehen und auf das Kästchen hinter sich zu legen. Zu Beginn der Gruppe benötigt N. die Jacke und die Haube noch als zusätzlichen Schutz. Sobald es ihm gelingt, sich im schützenden Beobachtungsraum sicherer zu fühlen, wird er sich ausziehen können. Nun wende ich mich den anderen Kindern zu, N. und sein Hilfs-Ich bleiben auf der Beobachterbühne. Ich setze mich in den Gruppenkreis zu den anderen Kindern und den Hilfs-Ichs und beginne, N. kurz vorzustellen. Nun erzählen alle, wie es ihnen geht oder was sie erzählen wollen. N. und R., sein Hilfs-Ich, bleiben auf der Beobachterbühne.

In der Arbeit mit mutistischen Kindern trenne ich nicht zwischen Gruppenkreis und Spielbühne. Alles, was nicht Beobachterbühne oder Schutzhaus ist, ist Spielbühne, denn jegliche Interaktion ist „Spiel“ im Sinne von Handlung, Aushandeln, Agieren und Reagieren.

Fortsetzung des Fallbeispiels: Während wir mit der Spielphase beginnen, doppelt R., das Hilfs-Ich, N.: „So geschützt zu sein ist angenehm, gut, dass mir keiner zu nahe

kommen kann. Aber ob ich die Jacke ausziehe, weiß ich noch nicht." Und in meine Richtung deutend: „Was die Gabi da von mir will, ganz schön anstrengend." Das ist begleitendes Doppeln. Dieses ist nur für das Kind hörbar.
Einige Gruppenstunden später: N. setzt sich auf die Beobachterbühne, neben ihm nimmt R., sein Hilfs-Ich, Platz. Wir vereinbaren, dass sie während des Spieles beobachten und danach mit einem Stuhl Richtung Kreis rutschen. Die Jacke und die Haube hängen in der Garderobe. Die Mauern sind nun nicht mehr notwendig, es reicht das Sichtbarmachen der Grenze durch ein Klebeband. N. antwortet R. auf Fragen mit einem Wort. Während der Spielphase beobachtet N. genau. Mitspielen ist noch nicht möglich, da die Angst zu groß ist, etwas falsch zu machen. R. benennt, was sie sehen, um die Interaktionen einzeln sichtbar zu machen. Nach der Spielphase erinnere ich N. und R. an unsere Abmachung, dass beide mit ihrem Stuhl ein Stück näher zu uns rutschen. Wieder doppelt R.: „Jetzt will sie schon wieder, dass wir vorrutschen. Anstrengend. Na bitte, aber nur ein Stück." N. lacht immer wieder zustimmend zu R.s Bemerkungen, die beiden schwingen im Gleichklang. Auch in diesem Fall handelt es sich um begleitendes Doppeln.

Wenn sich das mutistische Kind als Mitspielende/Mitspielender auf die Spielbühne wagt, ist es oft noch nicht in der Lage, die Rolle des Hilfs-Ichs so zu wählen, dass es für sie/ihn hilfreich ist. Also bestimme ich vorerst diese Rolle, indem ich zum Beispiel die Rolle des Wachebeamten, der das Haus des Kindes beschützt, für das Hilfs-Ich vorschlage und dieses zunächst auch in seine Rolle einkleiden helfe. Wie zuvor beschrieben, wählen mutistische Kinder oft Rollen wie die Königin oder den Bürgermeister. Da braucht es dann z.B. das Hilfs-Ich in der Rolle der Dienerin, da dem mutistischen Kind die Umsetzung der Königin vorerst nur mit der Unterstützung der Dienerin gelingt. Der an voriger Stelle angesprochene direktive Zugang wird auch zu Beginn der Gruppentherapie vor allem in den LeiterInneninterventionen sichtbar.

Im Spiel selbst achte ich sehr auf das Einhalten der Grenzen. Interventionen im Spiel werden in erster Linie durch das Hilfs-Ich gesetzt. Eine enorme Bedeutung der Funktion der vom Hilfs-Ich zur Verfügung zu stellenden Kompetenzen liegt in der Unterstützung beim Ausverhandeln der zu wählenden Rollen und ihrer jeweiligen Skripts. Weiters hat es die Aufgabe, dem Kind seine Hilfs-Ich-Kompetenzen im Spiel zur Verfügung zu stellen, damit Rolleninteraktionen mit anderen Kindern gelingen können. Zum Beispiel:

Fallbeispiel: Der sechsjährige M. wählt die Rolle des Königs dieser Stadt. Er hat ein klares Bild von dem, wie er die Rolle anlegen möchte, allerdings irritieren ihn die anderen mit ihren Skriptwünschen. Das Ausverhandeln der Rollen ist für ihn die größte Herausforderung. Wenn es ums Aushandeln geht, würde er sich am liebsten wieder zurückziehen ins Haus und warten, bis das Spiel vorbei ist. Das Hilfs-Ich hilft M., in der Situation bleiben zu können, sich immer wieder zu regulieren, indem er sich zurückzieht, die Interaktion beobachtet, seinen gewünschten Platz darin sowie die Strategie, diesen zu erlangen, mit dem Hilfs-Ich bespricht und plant und danach wieder in neue Interaktionen einsteigt.

Oder zum Beispiel im Fall des kleinen O.

Fallbeispiel: O. wählt die Rolle des Bürgermeisters. Nachdem die Rollen ausverhandelt sind, geht es um deren Umsetzung im Spiel. O. will seine Rolle so anlegen, dass er immer wieder zu einem Fest einlädt oder Streit zu schlichten hat ... Es gibt nur ein Problem: Sobald O. an einer Interaktion zweier Kinder als Dritter, wie es ein „Streitschlichter" macht, einbringen will, ist er so gebannt von dem, was zwischen den beiden geschieht, dass er seinen Einsatz verpasst und sich die Interaktion auflöst, ehe sein Wirken begonnen hat. Das heißt, er ist immer zu spät. Nun ist es Aufgabe des Hilfs-Ichs, ihn darin zu unterstützen, den entsprechenden Einsatz zu finden und danach handeln zu können.

Die Arbeit mit dem realen familiären Atom des mutistischen Kindes

Wie schon zuvor, aber auch bei Hildegard Pruckner (2001) und Hannelore Stollewerk („Die Arbeit mit dem Sozialen Atom") beschrieben, können Störungsbilder in der Kinder- und Jugendlichenpsychotherapie nicht isoliert mit dem Kind alleine behandelt werden, wenn nachhaltig Veränderungen erarbeitet werden sollen. Es ist von großer Bedeutung, dass es während der Therapie eines mutistischen Kindes gelingt, die Eltern zu einem Rollenwechsel mit ihrem Kind zu ermutigen und sie die Welt „aus den Augen des Kindes sehen zu lassen". Dadurch soll die Möglichkeit gegeben werden, die Faktoren, die zur Aufrechterhaltung des Mutismus beitragen, zu erkennen und zu verändern, um Nachhaltigkeit in der Veränderung eines Rollenverhaltens des Kindes zu sichern. Es ist für mich immer wieder sehr berührend, zu erleben, wie auch die Eltern in einem Interaktionsprozess mit ihren Kindern selbst zu Gefangenen geworden sind. Hier spielen natürlich immer wieder lebensgeschichtliche, auslösende Faktoren eine große Rolle. Ich möchte dies anhand eines Beispiels verdeutlichen:

Fallbeispiel: Als ich P. kennenlerne, ist sie ein achtjähriges Mädchen in der zweiten Volksschulklasse. Ihr Vater nimmt mit mir Kontakt auf, da sie außerhalb der Kernfamilie nur mit einem Jungen aus der Nachbarschaft, mit der Schwester der Mutter und mit der mütterlichen sowie väterlichen Großmutter spricht. In der Schule werden die Lehrerinnen immer verunsicherter, hatten sie zu Beginn doch die Hypothese: „Lassen wir ihr Zeit, dann wird sie schon zu sprechen beginnen." Das Gegenteil ist allerdings der Fall. P. richtet sich ihre Rolle als „Nichtsprechende" immer deutlicher ein. Niemals liest sie auch nur ein Wort oder gibt Antwort auf eine offene Frage der Lehrerin. Einzig geschlossene Fragen, die mit Ja oder Nein zu beantworten sind, werden manchmal mit einem Kopfnicken oder Kopfschütteln beantwortet. Die Kinder haben sich mittlerweile darauf eingestellt, dass die Kommunikation mit P. einzig über Zeichensprache möglich ist und dass P. von sich aus am Rand steht, wenn man sie nicht ausdrücklich ins Spiel „mitreißt". Auch dann bedarf es von Seiten der Kinder immer wieder klarer Anweisungen, Eigeninitiative zeigt P. nur sehr verdeckt. Mit den Lehrerinnen kommuniziert P. überhaupt sehr selten und dann auch nur mittels Kopfnicken oder Kopfschütteln. Kinder sowie Lehrerinnen haben eigentlich auch ihre eigenen Kommunikationswünsche an P. aufgegeben. Trotzdem besucht P. die Schule gerne. Es gibt keinen Tag, an dem sie nicht hingehen will, obwohl sie mit niemandem spricht.

Der Vater ist zum Zeitpunkt unseres Gespräches sehr in Sorge. „Ich kann nicht verstehen, was meiner Tochter so große Angst macht. Zu Hause ist sie völlig normal, fröhlich, springt herum, spricht normal mit meiner Frau und mir, eigentlich ganz im Gegenteil, sie bestimmt zu Hause alles, vor allem über meine Frau und ihren Bruder. Aber kaum kommt ein Fremder dazu oder verlassen wir das Haus, so wirkt sie wie erstarrt, spricht nicht mehr, deutet nur und schaut zu Boden, wenn sie angesprochen wird. Sie spricht dann auch mit ihrem Bruder und uns Eltern nicht mehr." Die Eltern sind mittlerweile sehr verzweifelt. Während sich die Mutter große Vorwürfe macht, in der Erziehung etwas falsch gemacht zu haben, artikuliert der Vater seine Angst, dass das Mädchen im späteren Leben nicht zurechtkommen werde. Wie soll sie sich in Zukunft durchsetzen, ihre eigene Meinung sagen, erfolgreich sein können? Beide sind völlig in den Bann der vermeintlichen Angst der Tochter gezogen und reagieren ihr gegenüber mit extrem schonendem Verhalten. Ähnlich wie die Lehrerinnen fordern die Eltern auch nichts mehr von ihrer Tochter. Da altersentsprechende Autonomiebestrebungen (wie zum Beispiel den Schulweg alleine zu bewältigen oder alleine einkaufen zu gehen, vielleicht auch mit Freundinnen alleine auf den Spielplatz zu gehen …) bei P. nicht sichtbar sind, erwarten die Eltern dies auch nicht mehr von ihrer Tochter. Damit sind sie in einer Spirale *role giver* versus *role receiver* gefangen.
Erwähnenswert erscheint mir auch, dass in dieser Familie Sprache sehr wichtig ist. Der Vater selbst spricht fünf Sprachen nahezu fließend, die Mutter drei und die Kinder zwei Sprachen und sie sind zum Zeitpunkt des Gespräches gerade dabei, eine dritte zu erlernen. Den Wunsch, P. solle von diesem Schatz doch Gebrauch machen, hat der Vater sehr tief begraben und anfangs auch keinen Zugang dazu. Im Gegenteil: In dieser Familie, in der Sprache so eine große Bedeutung hat, wird dieses Thema zur Gänze tabuisiert.

Die Arbeit mit dem realen familiären Atom dient immer dazu, gemeinsam einen Weg heraus aus den Gefängnismauern zu finden.

Arbeit mit dem realen Sozialen Atom – Netzwerkarbeit

Je nach Symptomatik unterscheidet sich diese in zwei Ebenen:

1. Die *beratende Ebene* bezieht sich auf die Informationsgespräche bezüglich des Mutismus. Vor allem LehrerInnen und ErzieherInnen, aber auch NachbarInnen denken oft im Falle eines mutistischen Kindes zum Beispiel an ein dem Mutismus zugrunde liegendes traumatisches Ereignis. Nicht selten wird dabei an einen sexuellen Missbrauch oder an andere Gewalterfahrungen gedacht. Die Aufklärung über die möglichen Ursachen ist hierbei von Bedeutung. Erweiternd wollen vor allem LehrerInnen oft wissen, wie sie die Kinder am sinnvollsten unterstützen können. Auch den jeweils nächsten Schritt des Kindes und die adäquate Unterstützung mit den LehrerInnen abzusprechen zählt zur Aufgabe der Therapeutin/des Therapeuten. Manchmal ist es LehrerInnen oder ErzieherInnen aber auch ein Bedürfnis, über ihre Gefühle und ihre Unsicherheiten im Umgang mit dem jeweiligen Kind zu sprechen. Auch das soll Platz haben.

2. Die *integrative Ebene* stellt den Transfer des in der Therapie Erarbeiteten in den Vordergrund. Dabei begleite ich als Therapeutin das Kind auf seine Alltagsbühne. In der Hilfs-Ich-Funktion unterstütze ich das Kind, indem ich ihm helfe, die Sprache als Interaktionshintergrund in seinen Alltagsbegegnungen mit SchülerInnen und LehrerInnen zu integrieren. Dazu verwende ich wieder das Interaktionsdreieck. Die Art und Weise, wie dieser Transfer ausgerichtet ist und durchgeführt wird, ist von Kind zu Kind verschieden. Bei den meisten Kindern bezieht sich diese Unterstützung auf die Schulbühne. Manchmal findet der Transfer allerdings an anderen Orten statt, wie zum Beispiel im Rahmen eines Konzertes oder in der Klavierstunde.

Autismus-Spektrum-Störungen

Ich möchte mich der Aussage von Thomas Girsberger anschließen, dass Autismus „keine Krankheit oder Behinderung, sondern eine Besonderheit bzw. ein Anderssein" ist (Girsberger 2014, S. 29). Diese Besonderheit führt oft zu kommunikativen Irritationen, Erschwernissen und Störungen in Interaktionen. Bezüglich der Begriffe „Störung und Störungsbild" im Zusammenhang mit Autismus verweist Girsberger darauf, „dass die Besonderheit ‚Autismus' im Austausch mit der Gesellschaft und dem damit verbundenen Anpassungsdruck unweigerlich zu Stress bei den Betroffenen führt. Und dieser Stress führt unmittelbar zu unangemessenem Verhalten und längerfristig auch zu Zuständen mit Krankheitswert" (ebd., S. 29). Als Psychodramatikerin beschäftigt mich in diesem Zusammenhang, wie weit es dem autistischen Kind und Jugendlichen gelingen kann, die Regie über diese Besonderheiten zu übernehmen, um aktiv die Szenen seines Lebens mitgestalten zu können.

Autismus wird als tiefgreifende Entwicklungsstörung beschrieben. Die Entwicklung des autistischen Kindes ist von frühester Kindheit an auffällig und manifestiert sich meist in den ersten fünf Lebensjahren (ICD-10 1999, S. 282). Schon 1911 wurde von Eugen Bleuler der Begriff Autismus verwendet. Er bezeichnete damit „ein führendes Symptom der Schizophrenie" (Asperger 1968, S. 177). Während Leo Kanner in Amerika 1943 den „frühkindlichen Autisten" beschrieb, erforschte Hans Asperger 1944 in Österreich den „autistischen Psychopathen". Asperger weist darauf hin, dass der/die frühkindliche AutistIn sich deutlich von dem von ihm beschriebenen „autistischen Psychopathen" unterscheidet, wenngleich beide eine deutliche Kommunikationsschwierigkeit zeigen. Die Unterschiede beziehen sich auf das Auftreten der ersten Symptome, die Intelligenz und die Anwendung der Sprache. Der/die frühkindliche AutistIn fällt durch extremes Abkapseln von seiner Umgebung sowie durch Sprachentwicklungsstörungen, verminderte Intelligenz und stereotype Handlungen von frühester Kindheit an auf. Der/die von Asperger beschriebene AutistIn weist eine hohe Intelligenz mit einer sehr differenzierten, hochstehenden Sprache auf, oft auch Spezialinteressen, und zeigt meist motorisch koordinative Schwierigkeiten und soziales Unverständnis.

Generell wird heute zwischen dem „frühkindlichen Autismus", dem „Asperger-Syndrom", dem „atypischen Autismus" und dem „High-functioning-Autismus" unterschieden. Bezüglich des Begriffes „Autismus-Spektrum-Störungen" weist Girsberger (2014) darauf hin, dass im deutschsprachigen Raum diese Begrifflichkeit noch sehr neu ist. Ich beziehe mich in diesem Artikel in erster Linie auf Asperger- oder atypischen Autismus, verwende aber dennoch den Begriff Autismus-Spektrum-Störung.

„Der Begriff ‚Autismus-Spektrum' hat im Übrigen eine doppelte Bedeutung. Einerseits wird damit zum Ausdruck gebracht, dass es Erscheinungsformen von Autismus gibt, die sich stark unterscheiden, v. a. im Bereich der Sprache […]. ‚Autismus-Spektrum' ist aber auch so zu verstehen, dass die verschiedenen Formen von Autismus verschieden stark ausgeprägt sein können." (Girberger 2014, S. 51)

Ursachen der Autismus-Spektrum-Störung

Asperger wies bereits darauf hin, dass bei diesem Störungsbild eine genetische Disposition vorliegen müsse. „Bei keinem anderen Typus von Psychopathen läßt sich so überzeugend wie hier zeigen, dass der Zustand konstitutionell verankert und daß er erbbedingt ist." (Asperger 1968, S. 197) Kristin Snippe erwähnt, dass bei Zwillingsstudien nachgewiesen werden konnte, „dass eineiige Zwillingspaare zu 60 Prozent, zweieiige Zwillingspaare nur zu fünf Prozent beide eine autistische Störung ausbildeten" (Snippe 2013, S. 11). Sie betont allerdings, dass selbst eineiige Paare im Bereich der qualitativen Ausprägung der autistischen Symptome deutliche Unterschiede" (ebd.) zeigten.

Autismus versus Mutismus

Wie zuvor beschrieben, ähneln einige Symptome, die mutistische Kinder zeigen, denen von Kindern mit Autismus. Boris Hartmann beschreibt in der differenzialdiagnostischen Abgrenzung zum Autismus sehr klare Kriterien, die er in drei Attribute fasst, nämlich „Konstanz, Emotionalität und Sprachentwicklung" (Hartmann 2004, S. 20). Ich möchte ein weiteres Attribut hinzufügen, nämlich die „Empathiefähigkeit".

Beim Attribut *Konstanz* bezieht Hartmann sich auf die Unterschiedlichkeit zwischen AutistInnen und MutistInnen in ihrem gesamten Kontaktverhalten. Mutistische Kinder sind, wie schon vorher beschrieben, einerseits sehr schüchtern, Kontakt und Kommunikation vermeidend, und andererseits sehr dominant, lebhaft, laut sprechend. Kinder mit Autismus-Spektrum-Störungen hingegen sind durchgängig am Kontakt und der Kommunikation desinteressiert und vermeiden diese. Es fällt ihnen schwer, Reize, die auf sie einströmen, zu differenzieren, zu selektieren, um dann angemessen darauf zu reagieren.

In der *Sprachentwicklung* sieht Hartmann den Unterschied darin, dass

„Autisten aufgrund neurolinguistischer und neuromotorischer Störung häufig nur eine redundante, auf den Ebenen Artikulation, Grammatik-Morphologie, Semantik-Lexikon und pragmatisch-kommunikative Kompetenz auffällig abweichende Sprache entwickeln. Die Schriftsprache bleibt ihnen häufig verschlossen oder ist allein über die Gestützte Kommunikation (Facilitated Communication/FC) anhand von Buchstabentafeln oder Buchstabentastaturen anzubahnen." (Ebd., S. 20)

Mutistische Kinder hingegen lernen Laut- und Schriftsprache altersadäquat. Sie benötigen keine

> *„speziellen Konzeptionen einer Kommunikationsdidaktik. In vielen Fällen ist der schriftliche Ausdruck sogar überdurchschnittlich gut, da er aufgrund des situativen Schweigens (z. B. in der Schule) als das Kompensationsmittel eingesetzt wird."* (Hartmann 2004, S. 20)

Beim Attribut *Emotionalität* bezieht sich Hartmann darauf, dass autistische Kinder sich emotional eher unterkühlt zeigen. Personen in ihrer Umgebung, auch die Eltern, werden nicht als Subjekte, sondern als Objekte wahrgenommen und entsprechend behandelt. Sie rufen nicht aus einem Kontaktbedürfnis nach der Mutter, sondern damit diese etwas für das Kind erledigt, wie zum Beispiel es zu tragen, wenn es müde ist. Kinder mit Autismus-Spektrum-Störungen kommen auch nicht und wollen mit Familienangehörigen kuscheln. Mutistische Kinder beschreibt Hartmann als sehr emotional, vor allem in Situationen, in denen sie sich sicher fühlen. Oft suchen sie „geradezu den äußerst engen Kontakt zu einem Elternteil (meistens der Mutter)" (ebd.).

Ergänzend zu den von Hartmann beschriebenen Attributen möchte ich noch auf die *Empathiefähigkeit* oder, psychodramatisch gesprochen, die fehlende Fähigkeit zum inneren Rollenwechsel eingehen. AutistInnen zeigen keine Fähigkeiten, sich in einen anderen Menschen oder in Situationen einzufühlen.

> *„Tut die Mutter so, als hätte sie sich mit dem Spielzeughammer auf den Finger gehauen, und weint, so blicken sie nicht hin, und wenn, dann nur kurz und ohne erkennbare Regung oder Konsequenz für ihr Verhalten."* (Dornes 2008, S. 139)

Es ist dem autistischen Kind nahezu unmöglich, in einen inneren Rollenwechsel mit seinem Gegenüber zu treten. Unter einem inneren Rollenwechsel versteht Schacht

> *„den Vorgang, wenn sich Person A in der Vorstellung in Person B versetzt, um deren Erleben nachzuempfinden. Bei der Fähigkeit zum inneren Rollenwechsel handelt es sich um komplexe Kompetenzen, die aus dem integrierten Zusammenwirken verschiedener Mechanismen resultieren."* (Schacht 2003, S. 387)

In meiner Arbeit mit autistischen Kindern und Jugendlichen beobachtete ich, dass die Kinder, die die Laut- und Schriftsprache erlernten, diese auch in unterschiedlichen Interaktionen verwendeten. Sie entwickelten jedoch wenig Verständnis für die Gefühle, die sie bei ihrem Gegenüber auslösen können, und somit wird die Sprache als Kommunikationsmittel zwar verwendet, eine gelungene Begegnung im Sinne eines Sharings kann allerdings nicht stattfinden. Dadurch kann das über die Sprache Mitgeteilte und Erfahrene nur mit sehr viel Mühe, nicht über das Verstehen, sondern über das Üben, ins eigene Verhalten integriert werden. Mutistische Kinder hingegen beobachten die Szenen ihrer Umgebung sehr genau, sie beobachten die Reaktionen ihrer Mitmenschen, treten immer und immer wieder in einen inneren Rollenwechsel mit ihrem Gegenüber und entwickeln oft eine große Empathiefähigkeit. Das hilft ihnen dann wieder, ihr Gegenüber genau einzuschätzen und darauf zu reagieren.

LeiterInnen- und Hilfs-Ich-Interventionen

So breit gefächert, wie sich die Autismus-Spektrum-Störungen zeigen, so differenziert sind auch die zu setzenden Interventionen. Im Zentrum stehen eine weitgehend ungehinderte Teilnahme am gemeinsamen Spiel und das Ziel der Regieübernahme des Kindes und Jugendlichen über seine Besonderheiten.

Einzel- oder Gruppenpsychotherapie

Die erste wichtige LeiterInnenintervention ist die Entscheidung, ob Einzel- oder Gruppentherapie sinnvoll ist. Mit frühkindlichen autistischen Kindern ist das Einzelsetting zu empfehlen. Die Komplexität der Gruppe stellt eine zusätzliche Herausforderung dar. Mit autistischen Kindern und Jugendlichen, die Sprache verwenden, hat es sich bewährt, im Einzelsetting zu beginnen und danach in die Gruppe zu wechseln. Die Einzelstunden sind für die Auftragsklärung sowie auch für die Diagnosebesprechung vor allem bei älteren Kindern sehr wichtig. Diese wollen oft auch selbst wissen, was sie von den anderen unterscheidet. Die Einzelstunden bieten weiters die Möglichkeit des genaueren gegenseitigen Kennenlernens. Dem Kind bietet dies Sicherheit, Räume, handelnde Personen, wie eben die Therapeutin/den Therapeuten, und Abläufe zu erleben. Die Therapeutin/der Therapeut kann das autistische Kind in der zweigleisigen Interaktion erleben und die Herausforderungen, die das Kind in der Gruppe erfahren wird, besser einschätzen. Das von Monika Wicher in dem Artikel „Psychodrama-Psychotherapiegruppe mit Kindern“ beschriebene Konzept hat sich in der Behandlung autistischer Kinder als sehr hilfreich erwiesen.

Kinder mit Autismus-Spektrum-Störungen haben ein Defizit der Intersubjektivität

> *„Das Besondere an dieser Theorie ist, daß Störungen der Symbolbildung (fehlendes Als-ob-Spiel, Sprachentwicklungsstörungen, Theory-of-Mind-Defizite) und der Kommunikation (fehlendes protodeklaratives Zeigen, fehlendes Blickfolgen, fehlende Imitation) auf Störungen des (Ein-)Fühlens zurückgeführt werden, genauer: auf Störungen des Verbundenheitsgefühls.“* (Dornes 2008, S. 146)

Der Zeitabschnitt der Intersubjektivität wird aus psychodramatischer Sicht der psychosomatischen Rollenebene zugeordnet. Wie beschrieben, stellt diese auch die Grundlage des Sharings dar, also des Teilens und Mitteilens von Gefühlen und gemeinsam Erlebtem mit anderen. Dieses wiederum ist eine Basis dafür, sich mit anderen Menschen verbunden zu fühlen. Ausgehend von dieser Theorie ist es vorstellbar, welche Herausforderung eine Gruppe mit ihrer uneingeschränkten Komplexität für ein autistisches Kind sein muss. Aus diesem Grund haben diese Kinder in unterschiedlichen Gruppen, denken wir an Kindergarten- und Schulgruppen, oft Schwierigkeiten und entwickeln einen großen Leidensdruck. Wäre dann nicht Einzeltherapie sinnvoller?

Fallbeispiel: S. ist ein neunjähriger autistischer Bursche, der die dritte Volksschulklasse besucht. Die Schulgruppe, aber auch andere notwendige Interaktionen sind für ihn eine einzige Herausforderung. Kommunikationsirrtümer in den Interaktionen mit Gleichaltrigen führen immer wieder zu Irritationen aller Beteiligten. S. ist mit den gleichaltrigen Kindern überfordert und diese mit ihm. Er wird ausgeschlossen und gehänselt und beantwortet dieses Verhalten, indem er ausgeklügelte Rachepläne entwirft. So werden gemeinsame Erlebnisse mit anderen für ihn zur Qual. Ein Sharing von gemeinsam Erlebtem kann ebenso wenig stattfinden. Er findet keine Rolle in der Gruppe und kann sich nicht schützen. Als ich S. kennenlerne, schlage ich ihm nach einigen Einzelstunden vor, in die Psychotherapiegruppe zu kommen. „Bitte tu mir das nicht an", sagt er völlig verzweifelt, „keine Gruppe, mir reicht schon die Schule, das muss ich sowieso machen, aber bitte nicht noch eine Gruppe dazu." Ich erkläre S. in den darauffolgenden Stunden genau, warum ich an eine Gruppe denke.

Die Ablehnung einer weiteren Gruppe ist aus Sicht von S. nur allzu verständlich, geht er doch davon aus, in allen Gruppen gleichermaßen unangenehme und irritierende Erfahrungen zu machen. Ein Kind kann natürlich auch nicht in Betracht ziehen, dass die Psychotherapiegruppe dazu dienen soll, andere Erfahrungen zu machen, sich einerseits, wenn nötig, in Gruppen schützen zu lernen, aber auch die Möglichkeit zu heilenden Begegnungen zu haben. Und wenn wir bedenken, wie viel Zeit Kinder und Jugendliche in Gruppen (Kindergarten, Schule, Freizeit …) verbringen, dann zahlt es sich doch aus, Lösungsmöglichkeiten für Konfliktfelder zu erarbeiten, um das Leben in Gruppen per se angenehmer gestalten zu können.

Fortsetzung des Fallbeispiels: Ich nenne also S. meine Gründe für eine Teilnahme an der Psychotherapiegruppe. Ich erzähle ihm von der Beobachterbühne und einem Erwachsenen als Hilfs-Ich als Begleitung. Ich lade ihn ein, zu beobachten. Er nimmt an und startet die Gruppe auf der Beobachterbühne mit einem Hilfs-Ich als Übersetzer dessen, was auf der Spielbühne zu sehen ist. In weiterer Folge wird es ihm möglich, vorerst über das Schutzhaus mit einem Hilfs-Ich als Wache und Grenzschutz eine Rolle im Spiel zu finden und gemeinsam mit einem Hilfs-Ich am Spiel teilzunehmen. Gegen Ende der Gruppe fragt er mich sehr aufgeregt: „Frau Biegler-Vitek, wann gibt es die nächste Gruppe? Kann ich mich dafür anmelden?"

S. gelang es über diesen Entwicklungsprozess, Gefallen an der Gruppe zu finden. Einen großen Teil des in der Gruppe Erarbeiteten konnte er auch in seine Schulgruppen transferieren und es gelang ihm immer öfter ein Sharing mit seinen KlassenkameradInnen.

LeiterInnen- und Hilfs-Ich-Interventionen im Gruppengeschehen

Die beschriebenen Schwierigkeiten des autistischen Kindes sind der psychosomatischen Rollenebene zugeordnet. Das erfordert auch ein Intervenieren auf dieser Ebene, um auf der psychodramatischen und soziodramatischen Rollenebene wirksam werden zu können. Die ersten wesentlichen Schritte sind die Gestaltung der Raumbühne und die Zuordnung des Platzes sowie die Möglichkeit eines Erwachsenen Hilfs-Ichs.

Die Bedeutung der Raumbühnen und des Hilfs-Ichs für Interventionen in der psychotherapeutischen Arbeit mit Kindern mit Autismus-Spektrum-Störungen

Diese besteht, wie Monika Wicher in ihrem Beitrag „Die Freiheit der Regie. Psychodrama-Psychotherapiegruppe mit traumatisierten Kindern und Jugendlichen" beschreibt, aus der Beobachterbühne, dem Schutzhaus und der Spielbühne.

Die Beobachterbühne und die Rolle des Hilfs-Ichs

Da autistische Kinder Intersubjektivitätsdefizite haben, sind sie auf der Spielbühne aufgrund der Komplexität der Kommunikationsereignisse zunächst überfordert. Die Beobachterbühne ist auf mehreren Ebenen für die psychotherapeutische Arbeit mit autistischen Kindern von Bedeutung. So bietet sie der Beobachterin/dem Beobachter immer wieder in einer eigens definierten Rolle die Möglichkeit, sich aus dem Geschehen des Spiels herauszunehmen. Ähnlich wie in einem Fernsehfilm kann das autistische Kind gemeinsam mit seinem Hilfs-Ich die gespielten sozialen Szenen, vor allem die dazugehörigen Skripts, beobachten und benennen. Es kann mitspielen, und wenn es den Überblick verliert, kann es in die Beobachterposition wechseln. Durch die Unterstützung des Hilfs-Ichs, die gleichzeitig ein Sharing darstellt, kann das Kind die Szene wie in Zeitlupe anschauen, um dann wieder ins Spiel einzusteigen und mitspielend wirksam zu werden. Erwachsene autistische Menschen berichten immer wieder davon, dass sie in Fernsehfilmen Verhalten in sozialen Szenen beobachteten, um es anschließend umzusetzen. Gemeinsam mit dem Hilfs-Ich können auf diese Weise Erfahrungen der sekundären Intersubjektivität gemacht werden. Durch das Beobachten und Benennen der Skripts der anderen Kinder durch das Hilfs-Ich können zu bestimmten Rollen Handlungsabläufe gespeichert werden.

Das Schutzhaus und die Rolle des Hilfs-Ichs

Das Schutzhaus bietet dem autistischen Kind einerseits Raum für Erfahrungen der primären Intersubjektivität. Befindet das Kind sich gemeinsam mit dem Hilfs-Ich darin, bietet das Schutzhaus einen begrenzten, sicheren Raum, der ein „Angenommenwerden" vorerst ermöglicht. Hier ist das Hilfs-Ich aufgefordert, das Kind an den Blick ins Gesicht zu erinnern, eventuell auch Gesagtes zu wiederholen und Atmosphären zu benennen. In dieser Sicherheit, mit Unterstützung der Intermediärobjekte, entsteht oft ein Spiel zwischen den beiden. Andererseits macht das Kind die Erfahrung, sich bei Reizüberflutung schützen und regulieren zu können. Das Hilfs-Ich ist somit als Wache und GrenzschützerIn aktiv und verhindert eine Störung durch andere.

Die Spielbühne und die Rolle des Hilfs-Ichs

Die Rollenwahl auf der Spielbühne ist im Verhältnis zu deren Umsetzung für das autistische Kind leicht. Anders als sonst üblich ordne ich autistischen Kindern – wenn sinnvoll – bestimmte Rollen zu, wie zum Beispiel den gefährlichen Tiger, wenn es gerade vor anderen Kindern große Ängste hat. Das Hilfs-Ich bekommt dann auch eine beschützende Rolle. Dies ist deshalb so wichtig, da autistische Kinder von sich aus selten zu entsprechenden Gegenrollen greifen.

Auf der Spielbühne bedarf es manchmal einer zusätzlichen Unterstützung durch das Hilfs-Ich.

Fallbeispiel: In der psychotherapeutischen Gruppe spielen wir als Warm-up das Spiel „Mein rechter, rechter Platz ist frei, da wünsch' ich mir den/die ... als (zum Beispiel) Krokodil herbei". Die meisten Kinder lieben dieses Spiel. Einzig A., ein neunjähriger Junge mit Asperger-Autismus, wird deutlich ängstlich-nervös, beginnt mit seiner Hand herumzuklopfen, seine Körperspannung erhöht sich und er sagt zu mir: „Gabi, bitte tu mir das nicht an, bitte, ich kann das nicht." Auf meine Frage, was er denn nicht könne, antwortet er: „Das mit dem Auswählen, ich kann niemanden auswählen, das ist für mich so schwer wie eine ganz, ganz schwere Rechenaufgabe." Durch die Begleitung eines Hilfs-Ichs beruhigt er sich und es ist ihm möglich, an diesem Spiel teilzunehmen: Das Hilfs-Ich strukturiert mit ihm den Handlungsablauf, nämlich dass A. zuerst alle Kinder anschaut und benennt, wer im Kreis sitzt. Das fällt A. unglaublich schwer. Die Komplexität der Wahrnehmungsereignisse überfordert ihn. Denn es bleibt für ihn ja nicht dabei, dass da einfach Kinder sitzen, nein, die Kinder machen noch dazu unterschiedliche Dinge – und das zugleich! R. lacht, G. flüstert etwas zu K., seiner Nachbarin, die sich daraufhin zu ihm hinüberbeugt, O. zappelt auf seinem Stuhl hin und her, D. macht mit seinem Mund leise Geräusche. All das geschieht gleichzeitig, und dann steigt auch noch die Spannung, denn je länger A. braucht, desto unruhiger wird die Gruppe. Diese Gleichzeitigkeit der Kommunikationsereignisse müsste A. einordnen oder ignorieren, für ein autistisches Kind ist sie allerdings überfordernd. Das Hilfs-Ich benennt auch die einzelnen Wahrnehmungsphänomene und schafft somit ein wenig Ordnung in A.s Welt.

Ein autistischer Bursche in der Jugendlichengruppe beschrieb seine Schwierigkeiten so:

Fallbeispiel: „Ich habe meiner Mutter gesagt, dass die TeilnehmerInnen der Gruppe im Anschluss an die Gruppenstunde noch etwas miteinander trinken gehen. Da hat meine Mutter gesagt, ich soll mitgehen, aber die weiß ja nicht, wie anstrengend das für mich ist!" Ich fragte ihn, was denn anstrengend sei, das gemeinsame Ausgehen oder dessen Vereinbarung. „Ja", antwortete er, „das Ausmachen, ich weiß ja nicht, was ich da tun soll und wie das geht."

Diesen Herausforderungen begegnen autistische Kinder und Jugendliche täglich mehrmals. Das macht es auch verständlich, warum Gruppen als so belastend erlebt werden. Allerdings erlebe ich in meiner Praxis auch, dass es gelingen kann, einem

Kind oder Jugendlichen mit Autismus-Spektrum-Störungen die Ressourcen, die in Gruppen liegen, spürbar und damit erlebbar zu machen. Wenn ich wöchentlich sehe, wie anfangs unmöglich Scheinendes doch Wirklichkeit werden kann. Wenn D. abends nach der Gruppe ganz selbstverständlich mit auf einen Drink geht und A. im Rollenfeedback berichtet, wie schön es war, beschützt zu werden, dann schlägt mein Therapeutinnenherz wieder voll Freude.

Hildegard Pruckner

Psychodramatische Arbeit mit traumatisierten Kindern

Die fundierte Auseinandersetzung mit den Folgen von Traumatisierungen ist im Vergleich zu anderen Störungsbildern relativ jung. Das vergisst man oft, wenn man sich der Fülle von Literatur gegenübersieht, die derzeit zum Thema auf den Markt kommt. Ebenso werden laufend neue Techniken zur Bearbeitung von Traumafolgen angeboten. Ich werde mich im Folgenden nicht darauf beziehen, sondern aufzeigen, welchen Beitrag das Psychodrama als etabliertes Verfahren für die Arbeit speziell mit traumatisierten Kindern anbieten kann. Ich werde das für die Einzelarbeit tun. Nach einem ersten Teil, der sich mit Anamnese und Diagnostik beschäftigt, werde ich psychodramatische Krisenintervention bzw. Akutintervention mit traumatisierten Kindern kurz beleuchten, bevor ich mich der störungsspezifischen Monodramatherapie mit Traumaopfern zuwende.

Traumaanamnese und Diagnostik

Wenn man die schon oben erwähnte vielfältige Beschäftigung mit „Trauma" genauer betrachtet, fällt eine Überstrapazierung des Begriffes auf. Ich schließe mich der Meinung renommierter KollegInnen an, die vor einer inflationären Verwendung des Begriffes und den daraus resultierenden Folgen warnen. Dazu ist erstens zu sagen: Kurzzeitige technikorientierte traumaspezifische Weiterbildungen sind nur dann in der Anwendung seriös, wenn sie von den ausführenden PsychotherapeutInnen in ein grundlegendes Verfahren eingebaut werden (siehe z. B. Ottomeyer 2011, S. 166–182) oder als traumaspezifische Interventionen von dafür Weitergebildeten in das jeweilige Berufsbild (z. B. SozialpädagogInnen) gut integriert werden. Zweitens wird die Arbeit mit Traumatisierten oft vorschnell als Therapie bezeichnet bzw. besorgten Eltern für ihre Kinder sofort eine „Traumatherapie" empfohlen. Dabei wird übersehen, dass wir zwischen Traumaereignis und Traumafolgen unterscheiden müssen und dass Traumafolgen nicht zwingend krankheitswertig und damit therapiebedürftig sind.

Fallbeispiel: Fr. Fidler ruft mich besorgt an. Ihr Vater, der heißgeliebte Opa ihrer sechsjährigen Tochter, hatte einen schweren Unfall und verstarb noch an der Unfallstelle. Sie macht sich Sorgen um ihre Tochter. Sie erzählt, ihr sei für ihre Tochter

eine Traumatherapie empfohlen worden, und fragt, ob ich diese als Traumaexpertin übernehmen würde. Ich mache mir einen Termin mit ihr aus. Bei einer kurzen Exploration erzählt sie mir, dass ihre Tochter manchmal plötzlich heftig weint, darüber aber nicht reden will, sondern kurz darauf ebenso intensiv spielt und fast übertrieben lacht. Frau Fidler ist auch beunruhigt, weil ihre Tochter wieder alte Rollenspiele spielt. Der Anlass für den Anruf war die Beobachtung einer Sequenz eines solchen Spiels: Die verunglückten Puppen wurden nicht wie früher bei solchen Spielen versorgt, sondern für ihre „Blödheit" ziemlich deftig beschimpft und weggeschleudert ...
Ich sage ihr zunächst, dass ich ihre Sorgen gut verstehe und es auch bewundernswert finde, dass sie sich in ihrer eigenen Trauer Zeit für ein Gespräch über ihre Tochter nimmt. Da mir eine sehr reflektierte Frau gegenübersitzt, erzähle ich ihr einiges über typische Trauerreaktionen bei Kindern. Sie versteht meinen Hinweis, sie will darüber noch nachlesen. Ich empfehle Literatur, auch Bilderbücher zum Thema Tod, die sie sich gemeinsam mit ihrer Tochter ansehen kann. Zu den typischen Trauerreaktionen bei Erwachsenen gehört auch der Zorn, die Aggressivität, erkläre ich ihr weiter. Kinder bearbeiten ihre Themen handelnd, auch im Spiel. Das versteht sie ebenfalls sofort. In der Familie ist noch kein Platz dafür. Niemand spricht aus, wie wütend man darüber ist, dass der Achtzigjährige trotz Warnungen bei diesem Wetter unbedingt mit dem Auto einkaufen fahren musste. Nachdem sie mir das weinend erzählt hat, wirkt sie zwar sehr traurig, aber auch erleichtert. Wir vereinbaren, dass sie ihre Tochter weiterhin gut im Auge behält. Sollten weitere Verhaltensweisen auftauchen, die sie beunruhigen, könnten wir gerne noch einmal reden, eventuell auch einen gemeinsamen Termin mit der Tochter vereinbaren.

Für die ausführliche Anamnese und in der Folge auch für die konkrete Arbeit speziell im therapeutischen Setting ist eine weitere Aufgliederung des Traumabegriffes hilfreich, und zwar in Traumaereignis, Traumareaktion, Traumaerfahrung und Traumafolgen (Weinberg 2004). Wie im oben geschilderten Fallbeispiel führe ich die Traumaanamnese zunächst immer mit einer erwachsenen Bezugsperson durch. Wenn diese auch traumatisiert ist und unter Traumfolgestörungen leidet, sind andere Bezugspersonen beizuziehen. Je genauer ich die Traumaszene(n) kenne, desto leichter kann ich die Symptomatik des Kindes zuordnen. Dies gilt für die Erstdiagnose und ist bei Notwendigkeit einer Traumatherapie bei einem chronifizierten Krankheitsbild von unschätzbarem Wert, ebenso beim Erkennen von möglichen Triggerreizen. In einem solchen Fall sollten mögliche Quellen oder Szenen dafür im Sinne eines Frühwarnsystems weitergegeben werden.

Fallbeispiel: Natalyia ist an der Klinik stationär aufgenommen, der Grund waren schwerste Impulsdurchbrüche in der Schule, aber auch in der Freizeit, z.B. im Park. Der Verdacht, dass dies Symptome einer Posttraumatischen Belastungsstörung sind, hat sich nach einer ausführlichen Anamnese mit der Mutter bestätigt. Ich bin Fallkoordinatorin und habe in der laufenden Visite alle relevanten Details weitergegeben. Als ich an einem Morgen die Klinik betrete, werde ich mit aufgeregten Schilderungen eines schweren Impulsdurchbruches von Natalyia am vergangenen Nachmittag begrüßt. Es habe keinen ersichtlichen Grund gegeben, sie sei nicht zu bändigen gewesen, ich müsse sofort mit ihr arbeiten, Gegenstände im Aufenthaltsraum seien beschädigt. Das alles wird mir noch im Vorraum von mehreren Personen mitgeteilt. Bevor ich mit Natalyia rede, lasse ich mir die Situation – die Szene – schildern. Dabei erfahre ich, dass aus krankheitsbedingten Gründen ein Praktikant kurze Zeit alleine mit den Kindern war. Von diesem erfahre ich, dass die Kinder ganz friedlich gewesen seien, sie wollten sich Höhlen bauen, was er auch mit ihnen gemacht habe. Auch Natalya habe dabei ganz eifrig mitgemacht. Zum Eklat sei es gekommen, erfahre ich bei genauem Nachfragen, als sie in ihrer Höhle war und ein anderes Kind kurz in ihre Höhle hineinwollte. Da ich dieses Kind kenne, glaube ich auch den Schilderungen, dass es nur danach gefragt habe, den in den Höhleneingang hineingesteckten Kopf habe es aber nicht mehr zurückziehen können, Natalyia habe ihn umklammert gehalten. Alles, aus dem sie die Höhle gebaut habe, sei in der Gegend umhergeflogen … Ich weiß aus der Traumaanamnese, dass Natalyia im Kriegsgebiet ihrer Heimat immer wieder versteckt werden musste, manchmal auch getrennt von ihren Eltern. Aus einem dieser Verstecke war sie mit Wunden zurückgekehrt, hatte mir die Mutter erzählt. Sie habe ihr nur gesagt, dass das Versteck unter der Erde gewesen sei und sie nichts darüber erzählen dürfe, was dort passiert sei. Diese Geschichte hatte uns alle sehr berührt, als ich sie bei der Visite berichtete, der Praktikant war genau bei dieser Visite nicht dabei gewesen. Natalyia selbst sagt erwartungsgemäß, als ich mit ihr über den Nachmittag rede, sie wisse nicht, warum sie so „ausgezuckt" sei: „Du weißt ja, in der Schule glauben sie es mir auch nicht, aber ich weiß es nicht." Ich antworte, dass ich auch oft gerne wüsste, warum mein Körper manche Dinge mache. Als Sharing erzähle ich ihr von meinen starken Kopfschmerzen. Ich verstünde oft nicht, wieso ich sie gerade jetzt bekäme. Ich habe aber gelernt, sage ich weiter, manchmal zu erkennen, dass es anfängt, bevor es ganz arg wird. Dann würde ich es schaffen, dass es nicht ganz so schlimm wird. Das könnten wir bei ihr auch probieren, biete ich an. Da sie sehr aufgeweckt und neugierig ist, steigt sie auf mein Angebot des „Körperforschens" ein, damit auch sie vielleicht spüren lernt, wenn „es" anfängt. Die Bearbeitung der zugrunde liegenden traumatisierenden Ereignisse überlasse ich der Kollegin, die die psychodramatische Psychotherapie übernommen hat.

Im folgenden Gespräch mit dem Praktikanten höre ich seine Selbstvorwürfe. Er bezichtigt sich, eine Retraumatisierung ausgelöst zu haben, und meint, er sei oft davor gewarnt worden. Ihm erkläre ich zunächst die gängigen Klassifikationen der Traumareaktionen (Kampf, Flucht, Totstellreflex bzw. Erstarrung, manchmal wird auch Täuschung hinzugefügt). Weil wir Natalyia schon länger kennen, bezeichnen wir sie im normalen Stationsalltag durchaus liebevoll-wertschätzend „als kleine Kämpferin". Wir wüssten nicht, was damals im Versteck geschehen sei, erkläre ich dem Praktikanten. Wir könnten es nur vermuten, ebenso das Verhalten Natalyias in dieser Situation. Wenn sie in dem Versteck versucht habe, sich gegen etwas zu wehren oder zu fliehen, sei sie auf jeden Fall gegen die Übermacht der Erwachsenen nicht angekommen und gescheitert. Ob ihre Verletzungen aus der Situation oder einer nachfolgenden Bestrafung herrührten, wüssten wir nicht, die Art der Wunden lasse Zweiteres vermuten. Nun habe sie sich wieder gewehrt, diesmal sei sie mit ihrer Aktion ziemlich erfolgreich gewesen – sie hätte alle anderen sehr

beeindruckt und einige in die Flucht geschlagen. Natürlich sei es das Ziel, dass sie solche Szenen auf der therapeutischen Spielbühne abarbeite, füge ich hinzu. Der Praktikant beginnt nun zu verstehen, warum ich mich bei der Visite kategorisch gegen eine Bestrafung von Natalyia („Konsequenzen spüren") ausgesprochen hatte. „Ich weiß", sage ich abschließend, „dass es noch ein weiter Weg für Natalyia ist – ein schwerer Weg für sie, aber auch für alle, die sie dabei begleiten."
Natalyia und der Praktikant hatten sich beide schuldig gefühlt. Mit den Erklärungen können die beiden wieder an ihre vor dem Ausbruch gute Beziehung anknüpfen.

Ich habe die Erfahrung gemacht, dass mir als Psychodramatikerin das szenische Denken und das genaue Erfragen „der Lage" etwas Selbstverständliches ist. In der Krisenintervention ist das „Komplettieren der Szene" für alle Beteiligten methodenübergreifend ein Grundkonzept. Darauf werde ich später zurückkommen.

Bei länger zurückliegenden, oft multiplen Traumatisierungen kann die Anamnese häufig nur in kleinen Schritten erfolgen. Dies betrifft vor allem Kinder, bei denen zwar Traumasymptome vorliegen, über die aber weder das Kind noch die Bezugspersonen berichten wollen oder können. Da Traumafolgestörungen bei Kindern hinlänglich beschrieben und bekannt sind, werde ich auf die spezielle Symptomatik nicht weiter eingehen. Es muss aber auch heute noch darauf hingewiesen werden, dass die Symptome oft keineswegs eindeutig sind. Immer wieder gibt es eine Vordergrundsymptomatik, hinter der sich andere Traumafolgesymptome zunächst verbergen. Selbst für geschulte DiagnostikerInnen sind die gezeigten Verhaltensweisen oder die körperlichen Symptome zunächst oft einem anderen klassifizierten Störungsbild zuordenbar und danach behandlungswürdig. Wenn die Diagnostik eine prozessuale ist, kann im Lauf einer Therapie störungsspezifisch modifiziert werden, wenn auftauchende weitere Symptome eine Traumatisierung vermuten lassen. Manchmal scheint die spezielle „Blindheit" bei der Diagnostik hinsichtlich einer Traumatisierung und ein Beharren auf der Ausgangsdiagnostik eine Abwehrreaktion zu sein. Wir finden spezielle Reaktionsstile von PsychotherapeutInnen oder anderen in diesem Bereich Tätigen in der Literatur beschrieben. Klaus Ottomeyer beschäftigt sich speziell für den Bereich der Arbeit mit Flüchtlingen immer wieder in seinen Publikationen damit (u.a. in Ottomeyer/Peltzer 2002, S. 139–171). So mancher der darin aufgezeigten Fallstricke hat Gültigkeit für mit traumatisierten Kindern Arbeitende.

Psychodramatische Traumadiagnostik schließt sich einerseits den gängigen Manualen zur Symptomatik an. Einen sehr guten aktuellen Überblick über „Traumaspezifische Psychodiagnostik" bietet z.B. Markus A. Landolt (in Landolt/Hensel 2008, S. 30–43). Psychodramatische Diagnostik ist aber auch stark prozessorientiert. Traumatherapien sind im Vergleich zu anderen Verläufen Langzeittherapien. Schon aus diesem Grund, aber auch wegen der Komplexität der Symptomatik, sind fortlaufende Überprüfungen unumgänglich.

Dies betrifft die Vorgangsweise auf allen drei Arbeitsbühnen. Ich stelle in meinem Artikel in diesem Buch („Monodrama mit Kindern") grundsätzliche Überlegungen darüber vor. Für meine diagnostische prozessuale Arbeit mit traumatisierten Kindern gilt ebenso das Störungs-Prozessmodell von Michael Schacht (Schacht 2009) als Grundlage. Meine störungsspezifischen Modifikationen für die Arbeit mit traumatisierten Erwachsenen (Pruckner 2013) gelten grundsätzlich auch für die Arbeit mit Kindern. Das heißt konkret: Auch bei gut strukturierten Kindern ist im Therapieprozess der Fortschritt anhand von vielen kleinen Status nascendii zu explorieren. Lange Zeit wurde der Erfolg einer Traumatherapie am Besprechen bzw. Durchspielen der Traumaszene(n) gemessen. Das wurde dann mit einem großen Status nascendi gleichgesetzt. Heute sind viele langjährig erfahrene TraumatherapeutInnen wie ich der Meinung, dass durch ein Drängen in diese Richtung nicht „Heilung", sondern Retraumatisierung erreicht wird. Strukturschwache Kinder müssen zusätzlich noch vor einer Retraumatisierung durch Eigenhandlungen (auf allen drei Arbeitsbühnen) geschützt werden. Ein Verlangsamen des Prozesses bedeutet dann für die prozessuale Diagnostik keineswegs einen Rückschritt. Es kann sogar z.B. Fortschritt auf der Begegnungsbühne bedeuten, wenn Kinder diese Interventionen als schützende Grenzsetzung eines wohlmeinenden Erwachsenen annehmen können. Die prozessuale Differentialdiagnostik ermöglicht neue Hypothesen und die Planung weiterer Therapieschritte. Zusammenfassend soll noch einmal betont werden: Unter Berücksichtigung der störungsspezifischen Modifikationen kann durch die psychodramatische Arbeit auf den drei Bühnen auch bei komplex traumatisierten Kindern Bewältigung und Integration der traumatischen Ereignisse erreicht werden, ohne dass zwingend eine Traumaexploration erfolgen muss.

Selbstverständlich müssen bei der Diagnostik altersspezifische Aspekte berücksichtigt werden. Die entwicklungspsychologischen Hypothesen von TraumaexpertInnen lassen dazu zwei große Stränge erkennen. Die eine Seite geht davon aus, dass eine Traumatisierung im jüngeren Alter (nach unserem Verständnis auf der psychosomatischen Rollenebene) schwerwiegendere Auswirkungen auf Grund der besonderen Sensibilität auch in neurobiologischer Richtung hat. Die andere Seite argumentiert, dass der Stand der kognitiven und sprachlichen Entwicklung zentral für die späteren Auswirkungen von Traumafolgestörungen sei; dies betrifft die psychodramatische Rollenebene. Ich schließe mich dem dritten Strang an, der meint, das Alter, in dem das Kind von einem oder mehreren traumatischen Ereignissen betroffen wurde, spiele selbstverständlich eine Rolle. Allerdings weiß ich aus Erfahrung und vielen Traumaanamnesen, dass trotz aller hilfreichen Klassifizierungen (Typ-1-Trauma, Typ-2-Trauma, kumulatives Trauma etc.) jede Traumageschichte einzigartig ist. Die Art des Traumas ist zusätzlich zum Alter mitentscheidend. Weiters sind die protektiven oder pathologisierenden Reaktionen des engen und weiteren Umfeldes sehr entscheidend – unmittelbar beim traumatischen Ereignis, aber auch später. Diese sind ebenfalls bei einer Traumaanamnese zu erheben. Traumafolgen sind intrapersonal und interpersonal. Für den zweiten Bereich ist das Modell des Sozialen Atoms gerade für TraumatherapeutInnen ein unverzichtbares Instrument. Dies betrifft einerseits den dem Sozialen Atom immanenten Netzwerkgedanken, darauf werde ich beim Bereich Arbeit auf der Sozialen Bühne noch zurückkommen. Das Soziale Atom beinhaltet in seiner philosophischen Grundidee aber auch die Gleichwertigkeit von Blutsverwandten und Wahlverwandten. Der Glaube an diese Gleichwertigkeit kann bei der Diagnostik von Traumatisierten immens helfen. Wenn zum entsetzlichen Geschehen bei einem Kind noch pathologisierende Blutsverwandte dazukommen, berührt uns das zutiefst. Auf die Gefahren, die sich daraus für die therapeutische Haltung ergeben, werde ich später noch genauer eingehen. Hier kann nur darauf hingewiesen werden, dass das Durchforsten des Sozialen Atoms nach protektiven Wahlverwandten, die für die kindliche

Entwicklung notwendige Hilfs-Ich-Rollen übernommen haben oder bei Einbindung übernehmen können, ein ausgezeichnetes Mittel gegen die lähmende Hilflosigkeit ist, die uns bei so mancher Traumadiagnostik überfällt.

Hildegard Knapp verbindet in ihrer Masterthese (Knapp 2011, S. 41–53) die Strukturbezogene Diagnostik nach Schacht mit den Auswirkungen von Traumata bei Erwachsenen. Wenn wir traumatisierte Kinder diagnostizieren, greifen wir ebenfalls auf die psychodramatische Entwicklungstheorie zurück. Das Konzept der Entwicklung der Rollenebenen (Schacht 2003) bietet uns die Stadien der Entwicklung betreffende Raster. Wir erkennen, was ein Kind in einem bestimmten Alter auf der jeweiligen Rollenebene erreicht haben sollte. Damit können erste Hypothesen für nachreifende Interventionen erstellt werden, dies gilt z. B. immer wieder für den Bereich der psychosomatischen Rollenebene.

Abschließend muss beim Bereich Diagnostik noch kurz auf methodenübergreifende Disziplinen hingewiesen werden. Selbstverständlich müssen in die Hypothesenbildung auch Kenntnisse aus der Gehirnforschung einfließen. Diese Ergebnisse sind hilfreich, ich bin aber nicht damit einverstanden, wenn versucht wird, alles mit Hilfe dieser Ergebnisse zu erklären. Weiters ist die Kenntnis der Bindungstheorien heute für PsychotherapeutInnen eine Selbstverständlichkeit. Silke Gahleitner beschäftigt sich in ihren Publikationen immer wieder speziell mit der Bindungsentwicklung bei traumatisierten Kindern (u.a. Gahleitner 2005 und 2011). Ihre Fallbeispiele aus der Arbeit mit in der Zwischenzeit erwachsenen Traumaopfern zeigen deutlich, welche Möglichkeiten eine korrigierende Bindungserfahrung im Kindesalter bietet.

> *„Dennoch erleben Betroffene auch dann stets eine positive, emotional korrigierende Erfahrung, wenn sie auf Professionelle treffen, die vor einem Hintergrund von bindungstheoretischem und psychotraumatologischem Wissen feinfühlig und kompetent auf sie reagieren. Positive Bindungserfahrungen – gleichgültig welcher Intensität und Dauer – werden nach meiner Erfahrung nie freiwillig wieder aufgegeben, sondern als innere Repräsentanz aufbewahrt und lebenslang in irgendeiner Form als stützend erlebt."* (Gahleitner 2005, S. 130)

Ganz gleich, ob es sich um eine Kurzanamnese, eine ausführliche Erstdiagnostik oder die prozessuale Diagnostik im Rahmen einer länger dauernden Therapie handelt: Die Haltung und Vorgangsweise Traumaopfern gegenüber gibt den Ausschlag, ob im schlimmsten Fall den vorhandenen Traumatisierungen eine weitere hinzugefügt wird oder ob bereits an dieser Stelle die Türe zu einer heilsamen neuen Erfahrung ein Stückchen weit aufgemacht wird.

Krisenintervention und Akutintervention

Die Begriffe Krisenintervention und Akutintervention werden in der einschlägigen Literatur oft synonym verwendet. Nach unserem Verständnis gibt es Überschneidungen, wir verstehen Akutintervention als einen Teilbereich von Krisenintervention (Fellöcker/Pruckner 2013). Gemeinsam ist beiden Arbeitsformen, dass das Traumaereignis kurze Zeit zurückliegt und in der Regel erinnert wird. Gertrude Bogyi arbeitet seit vielen Jahrzehnten mit Kindern im Bereich der Krisenintervention und Akutintervention. Die von ihr postulierten Vorschläge für die Krisenintervention bei

Kindern und Jugendlichen (Bogyi 2012) lassen sich sehr gut mit psychodramatischer Grundhaltung und der dazugehörigen Methodik verbinden. Letztere ist gerade im Bereich der Akutintervention nur in sehr geringem Maß „klassisch“ einsetzbar. Dies gilt vor allem, wenn Psychodrama-PsychotherapeutInnen nicht in der Praxis oder im klinischen Setting arbeiten. Krisenintervention kann eine Kurzzeitintervention sein, sie kann aber auch im Rahmen einer laufenden Therapie nötig werden. Auf diese unterschiedlichen Settings und auch die Arbeit vor Ort kann hier nicht differenziert eingegangen werden. Generell gilt, dass im Unterschied zur Traumatherapie versucht werden soll, die erlebte Geschichte auch für das Kind erzählbar zu machen. Es gilt aber auch dabei die folgende Grundregel:

> *„Kinder sollten nie gezwungen werden, sich mit dem Notfall und seinen Folgen auseinanderzusetzen (vor allem nicht nach den Regeln der Erwachsenen). Eine zu frühe, zu lange oder zu intensive Auseinandersetzung könnte die kindlichen Abwehrmechanismen massiv überfordern und die psychische Stabilität gefährden statt sie zu festigen.“* (Hausmann 2003, S. 235)

Zunächst ist es notwendig – zuvor oder parallel –, Fakten zu sammeln, Informationen von ebenfalls betroffenen Erwachsenen oder dem beteiligten Helfersystem zusammenzutragen. Dabei ist oft mehrmaliges Nachfragen nötig, um ein Bild der Szene und deren Eingebettetsein zu erhalten. Beim Komplettieren „der Lage“ sind Warum-Fragen unbedingt zu vermeiden, auch das ist PsychodramatikerInnen vertraut. Gerade in diesem Kontext läuft man als TherapeutIn jedoch Gefahr, in diese Falle zu geraten, da sich vielen Beteiligten die Schuldfrage stellt, weshalb man auch als AkuthelferIn nicht davor gefeit ist.

Kinder müssen bei diesem Sammeln von Informationen nicht dabei sein. Wenn es sich nicht vermeiden lässt, ist eine sofortige „Übersetzung“ durch die Akuthelferin bzw. den Akuthelfer nötig. Erwachsene neigen dazu, in solchen Situationen Kinder schonen zu wollen, indem sie Ausweichbegriffe verwenden („Der Papa kann jetzt nicht mehr bei euch sein“) bzw. uneinhaltbare Versprechungen machen („Es wird schon wieder gut werden“). Ich bin mit Gertrude Bogyi absolut einer Meinung: Kinder verdienen Offenheit, im Ausdruck angepasst an ihr Alter. Sie halten diese aus, wenn sie dabei gehalten und begleitet werden.

Was bietet das Psychodrama für die Arbeit in akuten Notfällen, welche Teile des psychodramatischen Theorie- und Handlungsgebäudes sind für den/die AkuthelferIn besonders wichtig? Ich bin aus meiner Erfahrung zutiefst überzeugt, dass das Psychodrama grundsätzlich ein bestens geeignetes Verfahren für dieses Arbeitsfeld ist. Wesentliche Elemente sind die humanistische Grundhaltung und die daraus resultierende Art der Beziehungsgestaltung, das ressourcenorientierte Denken, das szenische Denken und Handeln sowie die Soziometrie (zur Soziometrie in der Akutintervention siehe Pruckner 2013). PsychodramatikerInnen haben vielfältige Gruppenerfahrung sowie Übung in der Auseinandersetzung mit Rollenklarheit und Rollenflexibilität. Dazu gehört die selbstverständliche Fähigkeit zum Perspektiven- und inneren Rollenwechsel. All das ist in diesem Arbeitsfeld als Basis bestens geeignet. Für die Akuthilfe und Krisenintervention bei Kindern sind zusätzlich Erfahrung und Weiterbildung in der psychodramatischen Arbeit mit Kindern erforderlich, weiters Kenntnisse über die störungsspezifische Modifikation für die Arbeit mit Traumatisierten.

In der Akutsituation ist man in der Regel nicht mit dem Kind (oder den Kindern) alleine, man ist umgeben von Erwachsenen, auch Betroffenen und Mitgliedern des Helfersystems. Man wird von einer Fülle oft verwirrender Botschaften überrollt, steht oft in einer extrem belastenden Situation (siehe auch Fallbeispiel in Pruckner 2013, S. 195ff.). Sich auf den festen Boden eines auch philosophisch fundierten Theoriegebäudes verlassen zu können und Basiserfahrung zu haben, ist unbedingt erforderlich. Nur so ist es möglich, sich in das Netz der Helfenden gut einzugliedern bzw. sich in der Hierarchie unterzuordnen, wenn man z. B. in einem Akutteam arbeitet. In diesen Situationen sind Methodenstreit und Konkurrenz innerhalb des Helfersystems besonders unangebracht.

Bei der Arbeit im Bereich Krisenintervention ist man oft an einem fixen Ort, manchmal in der eigenen Praxis oder z. B. in einer Beratungsstelle. Das hat den Vorteil, dass man auch Materialien zur Verfügung hat, die bei Kurzinterventionen als Intermediärobjekte (IO; siehe Beitrag „Monodrama mit Kindern" von Pruckner in diesem Buch) eingesetzt werden können. Ich habe auch mit Kindern kleine soziometrische Aufstellungen mit IOs gemacht, um eine traumatisierende Situation kurz sichtbar und damit verständlich zu machen. Es ist aber absolut kontraindiziert, auf diesem Weg eine Traumaexposition anzubahnen; es geht dabei nicht um das Durcharbeiten der Szene, sondern um deren Sehen und Verstehen in ihrer Komplettheit. Krisenintervention kann auch im Rahmen einer laufenden Therapie nötig sein, wenn z. B. ein Krankenhausaufenthalt mit Operation nachbearbeitet werden muss oder wenn sich in der Familie ein Trauerfall ereignet hat. Kinder wollen sich dann nicht wie Erwachsene stunden- oder gar monatelang diesem Thema widmen. Kurze Erklärungen reichen zunächst oft aus. Wichtig ist die Bereitschaft, bei weiteren Fragen zur Verfügung zu stehen. Manchmal tauchen dann im Symbolspiel Elemente der Verarbeitung genau dieses traumatischen Ereignisses auf. Dies ist aber kein Signal dafür, dass die Kinder genau zu diesem Zeitpunkt auch darüber reden wollen.

Krisenintervention für ein Kind kann niemals ausschließlich mit dem Kind stattfinden. Es müssen immer auch Bezugspersonen beraten oder gegebenenfalls betreut werden. Oft ist das sogar der zentrale erste Schritt.

Fallbeispiel: Eine Berufskollegin ruft mich sehr betroffen, aber auch aufgebracht an. Ihre fünfjährige Nichte liege nach einem Badeunfall im Tiefschlaf im Krankenhaus. Die beiden Eltern gäben sich wechselseitig die Schuld für den Vorfall, auch in der gesamten Verwandtschaft begännen sich schon „Lager" diesbezüglich zu bilden. Die Eltern sind getrennt, erfahre ich noch, beide haben einen neuen Partner bzw. eine Partnerin. Sie habe erreicht, dass beide gemeinsam zu einem Gespräch zu mir kämen. Ich bedinge mir aus, zunächst nur mit den beiden Eltern zu arbeiten. Am nächsten Tag sitzen mir eine völlig verzweifelte Frau und ein ebenso verzweifelter Mann gegenüber. Beide können ihrer Verzweiflung nur Ausdruck verleihen, indem sie auf den anderen „hinhacken", sich Teile von geschehenen Szenen als Vorwürfe an den Kopf werfen. Die Frau macht das schluchzend, der Mann mit zusammengebissenen Zähnen. Keiner von beiden spricht dabei das Wort Schuld aus, aber „Tod oder die Behinderung des Kindes wegen dessen Vernachlässigung (durch dich)" steht als große Überschrift über ihnen beiden. Das sage ich ihnen und durchbreche damit kurz das rigide Muster. Während mich beide anstarren, sage ich, dass

es auch eine dritte Möglichkeit gebe – dass ihr Kind ohne gravierende Spätfolgen aufwacht. Da die Aufweckphase bevorsteht (das weiß ich aus dem Telefonat mit der Tante), sollten wir die Zeit zur Vorbereitung nutzen. Ich würde ihnen gerne bei allen drei Möglichkeiten des Ausgangs helfen, ich bräuchte aber dafür als Grundlage ganz genaue Informationen von ihnen – ohne dass der oder die andere sofort ins Wort fällt. Ich arbeite sehr lange mit ihnen. Kurzzusammenfassungen lasse ich bei solchen Explorationen nicht stehen, sie geben in solchen Situationen viel zu viel Raum für (schuldzuweisende) Phantasien. Ich frage nach genauer Zeit, wer wann wo war und was gemacht hat, schreibe Zeitdiagramme, manchmal zeichne ich auch den Ort auf. Wenn Beteiligte aufgrund der eigenen Stressreaktion dazu nicht exakt in der Lage sind, hole ich mir Zusatzinformationen. Das ist in diesem Fall nicht notwendig. Beide Eltern fühlen sich schuldig – jeder für einen anderen Teil. Dies können sie erstmals nach der gemeinsamen Rekonstruktion der Szenen aussprechen. Durch die gemeinsame Arbeit ist dem aus schuldzuweisenden Phantasien gespeisten Bild der Unglücksszene und den nachfolgenden Ereignissen ein anderes Bild entgegengesetzt worden. Die Verkettung von unglückseligen Zufällen hatte mich während der gesamten gemeinsamen Arbeit beschäftigt. Ich spreche als Sharing das aus, was mir dazu durch den Kopf gegangen ist. Ich sage klar: Mir hätte so etwas durchaus auch passieren können. Und ich bin ein sehr sorgsamer Mensch, füge ich hinzu. Beim Verabschieden schaffen sie es, nicht nur mir, sondern sich gegenseitig die Hand zu geben. Sie hatten mir zuvor noch versprochen, die begonnene rigide Besuchsaufteilung und die dazugehörigen Streitereien auf der Intensivstation nach Möglichkeit nicht fortzusetzen. Am nächsten Tag ruft mich die Mutter sehr zeitig am Morgen an. Die Ärzte würden heute die Aufwachphase beginnen, sie habe mit ihrem Exmann besprochen, gemeinsam dort zu sein – sie fürchteten sich davor aber entsetzlich und bräuchten mich dabei. Ich schaffe es, mir den Nachmittag freizuschaufeln. Als ich auf der Intensivstation eintreffe, sind die Eltern schon eine Weile gemeinsam dort. Die ob der entspannten Situation erleichterte Ärztin sagt mir, dass eine eindeutige Prognose noch nicht möglich sei, es aber „gut ausschaue“. Nach dieser Information zittern meine Knie etwas weniger, als ich zwischen den Eltern längere Zeit am Fußende des Bettes stehe. Als Marlies tatsächlich die Augen öffnet, irren ihre Blicke fragend umher und bleiben an uns hängen. „Mama?“, sagt sie fragend. Der Mutter laufen die Tränen über die Wangen, der Vater beißt die Zähne zusammen, ich habe feuchte Augen. Ich spüre den Impuls der Mutter, sich schluchzend über ihre Tochter zu werfen, der Vater erstarrt an meiner anderen Seite. Ohne viel zu überlegen, übernehme ich die Regie. „Marlies“, sage ich, „du bist im Spital, und da ist deine Mama und da ist dein Papa. Sie setzen sich jetzt jeder an eine Seite von dir und nehmen dich bei der Hand. Du hast jetzt einige Tage geschlafen, weil du einen Unfall gehabt hast, jetzt brauchst du Zeit, um wieder ganz aufzuwachen – deine Eltern und die Ärzte helfen dir dabei, ich auch, wenn du das möchtest.“ Während ich rede, setzen sich die Eltern tatsächlich jeder an eine Seite ihrer Tochter, halten und streicheln sie, jetzt weinen beide. „Deine Eltern weinen, weil sie so froh sind. So komische Dinge tun Erwachsene manchmal …“, fahre ich fort und entlocke damit der Mutter ein erstes Lächeln.
In den folgenden Wochen besuche ich Marlies auf Wunsch ihrer Eltern immer wieder im Spital, manchmal mit ihnen gemeinsam, manchmal alleine. Wir besprechen

alles, was sie wissen will, meine genaue Kenntnis der Situation hilft mir dabei sehr. Wir reden aber auch über viele andere Themen, wie den bevorstehenden ersten Schultag, schauen gemeinsam von mir mitgebrachte Bilderbücher an und spielen mit den Kuscheltieren, die ihr Bett umgeben. Am meisten beeindruckt sie von allen Themen meine Schilderung ihres Fluges mit dem Notarzthubschrauber, diese muss ich oft wiederholen. Immer wenn der Christophorus-Hubschrauber am Dach des Krankenhauses landet oder von dort startet, erzählt sie jedem, der in ihrer Nähe ist, dass sie auch schon damit geflogen sei. „Ich habe dabei geschlafen, aber ich weiß es!", erklärt sie sehr bestimmt.

Akutversorgung und Krisenintervention psychisch traumatisierter Kinder ist ungemein wichtig, dies betrifft auch Situationen, in denen Kinder „nur" Zeugen der Ereignisse sind.

> *„Seelische Schwerverletzungen entsprechen Mikroverletzungen des Gehirns. Gerade das Wissen, welches wir heute über die neurophysiologischen Auswirkungen von Extremstress auf die Gehirnfunktionen, die Stressregulation sowie die Entwicklung, nicht nur der neuronalen Strukturen haben, lehrt uns: Bei der Versorgung von Kindern und Jugendlichen nach Extremstresserfahrungen braucht es eine zeitnahe Versorgung, ansonsten drohen die akuten Folgen des Stresses sich quasi in das Gehirn ‚einzubrennen'."* (Krüger 2008, S. 9f.)

Niedergelassene PsychotherapeutInnen decken den vorhandenen Bedarf nur zu einem kleinen Teil ab. Bei Einsatzkräften (Feuerwehr, Polizei, Rettung) hat erfreulicherweise eine Bewusstseinsbildung stattgefunden. Von ihnen werden heute in vielen Bundesländern sofort Krisenteams oder Akutteams angefordert, diese machen die Erstversorgung. Auch Kinderschutzeinrichtungen und Beratungsstellen übernehmen diese Aufgaben. Als Krisenintervention im weiteren Sinn kann auch die Prozessbegleitung von Kindern gesehen werden. Die von mir angeführten psychodramatischen Grundhaltungen sind bei entsprechender methodenübergreifender Weiterbildung auch in den angeführten Einrichtungen bestens einsetzbar und für ausgebildete PsychodramatikerInnen die Basis ihrer dortigen Arbeit[1].

Viele dieser Einrichtungen, deren MitarbeiterInnen bewundernswerte Arbeit leisten, leiden permanent an Geldmangel. Psychoanalytisch orientierte KollegInnen sprechen in diesem Zusammenhang von gesellschaftlichen Abwehrmechanismen. Andreas Krüger, der eine Traumaambulanz leitet, geht in seiner Begründung dafür noch einen Schritt weiter. Er vermutet einen Zusammenhang des oft völlig irrationalen Umgangs mit traumatisierten Kindern mit der damit immer verbundenen Schuldfrage speziell in Deutschland und Österreich:

> *„Wir können nicht hinsehen, verachten unbewusst identifiziert die eigene erlebte Hilflosigkeit im Angesicht des eigenen ungeteilten Leides oder des Grauens der Elterngeneration [...]."* (Krüger 2008, S. 14)

[1] Ich danke Renate Hochgerner für ihre Überlegungen zu diesem Arbeitsfeld und den fachbezogenen Austausch.

Ich werde etwas später bei der Haltung von TraumatherapeutInnen noch einmal kurz darauf zurückkommen, denke aber, dass gerade das Psychodrama auch eine gesellschaftspolitische Orientierung und damit verbundene Aufgaben hat, wenn man seinen Gründervater Jacob Levy Moreno ernst nimmt.

Monodramatherapie mit traumatisierten Kindern

„Du sollst nicht fragen, das Kind will nicht reden“ übertitelte ich meine erste Publikation zu diesem Thema (Pruckner 2002). Ich arbeitete zu dieser Zeit auf einer Station eines Spitals, in die auch immer wieder traumatisierte Kinder eingewiesen werden. Die Gründe sind meist Verhaltensauffälligkeiten, die ihr Umfeld ratlos machen bzw. ihren Verbleib dort verunmöglichen. In den wenigsten Fällen ist bei Zuweisung die Ursache der Traumatisierung bekannt, oft gibt es Vermutungen und Symptome, die diese Hypothesen stärken. Ich habe im oben genannten Artikel sehr viele ausführliche Fallbeispiele aus dieser Arbeit gebracht: Beispiele auch aus einer sehr langen Therapie, in der das Kind bis zum Schluss nicht über das sprechen wollte, was ihm widerfahren war (daher auch der Titel des Artikels). Ich möchte eingangs feststellen: Ich betrachte solche Therapien trotzdem als erfolgreich und bin mit dieser Ansicht heute nicht mehr alleine.

Ich werde im Folgenden Teilaspekte psychodramatischer Monodramatherapie mit traumatisierten Kindern herausgreifen, die ich im ersten Grundsatzartikel nicht oder zu wenig beleuchtet habe oder wo es Weiterentwicklungen gegeben hat. Grundlage meiner Arbeit ist nach wie vor das Dreibühnenmodell – ich hatte es damals entwickelt, um genau bei dieser sehr belastenden Arbeit mit traumatisierten Kindern einen Raster, eine Basis zu haben, um den hochkomplexen Verlauf einordnen und zumindest ansatzweise verstehen zu können.

Die Begegnungsbühne

In diesem Bereich waren sehr ausführliche theoretische Weiterentwicklungen nötig (Schacht/Pruckner 2010, Pruckner 2012). Speziell für die Monodramatherapie mit Kindern erfolgt die nötige Präzisierung in diesem Buch („Monodrama mit Kindern“ von Pruckner). Die darin angeführten sechs Punkte sind auch für die Arbeit mit traumatisierten Kindern grundsätzlich anwendbar. Ich werde im Folgenden vier Punkte ergänzen, die zusätzlich für die Beziehungsarbeit mit traumatisierten Kindern von großer Relevanz sind.

Traumatisierte Kinder brauchen erstens ganz besonders eine haltgebende, sichere, korrigierende Beziehungserfahrung. Darüber gibt es quer durch die Literatur Einigkeit, unabhängig von angewandten Verfahren. Diese Kinder machen es aber auch den sie Begleitenden besonders schwer, das durchzuhalten. Auch darüber berichten alle, die in diesem Feld arbeiten. Die Themenbereiche Täter–Opfer und Schuld spiegeln sich in oft äußerst schwer erträglichem Ausmaß in der therapeutischen Beziehung wider. Ich habe mich bei der Behandlung von Kindern mit anderen Störungsbildern nie so „schuldig“ gefühlt, wenn ich nach vermeintlichen oder tatsächlichen Fehlern in meiner Arbeit gesucht habe. Ich habe mir in vielen Inter- und Supervisionen Unterstützung geholt, um die Eigenreflexionen meiner Arbeit mit traumatisierten Kindern nicht in Selbstvorwürfe ausarten zu lassen.

Fallbeispiel: Birgit hat in ihrem bisherigen Leben offensichtlich sehr viel Grausames und auch Entwertendes erlebt. Sie spricht nicht darüber, Szenen ihres traumatischen Spiels machen manches sichtbar. Auf der Begegnungsbühne schafft sie es wie kaum ein anderes Kind, mich in ihre Muster zu verstricken. Sie entwertet mich permanent, ich bemühe mich im Gegenzug (oft viel zu) sehr, ihr etwas anderes als das bisher in Beziehungen Erlebte zu bieten. Zur gemeinsamen Feier ihres Geburtstags hat sie sich eine bestimmte Torte bestellt – ich hetze durch halb Wien, bis ich endlich eine „Bibi-Blocksberg-Torte" finde. Voller Freude darüber habe ich den „Geburtstagstisch" vor der Therapiestunde gedeckt, die Torte thront in der Mitte. „Das ist die Faaaalsche!!!!", kreischt Birgit los, als sie den Raum betritt. Während ich tatkräftig verhindern muss, dass die Torte vom Tisch fliegt, kreischt sie weiter: „Du bist eine blöde, alte Pute, nicht einmal die richtige Torte kaufen kannst du …" Nach dieser Therapiestunde begegne ich am Gang mit den derangierten Resten des Geburtstagsessens in der Hand unserem Oberarzt[2]. Er kennt den Fall und mein Ringen um eine Beziehung zu Birgit sehr genau. Ich schildere ihm auf Nachfragen kurz die Situation – gekonnt selbstironisch und nach eigenen Fehlern suchend. Er unterbricht mich. „Das tut mir leid", sagt er, „du musst eigentlich gekränkt sein …"

Ich habe es mir lange Zeit verboten, auch im geschützten Rahmen der Supervision auszusprechen, wie hilflos-wütend ich oft nach Therapiestunden wie der oben geschilderten war. Es ist sehr hilfreich und unumgänglich, diese „unedlen" Gefühle auch auszusprechen und mit Menschen zu teilen, die ebenfalls in diesem Feld arbeiten, Ähnliches kennen und nicht alles sofort wegrationalisieren.

Traumatisierte brauchen zweitens ein „begreifbares" Gegenüber, sie brauchen die „gute Zeugenschaft". Dieser methodenübergreifende Anspruch an TraumatherapeutInnen lässt sich grundsätzlich sehr gut mit dem Gedankengut des humanistisch orientierten Psychodramas verbinden. Das heißt aber z. B. keineswegs, dem Kind alles zu glauben, was es über sein Verhalten im Hier und Jetzt berichtet. Täuschung ist eine Traumareaktion. Für das Kind, das dies gerade bei einer Therapeutin bzw. einem Therapeuten ausprobiert, war das eine ganz zentrale (Überlebens-)Rolle. Ähnliches gilt für aggressives Verhalten in Wort und Tat. Auf all das in der therapeutischen Beziehung adäquat zu reagieren, angetragene Rollenerwartung partiell komplementär zu beantworten, ist eine ununterbrochene Gratwanderung. Jede ausgemachte Regel muss für die permanente Überprüfung des „Hältst du mich aus" herhalten. TraumatherapeutInnen von Jugendlichen sind hier noch wesentlich mehr gefordert (siehe die Artikel zur Arbeit mit Jugendlichen in diesem Buch).

---

2 Ich danke an dieser Stelle wieder einmal Prim. Dr. Werner Leixnering. Als damals leitender Oberarzt unserer Station hat er schon sehr früh mein Interesse an der Arbeit mit traumatisierten Kindern gefördert und mir sehr viele dieser Kinder als Fallführende oder Psychotherapeutin anvertraut. Wir gehören nicht demselben psychotherapeutischen Verfahren an. Ich danke ihm auch für den wertschätzenden Umgang mit den Unterschieden bei gleichzeitiger Suche nach Verbindendem. Ich habe auch dabei viel von ihm gelernt.

Drittens ist das Thema Macht in der therapeutischen Beziehung ein sehr heikles und wird in der Literatur nur sehr zögerlich angesprochen. Das auch sehr klare Einfordern der ausgemachten Regeln in der Kindertherapie wurde früher oft global mit Machtmissbrauch der TherapeutInnen gleichgesetzt. Nur in diesem Feld Unerfahrene verfallen heute noch vorschnell in das Zuschreibungsmuster vom nur armen, unschuldigen „Opferkind" und den dazugehörigen „Täter-TherapeutInnen", wenn sich TherapeutInnen nicht alles gefallen lassen. Im Umgang mit traumatisierten Kindern, bei denen die Traumatisierung durch ihre Macht klar missbrauchende Bezugspersonen passierte, spitzt sich das Thema Macht–Machtmissbrauch aber auf jeden Fall zu. Aus Angst, für das Kind alte Muster zu wiederholen, keine oder zu wenig klare Grenzen zu setzen, ist aber falsch, es rächt sich in der Kindertherapie sofort. Auch renommierte KollegInnen berichten durchaus selbstkritisch und selbstironisch von ihren diesbezüglichen früheren Erfahrungen bei solchen Versuchen. Oft bekommt man in Therapien mit traumatisierten Kindern erst sehr spät und verschlüsselt Rückmeldung darüber, dass die Kinder den Unterschied zu früheren missbrauchenden Machterfahrungen sehr wohl spüren.

Viertens und abschließend muss auf einen wesentlichen Punkt kurz eingegangen werden: Traumatisierte Kinder reaktivieren in besonderem Ausmaß immer wieder auch schon oft bearbeitete lebensgeschichtliche Themen ihrer TherapeutInnen. Szenen und dazugehörige Rollen aus der eigenen Kindheit tauchen in vielfältigster Form auf. Diese aktivieren Verhaltensmuster. Mit der Methode des Kulturellen Atoms lässt sich in der Supervision und der Eigenreflexion sehr rasch das Wechselspiel von Rollen und Rollenclustern zeigen. Manches wird rasch verständlich, wenn man die Rollenkonfiguration sichtbar macht. TraumatherapeutInnen müssen sich mit den eigenen Haltungen zu Gewalt, Täter- und Opfer-Sein und Schuld permanent auseinandersetzen. Diese Grundhaltungen sind auch mit der Schicht und der Region der eigenen Herkunft verbunden, ebenso mit dem dortigen Umgang mit historischen Ereignissen. Hartmut Radebold beschäftigt sich als „Kriegskind" seit langem fundiert mit diesem Bereich. Er schildert sehr beeindruckend aus der Sicht des Psychoanalytikers die lang andauernde Ignoranz (bzw. Verdrängung) dieser psychohistorischen Themen bei vielen in psychotherapeutischen oder psychiatrischen Berufen Tätigen (Radebold 2010). Aus psychodramatischer Sicht ist die transgenerationale Weitergabe von Rollen bzw. Rollendefiziten auch in Bezug zur Aufarbeitung der Geschichte des 20. Jh. noch ein breites zu erforschendes Feld.

Die Spiel-Aktionsbühne

Dorothea Weinberg und Thomas Hensel sprechen bei den Grundanforderungen für ihre Methodik der traumazentrierten Spieltherapie von der erforderlichen Trennung von erster und zweiter Realitätsebene. In diesem Zusammenhang scheint es prinzipielle Ähnlichkeiten zu meiner Trennung von Begegnungs- und Spiel-Aktionsbühne zu geben. Ich stimme ihnen zu, wenn sie feststellen:

> *„Je mehr die beiden Realitätsebenen [also therapeutische Beziehung und Rollen im Spiel, H.P.] miteinander vermischt sind, z. B. weil der Therapeut sich ihrer Existenz und ihrer unterschiedlichen Regeln nicht bewusst ist, desto größer ist die Gefahr, dass die therapeutische*

Beziehung und der Therapieraum zu Projektionsflächen von traumatischen Verarbeitungen werden, als da zum Beispiel sind: Täter-Opfer-Spaltung, Leib-Seele-Spaltung, Gut-Böse-Spaltung, Verschmelzungs- vs. Zerstörungsdrang […].“ (Weinberg/Hensel 2008, S. 118)

Der Szenenaufbau

Neben dem Wechsel des Ortes ist der Szenenaufbau ein zentraler erster Schritt für die Trennung der Begegnungsbühne von der Spiel-Aktionsbühne. Auf die grundsätzliche Bedeutung des Szenenaufbaus habe ich an anderer Stelle in diesem Buch ausführlich hingewiesen (Beitrag „Monodrama mit Kindern“ von Pruckner). Für traumatisierte Kinder ist dabei das Ringen um Grenzen ein zentrales Thema. Oft ist das längere Zeit die einzige Handlung auf der Spiel-Aktionsbühne. Es ist zutiefst berührend, Kinder auch während eines längeren Prozesses beim Ringen um Stabilität zu begleiten. Dies spiegelt sich im Szenenaufbau wider. In der monodramatischen Arbeit ist die Verführung riesengroß, als TherapeutIn selbst zu bauen, wenn z.B. das gewünschte Haus zum fünften Mal zusammenbricht. Dies nicht zu tun, sondern nur nach den Anweisungen des Kindes zu helfen, ist nach meinem Verständnis wichtig. Nur so kann man den Szenenaufbau auch für die prozessuale Diagnostik nützen.

Fallbeispiel: Ich begleite Birgit therapeutisch sehr lange, bei mehreren Änderungen ihres Lebensumfeldes, auch ihre Therapie wird nach ihrer Entlassung von der Station in meine Praxis verlegt. Wir spielen auf der Symbolbühne sehr intensive traumaspezifische Spiele. Jedes Mal, wenn sich in ihrem Umfeld etwas ändert, greift sie aber wieder zu den großen Stoffbauklötzen und baut damit. In ihrer ersten Zeit in der Klinik hatte sie im Aufenthaltsraum Stunden mit Versuchen verbracht, diese aufeinanderzuschichten. Jeder Versuch, ihr zu erklären oder gar vorzuzeigen, wie der Aufbau gelingen könnte, wurde laut kreischend abgewehrt. In der Zwischenzeit kann sie es normalerweise rasch mit stabilem Ergebnis. In für sie schwierigen Situationen kann ich relativ bald an ihrem „Mauerbau“ ablesen, wie belastend eine Änderung für sie ist. Was sich dabei widerspiegelt, steht oft ihren Aussagen diametral entgegen. Manchmal kann sie erst dadurch äußern, was in ihr vorgeht.

Traumatisierte Kinder versuchen auch immer wieder „Häuser“ zu bauen. Das für ein traumatisiertes Kind „fertige“ Haus schaut für den Betrachtenden oft alles andere als stabil aus, die darin Lebenden erscheinen uns alles andere als „behütet“. Es ist ein wichtiger erster Schritt, wenn traumatisierte Kinder sich als Vorstufe des Symbolspiels ein „Schutzhaus“ gestalten. Monika Wicher hat diese Technik für die Gruppenarbeit mit traumatisierten Kindern entwickelt (siehe Wicher 2007 und 2012 und Anschlussartikel „Die Freiheit der Regie. Psychodrama-Psychotherapiegruppe mit traumatisierten Kindern und Jugendlichen“ in diesem Buch). In der Monodramatherapie ist diese spezielle Technik ebenfalls einsetzbar.

Fallbeispiel: Mona hat eine lange, mehrjährige Fluchtgeschichte gemeinsam mit ihrer Mutter und ihrem Bruder hinter sich gebracht. Die selbst schwer traumatisierte Mutter schafft es trotz Bemühen nicht, eine logische räumliche und zeitliche

Abfolge des Verlaufs anzugeben, auch über einzelne traumatisierende Ereignisse kann sie nicht sprechen. Mona ist ein entzückendes, nach Beziehung suchendes achtjähriges Mädchen. Sie hat allerdings schwerste kognitive Beeinträchtigungen, die dem Besuch einer Regelschulklasse entgegenstehen. Auch beim Erlernen der deutschen Sprache macht sie kaum Fortschritte. Es ist eine meiner ersten Traumatherapien, ich bin etwas unsicher, wie ich beginnen soll. Doch sie hat ein klares Bedürfnis. Sie rafft in Windeseile alle in meinem Raum vorhandenen Decken und Pölster zusammen. Mit diesen Materialien und Sesseln baut sie sich ein „Bett". In dieses kuschelt sie sich hinein und deckt sich so zu, dass nichts von ihr sichtbar wird. Was ich in der Zwischenzeit mache, ist ihr scheinbar egal. Das macht sie mehrere Therapiestunden lang immer wieder, ich darf ihr nur beim Aufbau helfen. Einige Therapiestunden später öffnet sie die Decke und deutet mir, ich solle mich zu ihr legen. Ich sage ihr, dass ich das nicht möchte. Ich würde ihr stattdessen ein großes Kuscheltier geben. Gemeinsam suchen wir den „Krankenhaus-Teddybären" aus. Er hat sie schon bei der „Erstbesichtigung" meines Raumes fasziniert. Es ist ein spezieller Teddybär, den man an verschiedenen Stellen öffnen kann. Man sieht dann innere Organe oder Knochen. Sie macht die Klappe auf, die das Herz sichtbar macht. Der Teddybär kommt nun zu ihr ins Bett, ich setze mich knapp daneben. Sie lässt den Teddybären immer wieder herausschauen und mich begrüßen, die Herzklappe wird dabei von ihr auf- und zugemacht.

Das traumaspezifische Symbolspiel

Die von mir entwickelte Methodik beim Symbolspiel habe ich mehrfach ausführlich beschrieben (u.a. Pruckner 2001 und im Beitrag „Monodrama mit Kindern" in diesem Buch), ebenso die grundlegenden störungsspezifischen Modifikationen für die Arbeit mit traumatisierten Kindern (Pruckner 2002). Ich arbeite beim Symbolspiel ausschließlich mit Inter- und Intraintermediärobjekten (IIOs), und zwar als mitspielendes Hilfs-Ich nach den Vorgaben des Kindes. Die Begründung dafür findet sich ebenfalls in den oben genannten Publikationen. Ich werde im Folgenden nur kurz einige ergänzende Punkte anführen.

Das Symbolspiel mit traumatisierten Kindern ist ein mehrfach belastendes. Einerseits steht man als TherapeutIn oft gegen besseres Wissen unter „Erfolgsdruck". Gerade diesen Kindern will man besonders helfen, will ihnen eine Bühne bieten, um die traumatischen Ereignisse zu bearbeiten. Sie spielen aber über Phasen wie andere Kinder auch Szenen, deren Symbolgehalt sich mit ihrem Erleben im Hier und Jetzt in Verbindung bringen lässt. Es ist zu jedem Zeitpunkt der Therapie absolut kontraindiziert, in Richtung „aufdeckende Szenen" zu drängen. Kinder spüren auch die vermeintlich sanfteste Tendenz oder wenn man als TherapeutIn selbst unter Zugzwang gerät.

Fallbeispiel: Ich arbeite als Beratungslehrerin mit Sabine. Der Verdacht, dass sie in ihrer Familie sexuellen Übergriffen ausgesetzt ist, hat sich so verhärtet, dass sie vom zuständigen Sozialarbeiter zur Abklärung in eine Klinik überwiesen wird. Ich werde von der dortigen Station gebeten, meine Einzelstunden mit ihr vor Ort fortzusetzen und die Erkenntnisse daraus in die Diagnostik einzubringen. Obwohl ich mich dagegen verwehre, aufdeckend zu arbeiten, spürt Sabine offensichtlich etwas. Sie will plötzlich in den Stunden mit mir nicht mehr spielen, sie will zeichnen. Ich sitze also neben ihr und warte wider besseres Wissen unbewusst natürlich auf Zeichnungen, die möglicherweise doch Aufschluss über Dinge geben, die mit ihr geschehen sind. Sie hat ein riesengroßes Blatt vor sich und viele Stifte. Sie versenkt sich fast in dieses Blatt und malt einen bunten Kringel nach dem anderen, ganz langsam, mit immer denselben Bewegungen, ganz langsam, einen Kringel nach dem anderen, auch die neuen Farbstifte nimmt sie immer gleich zur Hand, ganz langsam ... Ich gehe in diesen Bewegungen mit und merke, wie mir die Augen zufallen – ich kämpfe eine Stunde lang dagegen, dass mir der Kopf auf die Brust sinkt. Seitdem weiß ich, wie sich „Trauma-Trance" in Ansätzen anfühlt und wie mein Körper reagiert, wenn es bei meinem Gegenüber um Themen geht, die tabuisiert sind. Sabine will unbedingt zuhause bleiben, das wissen alle, die sich um sie bemühen. Da sie sich niemandem anvertrauen kann und will, geschieht das auch. Nach ihrer Entlassung aus der Klinik und der Rückkehr in ihre Familie und in ihre Schule fordert sie sofort wieder unser Spiel mit IIOs auf der Symbolbühne ein. Ich versuche weiter, in diesem Setting meine schützende Hand über sie zu halten.

Weiters kennen alle auf der Symbolbühne mit traumatisierten Kindern Arbeitenden „endlose Wiederholungen von Spielhandlungen ohne inhaltliche Entwicklung" (Weinberg/Hensel 2008, S. 113). Diese Spiele sind anstrengend, sie lösen bei mitspielenden TherapeutInnen eine Reihe von Gefühlen aus. Ich habe das Konzept der „aufbauenden Rollen und der Rollenmüdigkeit" nach Moreno als theoretische Grundlage aufgegriffen (siehe Beitrag „Monodrama mit Kindern" in diesem Buch). Mit diesem Wissen und dem Schutz der IIOs kann ich traumaspezifische, sich manchmal oft wiederholende Spiele durchhalten. Ich muss es bei traumatisierten Kindern auch tun, wenn ich würdigen will, dass das Kind solche Szenen und dazugehörende Gefühle viel länger, in noch viel größerer Intensität aushalten musste. In manchen Publikationen wird befürchtet, dass sich beim Kind durch diese Wiederholungsspiele rigide Rollen etablieren oder es sogar zu Retraumatisierungen kommen könne. Ich stimme Dorothea Weinberg zu, wenn sie ausführt, dass durch das Durchhalten dieser Spiele

> *„die affektive Verbindung zum Erleben der Ausweglosigkeit ausgedrückt wird. Ein Therapeut, der in dieser Minute gewollt oder ungewollt signalisiert, eigentlich doch die Lösung zu kennen, oder nur auf der Suche nach ihr zu sein, wird an diesem Punkt versagen. Das Kind wird sich genötigt sehen, uns weiterhin die Hoffnungslosigkeit unseres Tuns und Wissens demonstrieren zu müssen."* (Weinberg 2005, S. 216)

Die Kinder sind durch den meiner Methodik zugrunde liegenden Szenenaufbau und das IIO, mit dem sie spielen, geschützt. Ich habe in keinem einzigen methodisch auf diese Weise durchgeführten Spiel Reizüberflutung erlebt. Die Kinder steuern innerhalb dieser klaren Struktur sehr gut damit. Oft sind bei traumaspezifischen Szenen auch Hilfsobjekte eingebaut. Auch diese führe grundsätzlich nicht ich ein. Ich bin aber sehr aufmerksam, wenn solche Ideen und die dazugehörenden Rollen auftauchen. Wenn ich in der Täterrolle bin und das Kind z. B. einen Zauberer als Zuschauer eingeführt hat, erwähne ich beim Rollenfeedback, dass ich mich vor dem Zauberer doch recht gefürchtet hätte, auch wenn er nichts getan habe. Wenn ich in der Opferrolle bin, melde ich z.B. zurück, dass ich mir während des Spiels gedacht hätte, der Bär würde mir vielleicht helfen. Er wurde vom Kind vor einigen Spielen neben meine Handpuppe hingesetzt und begleitete seitdem das Martyrium des gequälten Schafes. Auch hier ist Vorsicht angesagt: Dass dieses Rollenfeedback eigentlich mein Wunsch war, wurde mir im konkreten Fall sehr rasch klar gemacht: „Aber noch nicht jetzt", sagte das Kind. Eine weitere Fehlerquelle ist, aufgrund der Lähmung, die diese Wiederholungsszenen hervorrufen, Änderungen zu übersehen. Es sind dies oft ganz minimale Sequenzen. Sie summieren sich, wenn man genau protokolliert, zu einem Weg oder zu mehrmaligen unterschiedlichen Versuchen einer Änderung. Ich habe das in meinem Grundlagenartikel zur Monodramatherapie in diesem Buch genau ausgeführt. Ich weise darin ebenso auf die Unmöglichkeit hin, auf allen drei Arbeitsbühnen gleichzeitig Veränderungen zu schaffen. Das gilt natürlich für traumatisierte Kinder ganz besonders.

Es beeindruckt und berührt mich immer wieder, wie eigenständig Kinder Elemente der Traumatherapie selbst in ihr Traumaspiel einbauen. Die mitspielenden IIOs sind den „Inneren Helferfiguren" vergleichbar, die wir in der Traumatherapie mit Erwachsenen als TherapeutInnen aktiv anbieten. Der „Sichere Ort" der Traumatherapie spiegelt sich im Szenenaufbau wider. Kinder bauen in ihre Szenen auch Verstecke oder Gefängnisse ein, das ist ihre „Tresorübung". Auch hier gestalten sie ihre eigenen Ideen dazu. Manchmal reserviere ich die Bauelemente dafür oder auch einzelne IIOs für das jeweilige Kind. So sind die nötigen Fortsetzungsspiele leichter möglich.

Monodrama-Traumatherapien mit chronifizierten Traumafolgestörungen sind in der Regel Langzeittherapien. Im Sinne der haltenden Beziehung, aber auch der Selbstfürsorge muss der/die TherapeutIn vor Beginn genau überlegen, bei wie vielen Kindern er/sie dieses auch sehr belastende Setting anbieten kann und will. Ich halte es für optimal, wenn nach Beendigung der Einzeltherapie als nächster Schritt eine Gruppentherapie angeboten werden kann. Auch dafür ist das Psychodrama mit störungsspezifischen Modifikationen bestens geeignet (siehe Anschlussartikel von Monika Wicher in diesem Buch).

Bei der Zielsetzung ist sehr viel Bescheidenheit angebracht, vor überzogenen Erwartungen muss eindringlich gewarnt werden. Wir können das, was diesen Kindern geschehen ist, nicht „heilen".

> *„Die therapeutische Aufgabe besteht darin, dem Kind in einem oft lang anhaltenden therapeutischen Prozess zu ermöglichen, die überwältigende traumatische Erfahrung so weit zu verarbeiten und zu integrieren, dass kein Entwicklungsrückschritt fixiert wird, sondern die phasenspezifischen Entwicklungsaufgaben bewältigt werden können. Die Therapie soll insbesondere dazu beitragen, die kindlichen altersgemäßen Verarbeitungsmechanismen zu unterstützen. Eine bloße ‚Konfrontation mit der Realität' ist eher schädlich. Vielmehr muss dem Kind dabei geholfen werden, das Trauma in ‚neue innere Weltmodelle zu integrieren' (Horowitz und Zilberg 1983), d.h., es muss eine Integration in das altersgemäße kindliche Weltbild erfolgen. Eine wichtige Funktion hat dabei das ‚traumatische Spiel', in dem die Kinder die traumatische Erfahrung in selbstdosierter Menge noch einmal durchleben und in ihrer Phantasie nach Auswegen suchen."* (Fischer/Riedesser 1998, S. 257f.)

Die Soziale Bühne

Die Zusammenarbeit mit den Bezugspersonen ist in der derzeitigen Kindertherapie bei fast allen Verfahren eine Selbstverständlichkeit. Für das Psychodrama mit Kindern liegen dafür Publikationen vor (u. a. „Beitrag zu einem familienorientierten Vorgehen" von Thomas Sageder und „Die Arbeit mit dem Sozialen Atom" von Hannelore Stollewerk in diesem Buch). Ich weise daher im Folgenden ausschließlich auf einige ergänzende Aspekte für die Arbeit mit traumatisierten Kindern hin.

Grundsätzlich muss klar sein: Es ist eine absolute Überforderung und in vielen Fällen auch kontraproduktiv zu glauben, alle Traumafolgestörungen mit Psychotherapie aufgreifen und bearbeiten zu können. Aus der Bandbereite der Störungen und den jeweiligen Schwerpunkten beim einzelnen Kind ergibt sich die Zusammensetzung der Zusammenarbeitenden. Diese Zusammenarbeit kann institutionell sein, im Fall von niedergelassenen PsychotherapeutInnen ist der Aufbau eines Kooperationsnetzes sehr hilfreich.

> *„Qualifizierte Vernetzungsarbeit bedeutet, systematisch und kontinuierlich, auf der Basis von gegenseitigem Respekt, Kenntnis und Anerkennung der jeweiligen Arbeitsaufgaben und Relevanzstrukturen fallübergreifend Kooperationsnetze zu entwickeln."* (Gahleitner 2011, S. 73)

Da Kinder schulpflichtig sind, ist es vorteilhaft, zumindest einiges über Schulstrukturen und psychosoziale Helfersysteme in Schulen (BeratungslehrerInnen, SchulsozialarbeiterInnen, zuständige Stellen der Schulaufsicht etc.) zu wissen. Dasselbe gilt für Kindergärten, Horte, Kriseninterventionsgruppen oder die Struktur von Wohngruppen. Es ist sehr entlastend, wenn man auch dort mit Menschen zusammenarbeiten kann, deren psychosoziale Interventionen „trauma- und beziehungssensibel" sind. Auch dieser mehrfach geäußerten Forderung von Silke Gahleitner (2011) schließe ich mich an.

Alle Kinder sehnen sich nach Einigkeit der Menschen, die sie umgeben. Viele traumatisierte Kinder haben Trennungen verschiedenster Art miterleben müssen, niemand hat sie davor gefragt, niemand ihnen etwas dazu erklärt. Sie fühlen sich schuldig am Verschwinden von Angehörigen und FreundInnen. Kinder bearbeiten auch ihre vermeintliche „Traumaschuld" oft handelnd. Wir müssen daher Wünsche von Kindern auch unter diesem Gesichtspunkt betrachten, wenn sie die HelferInnen, die sich um sie bemühen, zusammenführen, sie gemeinsam erleben wollen.

Fallbeispiel: Sarah ist lange Zeit an unserer Station aufgenommen, ich bin ihre Fallkoordinatorin. Ich habe schon während des Aufenthaltes eine Monodramatherapie für Sarah in die Wege geleitet. Mit der Kollegin bin ich in engem Austausch. Sie arbeitet auch in anderen Fällen mit unserer Station zusammen, ist oft bei Helferkonferenzen und von allen geschätzt. Sarah erlebt das auch während ihres Aufenthaltes mit. Zirka ein halbes Jahr nach ihrer Entlassung findet das Sommerfest statt, zu dem auch schon entlassene Kinder eingeladen werden. Sarah will kommen, allerdings nur in Begleitung ihrer Therapeutin, teilt mir diese am Telefon mit. Alle Versicherungen, dass wir uns natürlich um sie kümmern würden, sie alle kennen würde, nützen nichts. Als sie mit ihrer Psychotherapeutin zum Fest erscheint, wird uns der Grund sehr rasch klar: Sie geht stolz mit ihr herum und stellt alle für sie wichtigen Bezugspersonen einander vor. Auch Kollegin Biegler-Vitek und ich kommen an die Reihe: „Das ist die Gabi – das ist die Hildegard." Wir schütteln uns nach dieser Vorstellung gerne die Hand. Sarah beobachtet uns dabei sehr zufrieden.

Wenn man genauer hinsieht, arbeiten für manche traumatisierte Kinder doch erstaunlich viele professionelle HelferInnen. Ich habe schon beim Bereich Diagnostik darauf hingewiesen, wie wichtig es ist, Hilfs-Ich-Erwachsene, auch Wahlverwandte, im Sozialen Atom des Kindes ausfindig zu machen. Bei der Arbeit auf der Sozialen Bühne gilt es, den Kontakt zu diesen Personen herzustellen, aufrechtzuerhalten bzw. zu helfen, dass sich diese Personen vernetzen. Dies ist oft mühsam, weil immer wieder auch wesentliche Bezugspersonen traumatisiert sind. Es vermindert aber die Gefahr, dass sich ein gut zusammenarbeitendes professionelles Helfersystem als Konkurrenz etabliert.

Abschließend weise ich noch auf ein nicht zu vernachlässigendes Thema hin: Zu den Grundlagen der Arbeit auf der Sozialen Bühne gehört die Berücksichtigung des regionalen, schichtspezifischen und kulturellen Hintergrundes aller handelnden Personen. Monika Mürzl verdeutlicht das eindrücklich, wenn sie von ihrer Arbeit mit traumatisierten Flüchtlingskindern in einer Schule erzählt (Mürzl 2014). Nur vor dem Hintergrund der Region und den dortigen Verhaltensweisen und Vorurteilen ist ihre Arbeit zu verstehen. Sie kann dabei meiner Ansicht nach auch nur so erfolgreich sein, weil sie diese Aspekte berücksichtigt, auch die „Lage der Einheimischen" sichtbar macht und sie versteht.

Wenn wir mit Kindern und ihren Eltern aus einem gänzlich anderen Kulturkreis arbeiten, ist es unumgänglich, gewisse Grundkenntnisse darüber zu haben. Es ist nicht möglich, jede Bürgerkriegssituation genau analysieren zu können, wenn wir mit Flüchtlingskindern arbeiten. Wir müssen aber Interesse und Zeit dafür haben, uns einen Überblick zu verschaffen, auch über Gepflogenheiten der jeweiligen Ethnie, Kultur bzw. Religion. Diese müssen wir in Bezug zu unseren Wertungen und Normen betrachten, auch das ist eine fortlaufende Aufgabe.

Resümee

Die Arbeit mit traumatisierten Kindern und ihrem Umfeld ist eine sehr belastende, darauf habe ich im Artikel oft genug hingewiesen. Sie ist aber auch manchmal eine wunderschöne, wenn wir gerade für diese Kinder oder mit ihnen etwas erreichen können. Manchmal erblicken wir während des Symbolspiels hinter dem IIO das Kind so, wie es hätte sein können, wenn es nicht unter Traumafolgestörungen leiden würde. Manchmal können wir auch mit diesen Kindern auf der Begegnungsbühne herzlich lachen. Wir freuen uns mit der Flüchtlingsfamilie über den positiven Asylbescheid, wenn wir lange gemeinsam gezittert oder auch dafür gekämpft haben. Und manchmal gibt es das Geschenk der Begegnung.

Fallbeispiel: Ich begleite Natalyia gegen Ende ihres Aufenthaltes an unserer Station bei ihrer Schulintegration. Dabei sind wir jeden Tag sehr lange mit der Straßenbahn unterwegs. Beim Heimweg müssen wir zum Schluss durch das ganze riesige Gelände des Krankenhauses gehen. „Komm, ich zeig dir eine Abkürzung!" Mit diesen Worten führt mich Natalyia zu einer Tür, die offensichtlich in das weit verwinkelte unterirdische Netz des Spitals führt. Sie drängt dermaßen, dass ich ihrem Wunsch nachgebe. Wir marschieren sehr bald durch mir völlig unbekannte, unbelebte Teile des Krankenhauses. Ich bin dabei mit Überlegungen beschäftigt, ob das wohl erlaubt und gescheit ist, was ich da tue. Ich weiß ja, dass Natalyia „im Untergrund" schwere Erlebnisse hatte, sie wurde mehrfach versteckt. Aus einem dieser Verstecke wurde sie heil zurückgebracht. Ihr Bruder, der woanders versteckt war, kam zur selben Zeit dabei sehr tragisch ums Leben. Bei den Gedanken daran und beginnenden Selbstvorwürfen wegen meiner unüberlegten Handlung verliere ich auch noch die Orientierung. „So, jetzt kenne ich mich überhaupt nicht mehr aus!" – mit diesen Worten bleibe ich ziemlich fassungslos stehen. Natalyia nimmt mich bei der Hand. „Du brauchst dich nicht fürchten", sagt sie liebevoll, „komm, ich bringe dich da heil heraus." Wir schaffen es unter ihrer Führung tatsächlich, rasch einen Lift zu finden, der uns wieder in bekanntes Terrain bringt. Hand in Hand kommen wir beide verschwitzt, aber bestens aufgelegt auf der Station an.

Monika Wicher

Die Freiheit der Regie.

Psychodrama-Psychotherapiegruppe mit traumatisierten Kindern und Jugendlichen

Einleitung

Vor ungefähr 15 Jahren habe ich begonnen, im stationären Setting Psychodrama-Psychotherapiegruppen mit traumatisierten Kindern und Jugendlichen zu entwickeln. In meiner Masterthesis von 2007 sind diese spezielle Gruppe und die Therapieprozesse von PatientInnen, die daran teilgenommen haben, beschrieben und anschaulich erklärt. Die damals entwickelte spezielle Psychodramagruppe bietet ein Gruppenkonzept unter besonderer Berücksichtigung von Bühnenaufbau, Nachnähren und Einsatz der Techniken Hilfs-Ich und Intermediär- bzw. Intraintermediärobjekte zur Arbeit mit traumatisierten Kindern und Jugendlichen an. Dieses seinerzeit von mir entwickelte psychodramatische Gruppenkonzept gilt heute auch als Grundlage der Psychodrama-Psychotherapiegruppenarbeit für Kinder mit unterschiedlichen Diagnosen. Der dazugehörige theoretische Hintergrund dieser Gruppe wird im Artikel „Psychodrama-Psychotherapiegruppe mit Kindern“ in diesem Buch von mir detailliert ausformuliert.

Im vorliegenden Artikel nehme ich kurz zu Psychodrama, Trauma und Traumatherapie Stellung, um dann auf die Kriterien hinzuweisen, die vor allem in der Psychodrama-Psychotherapiegruppe mit traumatisierten PatientInnen zu berücksichtigen sind. Es ist mir ein Anliegen, diese PatientInnen trotz der furchtbaren oder schrecklichen Ereignisse, die sie durchgemacht haben, als junge Menschen mit all ihren Fähigkeiten und ihrem möglichen Entwicklungspotenzial wahrzunehmen und zu sehen. Nur wenn ich als Psychotherapeutin sie in ihrer Kraft, ihrer Kreativität, ihrer Neugierde und ihrem Humor aktivieren kann, gelingt es mir, sie in der Verarbeitung ihrer psychischen Traumata und deren Folgeerscheinungen zu unterstützen.

Psychodrama und Trauma

Psychodrama als humanistische Psychotherapiemethode geht davon aus, dass der gesunde Mensch spontan und kreativ handelnd sich gut emotional regulieren und entwickeln kann. Der Mensch wird als soziales Wesen gesehen, das andere Menschen braucht, um sich gut entwickeln zu können. Er hat ausreichend Wirkkraft und Gestaltungswillen, um RegisseurIn ihres/seines eigenen Lebens zu sein. Durch Naturkatastrophen, Krieg, Gewalt, Unfälle, Verluste oder ständige Vernachlässigung bis Verwahrlosung können Menschen diese Fähigkeiten verlieren oder diese teilweise blockieren. In der Fachwelt sprechen wir dann von psychischer Traumatisierung. Diese wird durch ihre Folgestörungen oder Symptome als „akute Belastungsreaktion und akute Belastungsstörung", als „posttraumatische Belastungsstörung", als „Anpassungsstörung" oder als „komplexe Traumafolgestörung" diagnostiziert. Die Diagnosen dienen vor allem dazu, das Zustandsbild des Patienten bzw. der Patientin zu erkennen und dementsprechend Behandlungen anzubieten. *Wie aber fühlt es sich an, psychisch traumatisiert zu sein?* Klaus Ottomeyer schreibt dazu:

> *„Trauma ist immer eine bis ins Körperliche durchgreifende Erfahrung von extremer Hilfslosigkeit und Verlust, bei welcher die bisher gelernten Abwehr- und Problemlösungsstrategien eines Individuums auf breiter Front versagen. Das ist verbunden mit einem weitgehenden Zusammenbruch des Selbstvertrauens, des Weltvertrauens und manchmal auch des Vertrauens in eine göttliche Ordnung."* (Ottomeyer 2004, S. 349)

Jugendliche haben mir immer wieder gesagt, dass sie einfach ein „normales Leben" haben möchten. Sie beschreiben und empfinden ihr Dasein oftmals als „einzige Krise". Und Kinder haben mir ihre emotionalen Zustände durch ihr Ausagieren oder ihr Überangepasstsein gezeigt.

Die Vielfalt der Versuche der Bewältigung dieser emotionalen Zustände der betroffenen Menschen erlebe ich so unterschiedlich, wie es leider auch unterschiedliche furchtbare traumatische Ereignisse gibt. Kinder und Jugendliche müssen neben den Folgen der Traumatisierungen auch die körperliche und emotionale Entwicklung hin zum Erwachsenwerden bewältigen. Traumatisierte PatientInnen brauchen unter Berücksichtigung ihrer Auffälligkeiten und Symptome auch Raum für die Entwicklung und Entfaltung ihrer Persönlichkeit, um der besondere und einzige Mensch zu sein und zu werden, der sie eben sind. Sie brauchen hierfür Erwachsene, die sie begleiten und unterstützen. Leider kommt es für diese PatientInnen immer wieder zu zusätzlichen Krisen, da genau dieses Netz nicht oder nicht ausreichend zur Verfügung steht. In diesen Fällen müssen zuerst die passenden Rahmenbedingungen für die betroffenen Kinder und Jugendlichen geschaffen werden, um überhaupt an eine Psychotherapie zu denken.

Traumatherapie

Traumatherapie soll einerseits im Hier und Jetzt stabilisieren und andererseits die Möglichkeit bieten, die belastenden und krank machenden Ereignisse zu explorieren und zu integrieren. So wechseln sich während der Psychotherapie Phasen der Stabilisierung und Phasen der Motivierung, Phasen der Exploration und Phasen der Integration ab (Landolt/Hensel 2008, S. 20). Wobei sich diese in unterschiedlichen Rhythmen wiederholen können. Traumatherapie bedarf eines dementsprechend langen zeitlichen Rahmens. Darüber hinaus sind zusätzlich die Anforderungen durch das Alter und den jeweiligen Entwicklungsstand des Kindes und Jugendlichen in der Psychotherapie zu berücksichtigen.

Gottfried Fischer und Peter Riedesser schreiben im Lehrbuch der Psychotraumatologie (2003) zur Traumatherapie bei Kindern unter anderem:

> *„Eine wichtige Funktion hat […]* das traumatische Spiel, *in dem die Kinder die traumatischen Erfahrungen in selbstdosierter Menge noch einmal durchleben und in ihrer Phantasie nach Auswegen suchen. […] Im posttraumatischen Spiel können die traumakompensatorischen Strategien geprobt werden, die später in traumakompensatorische Schemata eingehen und das minimale kontrollierte Darstellungsfeld strukturieren. Streeck-Fischer (1997, 27) sieht einen wichtigen Entwicklungsschritt, „wenn aus einer schrecklichen Erfahrung ein schreckliches Spiel wird". Daher sollte die Therapie einen sicheren, schützenden Rahmen bereitstellen, worin sich die kreative Phase des Kindes entfalten kann. Die Therapeutin oder der Therapeut sollten altersgemäße kreative Lösungen unterstützen, die geeignet sind, dem Kind ein Gefühl der Kontrolle über seine Umwelt und das Vertrauen in die Welt der Erwachsenen zurückzugeben."* (Fischer/Riedesser 2003, S. 280)

Markus Landolt und Thomas Hensel erklären in diesem Zusammenhang:

> *„Ausgehend vom neurobiologischen Verständnis traumainduzierter psychischer Störungen muss Traumatherapie die zentralen kindlichen Bedürfnisse nach Sicherheit, Trost und Kontrolle befriedigen und selbstwerterhöhende und handlungsaktivierende Erfahrungen vermitteln."* (Landolt/Hensel 2008, S. 18)

Dies sind auch für mich passend formulierte Ansätze dazu, was es zum Gelingen einer konstruktiven Veränderung aus psychotherapeutischer Sichtweise für die Entwicklung der PatientInnen bedarf.

Wie aber nehme ich die PatientInnen in der täglichen Praxis in ihrer Befindlichkeit und in ihrem Tun wahr? Die Kinder und Jugendlichen, die ich in den letzten fünfzehn Jahren behandle und behandelt habe, sind überwiegend durch komplexes, längeres traumatisches Geschehen beeinträchtigt. Dies hat natürlich meine Arbeitsweise mit diesen Kindern und Jugendlichen bis heute sehr beeinflusst. Sie verfügen über wenig Erfahrung darüber, was Schutz, Geborgenheit oder Sicherheit bedeutet, und sind voller Ängste und Unsicherheiten. Im menschlichen Gehirn kommt es durch Psychotraumata zu unterschiedlichen neuroanatomischen und funktionellen Veränderungen. Diese sind bei Kindern und Erwachsenen teilweise unterschiedlich, da Kinder und Jugendliche sich ja noch in ihrer Entwicklung befinden. Zu den neuroanatomischen Strukturen, die mit der Entwicklung von unterschiedlichen Traumafolgestörungen in Verbindung gebracht werden, gehören im Gehirn der Präfrontalkortex, der Hippocampus und die Amygdala.

> *„Traumatisierte Menschen zeigen generell eine erhöhte Amygdalaresponsivität gegenüber emotionalen Stimuli und sind damit anfälliger für Angst- und Furchtreaktionen in affektiv beladenen Situationen. Das heißt, der Gefahrenmelder im Gehirn ist so eingestellt, dass er schon bei geringsten Hinweisen Alarm schlägt und das ganze vegetative Programm in Gang setzt."* (Landolt 2012, S. 97)

Dies bedeutet für die Betroffenen Stress, Panik, Angst bis hin zu Zuständen von Retraumatisierung. Leider können sie ihre Ängste nicht benennen oder ansprechen und so bleibt nur diffuses oder bedrohliches Agieren als möglicher Ausdruck von erhöhtem Stress. Dabei wirken sie sehr gefährlich auf andere Personen bzw. verletzen andere oder sich selbst körperlich. Will man mit ihnen über dieses destruktive Handeln reden, wehren sie dies ab, indem sie entweder schweigen, aggressiv werden oder überhaupt aus dem gemeinsamen Raum gehen. Dies ist ihr Versuch, das selbst verursachte Geschehen, aber auch den bereits im Vorfeld aktivierten traumatischen Stress zu bewältigen. „Biologisch bedeutsame Stresssituationen versetzen den Organismus in der Regel in einen Aktivationszustand, in dem Kampf- und Fluchttendenzen einander abwechseln oder auch simultan einander widerstreiten (fight-flight reaction; nach Cannon in von Uexküll 1988)." (Fischer/Riedesser 2003, S. 82) Die PatientInnen konnten bedauerlicherweise während ihrer als traumatisch erlebten Ereignisse weder fliehen noch kämpfen. Dies führt u.a. zu den von Ottomeyer im Zitat weiter oben beschriebenen Gefühlen von Ohnmacht und Hilflosigkeit. Wird dieser Zustand durch Stress wieder aktiviert, reagieren die PatientInnen so, als seien sie wieder oder noch immer in dieser extrem verletzenden und hilflos machenden Situation und können diesmal aber ihre Kampf- und Fluchttendenzen aktivieren. Leider funktionieren diese vor Gefahren schützenden menschlichen Reaktionen nicht, um erlebte traumatische Ereignisse zu verarbeiten oder zu integrieren. Es ist dann so, als würden Frage und Antwort nicht zusammenpassen und es dadurch zu keinem Aha-Erlebnis für den Fragenden kommen können. Im Laufe meiner psychotherapeutischen Arbeit haben sich Betroffene selbst als Opfer in ihren destruktiven Handlungen wahrgenommen und in Gesprächen auch als solche beschrieben. Ich habe sie als Opfer-Täter in ihrem verzweifelten, aber teilweise auch gefährlichen Tun gesehen. Allerdings auch als starke junge Menschen, die mit aller Kraft versuchen und bereit sind, ihre Verletzungen und seelischen Wunden zu heilen.

Einladung zum Psychodrama: Wie kann ich traumatisierte Kinder und Jugendliche zum psychodramatischen Spiel einladen, damit eventuell aus ihrer „schrecklichen Erfahrung ein schreckliches Spiel" (Streeck-Fischer 1997, S. 27) werden kann? Hans Mogel schreibt dazu: „Erlebte Geborgenheit ist eine Grundvoraussetzung für das kindliche Spiel. Ungeborgene Kinder können nicht spielen." (Mogel 2008, S. 15) Die PatientInnen sind zu nervös und aufgebracht, auf die Einladung zum Spiel hin sich spontan auf ein solches einzulassen. So ist zunächst der wichtigste Schritt, sie durch die Vermittlung von Geborgenheit, Sicherheit und Kontrolle für ein Spiel zu erwärmen. Vor Start der ersten Psychodramaeinheiten ist es das Unbekannte, Unkontrollierbare einer Gruppe, die Spiel anbietet, das Angst machen kann, und später sind es die Vorfreude und Neugierde auf dieses Spiel, die die PatientInnen aufregen. Hier hilft die dreigeteilte Bühne und auch das Wissen oder die Erfahrung, wie diese drei Bühnen beruhigend zu nutzen sind, damit die PatientInnen ihre Anspannungen aushalten und regulieren können. Im Laufe der gemeinsamen Gruppeneinheiten sind es neben der Bühne die Spielerfahrungen und die Beziehungen zur Leitung, zu den Hilfs-Ichs oder den Gruppenmitgliedern untereinander, die ein entspanntes Beginnen in der Gruppe ermöglichen.

Endlich bereit für das Spiel. Haben die Kinder und Jugendlichen dann gleich ihre traumatischen Erlebnisse in der Psychodramagruppe durchgespielt? Nein – in meinen Gruppen haben die Kinder oder Jugendlichen nie von sich aus entschieden, eine traumatische

Szene zu spielen. Sie haben immer wieder Sequenzen ihrer traumatischen Erlebnisse vermischt mit Sequenzen ihrer Phantasien, in denen sie alle besiegen können oder alles ungeschehen machen können, gespielt. Die PatientInnen haben nicht nur Psychotraumata erlebt, sondern sich auch bemüht, durch zum Beispiel Phantasie diese Erlebnisse zu kompensieren. Fischer und Riedesser (2003, S. 277) beschreiben, dass „*Symptome als eine Kompromissbildung* aus dem direkten Einfluss der traumatischen Erfahrung und den kompensatorischen Bemühungen“ verstanden werden können.

> „*Im Übergang von der traumatischen Situations-Reaktions-Konstellation zum traumatischen Prozess bildet das Kind Schemata aus, die der Kompensation, dem Ausgleich der traumatischen Erfahrungen dienen sollen. Das → traumakompensatorische Schema weist drei Teilaspekte auf, einen ätiologischen, der sich mit den Ursachen der Katastrophe befasst, einen restaurativen, der auf Wiedergutmachung bzw. Ungeschehenheit abzielt, [...] und schließlich einen präventiven Aspekt; hier werden kognitiv-emotionale Regeln zur Frage ausgearbeitet, wie eine Wiederholung der Katastrophe vermieden werden könnte.*“ (Ebd.)

Dies alles trotz bedrohlicher oder eben hilflos machender Erlebnisse in sich zu gestalten zeigt das hohe Maß an Kreativität, das notwendig ist, um Psychotraumata zu überleben. Diese Kraft strahlen diese PatientInnen aus – wenn auch manchmal auf eine ein wenig verrückte Weise. Sie zeigen ihre Stärke, indem sie sehr aufbrausend und destruktiv-aggressiv sind, indem sie konsequent dagegen oder anders sind als alle anderen, indem sie sich auf keinen Fall in ihren Empfindungen sichtbar oder verstehbar machen usw. Im Spiel haben sie nun die Möglichkeit, ihre Phantasien und inneren Bemühungen zum Leben zu erwecken, und erfahren oder sehen im Spiel ein Aufeinandertreffen von Ausschnitten ihrer bedrohlichen Erfahrungen mit Ausschnitten ihrer kompensatorischen Stabilisierungsversuche. Spielen bedeutet „so tun als ob“. Dies eröffnet ein gewisses Maß an Ausprobieren gefährlicher und Angst machender Rollen und Szenen, ohne verletzt oder vernichtet zu werden. Es erlaubt den sich hilflos und schwach fühlenden PatientInnen aber auch, starke, heldenhafte Taten vollbringen zu können. Die Kinder und Jugendlichen nutzen die Angebote der Psychodrama-Psychotherapiegruppe an Hilfs-Ichs und an Intra- oder Intermediärobjekten sehr gut, um diese als Schutz- bzw. Regulationshilfen einzusetzen.

Im Psychodrama kann der Protagonist oder die Protagonistin wieder Regisseur oder Regisseurin seines/ihres Lebens werden. Die PatientInnen wählen ihre jeweilige Rolle selbst, beschreiben diese und weisen die Hilfs-Ichs an, wie die von den PatientInnen für sie gewählte Rolle zu spielen ist. Diese Freiheit der Regie unterstützt sie dabei, die erlebten traumatischen Ereignisse, aber auch ihre intrapsychischen Bewältigungsstrategien so dosiert und ausgewogen sichtbar und spielbar zu machen, wie es zu ihrer Verarbeitung und Integration notwendig ist. Ich betrachte das Kind oder den Jugendlichen/die Jugendliche immer als Experten/Expertin seiner/ihrer Selbstheilung und unterstütze ihn/sie durch all meine angebotenen therapeutischen Interventionen, dieses Selbstvertrauen wieder oder neu zu finden.

> „*Vertrauen in die eigenen Fähigkeiten und verfügbaren Mittel und die Überzeugung, ein bestimmtes Ziel auch durch Überwindung von Hindernissen erreichen zu können, bedeutet selbstwirksam zu sein.*“ (Fröhlich-Gildhoff/Rönnau-Böse 2009, S. 47)

Die stationäre Psychodramagruppe für traumatisierte Kinder und Jugendliche

Die stationäre Psychodramagruppe für traumatisierte Kinder und Jugendliche hat als Basis die klassische Psychodramagruppe nach Jacob Levy Moreno. Die Gruppeneinheiten werden in eine Aufwärmphase, eine Spielphase und eine Integrationsphase unterteilt. Das Gruppenkonzept für die psychotherapeutische Arbeit mit traumatisierten Kindern und Jugendlichen erweitert die klassische Psychodramagruppe allerdings durch besondere Berücksichtigung von Bühnenaufbau, Nachnähren und Einsatz der Techniken Hilfs-Ich und Intermediär- bzw. Intraintermediärobjekte.

Schwerpunkte dieser Gruppe

Die klassische Psychodramagruppe für Kinder war in ihrem Angebot an Interventionen nicht ausreichend, um traumatisierte PatientInnen zu behandeln. Hildegard Pruckner beschreibt über ihre Gruppenerfahrungen mit Kindern, die sexuelle Übergriffe erlebt haben, dass diese als Selbstschutz, aber auch als Schutz für die anderen TeilnehmerInnen in Einzeltherapie behandelt werden sollten (Pruckner 2001, S. 23). Holl (1997, 16f.) wiederum meint, dass sogenannte verwahrloste Kinder „nur nach Lust und Laune zu Gruppenstunden" kommen und sich weder kontinuierlich auf die Kindergruppe noch auf die TherapeutInnen einlassen können. Aber gerade diese Kinder waren oftmals komplexen, längeren traumatischen Geschehen ausgeliefert und haben daher große Schwierigkeiten, sich in den Gruppen des Alltags wie Kindergarten oder Schulklassen zu integrieren. So stellte ich mir am Beginn meiner Arbeit mit traumatisierten Kindern und Jugendlichen die berechtigte Frage: *Wie sollen dieses Kinder und Jugendlichen „gruppenfähig" werden, wenn sie nicht einmal „Gruppentherapie-fähig" sind?*

Die folgenden Schwerpunkte einer modifizierten Gruppenarbeit sind meine Antwort darauf, entwickelt aus der Psychodramatheorie, ergänzt durch Theorien der Traumatherapie und getragen durch viele Jahre praktischer Erfahrungen. Aber vor allem gefordert durch die PatientInnen. Als ich anfangs nach einigen chaotischen Gruppeneinheiten überlegte, die stationäre Gruppenarbeit zu beenden, und dies der ersten Gruppe mitteilen wollte, kam ich verspätet zum vereinbarten Treffpunkt. Alle Gruppenmitglieder saßen vor der Tür, warteten bereits auf mich und fragten: „Gibt es heute kein Psychodrama?" Sie verdeutlichten mir, dass sie die Therapie in der von mir angebotenen Gruppe wollten, aber Hilfe dafür benötigten und diese auch in Anspruch nehmen wollten. Genau an diesem Tag und in diesem Moment wurde ich wirklich bereit, mit meinem Wissen und meinen Erfahrungen diese spezielle Form der Psychodrama-Psychotherapiegruppe zu entwickeln.

Dreigeteilte Bühne

Die PatientInnen haben mir immer wieder bei meinen Einladungen zur Gruppe rückgemeldet, dass sie nicht spielen wollen. Beim Nachfragen stellte sich dies dann als eine Angst vor dem Gefühl des „Nicht-Könnens" heraus. Traumatisierte Kinder sind leider oftmals nicht in der Lage, ihr Leistungspotenzial auszuschöpfen, und gelten leider auch immer wieder als „dumm". Ihre diffusen Ängste und ihr Erstarrtsein sind nicht als Blockade von außen erkennbar, sondern lassen sie abwesend, verloren, unkonzentriert etc. wirken. Sie haben deshalb auch oft große Versagensängste und eben Ängste vor dem Nicht-Können. Durch ihre diffusen Ängste und ihr Erstarrtsein in beängstigenden oder unbekannten Situationen war es den PatientInnen in meinen Psychodrama-Psychotherapiegruppen sicherer, das Spielen zu verweigern, als Neues auszuprobieren.

Winnicott (2006, S. 59) empfiehlt, dass, wenn ein Patient oder eine Patientin nicht spielen kann, der Therapeut bzw. die Therapeutin sich zuerst diesem Hauptsymptom widmet, bevor er oder sie auf Einzelheiten des Verhaltens eingeht. Weiters bezeichnet Winnicott (ebd.) den „Spielplatz" als jene Stelle, wo Spiel beginnt, z. B. fungiert der „Spielplatz" als potenzieller Raum zwischen Mutter und Kleinkind, der beide miteinander verbindet. Die Einladung zum gemeinsamen Spiel, das Eröffnen des Spielplatzes durch das Betreten des Raumes machte diesen Kindern und Jugendlichen schon Angst. So weigerten sie sich, diesen zu betreten, oder gestalteten diesen eher als Ort des chaotischen Ausagierens. Unter den vier nach Terr in Fischer und Riedesser (2003, S. 273) genannten Merkmalen von Äußerungsmöglichkeiten von psychischer Traumatisierung in der Kindheit ist die *„veränderte Einstellung zu Menschen, zum Leben und zur Zukunft"* wie folgt näher definiert: „Verlust des Vertrauens in die Menschen und negative Erwartungen an das zukünftige Leben sind die wichtigsten Folgen der Erschütterung des kindlichen Weltverständnisses." (Ebd.) Diese PatientInnen haben Angst vor diesem Raum, so wie sie Angst vor der Zukunft haben, aber auch Angst und Unsicherheit Menschen gegenüber verspüren, die mit ihnen in diesem noch leeren Gruppenraum stehen. Wie der angebotene Spielraum ist auch die Einladung zum Spiel verunsichernd. Spielen mit anderen Personen bedeutet auch, sich auf nicht immer kontrollierbare Prozesse einzulassen. Die Erfahrungen, dass die eigenen Schutz- und Kontrollmechanismen als unzureichend oder als nicht vorhanden empfunden wurden, hinterlassen auch in der biologischen Entwicklung der Kinder und Jugendlichen Spuren. Diese Erfahrungen weisen u. a. darauf hin, „dass das sich entwickelnde Gehirn besonders anfällig für traumatischen Stress ist" (Landolt 2012, S. 96). So äußern sich diese oben erwähnten Unsicherheiten und Ängste in unterschiedlichen Stresssymptomen. Dies als mögliche Gegebenheit vorauszusetzen verlangt, den Bühnenraum im Vorfeld schon so zu gestalten, dass dieser Möglichkeiten an Geborgenheit, Sicherheit, Schutz, Kontrolle und Spiel anbietet.

Im Psychodrama ist die Bühne eines der fünf Instrumente, die notwendig sind, um aus einer Gruppe eine Psychodramagruppe zu machen. J. L. Moreno bezeichnet die Bühne als das erste Instrument. Er gestaltete eine Bühne in seiner Klinik in Beacon mit besonderem Aufbau, um den therapeutischen Anforderungen und Bedürfnissen seiner PatientInnen entgegenzukommen (Moreno 2008, S. 77). Eine stabile, bereits entworfene, vorgegebene Bühne mit kreisförmigem Aufbau, Stufen usw. regt „Entspannung an und erlaub[t] Beweglichkeit und Elastizität des Handelns" (ebd.). Angeregt durch Morenos Idee und Umsetzung der Bühnengestaltung vor vielen Jahrzehnten entschied ich mich, eine vorgegebene, bereits fertig aufgebaute Bühne für die Bedürfnisse und Anforderungen von „traumatisierten" PatientInnen zu kreieren. Eine Bühne, die Schutz, Sicherheit, Geborgenheit und Kontrolle allein dadurch ermöglicht, dass sie in der Psychodrama-Psychotherapiegruppe zur Verfügung steht. Luise Reddemann (2006, S. 42–46) regt in der Traumatherapie mit Erwachsenen den

Einsatz der „Übung des inneren sicheren Ortes" an. Sie beschreibt ein Imaginieren dieses Ortes, an den „man immer wieder gehen" kann, „um aufzutanken", als Gegengewicht zu den inneren Schreckensbildern. Die Kinder und Jugendlichen waren in den anfänglichen Gruppeneinheiten der Gruppenpsychotherapie keinesfalls bereit, sich auf ein Imaginieren eines sicheren Ortes einzulassen. Da die jungen PatientInnen schon vor dem Beginn der Gruppenpsychotherapieeinheiten meist erhöhtes Stresempfinden hatten, wollten sie diese Anspannungen durch Ausagieren möglichst rasch loswerden. Sie wollten Schutz, Geborgenheit und Sicherheit in der Gruppe als Angebot sehen und körperlich erleben können.

Das Schutzhaus

So entstand *das Schutzhaus* als ein Teil der dreigeteilten Bühne: ein schon vor Gruppenstart für jedes Gruppenmitglied aufgebauter, also schon zu Beginn der Psychodramagruppe betretbarer und ein im Spiel integrierbarer Schutzraum. Der Aufbau ist detailliert im Artikel „Psychodrama-Psychotherapiegruppe mit Kindern" in diesem Buch beschrieben. Ein Raum, in dem man sich sicher fühlen kann und als Möglichkeit der Selbstregulation durch Rückzug, wenn es im Spiel zu aufregend oder zu spannend wird. Im Schutzhaus sind ein Polster und eine Decke, um sich selbst durch ein Hineinkuscheln Geborgenheit vermitteln zu können. Es ist von einer am Boden geklebten Grenze umgeben. Diese sind sichtbare Markierung von Schutz und helfen, den manchmal notwendigen Abstand zu den anderen MitspielerInnen oder zu bedrohlichen Spielszenen zu bekommen.

Die Beobachterbühne

Die Beobachterbühne ist ein weiterer Teil der dreigeteilten Bühne. Kinder und Jugendliche lieben es im Allgemeinen, auf erhöhte Stellen wie zum Beispiel Bäume zu klettern. Es ist aufregend und herrlich für sie, größer als alle Erwachsenen zu sein und die Welt aus der Höhe zu beobachten. Die Beobachterbühne in der Psychodrama-Psychotherapiegruppe für traumatisierte PatientInnen erlaubt diesen darüber hinaus, Kontrolle über das Spielgeschehen, alle anderen im Gruppenraum und über sich selbst zu haben. Wie schon weiter oben von Ottomeyer (2004, S. 349) festgestellt, bedeutet Trauma u.a. Erfahrungen von extremer Hilfslosigkeit, aber auch absoluten Kontrollverlust über sich selbst und Verlust der bis dahin erlernten Abwehr- und Problemlösungsstrategien gemacht zu haben. Die Stressvulnerabilität, das Vermischen von Vergangenem und Hier-und-Jetzt im Empfinden, verhindert ein Verstehen von Handlungsabläufen des alltäglichen Lebens.

Als ein dreizehnjähriges Mädchen von ihrem zwölfjährigen Freund, den sie sehr gerne hat, wie sie beteuert, beim Austausch von Zärtlichkeiten an einer bestimmten Stelle ihres Oberkörpers berührt wird, vermischen sich Übergriffe aus der Vergangenheit und die gewünschten Handlungen von jetzt. Sie erstarrt, fühlt sich hilflos und meint, die Kontrolle über ihr Tun zu verlieren. Sie verletzt sich danach selbst, um diese für sie widersprüchlichen Zustände auszuhalten und wieder – wie sie sagt – Kontrolle über sich zu haben. Keine Kontrolle zu haben bedeutet für sie, nicht mehr handlungsfähig gewesen zu sein. Sie kann weder ihre aufkommende Stimmung verstehen, noch dieser entsprechend schützend oder abwehrend handeln. Sie ist sich dabei selbst fremd und verwirrt.

Handlungsabläufe als Wenn-dann-Abfolgen werden nicht nur in diesem Zustand, sondern im Allgemeinen schwerer verstanden. Hier ist das Beobachten von kurzen Spielsequenzen auf der Beobachterbühne mit dem dazugehörigen Rollenfeedback und Sharing hilfreich, um Orientierung und auch Stabilisierung zu finden. Im Spiel wird gekämpft, getröstet, abgewehrt oder kooperativ gelöst. Dornes (2013, S. 95) führt aus, dass „wir auch bei der bloßen Beobachtung keine detachierten Betrachter, sondern zugleich innerlich aktiv, engagiert und fast im wörtlichen Sinne tangiert" sind. Da es vor allem in den ersten Einheiten dieser speziellen Form von Gruppentherapie zu keinem gemeinsamen großen Gruppenspiel, sondern zu Parallelspielen kommt, ist es möglich, unterschiedliche Varianten der Interaktion zu beobachten. Die Beobachterin oder der Beobachter hat die Wahl, welcher Spielsequenz sie/er sich zuwendet. Dieses Beobachten lässt sich durch Hin- oder Wegschauen zum Spiel regulieren. Obwohl beim Zuschauen Gefühle entstehen, sind diese „jedoch keine konkreten sensorischen Empfindungen wie beim tatsächlichen Vollzug einer Handlung, sondern, so paradox es klingt, Als-ob-Gefühle" (ebd.). Dies ermöglicht ein dosiertes und reguliertes Mitempfinden und Miterleben von Handlungen mit den jeweiligen sichtbaren Aktionen und Reaktionen.

Kinder oder Jugendliche, die bereits auf der Spielbühne spielen, können durch ihre Rolle oder durch Interaktionen im Spiel sehr aufgebracht, angespannt oder grenzüberschreitend anderen MitspielerInnen gegenüber werden. Das heißt, es gelingt ihnen selbst noch nicht, ihre Emotionen in diesen Erregungszuständen zu regulieren. Als Leiterin interveniere ich dann, indem ich dieses Kind oder die Jugendliche/den Jugendlichen dazu auffordere, sich auf die Beobachterbühne zu setzen, um sich durch ein Herausnehmen aus dem Spiel wieder beruhigen zu können. Ich setze mich dann kurz zu diesen auf die Beobachterbühne und betone die Notwendigkeit, sich regulieren zu können, um mit anderen spielen zu können. Wenn die betreffenden Kinder oder Jugendlichen dies einige Male ausprobiert haben und sich dadurch tatsächlich entlastet fühlen, wenden sie dieses Sichherausnehmen gerne von sich aus bei Bedarf an.

Spielbühne

Auf der Spielbühne ist der Platz des Spiels. Dieser Bereich nimmt den größten freien Platz der gesamten dreigeteilten Bühne ein. Jener Bereich des Gruppenraums, der nach Aufstellen der Schutzhäuser und Aufbau der Beobachterbühne frei bleibt, ist Spielbühne. Als ich die Psychodrama-Psychotherapiegruppe in einem Turnsaal anbot, gab es zusätzlich zur dreigeteilten Bühne noch einen eigenen, abgeklebten Bereich für die Befindlichkeitsrunde zu Beginn der Gruppeneinheiten und die Sharingrunden. Auf Grund der gängigen Gruppenraumgrößen ist es üblicher, dass die Gesprächsrunden außerhalb der Spielzeit auf der dreigeteilten Bühne, hauptsächlich am Platz der Spielbühne, passieren.

Wenn das Spiel beginnt, spielen die Kinder zuerst parallel, um in späteren Gruppeneinheiten immer mehr und öfter sich gemeinsam auf ein Spiel einzulassen. Fischer und Riedesser (2003, S. 280) stellen fest, dass „die Therapie einen sicheren, schützenden Rahmen bereitstellen" sollte, „worin sich die kreative Phantasie des Kindes entfalten kann". Die psychodramatische Spielbühne als sichtbarer, betretbarer und beobachtbarer Raum, eingerahmt durch Schutzhäuser und Beobachterbühne, ist definitiv ein Ort, an dem diese Entfaltung spielerisch gelingen kann.

Durch ihren erhöhten Stresspegel sind traumatisierte Kinder und Jugendliche durch die unterschiedlichen Interaktionsangebote in Gruppen oftmals überfordert. Sie werden leicht unruhig, nervös oder unkonzentriert. Sie können dann wie „Blitzableiter" in Gruppen wirken und die Aufregungen und Spannungen der anderen Gruppenmitglieder wie magisch anziehen. Sie entladen dann ihre Spannungen durch unterschiedliche störende bis destruktive Handlungen. Weshalb sie in diese Zustände kommen, können sie selten erklären. Es passiert ihnen einfach. Da sie in Gruppen kaum Platz für sich finden, können sie auch keine Rolle einnehmen, um aus dieser heraus in Interaktion zu gehen. Entweder sind sie ständig agierend oder schweigend anwesend. Ein Interaktionsprozess gestaltet sich zwischen Beobachten, Hinwenden und Abwenden. Im Psychodrama handeln wir aus unseren Rollen heraus auf unterschiedlichen Bühnen. Als Schüler in einer Schulklasse zum Beispiel sind wir auch Lernender, Zuhörender, Antwortender, in der Pause Spielender. Es hängt von der jeweiligen Rolle ab, ob wir reden, lachen oder zuhören. Dann hat dieser Schüler noch unterschiedliche Eigenschaften, Vorlieben und Leistungsmöglichkeiten. Auf diese kann ein anderer Schüler bzw. eine andere Schülerin aber erst im Detail eingehen, wenn er oder sie selbst in der Lage ist, sich in die jeweilig geforderten Rollen des Schulalltags einzufinden.

Es gilt zuerst, ein Verständnis von Hin- und Abwenden als auch Sichzurücknehmen in Gruppenprozessen zu bekommen. Die dreigeteilte Bühne ist daher als Basis für das Anlegen dieser grundlegenden Interaktionsmuster zu verstehen. Im Laufe der Gruppeneinheiten gelingt es den Kindern und Jugendlichen immer besser, sich durch den Wechsel zwischen den drei Bühnen emotional zu regulieren und das eigene Spiel und das Mitspielen gut aushaltbar zu dosieren. Diese Rollenwechsel zwischen Spielende/r, Beobachter/in oder sich Schützende/r werden bewusst gewählt, die Rollen werden verkörpert und für einen selbst und andere sichtbar eingenommen. Die Rollen und das Wechselspiel unter den Rollen werden integriert und stehen als Rollenrepertoire im Alltag zur Verfügung. Endlich diese unterschiedlichen Perspektiven in Gruppen einnehmen zu können, erlaubt zuerst auf die eigenen Befindlichkeiten und Emotionen zu achten. Es gelingt dann, die anderen Gruppenmitglieder durch Hinschauen und Beobachten in ihren Befindlichkeiten und Emotionen zu verstehen. Dies ist für die Kinder und Jugendlichen sehr entlastend, aber auch für alle Beteiligten der Gruppen, in denen sie im Leben teilnehmen. Das Üben auf dem Bühnenmodell führt sie davon weg, „sich in Situationen ausgeliefert zu fühlen", hin zum „Regieführen in den Szenen eines selbstbestimmten Lebens".

Ziel ist,

- *dass Sichschützen oder Beobachten als Rolle erlebt werden kann.*
- *dass durch das Ausprobieren der unterschiedlichen Rollen auf diesen Bühnen ein Verständnis darüber entwickelt werden kann, was es bedeutet, sich in Interaktionen einzulassen und sich daraus herauszunehmen.*
- *dass es für die traumatisierten PatientInnen möglich wird, Spannungen und Emotionen durch einen Wechsel der Bühnen selbst zu regulieren.*

Nachnähren

> „*Um die Besonderheit der Traumawirkung auf Kinder abzuschätzen, müssen wir davon ausgehen, dass das kindliche Selbst- und Weltverständnis, welches durch die traumatische Erfahrung erschüttert wird, sich noch im Aufbau, in der Entwicklung befindet.*" (Fischer/ Riedesser 2003, S. 276)

In der Psychodrama-Psychotherapie mit Kindern sprechen wir von der Entwicklung der jeweiligen Rollen auf unterschiedlichen Ebenen. Die Rollen entwickeln sich während der ersten Lebensjahre eines Menschen bis hin zur Postadoleszenz, damit er einerseits lebensfähig ist und andererseits sozial kompetent wird, und erweitern sich günstigenfalls während des ganzen Lebens. Wie schon im Artikel „Psychodrama-Psychotherapiegruppe mit Kindern" näher erklärt, ist aus psychodramatischer Sicht der Mensch dann gesund, wenn er spontan und kreativ handeln kann. Der handelnde Mensch geht über Rollen in Interaktion. Diese entwickeln sich durch Interaktionen zwischen Kind (später Jugendlichen) und Bezugspersonen, wobei sowohl Kind als auch die Bezugspersonen diese Interaktionen aktivieren oder darauf reagieren.

Wenn es, wie weiter oben beschrieben, zu einer Erschütterung während dieser Entwicklung kommt, fehlt es der Person an entscheidenden Handlungskompetenzen zur Entwicklung der sozialen Rolle. Zusätzlich kommt es durch die Traumatisierung zu den bereits erwähnten Erstarrungs-, Hilflosigkeits- und Ohnmachtsgefühlen für die betroffene Person. So ist nicht immer erkennbar, ob das im Handeln sichtbare Defizit des Kindes oder Jugendlichen durch die Traumatisierung ein Mangel an Entwicklung der entsprechenden Rolle auf der Rollenebene oder ein Erstarren durch plötzlich eintretende Hilflosigkeit oder Ohnmachtsgefühl ist. Zum Beispiel wurde A. in der ersten Klasse Volksschule wiederholt destruktiv-aggressiv gegenüber seinen MitschülerInnen, wenn der Unterricht am Vormittag endete. Er wirkte von Tag zu Tag unkonzentrierter und schien für seinen Entwicklungsstand zu früh eingeschult worden zu sein. Erst in der psychotherapeutischen Arbeit mit A. wurde bekannt, dass das Kind psychisch traumatisiert war. Später stellte sich heraus, dass es die Geräusche des Verrutschens der Stühle beim Aufstehen der SchülerInnen und zusätzlich das Geräusch des Hinaufstellens der Stühle auf die Tische am Ende des Schultages waren, die A. in einen inneren Erstarrungszustand brachten. Aus diesem versuchte er sich durch sein aggressives Verhalten zu befreien.

Nicht immer ist in der Arbeit mit Kindern und Jugendlichen zu klären, wann und wie es zu traumatischen Ereignissen kam. Es ist nur durch die Lebensgeschichten und die Verhaltensweisen verständlich, dass es so war. So bietet das psychodramatische Nachnähren die Möglichkeit, die Rollenentwicklung auf unterschiedlichen Ebenen nachzuholen. Die Kinder oder Jugendlichen entscheiden selbst, welche der angebotenen Interaktionen sie gezielt annehmen. Sie können sich zum Beispiel schützen, selbst Geborgenheit vermitteln oder spielerisch kämpfen, siegen oder verlieren. Sie können beobachten, reflektieren und bekommen ein Feedback zu ihrem Rollenhandeln. Sie entscheiden, wie und wo sie sich auf sich selbst oder andere einlassen. So bietet die Gruppe neben dem vorgegebenen sichtbaren und betretbaren Raum auch einen möglichen Entwicklungsraum an, einen Spielraum für Rollenentwicklung, um im Handeln selbstbestimmt und sicherer zu werden.

Als Leiterin der Gruppe leite ich die Handlungsabläufe der Gruppenphasen mit eventuellen Abschlussritualen und erinnere die Kinder und Jugendlichen während der Gruppeneinheiten an die Möglichkeiten der unterschiedlichen Angebote. Ich habe den Überblick über den Ablauf der Gruppeneinheit, den Gruppenprozess und den Prozess der einzelnen Kinder oder Jugendlichen. Wenn notwendig, interveniere ich durch ein lautes „Stopp!", um sozusagen die Szene einzufrieren und zu klären. Weiters schütze ich die GruppenteilnehmerInnen vor Grenzüberschreitungen der anderen, indem ich auf das Einhalten der Grenzen achte. Ich mache diese Grenzen schon im Voraus durch Aufkleben sichtbar und fordere ihre Beachtung während der Gruppeneinheiten ein. Dadurch vermittle ich Schutz, Struktur und Orientierung. Dann schlage ich den Kindern und Jugendlichen unterschiedliche Möglichkeiten zu ihrer emotionalen Selbstregulierung vor, wie schon unter der Überschrift „Dreigeteilte Bühne" weiter oben erklärt. Dies geschieht entweder im Plenum der einzelnen Gesprächsrunden oder ich spreche während der Spielphase direkt mit einem Kind oder Jugendlichen. Da immer wieder GruppenteilnehmerInnen in ihren Schutzhäusern sind und ich kaum Überblick über das Geschehen habe, beschreibe ich zwischendurch laut in knappen Sätzen unterschiedliche Spielsequenzen oder Spiele. Das Rollenfeedback wird von mir durch spezielle Fragen geleitet und die Sharingrunde lenke ich, indem ich Themen vorschlage. In diesem Zusammenhang ist bei traumatisierten Kindern und Jugendlichen darauf zu achten, dass ressourcenorientierte Themen über einen längeren Zeitraum der Gruppeneinheiten als gemeinsames Sharingthema gefunden und vorgeschlagen werden. Im Verlauf des Gruppenprozesses haben auch Themen zu Konflikten usw. Platz.

Ziel des Nachnährens ist,

- *dass die Kinder und Jugendlichen den angebotenen Spielraum für sich und ihre Rollenentwicklung annehmen und nutzen.*
- *dass sie wieder Vertrauen und Hoffnung in die Unterstützung durch Erwachsene bekommen.*
- *dass sie sich anderen Kindern und Jugendlichen in Gruppen zugehörig anstatt als AußenseiterInnen fühlen.*
- *dass sie sich regulieren können, anstatt sich hilflos den inneren Spannungszuständen ausgeliefert zu fühlen.*
- *dass sie an Empfinden von Wirk- und Gestaltungskraft gewinnen.*
- *dass sie sich auf Wünsche und Ziele für das eigene Leben einlassen können, anstatt Angst vor der Zukunft zu haben.*

Einsatz der Hilfs-Ichs

Das Hilfs-Ich ist eines der Instrumente des Psychodramas. Wie schon im Artikel „Psychodrama-Psychotherapiegruppe mit Kindern" beschrieben, sind diese in der Kindergruppe Erwachsene, die nach Rolleneinkleidung der Kinder mitspielen. Das heißt, das Kind, das ein Hilfs-Ich zugewiesen bekommt, kann bestimmen, welche Rolle die/der Erwachsene übernimmt und wie sie/er diese spielen soll. Traumatisierte Kinder und Jugendliche lehnen manchmal die Erwachsenen als Hilfs-Ichs für ihr Spiel vorerst ab. Hier zeigen sie wie schon weiter oben erwähnt ihren Mangel an Vertrauen in die Hilfe und Unterstützung durch Erwachsene. Dies ändert sich aber rasch, wenn sie sehen, wie gerne andere in der Gruppe mit ihren Hilfs-Ichs spielen.

Die PatientInnen fordern anfangs meist die Übernahme von Schutzrollen durch ihr Hilfs-Ich ein. Dieses muss dann entweder teilweise oder während der gesamten Spielzeit vor dem Schutzhaus sitzen, darauf achten, dass die Grenzen des Hauses nicht überschritten werden und sowohl das Haus als auch die PatientInnen bewachen. Sie können auch eine beschützende Rolle zugeschrieben bekommen. Diese wird dann mit einer Handpuppe, wie weiter unten als Intra- oder Intermediärobjekt beschrieben, vom Hilfs-Ich gespielt. Anfangs spielen die PatientInnen dann mit ihren Hilfs-Ichs kurze Spielsequenzen parallel zu den anderen Kindern, die auch mit ihren Hilfs-Ichs spielen. In dieser Phase des Spiels ist vor allem das Rollenfeedback der übernommenen Rollen der Hilfs-Ichs entscheidend für die PatientInnen. Durch diese Resonanz auf ihr Handeln im Spiel nach ihren Anweisungen erleben sie sich in ihrer Wirkkraft, erfahren aber auch Bestätigung zu Empfindungen oder Emotionen zu Rollen, die sie aus ihrem Leben kennen. Diese spezielle psychodramatische Spielphase kann der Stabilisierungs- oder Motivationsphase in der Traumatherapie gegenübergestellt werden.

Im Laufe der Zeit bekommen die Hilfs-Ichs von den Kindern und Jugendlichen dann genau jene Rollen des Außenseiters, des Destruktiv-Aggressiven oder Depressiven zugeschrieben, die sie aus ihrem eigenen Erleben kennen, aber nicht mehr einnehmen möchten. Auch hier sind Rollenfeedbacks der zugewiesenen Rollen, vor allem ein Benennen der Gefühle wie Hilflosigkeit, Angst, Wut oder von Ausgeliefertsein, für die PatientInnen wichtig. Ganz anders als bisher im Leben werden die PatientInnen für ihr Agieren nicht beschuldigt, sondern ein Hilfs-Ich beschreibt, wie „schrecklich es sich anfühlt, immer z.B. andere stören zu müssen" oder „dass es traurig ist oder wütend macht, wenn einem keiner zuhört" und viele andere Beispiele mehr. Die Kinder und Jugendlichen fühlen sich dadurch in ihren bisherigen Schwierigkeiten und Problemen gesehen und können sich und ihr bisheriges Tun besser verstehen. Sie selbst gehen dann in aktive, starke, konstruktive Rollen, in denen sie beliebt sind, dazugehören oder etwas gut ausführen können. Diese komplementären Rollen werden dann nach Anweisung der PatientInnen gleichzeitig gespielt und es kommt zu einer Interaktion der bisher bekannten und der Wunschrolle. Die Defizite werden verständlich gemacht, allerdings auch Ressourcen aktiviert. Wenn wir *„Symptome als eine Kompromissbildung* aus dem direkten Einfluss der traumatischen Erfahrung und dem kompensatorischen Bemühen verstehen" (Fischer/Riedesser 2003, S. 277), werden diese jetzt durch die Hilfs-Ich-Rolle übernommen. Die PatientInnen können in ihren Wunschrollen neue Interaktionsstrategien erleben, während das Symptom durch die Hilfs-Ich-Übernahme noch zur Verfügung steht. Diese Möglichkeit der Rollenübergabe, aber auch -übernahme im psychodramatischen Spiel mit dem dazugehörigen Rollenfeedback und Sharing kann als Explorations- als auch Integrationsphase in der Traumatherapie verstanden werden.

Traumatisierte Kinder und Jugendliche spielen zum Unterschied von anderen Kindern auch dann noch mit ihren Hilfs-Ichs, wenn sie zum gemeinsamen Spielen mit anderen Gruppenmitgliedern bereit sind. Dann übergeben sie ihren Hilfs-Ichs Rollen, die entweder ihren eigenen gleich sind oder diese in ihren Eigenschaften oder Kräften stärken. Hier wird dann neues Handeln im Spiel ausprobiert. Danach können auch sie auf das Mitspielen eines Hilfs-Ichs gut verzichten. Stehen in einer Gruppe nicht genügend Hilfs-Ichs für alle Kinder zur Verfügung, dauert der Prozess bei den Einzelnen viel länger. Sie bleiben dann über mehrere Gruppeneinheiten alleine mit ihren Handpuppen in ihrem Schutzhaus oder brauchen viel mehr Unterstützung bei ihrer emotionalen Selbstregulation durch die Nutzung der dreigeteilten Bühne. Sie spielen in kürzeren Sequenzen und wiederholen dies viel öfter. Es macht dann für den gemeinsamen Gruppenprozess Sinn, die vorhandenen Hilfs-Ichs jenen zur Verfügung zu stellen, die sich in Gruppen durch ihr Verhalten am schwersten aktiv konstruktiv beteiligen können. Es empfiehlt sich, im stationären Setting mit mehreren Hilfs-Ichs zu arbeiten, und in der ambulanten Praxis die traumatisierten PatientInnen mit PatientInnen mit anderen Diagnosen, die vielleicht nicht schon von vornherein auf den Einsatz eines Hilfs-Ichs angewiesen sind, zu mischen.

Ziel ist,

- *dass sich die traumatisierten Kinder und Jugendlichen durch die Möglichkeit des Einsatzes von Hilfs-Ichs in ihrer Wirkkraft spüren.*
- *dass sie durch Rückmeldungen der zugewiesenen Rollen von ihren Hilfs-Ichs ihre eigenen Befindlichkeiten und bisherigen Handlungen benannt bekommen und dadurch sich selbst besser verstehen können.*
- *dass durch die Rollenübernahme der Hilfs-Ichs Symptome sichtbar werden und parallel dazu Ressourcenrollen entwickelt werden können.*
- *dass die traumatisierten Kinder und Jugendlichen durch diese Hilfs-Ichs gestärkt spontan und kreativ neue Handlungen spielerisch ausprobieren können.*

Einsatz der Intermediär- und Intraintermediärobjekte

Um eine Rolle spielen zu können, muss es dem Kind oder Jugendlichen gelingen, von sich aus in diese zu wechseln. Wenn eine Patientin zum Beispiel einen Löwen spielen möchte, hat sie eine Vorstellung davon, wie dieses Tier aussieht, wie es sich bewegt, wie es brüllt, wie es frisst usw. Im Psychodrama benennen wir dieses Beschreiben der Rolle als „einkleiden“. Schon um diese Einkleidung vollziehen zu können, bedarf es eines bestimmten Maßes an Einfühlungsvermögen. Im Ausdifferenzieren von Symbol- und Rollenspiel ist es bereits für Kinder gut möglich, unterschiedliche Rollen wie Kämpferin oder Sänger zu übernehmen und im gemeinsamen Spiel als solche zu handeln. Traumatisierte Kinder und Jugendliche fliehen wie schon weiter oben erwähnt oftmals vor ihren körperlichen oder emotionalen Empfindungen oder Zuständen. Der notwendige Perspektivenwechsel, den es braucht, um eine Rolle zu verkörpern, gelingt ihnen deshalb nicht selbstverständlich. Sie müssen dabei unterstützt werden, diesen für sie mutigen Schritt zu wagen, denn einmal Löwe gespielt und sich als solcher Als-ob gefühlt zu haben, bedeutet auch, wieder das Kind oder die/der Jugendliche zu werden, als das/die/der man sich eben gerade empfindet. Der Einsatz von Handpuppen als Inter- oder Intraintermediärobjekten ist hier genau passend und hilfreich, er bietet ausreichend Schutz vor einem zu intensiv erlebten Eintauchen in eine Rolle. Die Handpuppe Löwe kann sich die Patientin über die Hand streifen oder von der Hand nehmen und genau so dosiert als Rolle im Spiel einsetzen, wie es sich gut anfühlt.

Es stehen viele unterschiedliche Handpuppen zur Auswahl vor dem Spiel zur Verfügung. Wie schon im Artikel „Psychodrama-Psychotherapiegruppe mit Kindern“ beschrieben, gilt eine einmal getroffene Auswahl über so viele Gruppeneinheiten als verbindlich, bis diese Handpuppen vom Kind oder Jugendlichen wieder zurückgegeben werden. Wählt zum Beispiel K. einen Löwen, eine Schlange, einen Hund und ein Schwein für sich aus, sind diese sozusagen für K. zum Spielen reserviert, solange K. dies möchte. Die anderen TeilnehmerInnen dürfen diese dann während dieser Zeitspanne nicht als Intermediär- oder Intraintermediärobjekte verwenden. Die Objekte werden ins Schutzhaus gelegt und im Spiel werden dann unterschiedliche eingesetzt, manche werden gar nicht verwendet. Die PatientInnen suchen auch die Tierpuppen für ihre Hilfs-Ichs aus.

Während meiner Ausbildungszeit lernte ich noch, dass jeweils ein Kind nur eine Handpuppe wählen soll – für die Rollenklarheit des Kindes. Als ich jedoch zu Beginn meiner praktischen Gruppenarbeit mit traumatisierten Kindern und Jugendlichen meine vielen (an die vierzig) unterschiedlichen Figuren vor den Kindern und Jugendlichen aus einem Korb ausleerte, war diesen sofort klar, dass sie mehrere davon haben wollten. Da ja jedes Kind ein Schutzhaus hatte, nahmen sie die Handpuppen spontan mit in ihr Haus und spielten dann je nach eigenem Prozess mit unterschiedlichen Figuren. Alle wurden von ihnen als Rolle eingekleidet, oft war aber nur ein Satz möglich, wie zum Beispiel: „Der Drache ist böse.“ Dieses spontane Einsetzen der PatientInnen von mehreren Intermediär- und Intraintermediärobjekten für ihr Spiel habe ich als so gelungen erlebt, dass es für mich ein Basisangebot wurde. Die an Anzahl unterschiedlich gewählten Handpuppen tragen zum Gelingen des Spielens bei und ermöglichen den Kindern und Jugendlichen im Symbolspiel alleine in ihrem Schutzhaus, parallel zu den anderen oder in der Gruppe spielerisch wirksam zu werden. Während die Kinder mehrere dieser Rollen zur Verfügung haben, werden den Hilfs-Ichs eine und selten zwei Rollen zugeteilt. Dies dient der Rollenklarheit des Hilfs-Ichs, um entsprechend der Einkleidung spielen und später Feedback geben zu können. Die Objekte der PatientInnen sind unterschiedliche Rollen ihrer Rollenmatrix, die zwar als Rollen angelegt sein können, aber durch den traumatischen Stress im Handeln blockiert werden.

Im Psychodrama führt in den unterschiedlichen Szenen auf unterschiedlichen Bühnen des Lebens jeweils eine Rolle Regie. Zum Beispiel beim Mädchen U. in der ersten Klasse Volksschule ist es die Rolle Schülerin, die Regie führen sollte. Diese kann nervös, aufgeregt, neugierig, freudig usw. sein. Die unterschiedlichen emotionalen Zustände innerhalb der Rolle Schülerin gilt es für die Sechsjährige zu regulieren. Dann hat sie vielleicht auch noch Sehnsucht nach Hause und muss mit den Ansprüchen der Tochter oder Schwester in sich zurechtkommen. Somit haben die Schülerin und die Tochter die Aufgabe, sich interpsychisch zu einigen, dass es gut ist, in die Schule zu gehen, und dass es später zu Hause auch noch passt. Dies verlangt ein gewisses Maß an Selbstregulationsfähigkeit, aber auch an Spontaneität und Kreativität, um aus den unterschiedlichen in uns gespeicherten Rollen heraus den verschiedenen neuen Anforderungen an Interaktion gerecht zu werden. Wenn U. dann im Schulhof während der großen Pause die Schulfreundin wird, ist dies eine Herausforderung, sich auf diese neue Rolle einzulassen. Diese Rolle erweitert dann das bisherige Rollenrepertoire des Mädchens. Traumatisierten Kindern und Jugendlichen fällt es durch die unterschiedlichen Auswirkungen der traumatischen Ereignisse auf ihre psychische Entwicklung sehr schwer, sich selbst emotional wie in oben beschriebenen Situationen zu regulieren. Neues wird eher als Bedrohung oder Gefahr gesehen, anstatt sich spontan kreativ darauf einzulassen. Wenn, wie weiter oben beschrieben, blockierte Rollen wieder aktiviert werden oder aus der Hilflosigkeit ein Sich-stark-Fühlen werden kann, führt dies sukzessive zu einem Gelingen des intra- und interpsychischen Zusammenspieles der Rollen der jeweiligen Rollenmatrix.

In meiner praktischen Arbeit behandle ich oftmals Kinder und Jugendliche, deren spezielle Traumaszene per se abgegrenzt von den übrigen Erlebnissen nicht klar erklärbar ist. Es sind PatientInnen die mehrere oder komplexe traumatische Ereignissen innerhalb der Kindheit hatten, und auch solche, die indirekt durch die Erlebnisse ihrer Eltern oder Vorgenerationen indirekt traumatisiert sind. Hier ist der Einsatz der Intramediär- und Intermediärobjekte besonders geeignet, da ja die PatientInnen selbst durch die Verwendung der unterschiedlichen Figuren nach ihren szenischen Vorstellungen ihre Rollen, ihr Handeln und ihr Spiel dosieren. Wählt ein Kind zum Beispiel einen Tiger, zwei Hunde und eine Spinne, kann sein, dass alle Figuren als bedrohlich und aggressiv eingekleidet werden oder ein Hund als lieb und treu. Hier kann das Kind dann im Spiel durch Wechseln der Rolle in ähnlichen oder gleichen Szenen unterschiedliche Rollenqualitäten ausprobieren. Interessant ist nämlich, dass, wenn auch alle Tiere in einer Gruppeneinheit als aggressiv gelten, sich das szenische Geschehen sehr unterschiedlich gestalten kann. Es kann sein, dass der aggressive Hund sich töten lässt, der andere aber ein Tier besiegt. Durch das Zulassen der persönlichen Wahl der unterschiedlichen Handpuppen wird ein hohes Maß an Selbstregulation und auch an Selbstwirksamkeit durch die Wahl und das Spielen der jeweiligen Rolle möglich. Im Psychodrama wird das Selbst als durch seine Rollen entstanden gesehen. „Die Rollenmatrix ist die Summe aller möglichen Rollen. [...] Erst die gelebten Rollen lassen das Selbst entstehen." (Stelzig 2004, S. 147)

Ziel im psychodramatischen Spiel ist, den traumatisierten Kindern und Jugendlichen zu ermöglichen, durch den Einsatz der Intermediär- bzw. Intraintermediärobjekte Rollen dosiert und doch spontan kreativ auszuprobieren. Diese Rollen können von den Kindern und Jugendlichen je nach Bedürfnis im Spiel aktiviert, ruhend gelassen oder neu angelegt werden.

Vorbereitungen zur Gruppe

Kinder und Jugendliche werden im stationären Setting einem Netzwerk an unterschiedlichen Fachleuten anvertraut. Eine Vernetzung der Gruppenpsychotherapeutin/des Gruppenpsychotherapeuten mit diesen zuständigen KollegInnen ist notwendig, um Informationen über das Aufenthaltsziel bzw. über bisherige Beobachtungen, Berichte und Testergebnisse des jeweiligen Kindes oder Jugendlichen zu erhalten. Informationen über den familiären Hintergrund der PatientInnen sowie über die traumatischen Ereignisse, die diese erlebt haben, als auch über deren mögliche Ressourcen zur Bewältigung der Stresssymptome sind zu erfragen.

Damit sich Kinder oder Jugendliche im Vorfeld für das Mitmachen in der Gruppe erwärmen können, ist es wichtig, sich als LeiterIn bei den PatientInnen auf der Station kurz persönlich vorzustellen. Der Ablauf einer Gruppenstunde und die Möglichkeit der Bühnennutzung, der Einsatz des Hilfs-Ichs und das Angebot an zur Verfügung stehenden Handpuppen werden beschrieben und erklärt. Die PatientInnen stimmen vielfach auf Grund negativer Gruppenerfahrungen einer Teilnahme an einer Gruppe nicht sofort zu. Hier gilt es, sie zum Mittun zu motivieren. Wenn sie aus Unsicherheit oder Angst ablehnen, hat sich eine Einladung zum zweimaligen Mittun, um diese Therapieform auszuprobieren, sehr bewährt. Meist sind sie nach der ersten Gruppeneinheit schon begeistert und sind gerne bereit, weiterzumachen. Kindern oder Jugendlichen, die als sehr aggressiv oder gewalttätig beschrieben sind, sollte eine Probezeit von drei Gruppeneinheiten vorgeschlagen werden. Auch hier ist den PatientInnen eine Teilnahme nach der ersten Einheit meist schon gut vorstellbar, allerdings ist das Einhalten der vorgegebenen Probezeit wichtig, damit sich der Patient/die Patientin bewusst langsam auf die Gruppentherapie einlassen kann. Es soll sich für alle als etwas Besonderes anfühlen, in dieser Gruppe mitmachen zu können und zu dürfen, obwohl meist alle zugewiesenen Kinder und Jugendlichen ihren Platz darin finden und haben.

Zusammensetzung der Gruppe

Wie Gabriele Biegler-Vitek in ihrem Artikel „‚Wo ist mein Platz in dieser Welt?' Soziometrie als eine Grundlage der Hypothesenbildung in der Psychodrama-psychotherapeutischen Arbeit mit Kindern und Jugendlichen" beschreibt, wird die Psychodramagruppe nach soziometrischen Kriterien zusammengestellt. In der Privatpraxis nehme ich Kinder mit unterschiedlichen Symptomen in eine Gruppe auf, also haben weder alle Kinder die gleiche Diagnose noch sind Kinder und Jugendliche gemischt in einer Gruppe. Kinder- und Jugendgruppen werden als unterschiedliche Gruppen geführt.

Anders verhält es sich in der von mir beschriebenen stationären Gruppe für traumatisierte Kinder und Jugendliche. Als ich mit dieser Form der Psychodrama-Psychotherapiegruppe startete, waren Kinder und Jugendliche gemischt auf der Station untergebracht. Ihre Probleme und damit zusammenhängenden Erfahrungen in Gruppen waren, unabhängig von ihrem Alter, ähnlich. Mein Ziel damals war, vor allem jene in die Gruppe zu nehmen, die geringe Verbleib-Chancen durch ihr Verhalten in herkömmlichen Gruppen hatten. So entstanden aus der gelebten Praxis heraus gemischtgeschlechtliche und vom Alter her zum Teil sehr heterogene Psychotherapiegruppen. Zu meiner Freude und zu meiner Überraschung hat sich dieses Vermischen als sehr konstruktiv für die Entstehung der Gruppenkohäsion erwiesen. Die PatientInnen dieser stationären Gruppe sind überwiegend durch Probleme mit Erwachsenen psychisch traumatisiert und haben Erwachsenen oft nur wenig bis kaum Vertrauen entgegenzubringen. Sind die Kinder und Jugendlichen jedoch in der gemeinsamen Gruppe, unterstützen sie sich gegenseitig sehr. Kindern, für die Bezugspersonen nur in geringer Form hilfreich oder sogar verletzend und beängstigend waren, sind Angebote von älteren Kindern oder Jugendlichen der Psychodramagruppe Hilfe bzw. Orientierung, die sie eher als von Erwachsenen annehmen können.

Ein gemeinsames Äußerungsmerkmal von Kindheitstraumata nach Terr ist die *„veränderte Einstellung zu Menschen, zum Leben und zur Zukunft*. Verlust des Vertrauens in die Menschen und negative Erwartungen an das zukünftige Leben sind die wichtigsten Folgen der Erschütterung des kindlichen Weltverständnisses." (Fischer/Riedesser 2003, S. 273) Interessanterweise helfen sich die Kinder und Jugendlichen gegenseitig, dieses Vertrauen wiederzufinden oder neu zu gewinnen. Die älteren Jugendlichen sind lustvoll bereit, Rollen oder Spiele auszuprobieren, die in ihrer Altersgruppe als zu kindisch abgetan werden. Sie spielen dann mit, weil sie ja für die Kleinen hilfreich sein möchten. Die Größeren spielen mit den Kleineren oft, indem sie diese am Rücken reiten lassen oder sie durch die Luft wirbeln. Andererseits bekommen die Älteren dann oft die Starrollen, wenn es zum Spielen von Fernsehserien oder Nachspielen von Serien wie Auswählen von SängerInnen oder Models usw. kommt. Traumatisierte Kinder erleben nicht sehr oft Erwachsene, die mit ihnen wilde Spiele machen, wie herumzuwirbeln ohne die Gefahr, verletzt zu werden. Und traumatisierte Jugendliche werden selten unter den Gleichaltrigen in eine Starrolle gewählt. So nähren und stärken sie sich in ihren gemeinsamen Spielen. Ihre zum Teil sehr ähnlichen Lebensgeschichten sind für sie nicht erschreckend, sondern helfen ihnen, sich mit ihren Erlebnissen nicht alleine oder nur ausgegrenzt zu fühlen. Im Laufe des gemeinsamen Gruppenprozesses gewinnen sie in dieser Gruppe an Mitgefühl füreinander und somit auch für andere Menschen.

„Andauernder Ärger und Wut gehören zu den regelmäßigen Folgen schwerer fortgesetzter Misshandlung", stellen Fischer und Riedesser (2003, S. 272) fest. Die oftmals sehr ruppigen und grenzüberschreitenden verletzenden Verhaltensweisen, die für die Kinder und Jugendlichen als normal gelten, werden in Laufe des Gruppenprozesses durch dieses konstruktive Miteinander und durch das Erleben einer anderen Norm infolge dieses konstruktiven Miteinanders verändert. Wie schon in meiner Masterthese beschrieben, ist diese Gruppenzusammensetzung eher einer Patchworkfamilie ähnlich als einer Schulklasse oder einer Kindergartengruppe. Moreno (1997, S. 56) beschreibt, dass die therapeutische Gruppe in zwei Formen funktioniert: a) als Miniaturfamilie und b) als Miniaturgesellschaft. In der Sharingrunde oder am Schluss der Gruppeneinheit nehme ich Bezug, wie besonders und wertvoll dieses Spielen unter den Kindern und Jugendlichen ist. Ich beschreibe dann nochmals zum Beispiel wie stark der Jugendliche sei, der den Kleinen getragen hat, und wie lustig dieser gelacht habe. Hier fühlt sich dann der Größere in seiner konstruktiven Aggression gestärkt und der Kleinere hat Spaß und Freude durch die Kraft eines Älteren erfahren. Dies zu benennen und dadurch auch hervorzuheben, unterstützt die Kinder und Jugendlichen dabei, ihre Erfahrungen besser integrieren zu können.

Diese Art der Gruppenzusammensetzung ist, wie oben beschrieben, zwar sehr hilfreich, war aber den damaligen stationären Aufnahmeumständen vor Ort angepasst. Außerdem kommt diese Gruppenzusammensetzung meiner persönlichen Geschichte und damit meinen gespeicherten Erfahrungen und Ressourcen sehr nahe, da ich selbst in einer Großfamilie aufgewachsen bin. Auf Stationen, wo Kinder und Jugendliche getrennt untergebracht sind, ist es wahrscheinlich sinnvoller, diese in den Psychodramagruppen altersspezifisch zusammenzusetzen. Notwendig für die Leitung der Psychodrama-Psychotherapiegruppe sind eine Leiterin/ein Leiter und eine Koleiterin/ein Koleiter, die/der auch als Hilfs-Ich mitspielt. Hilfreich sind außerdem zusätzliche Erwachsene, die als Hilfs-Ichs von den PatientInnen zugewiesene Rollen übernehmen.

Regeln der Gruppe

Psychische Traumatisierung bedeutet für die Kinder und Jugendlichen u.a., eine erhöhte Stressvulnerabilität zu haben. Dies zeigt sich im Alltag, indem sie sich leicht bedroht oder angegriffen fühlen. Als ich den elfjährigen A. frage, weshalb er das andere

Kind plötzlich angegriffen habe, meint er: „Er hat so komisch geschaut.“ Das direkt Angeschautwerden kann für A. ausreichen, sich unglaublich bedroht zu fühlen und sofort auf Angriff übergehen zu müssen. A. bedauert Tage später zwar sein Verhalten, kann aber im Spannungsmoment dieses Empfinden nicht selbst regulieren. Obwohl er sich seiner Meinung nach so oft bemüht habe, sich nicht durch andere Kinder oder Menschen provozieren zu lassen. So handeln diese Kinder oder Jugendlichen immer wieder selbst- oder fremdverletzend und überschreiten so eigene Grenzen und die Grenzen anderer. Sie gelten dann als unberechenbar oder sogar gefährlich. Sie selbst empfinden sich dann zwar einerseits als „Monster“, fühlen sich aber andererseits auch im Stich oder eben mit ihrer Not allein gelassen. In allen Gruppen des Alltags gibt es Regeln, die den Gruppenablauf und die Zusammenarbeit strukturieren und gestalten. Diese PatientInnen gelten als sogenannte „Regelverletzer“ oder können kaum bis schwer die vorgegebenen Regeln einhalten.

Leider sind auch deshalb vorgegebene Regeln für die Kinder und Jugendlichen mit dieser Problematik vorerst abschreckend und beängstigend. Für sie sind und waren oft die „Regeln“, die für sie einfach unmöglich einzuhalten sind, der Grund, weshalb sie aus Gruppen ausgeschlossen wurden. P., ein neunjähriger Bursche, hatte relativ stabile Leistungsergebnisse in der Schule, allerdings bekam er nie ein Smiley für sein Verhalten. So sehr er sich bemühte fiel er meist unangenehm auf. Als er endlich sein erstes Smiley für sein Mittun im Unterricht bekam, fühlte er sich erstmals von seiner Lehrerin „gerecht“ behandelt. Also gilt es, Gruppenregeln zu finden, die das Miteinander in der Gruppe regulieren und als solche Regulationsmechanismen von den GruppenteilnehmerInnen verstanden werden können.

Bewährt hat sich, wenige Regeln vorzugeben, die das Miteinander benennen und bei zu hoher Anspannung Hilfe anbieten:

1. „Wir gehen respektvoll miteinander um.“ – Das heißt, weder körperlich noch seelisch verletzen.
2. Im Spiel nur so tun als ob (Spielphase).
3. Wenn einer redet, hören die anderen zu (Gesprächsrunden, Feedbackphase, Sharingphase).
4. Bei Wunsch nach Auszeit oder Vorschlag von Auszeit durch die Leitung sich ruhig auf die Beobachterbühne setzen.

Am Beginn der ersten Gruppentherapieeinheit gibt die Leitung die Gruppenregeln vor und erklärt, was damit gemeint ist. Kommen Kinder oder Jugendliche in eine bereits laufende Gruppe dazu, werden ihnen die Regeln von den bereits erfahrenen GruppenteilnehmerInnen erklärt. Oftmals ergänzen sie dann, dass es „notwendig ist, diese einzuhalten, weil sonst miteinander spielen nicht geht“. Es ist ein gemeinsamer Wunsch der Gruppe, diese Regeln einzuhalten, da diese zum Gelingen des konstruktiven Miteinanders der Gruppe beitragen. All diesen Regeln ist gemein, Klarheit zu vermitteln, aber vor allem Schutz vor körperlichen oder seelischen Verletzungen klar zu formulieren. Vor allem die Regel, „nicht seelisch zu verletzen, wobei vor allem Verspotten und Beschimpfen gemeint ist“, ist für sie oft unverständlich, da sie dies auch als Selbstschutz tun, um nicht selbst in die Lage des/der Verspotteten zu kommen.

Die Regeln einzuhalten ist für sie schwierig und sie brauchen dringend die Unterstützung durch die Leitung, z.B. indem diese auf Regelverletzungen aufmerksam macht oder „Stopp“ sagt, damit sie diese Regeln auch umsetzen können. Regelverstoß bedeutet nicht Ausschluss aus der Gruppe, sondern Regeln einzuhalten gilt als Entwicklungsprozess, der unterstützt wird. Somit ist die Vorgabe der Regeln als Orientierung und Strukturierung und das Einhalten dieser als Prozess gedacht. Die dreigeteilte Bühne unterstützt mit dem Angebot an Schutz- und Beobachterrolle die Einzelne/den Einzelnen dabei, sich immer besser im Gruppengeschehen auch den Regeln konform eingliedern zu können. Wenn es in unterschiedlichen Gruppeneinheiten gut gelingt, die Regeln auch umzusetzen, dann genießen die Kinder und Jugendlichen die Atmosphäre des wohlwollenden Miteinanders. Als Leiterin hebe ich dann am Ende der Einheit hervor, „dass heute das Einhalten der gemeinsamen Regeln besonders gut gelungen ist und dadurch auch die Stimmung in der Gruppe sehr angenehm war". Kann ein Kind oder eine Jugendliche/ein Jugendlicher mit den anderen spielen und diese Grundregeln während der Gruppeneinheiten einhalten, ist es oder sie/er auch zum Beispiel bereit, die Regeln des Schulalltages zu erfüllen. Natürlich hindern diese Erfahrungen Kinder und Jugendliche nicht daran, im Schulhof oder an anderen Orten mit den Gleichaltrigen sich gegenseitig verbal zu attackieren oder auch zu rangeln. Die Gruppentherapie ist nicht dazu da, um die Kinder „brav zu machen" oder sie dazu zu bringen, Konflikten auszuweichen. Die Kinder und Jugendlichen können in der Psychotherapiegruppe die Erfahrung machen, dass sie durch ihr Einhalten der Regeln und Mittun den Prozess einer Gruppe konstruktiv mitgestalten und nicht Opfer des Geschehens sind.

Phasen der Psychodrama-Psychotherapiegruppe

Die Gruppeneinheiten teilen sich, wie schon im Artikel „Psychodrama-Psychotherapiegruppe für Kinder" beschrieben, in eine Befindlichkeitsrunde oder Warm-up-Phase, in eine Spielphase und in eine Integrationsphase. Als Integrationsphase sind die Rollenfeedbackrunde und die Sharingrunde zu verstehen. In der Gruppe speziell für Kinder und Jugendliche mit psychischen Traumatisierungen kann es im Anschluss an diese Runde noch tröstende oder beruhigende Rituale geben. Im Folgenden hebe ich die wichtigen Interventionen oder Besonderheiten für die Arbeit mit traumatisierten PatientInnen in der Gruppe hervor. Im Allgemeinen sind die Phasen so, wie im genannten Beitrag beschrieben, zu verstehen.

Befindlichkeitsrunde – „Cool-down-" anstatt Warm-up-Phase

Im Gruppenraum sind am Boden liegend pro Kind, Jugendliche/r und Erwachsene/r je eine zusammengefaltete Decke im Kreis aufgelegt. Diese gestalten den klassischen Sitzkreis zum Platznehmen und Besprechen der Befindlichkeit.

Die kurze Gesprächsrunde mit der Frage „Wie geht es dir heute?" und der nächsten Frage „Welche Rolle/n möchtest du heute spielen?" ist im klassischen psychodramatischen Sinn als Erwärmung für das gemeinsame Spielen gedacht. Die traumatisierten Kinder und Jugendlichen sind in ihrer Grundstimmung eher angespannt, nervös und trotzdem voller Vorfreude auf die Gruppe. Dementsprechend aufgebracht stürmen sie vor allem anfangs, aber auch später immer wieder den Gruppenraum. Sie wirken erhitzt und ein nochmaliges Erwärmen wäre kontraindiziert. Sie brauchen eher ein

„Cool down", also ein Sichberuhigen, bevor sie sich ihrer aktuellen Befindlichkeit oder ihrem Rollenwunsch zuwenden können. Diese Befindlichkeitsrunde der Psychodrama-Psychotherapiegruppe entspricht der Stabilisierungsphase in der Traumatherapie für Kinder. Sie setzen sich auf ihre für sie vorbereitete Decke oder ziehen sich schon zu Beginn in ihr Schutzhaus zurück und sprechen von dort heraus. Die Jugendlichen setzen sich zumeist in den Sitzkreis oder auf die Beobachterbühne, um sich von dort aus am Gespräch zu beteiligen. Dies entspricht einerseits der Stabilisierungsphase, andererseits auch der Motivationsphase in der Traumatherapie für Jugendliche. Manche von ihnen, die eben ein hohes Maß an Schutz benötigen, gehen wie die Kinder ebenfalls gleich zu Beginn in ihr vorgegebenes Schutzhaus. Wenn ein Kind oder Jugendlicher im Haus liegend nicht mitreden möchte, ist dies zu akzeptieren. Jene, die besonders unruhig sind und trotzdem im Sitzkreis Platz nehmen möchten, wickeln sich in ihre Decke und reden entweder sitzend oder liegend mit. Die meisten PatientInnen sind schon bei der dritten Gruppeneinheit gut in der Lage, im Sitzkreis Platz zu nehmen. Sie antworten unterschiedlich ausführlich auf die Befindlichkeitsfrage, wählen danach ihre Handpuppen aus und gehen zum Einleiten der Spielphase in ihr Schutzhaus.

Was aber ist mit jenen, die sich schwerer eingliedern bzw. sich in der Warm-up-Phase der Gruppeneinheiten sehr auffällig verhalten? Wie schon weiter oben erwähnt, sind die traumatischen Ereignisse, die Entwicklungs- und Verarbeitungsprozesse der Kinder und Jugendlichen so vielfältig, wie es eben unterschiedliche Menschen gibt. Aber allen ist gemeinsam, dass sie zunächst emotionale Stabilisierung abwechselnd mit Motivierung benötigen, um sich ihren Themen auch zuwenden zu können. Erst wenn die PatientInnen sich in der Gruppe sicher genug fühlen und die Leiterin/den Leiter als stark genug wahrnehmen, sie in ihrem Tun zu unterstützen, lassen sie sich auf ihren therapeutischen Prozess in der Gruppe ein. Hier braucht es dann viel Geduld und Einfühlungsvermögen von der Leitung, wann und wie das Kind oder die/der Jugendliche regulierende Interventionen zulassen kann. Es wäre völlig falsch, von allen Kindern und Jugendlichen zu verlangen, erst einmal im Sitzkreis Platz zu nehmen und sich dann auf das gemeinsame Spiel vorzubereiten. Das Erwärmen zum Spiel mancher PatientInnen – vor allem jener, die innerfamiliäre Gewalttraumatisierungen erfahren haben – zeichnet sich dadurch aus, dass sie durch ihr Handeln überprüfen, ob es in der Gruppe weitere Bedrohung und Gefahr oder Hilfe für sie gibt. Dieses Warm-up kann sich, wie in den folgenden Fallbeispielen beschrieben, unterschiedlich gestalten.

Die Kinder und Jugendlichen, die zum Spielen bereit sind, halten es auch gut aus, wenn andere noch spezielle Cool-down- oder Warm-up-Prozesse brauchen. Es ist Aufgabe der Leitung, dies als selbstverständlich darzustellen, die Gruppe im Sitzkreis zu leiten und sich dazwischen wohldosiert dem Gruppenprozess entsprechend diesen am Rande der Gruppe Befindlichen zuzuwenden.

Fallbeispiel: S., ein zehnjähriger Bursche, hatte über mehrere Jahre Gewalt innerhalb der Familie erlebt und miterlebt. Er wirkte in Gruppen sehr unruhig, hatte in der Schulklasse immer wieder Affektdurchbrüche, verletzte sich selbst durch sein ungestümes Verhalten körperlich sehr oft, empfand aber kaum Körperschmerz. In der Psychodrama-Psychotherapiegruppe setzte er sich weder auf seinen Platz im Sitzkreis noch in sein Schutzhaus. Auch nahm er das Angebot der Beobachterbühne nicht an. Er verkroch sich hinter die Beobachterbühne, die in diesem Gruppenraum als Sofa zur Verfügung stand. Als alle GruppenteilnehmerInnen auf ihren entsprechenden Plätzen waren, stand ich auf, näherte mich ihm kurz und fragte, ob er nicht in sein Schutzhaus gehen möchte. Ich erklärte nochmals, wie sicher dieses sei, und schlug vor, dass sich ein Hilfs-Ich zu seinem zusätzlichen Schutz davor hinsetzen könne. Er reagierte nicht und als ich mich noch ein wenig seinem Versteck näherte, begann er leise zu wimmern. Sofort trat ich wieder einen Schritt zurück und sagte knapp: „Du hast einen guten, sicheren Platz für dich im Raum gefunden. Wir anderen beginnen, sitzen kurz im Kreis zusammen und werden dann spielen. Du kannst jederzeit in dein Schutzhaus, das zusätzlich weich und bequem ist, wechseln." Während der Spielphase ging S. tatsächlich in sein Schutzhaus und kuschelte sich in seine Decke. Es war für S. stabilisierend, dass ich sein Verhalten als nicht störend, sondern als Selbstschutzstrategie benannte. S. zeigte mir und auch der Gruppe, wie gut er für sich selbst sorgen konnte. Erst als ich dies verbalisierte und ihn dadurch in seinem Empfinden von Wirkkraft stärkte, war er bereit, mein Schutzangebot anzunehmen. Er wiederholte dieses Erwärmen für sein Spiel – sicher und geborgen im Schutzhaus zu liegen – noch öfter, um später, nach mehreren Gruppeneinheiten, endlich ins Spiel mit seinem Hilfs-Ich und viel später mit den anderen Gruppenmitgliedern zu kommen.

Fallbeispiel: St., ein neunjähriges Mädchen, erlebte unterschiedliche traumatische Ereignisse in ihrer Kindheit, sprach wenig, in einem eigenartigen Dialekt und verweigerte, die Schule zu besuchen. St. suchte sich im Gruppenraum den höchstmöglichen, für sie gerade noch erreichbaren Punkt. Kaum dass sie den Gruppenraum betrat, kletterte sie auf die Bücherwand oder den Kasten im Raum. Sie war nicht bereit, auf die Beobachterbank zu wechseln. Sie misstraute mir und meinen Hilfs-Ichs, aber auch den anderen Gruppenmitgliedern. Ich setzte mich zu den anderen im Sitzkreis, schaute zu ihr und forderte sie zwischen den einzelnen Wortmeldungen auf, auf die Beobachterbank oder ins Schutzhaus zu wechseln. Sie reagierte nicht, blieb dort während der Spielphase, war aber bereit, in der Sharingphase ihre Beobachtungen mitzuteilen – vor allem, um mich in der Zusammenfassung der Spielsequenzen darauf aufmerksam zu machen, was ich vergessen hatte. Erst als es mir gelang, sie davon zu überzeugen, dass ihr Beobachten als eine Bereicherung und Hilfe für mich und alle anderen erlebt werde, war sie bereit, sich in den Sitzkreis zu setzen.

Ziel ist, im Laufe der Gruppeneinheiten – also nach einigen Einheiten, die die PatientInnen mitgemacht haben – jeder/jedem Einzelnen zu ermöglichen, in diesem gemeinsamen Kreis sitzend sich für das Spiel zu erwärmen.

Spielphase

Wie schon im Artikel „Psychodrama-Psychotherapiegruppe mit Kindern" erklärt, spielen die PatientInnen je nach Entwicklungsstand parallel oder gemeinsam. Manche bauen an ihrem Schutzhaus und verändern dieses zu einem Haus, Geschäft oder

Ähnlichem. Sie haben ihre Rollen ausgewählt und spielen Stegreif. Mogel (2008, S. 33) schreibt von der „Zweckfreiheit des kindlichen Spiels". Er betont damit, „dass es von Zielsetzungen außerhalb des Spieles völlig unabhängig ist. Das Spiel lebt aus sich selbst heraus, es wird vom Kind gemacht." (Ebd.) Allerdings präzisiert er: „In sich selbst enthält das kindliche Spiel [...] Zwecke und Ziele. Das Kind verfolgt sie manchmal sogar mit großer Akribie und äußerster Anstrengung." (Ebd.) Es kann durch dieses Verfolgen eines bestimmten Zieles nach dem Spiel sehr erschöpft und müde sein. Aber auch glücklich und zufrieden, seine Wünsche, Vorstellungen und Ideen im Spiel umgesetzt zu haben. „Wenn also das Kind die Zwecke seiner spielerischen Handlungen selbst setzt und zielbezogen verfolgt, so ist sein Spiel *in sich selbst zweckvoll.*" (Ebd., S. 34)

Für traumatisierte PatientInnen ist dieser freie spielerische Prozess wie schon erwähnt Angst machend, zu unsicher oder zu wenig kontrollierbar. Die Leitungsinterventionen, die im Spiel gesetzt werden, ermöglichen und unterstützen über längere Zeit diesen Entwicklungsprozess zum Spiel hin. Die Kinder spielen anfangs oft allein in ihrem Haus und lassen die Grenzen von ihren Hilfs-Ichs bewachen. In den folgenden Gruppeneinheiten spielen sie dann selbst im Haus sitzend gemeinsam mit ihrem Hilfs-Ich, welches vor dem Haus sitzt, um so in ein Parallel- oder Konstruktionsspiel zu kommen. Das heißt, dass sie vor dem Haus mit ihrem Hilfs-Ich spielen und ganz auf das eigene Spiel konzentriert sind. Obwohl direkt neben ihnen schon andere Kinder – vielleicht schon in einer kleinen Gruppe – spielen, sind sie noch nicht in der Lage, dabei mitzumachen. Die Phase des Parallelspiels kann sehr lange dauern und soll einfach zugelassen werden. Dann beginnen sie gerne, ihr Schutzhaus in ein persönliches, besonderes Haus umzugestalten. Sie wählen für sich Rollen wie HandwerkerInnen, BaumeisterInnen und ArchitektInnen. Ihr Intermediär- oder Intraintermediärobjekt liegt in dieser Phase zwar oft noch in ihrem Haus, sie selbst spielen aber ihre Rolle schon ohne dieses. Kommen sie dann aber ins gemeinsame Spiel mit den anderen Gruppenmitgliedern, werden die Handpuppen für das Rollenspiel wieder eingesetzt. Die Phase des Konstruktionsspiels dauert bei Kindern als auch Jugendlichen eher kurz, wird jedoch nach dem Einlassen auf ein Gruppenspiel durch Umbauen und Verändern des eigenen Hauses, aber auch der gemeinsamen Spielbühne wiederholt. Da nicht immer klar erkennbar ist, welche Defizite in der emotionalen Entwicklung durch die Traumatisierung entstanden und welche vielleicht durch andere Faktoren bewirkt wurden, ist es ganz wichtig, die PatientInnen in ihrem Entwicklungstempo zu belassen. Ich erlebe in der Arbeit mit traumatisierten Kindern und Jugendlichen nach oftmaligen Wiederholungen von ähnlichen Spielsequenzen plötzliche Entwicklungssprünge in ihrer Entwicklung, die im Vorfeld nicht absehbar waren. Manchmal wirken die PatientInnen zu Gruppentherapiestart als kognitiv beeinträchtigt, was sich im Laufe des Arbeitsprozesses als Irrtum herausstellt. Ich hatte einmal ein Mädchen in einer stationären Gruppe, die wochenlang in der Befindlichkeitsrunde nur „Klo" sagte, obwohl sie im Allgemeinen sprechen konnte und auch sprach. Als sie endlich so weit vertraute, dass sie ein Hilfs-Ich für sich in der Gruppe annehmen konnte, fühlte sie sich auch sicher genug, einige kurze Sätze in der Gruppe zu sagen. Sie entpuppte sich im Laufe der Zeit als kreatives und geistreiches Mädchen, das sehr gut beobachten konnte und sich auch verbal immer besser auszudrücken wagte.

Welche Spielthemen zeigen sich häufig bei traumatisierten Kindern und Jugendlichen im psychodramatischen Spiel? Zuerst sind es häufig Themen wie Beschütztwerden oder Schutzfinden, die spielerisch umgesetzt werden. Dann kommt eine längere Phase der

Auseinandersetzung mit Aggressionen, und zwar auf ganz unterschiedliche Art und Weise. Einmal sind es die PatientInnen in ihren Rollen, die töten, kämpfen, schlagen, ein andermal nach Anweisung deren Hilfs-Ichs. Es folgen Phasen des Mutigseins abwechselnd mit Phasen des Angstzeigens. Die einzelnen Spielsequenzen können sich immer wieder wiederholen oder durch ganz neue Themen wie Böse- oder Traurigsein ergänzt werden. Hier gilt es, den Kindern und Jugendlichen ausreichend Zeit zum Wiederholen, aber auch zum Verändern von Szenen zur Verfügung zu stellen.

Fallbeispiel: Für F., elf Jahre alt, durch innerfamiliäre Gewalterlebnisse traumatisiert, war es das Wichtigste, in der Gruppe im Spiel der Gefährlichste und Böseste zu sein. F. wählte den Haifisch für sich im Spiel und den Drachen als sein Hilfs-Ich. Der Haifisch wurde als extrem gefährlich und böse eingekleidet und sein Hilfs-Ich bekam den Drachen für das Spiel zugewiesen. Dieser war auch gefährlich und böse, aber auch verletzbar. Der Haifisch fraß und zeigte sich unberechenbar, der Drache wurde aber durch andere angegriffen und verletzt. Als sein Hilfs-Ich im Rollenfeedback sagte, er sei zwar stark gewesen, habe aber auch Angst gehabt, reagierte F. nicht darauf. Erst als sein Drache im Spiel durch eine Riesenschlange fast getötet wurde, griff der Haifisch beschützend ein und rettete somit dem Drachen das Leben. Sein Hilfs-Ich im Rollenfeedback betonte, wie froh und dankbar es dem Haifisch für die Hilfe war. F. meinte nur, dass es jetzt auch notwendig war, einzugreifen. Angst allein war für ihn bisher nicht ausreichend, Schutz zu bekommen oder Hilfe zu erwarten. Nur bei Gefahr, vernichtet zu werden, war dies möglich. So hatte er auch in seinem bisherigen Leben Grenzüberschreitungen durch andere ausgehalten, sowie emotional verletzt oder vernachlässigt zu werden, da ja dies demgegenüber, massive Gewalt zu erfahren, viel zu unbedeutend war. Auf der anderen Seite war er zu Hause und in der Schule ständig in Alarmbereitschaft, sich vor dem tatsächlichen eventuell möglichen Vernichtungsschlag durch stärkere andere Menschen zu schützen. F. spielte noch länger den Haifisch, erweiterte sein Rollenrepertoire aber durch einen wilden Tiger und eine giftige Spinne. Er selbst war meist im Spiel gefährlich und aggressiv, seinem Hilfs-Ich aber schrieb er unterschiedliche Gefühle zu, wie Angst zu haben, sich verletzt zu fühlen, hilflos zu sein usw. Er wurde diesem Hilfs-Ich gegenüber immer hilfreicher und einfühlsamer. So konnte er sich einerseits als Stärkster der Gruppe im Spiel behaupten, andererseits all die bei der Traumatisierung entstandenen emotionalen Zustände durch sein Hilfs-Ich gespielt und benannt bekommen. F. wurde im Alltag ruhiger und den anderen Kindern gegenüber verständnisvoller. Als sich sein Hilfs-Ich von der Mitarbeit in der Gruppe verabschiedete, wollte er kein anderes für sein Spiel. Er übernahm den Drachen zuerst nur in seinem Schutzhaus liegend und integrierte diesen dann später als Rolle im gemeinsamen Spiel mit den anderen. War er Drache und wurde es für diesen im Spiel gefährlich, konnte er nun endlich auch Sicherheit in seinem Schutzhaus suchen. F. hatte über zwei Jahre in der wöchentlichen Psychodramagruppe wohldosiert seine unterschiedlichen Erfahrungen mit Aggressionen und deren Auswirkungen im psychodramatischen Spiel durchlebt. Neu erarbeitet hat er sich die Möglichkeit, bei Bedarf Schutz, Hilfe und Unterstützung für sich in Anspruch zu nehmen. Sein Spiel kann der Explorations- als auch Integrationsphase in der Traumatherapie gleichgestellt werden.

Fallbeispiel: Anders V., eine 15-jährige Jugendliche, die auf Grund von Problemen mit ihrer Pflegefamilie zuerst auf einem Krisenpflegeplatz und später in einer Wohngemeinschaft fremduntergebracht wurde. Auch sie hatte Probleme, ihre Aggressionen im rechten Maß zuzulassen bzw. zu dosieren. Sie schlug in Momenten hoher Anspannung anderen heftig ins Gesicht. V. spielte mit ihrem Hilfs-Ich Mutter-Kind-Szenen. Sie wählte nach mehreren Gruppeneinheiten für sich selbst die Rolle des Säuglings und ihr Hilfs-Ich wurde als ihre Wunschmutter eingekleidet. Sie baute sich eine eigene Bühne für ihr Spiel und spielte in der Gruppe über längere Einheiten, dieses geborgene, geliebte Baby zu sein. Im Sharing sagte sie, dass sie wisse, dass dies nur ein Spiel sei, aber es sei herrlich. Im Alltag war sie in Schulklassen Außenseiterin und fühlte sich auch – obwohl sie in unterschiedlichen Schulen war – beinahe in jeder Klasse gemobbt. Durch ihr Babyspiel fand sie anscheinend Platz in der Gruppe, aber auch Platz in ihrem Leben. Sie fand zwar wenige, aber doch FreundInnen in ihrer Schule und haderte in Erzählungen nicht mehr so sehr mit ihrer Kindheitsgeschichte. Ihr Babyspiel hielt ungefähr ein halbes Jahr an, dann begann sie, unterschiedliche Rollen einer Pubertierenden zu spielen. Interessanterweise setzte sie in ihren Rollen im Spiel nie aggressive, grenzverletzende oder böse Handlungen. Obwohl ihr Thema der Umgang mit Aggressionen war, bewältigte sie dies nicht durch Ausspielen dieser, sondern über die Erweiterung ihres Rollenrepertoires und Spielerfahrungen mit sanften, nährenden, liebevollen Rollen. Ihr Spiel ähnelt der Stabilisierungs- als auch Motivierungsphase in der Traumatherapie. Als Exploration kann ihre Fähigkeit gesehen werden, sich dem empfundenen Defizit an Zuwendung im Spiel zu stellen. Als traumatherapeutische Integrationsphase kann der Vergleich in ihren Reflexionen und Rückmeldungen während der psychodramatischen Sharingrunde zwischen Erleben in gespielten Rollen und dem tatsächlich Erlebten verstanden werden.

Die Spielinhalte der traumatisierten PatientInnen sind für mich anfangs nicht so leicht in ihren Handlungsabfolgen zu erkennen oder zu verstehen. Sie spielen oftmals nur kurze Sequenzen und wiederholen diese gerne. Für sie geht es vorerst darum, die passenden Rollen für ihr Spiel zu finden und diese dann einzukleiden. Anfangs wirken sie in ihren Rollen eher starr und zurückhaltend. Im Laufe des Gruppenprozesses geht es vor allem darum, ein dosiertes Maß an Emotionalität über die Handpuppe ins Spiel einzubringen. Zum Beispiel darf ein Kind mit seinem als „sehr aggressiv" eingekleideten Löwen auf der Hand zwar brüllen, fressen und um sich schlagen, allerdings nur auf die Handpuppe eines anderen Gruppenmitgliedes. Hier ist es notwendig, bei zu hoher Erregung einzelner SpielerInnen durch den Hinweis auf die Nutzung zum Beispiel der Beobachterbühne zu intervenieren. Erst wenn es den PatientInnen gelingt, mit ihren Handpuppen spielerisch umzugehen und sich dabei emotional auch zu regulieren, zeigen sie im Spiel Ereignisfolgen als Skripts. Diese „beschreiben nicht nur zeitliche und kausale Abläufe, sondern auch das Wechselspiel, der beteiligten [...] Rollen(träger). Sie stellen Schemata sozialer, allgemein gültiger Interaktionen dar." (Schacht 2003, S. 132) Erst später gelingt es ihnen, unterschiedliche Inhalte oder Themen in einem zusammenhängenden Handlungsablauf über längere Zeit hinweg zu spielen.

Ziel ist, dass die traumatisierten Kinder und Jugendlichen spielerisch ihre schrecklichen Erlebnisse verarbeiten können, aber auch neue Rolle und neue Interaktionen in Gruppen im Spiel ausprobieren und erleben können.

Integrationsphase

Diese Phase der Psychodramagruppe teilt sich in das Rollenfeedback und die Sharingrunde. Wie schon im Artikel Psychodrama-Psychotherapie mit Kindern beschrieben, ist dies die Phase der Integration durch Reflexion des im Spiel erlebten und den Vergleich mit Szenen des Lebens. Sie bildet auch den Abschluss der jeweiligen Gruppeneinheiten.

Wenn die Kinder und Jugendlichen ihr Spiel beendet haben, weise ich alle an, entweder in ihr Schutzhaus zurückzugehen oder auf der Beobachterbühne Platz zu nehmen. Dann ersuche ich um ihre Rückmeldung zu ihrer Rolle, also um das **Rollenfeedback**. Es reicht anfangs ein Wort, aber später, im Laufe der gemeinsamen Gruppenzeit, wird das Rollenfeedback immer ausführlicher. Die Hilfs-Ichs beschreiben vor allem bei traumatisierten PatientInnen ausführlich ihr unterschiedliches Befinden und Empfinden in der zugewiesenen Rolle. Die zugewiesenen Rollen an die Erwachsenen durch die Kinder und Jugendlichen sind Teil ihrer bisherigen Rollenerfahrungen in ihrem Leben. Diese besondere Form des gemeinsamen Spiels hilft diesen, sich selbst in unterschiedlichen Rollen spielend zu sehen und Regie führend eingreifen zu können. Das Rückmelden der erlebten Erfahrungen durch die Hilfs-Ichs in diesen Rollen hilft den PatientInnen, sich in ihren bisherigen Handlungen besser zu verstehen. Es bietet aber auch die Möglichkeit, neu Erprobtes und dessen unterschiedliche Wirkmöglichkeiten verbalisiert zu bekommen. Wenn ein Kind zum Beispiel während der gesamten Gruppeneinheit im Schutzhaus blieb, wird dieses auch um ein Feedback zur Rolle des „sich Schützenden“ oder der Rolle des „beschützt Werdenden“ gebeten. Dies gilt auch für die BeobachterInnen, die auf der Beobachterbühne während der Spielphase verweilten.

In der **Sharingrunde** wird, wie schon im Artikel „Psychodrama-Psychotherapiegruppe mit Kindern“ beschrieben, ein Thema von mir als Leiterin vorgegeben. Ich beginne aufzuzählen, was ich im Spiel gesehen habe. Bei traumatisierten PatientInnen ist besonders wichtig, dies ressourcenorientiert zu formulieren. Wenn es allerdings zu bedrohlichen Szenen kam, können diese auch kurz als solche benannt werden. Dann wähle ich ein Thema als Sharingthema für die Gesamtgruppe aus. Zum Beispiel: „Im Spiel habe ich zwei wilde Tiere gesehen, die wie Freunde miteinander gespielt haben.“ Und frage dann weiter: „Habt ihr im wirklichen Leben auch schon einmal mit jemandem wie ein Freund gespielt?“ So einfach diese Themen klingen, sie können nicht immer als Erfahrung geteilt werden, und hier gilt es, das niederschwellige konstruktive Thema der Gruppe zu finden. Als ich einmal als Sharingthema „gemeinsam Geburtstag feiern“ vorgab, konnten nur zwei von neun Kindern erzählen, schon eine Geburtstagsfeier mit FreundInnen gehabt zu haben. Hier hatte ich das Thema verfehlt und änderte es um in: „Wer hat heuer schon Geburtstag gehabt und wer hat erst Geburtstag?“ Wir klatschten dann für jeden Gruppenteilnehmer/jede Gruppenteilnehmerin, als wir die Daten erfuhren. Es gilt dabei aber, nur alle tatsächlichen Spielthemen zu benennen und dann eines davon auszuwählen und kein eigenes Thema zu erfinden. Die Kinder und Jugendlichen sind während der ersten Gruppeneinheiten sehr zufrieden mit diesen von mir gewählten Themen, da sie sich dabei unterstützt fühlen, Schönes, auch Freudiges oder auch nur „Normales", wie sie selbst gerne sagen, in ihrem Leben erfahren zu haben. Nach mehreren gemeinsamen Gruppeneinheiten und im Laufe des Gruppenprozesses beginnen die traumatisierten Kinder und Jugendlichen, nach meiner ressourcenorientierten Themenvorgabe von ihren zum Teil schrecklichen Erlebnissen zu erzählen. Hier interveniere ich als Leiterin zum Wohle der gesamten Gruppe, indem ich die Dosis des Erzählens der Patientin/des Patienten reguliere. In seltenen Situationen lasse ich kein Erzählen aus dem Leben vor der Gruppe zu und sage, dass ich mir dann gerne allein die Erlebnisse anhöre. Was ich dann natürlich auch mache und entsprechende notwendige Interventionen setze. Meistens aber sind die kurzen Ereignisse, welche von den Kindern oder Jugendlichen dann erzählt werden, genau zum Prozess der Gruppe und somit für alle Gruppenmitglieder passend. Ich habe ein Ritual – besser gesagt einen bestimmten Ablauf meiner Antworten bzw. Unterstützungsangebote – entwickelt, um die Integration des Erlebten zu unterstützen. Dieses wird im folgenden Fallbeispiel beschrieben. Begonnen habe ich den Ablauf mit C., deren Geschichte mich selbst auch sehr berührte. So entwickelte ich den Ablauf spontan, aus dem praktischen Bedarf heraus.

Fallbeispiel: C., ein siebenjähriges Mädchen mit unterschiedlichen Symptomen von komplexer Traumatisierung, begann in der Sharingrunde von Gewaltübergriffen und den daraus entstandenen körperlichen Verletzungen durch den Lebensgefährten ihrer Mutter zu erzählen. Sie schildert dabei in drei bis vier kurzen Sätzen die kurze Szene einer solchen Tat: „Sie ist bei Tisch gesessen. Er kommt aus dem Bad mit dem Föhn in der Hand. Geht wortlos zu ihr und brennt sie damit an der Hand." So emotionslos C. dies auch erzählt, so gewichtig aber sind ihre Worte. Alle in der Gruppe schweigen, haben sie doch ähnliche Gewaltübergriffe durch Erwachsene so plötzlich und unvorhergesehen, sozusagen aus dem Nichts heraus, erlebt. C. schaut mir gerade in die Augen und ich ihr auch. Dann sage ich: „Es tut mir sehr leid, dass du das erlebt hast. Aber jetzt bis du sicher und es ist vorbei. Und es war falsch und es ist verboten. Niemand darf einem anderen so wehtun. Du warst so unglaublich stark und hast das überstanden. Du bist ja eine echte Heldin." Hier geht ein Strahlen über das Gesicht von C. Ich wende mich dann der Gruppe zu und frage: „Ist C. nicht eine Heldin?" Und alle rufen dann: „Ja!" Jetzt strahlt C. noch mehr und dann benenne ich meine Gefühle, die ich im Moment des Hörens des Ereignisses wahrnehme. Ich sage: „Es macht mich jetzt traurig und wütend, dass es so war. Leider konnten wir dich damals nicht trösten – aber jetzt und hier können wir es." C. blickt zu Boden. Dann frage ich sie: „Wer darf dich hier durch eine kleine Umarmung jetzt ein wenig trösten?" Sie blickt auf und zeigt auf ein anderes Mädchen. Diese geht zur ihr hin und umarmt sie, dann frage ich noch nach, ob dies auch noch andere GruppenteilnehmerInnen machen dürfen, und tatsächlich dürfen alle sie umarmen. (Bei diesem Ablauf sind es meistens am Ende alle TeilnehmerInnen, die die Klientin/den Klienten umarmen dürfen.) C. wirkt danach zufrieden, in sich ruhend und die Gruppe wirkt entspannt. Hier habe ich traumatherapeutisch interveniert, indem ich zwischen Ereignis und heute unterschieden habe, als Zeugin den erzählten Vorgang als falsch interpretiert habe, C.

in ihrer Wirkkraft – die „Heldin sein" – gestärkt habe und dann die dazupassenden möglichen Gefühle benannt habe. Die Trost spendende Gruppe hat C. wieder aus ihrer exponierten Rolle, die sie durch ihr Erzählen erhalten hat, in die Gruppe zurückgeholt, aber auch das bisher fehlende Mitgefühl für C. ein wenig ausbalanciert.

Diese wunderbare Erfahrung hat mich bestärkt, wenn wieder einmal ein Kind oder ein Jugendlicher/eine Jugendliche Ähnliches erzählte, auch ähnlich zu handeln. Es hat tatsächlich wiederholt für die traumatisierten Kinder oder Jugendlichen entlastend und integrierend gewirkt. Allerdings braucht es viel Zeit und Geduld, bis Einzelne in ihrem Prozess zu diesem Schritt kommen. Viele in der Gruppe machen nie diesen Schritt des Erzählens nach dem Sharing. Es ist aus meiner Sicht völlig falsch, sie in ihrem therapeutischen Prozess in diese Richtung zu drängen. Es gilt, jedem einzelnen Gruppenmitglied seinen individuellen Entwicklungsprozess in der Psychodrama-Psychotherapiegruppe zu ermöglichen, um sich in der Folge emotional zu stabilisieren und entwickeln zu können.

Ziel ist es,

- *die Spielinhalte zu reflektieren und ausgewählte Themen der Spiele oder des Spiels der Gruppe mit dem eigenen Leben zu vergleichen.*
- *ein sich für alle Beteiligten gut anfühlendes Ende für die jeweilige Gruppeneinheit zu finden.*

Heute arbeite ich sehr gerne und oft mit traumatisierten Kindern und Jugendlichen in Gruppen. Das hier beschriebene Gruppenkonzept hat sich in der praktischen Anwendung als wirksam bewährt. Die PatientInnen erfahren durch ihre Teilnahme an der Psychotherapiegruppe, durch das Spielen und Nachbesprechen des Spielens in der Gruppe eine Verarbeitung ihrer traumatischen Ereignisse, aber auch eine Erweiterung ihrer sozialen Kompetenzen. Dies stärkt und unterstützt die Kinder und Jugendlichen darin, in ihrem Lebensalltag sich gut in Gruppen zu integrieren. Es hilft dem einen oder anderen ihr/sein hoffentlich endlich „normales" Leben ohne häufige Krisenzustände führen zu können.

Ziel im Gesamten ist es, sich als RegisseurIn in den Handlungen des Lebens sehen und empfinden zu können. Weiters das Leben im Hier und Jetzt mitgestalten zu können und sich nicht mehr den schrecklichen Ereignissen der Vergangenheit durch unterschiedliche Symptome ausgeliefert zu fühlen.

Evelyn Umschaden

Psychodrama-Psychotherapie im stationären Bereich einer Wohngemeinschaft mit komplex traumatisierten Jugendlichen

Vorgeschichte (von Monika Wicher):
Vor ca. 10 Jahren wurde ein ehemaliges Mädchenheim in der Steiermark zu einem neuen Wohn- und Ausbildungszentrum mit mehreren Wohngruppen umgewandelt. Die damals neu bestellte Leiterin entwickelte ein Konzept für mehrere Mädchen- und eine Burschengruppe, die in der Einrichtung wohnen, zur Schule gehen, ein Arbeitstraining machen oder einen Beruf lernen können. Zum Zentrum gehören mehrere Gebäude, Sportflächen, ein Dorfplatz, ein Schwimmbad sowie Wiesen, Ackergelände und Parkplätze. Es liegt in wunderschöner Lage auf einem Hügel am Stadtrand.

Zusammengefasst ein guter Platz für Jugendliche, um sich konstruktiv entwickeln zu können.

In einer der Villen wurde eine koedukative Jugendgruppe gegründet, die im folgenden Artikel beschrieben wird. Das Konzept für diese Wohngemeinschaft wurde von mir entwickelt, mit den SozialpädagogInnen der Wohngemeinschaft praktisch umgesetzt, adaptiert und der jeweiligen Möglichkeit angepasst. Basis dieses psychotherapeutisch-pädagogischen Konzeptes ist die Methode Psychodrama. Die Grundidee war, den Jugendlichen ein emotionales Nachnähren entsprechend der Rollenentwicklung auf der psychosomatischen, psychodramatischen und soziodramatischen Rollenebene anzubieten. In der jahrelangen Praxis zeigte sich, dass die Umsetzung des Konzeptes sehr stark mit den jeweiligen Möglichkeiten und Fähigkeiten des Teams und der einzelnen Teammitglieder zusammenhing und oftmalige Personalwechsel Veränderungen und Adaptierungen des Konzeptes verlangten. Heute wird dort nach wie vor psychodramatisch gearbeitet – allerdings schwerpunktmäßig in der Psychotherapie. Meine Kollegin Evelyn Umschaden hat vor ungefähr 18 Monaten meine ehemalige Arbeit in der Wohngruppe übernommen und beschreibt im Folgenden ausführlich ihr Tätigkeitsfeld und aktuelle Fallbeispiele dieser besonderen Zusammenarbeit von Sozialpädagogik und Psychodrama.

Psychotherapeutische Arbeit im stationären Bereich der Wohngemeinschaft

Die psychotherapeutische Arbeit im stationären Bereich der Wohngemeinschaft (WG) ist eine besondere Form der psychotherapeutischen Tätigkeit, da sie sich bei diesem Konzept nicht ausschließlich auf den herkömmlichen Kontext eines Einzel- und/oder Gruppensettings bezieht, sondern viel breitgefächerter ist. Ich als Psychotherapeutin bin Teil dieser Wohngruppe, des alltäglichen Lebens und des Jahreskreislaufes. Das bedeutet, wenn ich in der WG anwesend bin, nehme ich an gemeinsamen Essen mit den Jugendlichen teil. Ich bin anwesend bei diversen Festen der Einrichtung und auch der WG, wie zum Beispiel beim Weihnachtsfest, das sehr familiär gefeiert wird. Außerdem fahre ich mit in den Gruppenurlaub und nehme teil an weiteren mehrtägigen Ausflügen wie Hüttenwochenenden. Am Ende der Urlaube, die gemeinsam am Meer oder an einem See verbracht werden, werden spezielle Abschiedsrituale mit den Jugendlichen und SozialpädagogInnen durchgeführt und es wird gemeinsam gefeiert, wenn Jugendliche die Wohngruppe verlassen. Das ist eine besondere Seite meiner psychotherapeutischen Tätigkeit in der Wohngruppe. Die andere besondere Seite liegt in der Begegnung mit den Jugendlichen. Die Jugendlichen stehen auf Grund der Schwere und Bandbreite der Symptomatik ihrer Störung, wie selbst- und fremdgefährdendes Verhalten, Affekt- und Impulsdurchbrüche, delinquentes Verhalten, Suchtproblematiken, am Rande der Gesellschaft. Das Vertrauen in uns Erwachsene ist zutiefst erschüttert und trotzdem haben sie unheimliche Kräfte entwickelt, um zu überleben und zu kämpfen.

Die Wohngruppe ist koedukativ geführt und für acht Jugendliche konzipiert. Das heißt, es sind in der Wohngruppe vier weibliche und vier männliche Jugendliche im Alter zwischen dreizehn und achtzehn Jahren untergebracht. Grundsätzlich ist die Unterbringung ab dem zehnten Lebensjahr bis zur Beendigung der Berufsausbildung möglich.

Zugewiesen werden die Jugendlichen vom zuständigen Jugendamt, vertreten durch den fallführenden Sozialarbeiter/die fallführende Sozialarbeiterin. Meist haben sie bereits auf Grund einer oder mehrerer Kriseninterventionen oder einer notwendigen ausführlichen diagnostischen Abklärung einen oder auch mehrere längere stationäre Aufenthalte in der Kinder- und Jugendpsychiatrie oder im heilpädagogischen Zentrum hinter sich. Zuweisungsgründe sind Verhaltensauffälligkeiten wie aggressives Verhalten in der Familie und/oder in der Schule bis hin zur kompletten Schulverweigerung. Weitere Gründe sind die Überforderung der Eltern und dadurch resultierende soziale und emotionale Verwahrlosung, eine psychische Erkrankung eines Elternteils, Tod eines Elternteils auf Grund eines Suizids oder einer schweren Erkrankung sowie Tod beider Elternteile.

Das soziale und besonders das familiäre Umfeld der in der Wohngemeinschaft untergebrachten Jugendlichen ist sehr schwierig und belastet. Die Hälfte der Jugendlichen hat einen Elternteil auf Grund einer schweren Krankheit oder eines Suizids verloren. Es kommt auch vor, dass beide Eltern verstorben sind und die nächste Bezugsperson die Großeltern sind. Diese Situationen machen die psychotherapeutische Arbeit besonders schwierig, da den Jugendlichen ein soziales Netz fehlt und gerade in der psychotherapeutischen Arbeit mit Jugendlichen die regelmäßige Elternarbeit von essentieller Wichtigkeit für die positive Entwicklung der Jugendlichen ist. Eine psychische Erkrankung eines Elternteils sowie Gewalt, sexueller und emotionaler Missbrauch und massive soziale und emotionale Verwahrlosung durch die Eltern und des familiären Netzwerks sind die sozialen Hintergründe der untergebrachten Jugendlichen.

Die Jugendlichen zeigen eine große Bandbreite an Symptomen, wie Enuresis und Enkopresis. Körpersymptome wie Bauch-, Kopfschmerzen und andere Körperschmerzen treten sehr häufig auf. Im Zentrum stehen jedoch psychische Traumata vom Typ II, also eine komplexe traumatische Belastungsstörung. Als Folge der komplexen Traumatisierung entwickeln die Jugendlichen nach meiner Erfahrung häufig Symptome der Störungsbilder nach ICD-10, wie Aufmerksamkeitsdefizit-Hyperaktivitätsstörung (ADHS), unterschiedliche Ausprägungen und Kombinationen der Störung des Sozialverhaltens, Anpassungsstörungen sowie Angststörungen.

Komplexe traumabedingte Störungen

Die Jugendlichen der Wohngruppe leiden alle an einer sogenannten komplexen und/oder chronischen Traumafolgestörung auf Grund sexuellen Missbrauchs, sozialer und emotionaler Verwahrlosung und Gewalterfahrung durch das familiäre Netzwerk sowie Tod eines Elternteils oder beider Eltern.

Klaus Ottomeyer (Fürst/Ottomeyer/Pruckner 2004, S. 349) definiert „Trauma" wie folgt:

> *„Trauma ist immer eine bis ins Körperliche durchgreifende Erfahrung von extremer Hilfslosigkeit und Verlust, bei welcher die bisher gelernten Abwehr- und Problemlösungsstrategien eines Individuums auf breiter Front versagen."*

Landolt beschreibt, dass Personen, die zum Beispiel über einen längeren Zeitraum massive Gewalt erfahren haben oder durch andere Typ-II-Traumatisierungen mehrfach traumatisiert worden sind sowie ein besonders schweres Monotrauma erlebt haben, häufig Störungen mit einer Bandbreite an Symptomen entwickeln, die über die Diagnosekriterien der Posttraumatischen Belastungsstörung hinausgehen und dadurch nur unzureichend erklärt werden können. Mit dem Begriff der **komplexen Traumafolgestörung** wird versucht, diese große Bandbreite der Symptomatik zusammenzufassen, um so auch die Diagnose vieler komorbider Störungen zu vermeiden, die die gemeinsame Genese der Störung durch die Traumatisierung verwischt (Landolt 2012).

Aus meiner jahrelangen Erfahrung in der Arbeit mit komplex traumatisierten Jugendlichen kann ich sagen, dass die Symptome einer Depression, der Störung des Sozialverhaltens, von ADHS, Anpassungsstörung oder Angststörung, die auch als diese Störungen diagnostiziert sind, fast immer die Folge der erlebten Traumata sind. Bekommen die Geschichten, das bereits Erlebte, die Traumata und damit die Symptomatik im sozialpädagogischen und psychotherapeutischen Kontext ihren Platz, kann die Entwicklung beginnen.

Annette Streeck-Fischer (Streeck-Fischer 2006, S. 107) führt dazu aus: „Bei Jugendlichen mit traumatischen Belastungen in der Entwicklung haben wir es immer mit einer Kombination von Traumareaktionen, Traumaverarbeitungen und Entwicklungsstörungen zu tun.“ Somit ist ein äußerst wichtiger Aspekt, der auch die psychotherapeutische Arbeit mit Jugendlichen so schwierig macht, dass die Jugendlichen neben den komplexen Traumata in der Zeit der Pubertät und Adoleszenz auch wichtige Entwicklungsaufgaben zu bewältigen haben. „Die Symptome und die für die Mitmenschen oft unverständlich erscheinenden Bewältigungsstrategien, die im Alltag, in den Schulklassen im Handeln der Jugendlichen sichtbar werden, sind vielfältig.“ (Wicher 2007, S. 14)

Streeck-Fischer (2006, S. 108, Tab. 7.1.) beschreibt in ihrem Modell folgende Auffälligkeiten und Symptome zu komplexen traumabedingten Störungen: Es kommt zu Grenzstörungen zwischen sich und anderen, der Realität und der Phantasie, der Vergangenheit und der Gegenwart sowie der Selbstwahrnehmung und der Wahrnehmung von anderen Personen. Unter anderem treten Selbst-, Affekt- und Impulsstörungen *(hyperarousal, numbing)* auf. Es kommt zu Amnesien, Flashbacks, Alpträumen und Dissoziationen. Kognitive Störungen treten auf. Weiters sind Entwicklungsstopps und sensorische Abblendungen *(shut downs)* die Folge von komplexen Traumata bei Jugendlichen.

Aus Sicht des psychodramatischen Störungsverständnisses zeigen Jugendliche mit komplexen traumabedingten Störungen auffallende Rollendefizite auf allen drei Rollenebenen, also der psychosomatischen, der psychodramatischen und der soziodramatischen Rollenebene.

Laut Michael Schacht (2010, S. 87) resultieren „Störungen des Erlebens und Handelns […] stets aus einem Wechselspiel von äußeren Belastungen (vielfach defizitären Erfahrungen) einerseits und kreativen Anpassungsleistungen an diese Bedingungen andererseits“. Auf der psychosomatischen Rollenebene zeigen sich Auffälligkeiten, die auf früheste Interaktionsmuster zwischen Säugling und Hilfs-Ichs (Eltern) zurückgehen. Die Jugendlichen schaffen es nur sehr schwer, auf nonverbaler Ebene mit den Mitmenschen in Kontakt zu treten. Blickkontakt ist vor allem am Beginn der stationären Unterbringung und der psychotherapeutischen Beziehung kaum bis gar nicht möglich. Ständige Anspannung und Überaktivierung *(hyperarousal)* begleiten den Jugendlichen/die Jugendliche. Entspannung, zur Ruhe zu kommen ist vor allem in der ersten Phase der stationären Unterbringung und des psychotherapeutischen Prozesses kaum bis gar nicht möglich. Die Auswirkungen zeigen sich in der Gruppe und in der Schule oft durch ein geringes Maß an Selbstregulation. Die Impuls- und Emotionskontrolle ist gestört, was häufig zu Affektdurchbrüchen führt und dazu, die eigenen Aggressionen nicht kontrollieren zu können. Rhythmus, der so wichtig für einen Säugling und ein Kleinkind ist, wie ein Tagesrhythmus (z.B. Essenszeiten), ein geregelter Wach-Schlaf-Rhythmus, ist häufig nicht gegeben. In der Wahrnehmung des eigenen Körpers zeigen sie massive Auffälligkeiten. Sehr häufig begleiten die Jugendliche Körperschmerzen wie Kopf-, Bauch- und Gliederschmerzen. Diese resultieren daraus, dass die Jugendlichen aufgrund ihrer Geschichte und Entwicklung ihre Bedürfnissen, Gefühle, Emotionen und Ängste nicht verbalisieren und benennen können. Das geschieht dann ebenso über Körpersymptome (siehe Fallbeispiel auf S. 220). Die Körperwahrnehmung, wie das Kälte- und Wärmeempfinden, ist oft gestört. Häufig ist zu beobachten, dass die Jugendlichen sich bei Kälte nur spärlich bekleidet im Freien aufhalten, während sie sich bei sommerlichen Temperaturen winterlich kleiden. Dazu gehört auch das Empfinden von Schmerzen, dass ebenso häufig einer Störung unterliegt. Selbstverletzendes Verhalten ist ein sehr häufiges Symptom. Bedürfnisse nach Schutz und Geborgenheit sind kaum bis gar nicht vorhanden. Monika Wicher beschreibt, dass die Jugendlichen oft ein Übermaß an Neugier, Freude an Effekten und Urheberschaft zeigen, wenn das Spüren der eigenen Selbstwirksamkeit möglich wird. Das kann dazu führen, dass die Jugendlichen in ihren Peergruppen zu TäterInnen oder AnführerInnen werden. Ein spielerisches „Als-ob" ist schwer ausführbar. Treten Konflikte und Unklarheiten auf, kommt es zu Kämpfen oder zur Selbstisolation (Wicher 2007). Laut Schacht (2010, S. 87) tragen „Defizite, speziell das Fehlen von Hilfs-Ich-Kompetenzen im Verlauf von Kindheit und Jugend [...] zu psychischen Störungen bei". Außerdem erläutert Schacht, dass sich in weiterer Folge die Verhaltensweisen von Säuglingen und Eltern gegenseitig verstärken: Reagieren Eltern zum Beispiel selten auf Kummer und Angst ihres Säuglings, wird dieser die entsprechenden Signale immer seltener zeigen, da er die Erfahrung machte, dass er keine Antwort bekommt. Das Fatale an diesem Interaktionsmuster ist: Je seltener der Säugling die Signale aussendet, umso weniger beachten die Eltern Hinweise auf Kummer und Angst. Schacht nennt dieses Phänomen „selbstverstärkende Rückkoppelungen" (ebd., S. 89).

Fallbeispiel: F., eine Jugendliche, die mittlerweile fast 18 Jahre alt ist, konnte ihre Gefühle, Emotionen und Bedürfnisse nicht wahrnehmen und in weiterer Folge nicht benennen. Sie wurde bereits ab dem Säuglingsalter sozial und emotional verwahrlost. Hinzu kamen körperliche Gewalt durch die Mutter und der Verdacht auf sexuellen Missbrauch. Bei mir löste die Jugendliche das Bild eines riesigen leeren Gefäßes aus. Alles, was in dieses Gefäß durch Interaktionen, Interventionen und andere Erlebnissen hineinkam, wirbelte wie in einer Zentrifuge herum und konnte durch die Jugendliche nicht zu- oder eingeordnet werden. Die einzige Emotion, die die Jugendliche zeigte, war unglaubliche Wut und Aggression. Ihre Bedürfnisse, Gefühle oder Ängste äußerte sie fast ausschließlich über Körpersymptome, wie Kopfschmerzen, Zahnschmerzen und Bauchschmerzen bzw. jede nur vorstellbare Form von Körperschmerzen. Das SozialpädagogInnen-Team war mit ihr regelmäßig Stammgast beim Hausarzt und den unterschiedlichsten Ambulanzen der örtlichen Kinderklinik. Für die Jugendliche war es unbedingt notwendig und auch heilsam, für die Selbstwirksamkeit und auch Selbstwahrnehmung jeden noch so minimalen Schmerz, den sie verspürte, ernst zu nehmen und auch medizinisch abzuklären. Erst wenn sie vom Arzt hörte, dass bei ihr alles in Ordnung sei, war sie entlastet.

Schacht legt dar, dass das Kind auf der psychodramatischen Rollenebene begreift, dass menschliches Verhalten von Wünschen, Bedürfnissen und Zielen geprägt ist. Die Welt des Kindes wird durch eine Sicht der Dinge, und zwar durch seine eigene Sicht, wahrgenommen. Das Kind kann die Sprache noch nicht wirkungsvoll zur internen Regulation des Handelns einsetzen, was eine weitere Begrenzung der psychodramatischen Ebene darstellt. Im Mittelpunkt stehen eigene Wünsche und Bedürfnisse und bestimmen so das Erleben und Handeln des Kindes und Jugendlichen (Schacht 2010).

Wicher beschreibt, dass sich die Defizite komplex traumatisierter Jugendlicher auf der psychodramatischen Ebene dadurch zeigen, dass es ihnen schwer bis gar nicht möglich ist, ihr Handeln und Erleben in Worte zu fassen und in weiterer Folge die Verknüpfung zwischen ihrem Handeln, Erleben und den Gefühlen herzustellen und diese zu benennen (Wicher 2007). Das Gefühl, das Handlungen und Erlebnisse auslösen, ist oft Wut. Das Differenzieren von Empfindungen ist kaum möglich. Daher sind Skripts wie zum Beispiel „Wenn zu mir jemand so etwas sagen würde, dann wäre ich sehr traurig" sehr wichtig. Die Fähigkeit, sich in einen anderen Menschen hineinzuversetzen, das Empfinden von Empathie ist kaum entwickelt. Das Beschreiben des eigenen Erlebens und Handelns durch Wenn-dann-Skripts wurde auf Grund der nicht passenden bzw. fehlenden Hilfs-Ich-Kompetenzen der Eltern nicht erlernt. Die Bedürfnisbefriedigung muss sofort geschehen. Ein Aufschub auf einen späteren Zeitpunkt, weil z.B. der diensthabende Sozialpädagoge gerade in diesem Moment mit etwas anderem beschäftigt ist, kann nicht nachvollzogen werden. Der/die Jugendliche versteht dies sofort als Kränkung – „Ich bin dir eh egal" – und reagiert entweder mit einem Wutausbruch oder zieht sich, da er/sie sich abgelehnt fühlt, zurück. Eine nicht sofort geschenkte Reaktion oder Aufmerksamkeit wird als Ablehnung und ein Nichtwahrnehmen der Bedürfnisse verstanden, da eine kognitive Perspektivenübernahme nur bedingt und situativ möglich ist.

Die dritte Ebene nach Schacht, die soziodramatische Ebene, beginnt in der Regel zwischen vier und sechs Jahren und reicht meist bis zur Postadoleszenz. Bei gesunder Entwicklung erlernt das Kind auf dieser Ebene ein differenziertes Personenverständnis. Das bedeutet, dass es lernt, dass zwei Menschen über ein und denselben Sachverhalt unterschiedlich denken können. Ein weiterer wichtiger Entwicklungsschritt auf dieser Ebene ist, dass Sprache zu Steuerung des eigenen Handelns genutzt wird. Zusätzlich lässt sich die soziodramatische Ebene noch in vier Entwicklungsniveaus unterteilen (Schacht 2010). Die Defizite der Jugendlichen mit komplexer Traumafolgestörung werden auf der soziodramatischen Ebene auf Entwicklungsniveau eins sichtbar. Eine Perspektivenübernahme, einen Sachverhalt aus der Sicht des Gegenübers wahrzunehmen, ist sehr häufig nur mit Hilfe und Unterstützung eines Helfers/einer Helferin in Form eines Sozialpädagogen/einer Sozialpädagogin möglich. Wie auch schon bei Wicher beschrieben, wird dies vor allem in Situationen des Konflikts sichtbar (Wicher 2007). Es gibt nur ein „Entweder-oder" bzw. „Sieg oder Niederlage" (Schacht 2010).

Wie auch schon bei Wicher erwähnt, stehen die Jugendlichen bedingt durch den traumatischen Stress ständig unter Spannung.

Fallbeispiel: Zwei Burschen, einer 13, der andere 15 Jahre alt, beide erlebten multiple Traumata. Obwohl zwei Jahre Altersunterschied, bewegen sich die beiden Jugendlichen auf demselben emotionalen und sozialen Entwicklungsniveau. Die Burschen verstehen sich grundsätzlich sehr gut. Beide haben den Wunsch nach Freundschaft und einem gelingenden Miteinander, doch fehlen ihnen aufgrund ihrer Defizite auf den einzelnen Rollenebenen und auf Grund der erlebten Traumata emotionale und soziale Kompetenzen. Sichtbar wird dies unter anderem in Spannungs- und Konfliktsituationen. In der einen Minute spielen sie einvernehmlich und vermeintlich entspannt miteinander. Von einer Sekunde auf die andere kann jedoch die Stimmung auf Grund eines falschen Blickes oder einer falschen Bemerkung kippen und die beiden gehen auch körperlich aufeinander los – es gilt nur noch Sieg oder Niederlage. Häufig sind sie nicht in der Lage, den Konflikt selbst zu lösen, und brauchen einen Sozialpädagogen/eine Sozialpädagogin, der/die die beiden trennt. Wenn sich die Gemüter der beiden Burschen wieder beruhigt haben, ist eine Besprechung des Konflikts möglich. Die eigene Sicht und Wahrnehmung können die Burschen meistens benennen. Die Perspektive des jeweils anderen ist jedoch schwer nachzuvollziehen. Außerdem wird in diesen Situationen sichtbar, wie sehr die Jugendlichen permanent unter Spannung stehen, dass sie gegenüber dem jeweils anderen und der kleinsten vermeintlichen Bedrohung immer wachsam sind – ein Blick reicht häufig völlig aus, um auf die vermeintliche Bedrohung zum Schutz mit Aggression zu reagieren.

Zusätzlich zu den Belastungen und schweren vielfältigen Symptomen, mit denen die Jugendlichen auf Grund ihrer erlebten multiplen Traumata sehr belastet sind, befinden sich die Jugendlichen in einer sehr sensiblen Phase ihres Lebens, und zwar der Adoleszenz. Diese beschreibt die Zeit zwischen Kindheit und Erwachsenalter. Die Zeit der Adoleszenz beginnt mit dem Beginn der Pubertät und endet ca. im Alter zwischen 20 und 22 Jahren. Das heißt, die Jugendlichen müssen neben den traumatischen Erlebnissen wichtige Entwicklungsaufgaben bewältigen.

Streeck-Fischer beschreibt nach Corey (1946) fünf wichtige Entwicklungsaufgaben, die Jugendliche in dieser Phase ihres Lebens zu bewältigen haben:

1. die körperliche Veränderung vom ursprünglich kindlichen zum erwachsenen Körper,
2. die Ablösung von den Eltern,
3. den Aufbau neuer Beziehungen und die Integration sexueller Bedürfnisse in die Beziehungen,
4. die Entwicklung und den Aufbau des Selbstvertrauens und eines neuen Wertesystems,
5. die Entwicklung der sozialen und beruflichen Identität.

Betrachtet man die Lebensphase der Adoleszenz, die für jeden Menschen große körperliche, soziale und emotionale Veränderungen mit sich bringt und somit große Anforderungen und Herausforderungen in seiner Entwicklung an ihn stellt, wird besonders bewusst, welche großen Herausforderungen und Anforderungen die Entwicklungsphase der Adoleszenz an die Jugendlichen mit komplexen Traumata stellt.

Psychotherapie mit Kindern und Jugendlichen der Wohngemeinschaft

Ich gehöre zum Team der Wohngruppe und habe zwei Aufgaben und Positionen: Einerseits bin ich die Prozessbegleiterin jedes/jeder einzelnen Jugendlichen und auch die Psychotherapeutin jedes/jeder Jugendlichen in der Wohngruppe.

Laut Konzept der Einrichtung wird meine Aufgabe als Prozessbegleiterin der Wohngruppe wie folgt definiert: Der/die ProzessbegleiterIn hat darauf zu achten, dass alle Ressourcen und Fähigkeiten der Jugendlichen sowie des Teams, das in der Wohngruppe arbeitet, gesehen werden und jeder Teil, der zur Entwicklung notwendig ist, aktiviert wird. Des Weiteren ist er/sie auch eine Ressource bei Konfliktlösungen und Kriseninterventionen. Der/die ProzessbegleiterIn unterstützt die verantwortungsvolle Aufgabe des/der prozessverantwortlichen Sozialpädagogen bzw. Sozialpädagogin. Das bedeutet auch oder zusätzlich, bei einer Neuaufnahme Coaching mit den Mitgliedern des Herkunftssystems durchzuführen.

Meine Arbeit als Psychotherapeutin in der sozialpädagogischen Wohngruppe mit Intensivbetreuung und Psychotherapie teilt sich in drei Teilbereiche:

1. die psychotherapeutische Arbeit mit den Jugendlichen im Einzel- und Gruppensetting,
2. Schaffung des psychotherapeutischen Milieus im Alltag der Wohngruppe, was die vernetzte und ineinandergreifende Arbeit mit der Sozialpädagogik bedeutet,
3. Arbeit mit dem familiären und sozialen Netzwerk.

Die Wohngruppe gehört zu einer großen Einrichtung für Wohnen und Ausbildung. Sie befindet sich am Areal der Einrichtung und ist in einem eigenständigen, etwas abseits stehenden Haus untergebracht. Das Haus besteht aus drei Ebenen. In der untersten Ebene sind die Räumlichkeiten der Psychotherapie untergebracht, sie besteht aus einem Raum für Monodrama und Beratungsgespräche und einem Raum für die Gruppentherapie, das wöchentliche Psychodrama.

Die Jugendlichen leben in den meisten Fällen während des größten Teils ihrer Jugend in der Wohngruppe. Das bedeutet, sie besuchen entweder eine Schule in der näheren Umgebung der Einrichtung oder – wenn es die Bedürfnisse des/der Jugendlichen erfordern – die einrichtungsinterne Heilstättenklasse. Außerdem besteht die Möglichkeit einer Einzelbeschulung, wenn es die Symptomatik und besonderen Bedürfnisse des/der Jugendlichen erfordern. In weiterer Folge besteht für die Jugendlichen die Möglichkeit, eine Ausbildung in einem einrichtungsinternen Ausbildungsbetrieb zu absolvieren. Die Wohngruppe ist sehr familiär geführt, was auf Grund der familiären und sozialen Situation der Jugendlichen dringend notwendig ist.

Als Psychotherapeutin dieser Wohngruppe bin ich in den Alltag und in das Leben der Jugendlichen integriert. Ich gehöre einfach und ganz selbstverständlich dazu. Im Ausmaß von 20 Stunden bin ich an vier Tagen die Woche in der WG und meine Räumlichkeiten befinden sich direkt im Haus. Das bedeutet, die Jugendlichen brauchen ihr Zuhause gar nicht verlassen, um zu mir zu kommen. Meine psychotherapeutische Tätigkeit geht über die monodramatische und psychodramatische Arbeit hinaus. Wenn ich in der WG bin, nehme ich regelmäßig an gemeinsamen Essen teil. Die Teilnahme an Festen der WG, wie Weihnachten, Geburtstage, Abschiede und Ankommen in der WG, gehört für mich zu meiner psychotherapeutischen Tätigkeit dazu. Unter meine Tätigkeit fällt auch das Zelebrieren von Ritualen, wenn z.B. ein Jugendlicher die Wohngruppe verlässt und sich verabschiedet. Außerdem nehme ich am jährlichen Gruppenurlaub teil und fahre einmal im Jahr mit auf ein Hüttenwochenende.

Dieser besondere Rahmen hat bewirkt, dass die Jugendlichen der WG die Psychotherapie als etwas ganz Selbstverständliches ansehen. Wenn ich da bin, kommen die Jugendlichen zu mir. Sehr selten ist es notwendig, Termine fix zu vereinbaren, denn die Jugendlichen fordern ihre Einheiten, die Zeit mit mir, von sich aus ein. Ein Klopfen: „Ich muss mit dir reden!" In Begegnung zu gehen gelingt sehr schnell. Die

Jugendlichen haben gelernt, wie gut ihnen und ihrer Entwicklung Psychotherapie tut und wann sie diese brauchen.

Die Psychotherapie im stationären Kontext einer Wohngruppe mit komplex traumatisierten Jugendlichen unterscheidet sich sehr von der Psychotherapie des gleichen Klientels in freier Praxis oder einem anderen stationären Bereich. Natürlich ist ein Schwerpunkt der psychotherapeutischen Arbeit die Psychotraumatologie mit den Phasen Stabilisierung, Aufarbeitung und Integration des erlebten Traumas. Der Unterschied zur üblichen Traumatherapie ist, dass nicht die Bearbeitung und Integration der erlebten Traumata im Mittelpunkt der psychotherapeutischen Tätigkeit steht. Der Schwerpunkt und damit der wichtigste Aspekt der psychotherapeutischen Arbeit mit komplex traumatisierten Jugendlichen ist die Stabilisierungsarbeit und Ressourcenarbeit. Die Jugendlichen kommen meist nach einem oder mehreren stationären Aufenthalten in der Psychiatrie oder im heilpädagogischen Zentrum in die Wohngruppe. Sehr oft haben sie nur ein fragiles, ebenso sehr belastetes oder überhaupt kein soziales Netzwerk. Meiner Erfahrung nach sind die Jugendlichen die „Symptomträger" eines pathologischen familiären Systems. So ist das erste Ziel meiner psychotherapeutischen Arbeit, dass die Jugendlichen in der WG gut ankommen können. Das bedeutet, ihnen einen Rahmen, ein Umfeld zu schaffen, in dem sie sich geborgen und sicher fühlen können. Dazu gehört auch, dass sie in der Gruppe der Jugendlichen einen für sie passenden Platz einnehmen können. Damit das gelingt, ist intensive Einzel-, aber auch immer intensive Arbeit mit der ganzen Gruppe notwendig.

Die Jugendlichen verhalten sich in den ersten Monaten der Unterbringung sehr angepasst und kaum auffällig. Die Schwere und Bandbreite der Symptomatik zeigt sich in den meisten Fällen erst nach zwei bis drei Monaten, wenn sie sich sicher genug fühlen, ihren Platz gefunden haben und etwas Vertrauen in die anderen Jugendlichen und vor allem in das Team der SozialpädagogInnen gefunden haben, um sich zu zeigen. Im psychotherapeutischen Prozess ist es wichtig, den Jugendlichen/die Jugendliche intensiv in dieser Orientierungsphase zu begleiten. Der Aufbau der Beziehung, die Beziehungsarbeit zwischen Psychotherapeutin und dem/der Jugendlichen, die Suche nach Stärken, Ressourcen und die Erarbeitung eines sicheren Ortes sind Themen in der psychotherapeutischen Arbeit in dieser Zeit. Ein wichtiges Thema dieser ersten Zeit in der WG ist auch, dass der/die Jugendliche sich damit auseinandersetzen muss, dass er/sie – aus welchem Grund auch immer – nicht mehr zu Hause leben kann. Heimweh, Trauer und Schuldgefühle sind Themen des psychotherapeutischen Prozesses in dieser ersten Zeit. Ist die erste Phase der Eingewöhnung, des Platzfindens und der Vertrauensbildung vorbei, beginnt in den meisten Fällen die Testphase: Findet der/die Jugendliche während der Eingewöhnungsphase genug Vertrauen und Halt im Netzwerk der Wohngruppe, beginnt er/sie, sich in seiner/ihrer Symptomatik zu zeigen. Krisenintervention und Stabilisierung stehen im Zentrum der psychotherapeutischen Arbeit. Diese Phase ist die schwierigste und intensivste Zeit für das ganze Team der Wohngruppe. Der/die Jugendliche testet unter anderem das Team der Wohngruppe: Halten sie mich aus? Können sie mir genug Halt und Sicherheit geben? In dieser Zeit entscheidet sich auch in den meisten Fällen, ob ein Jugendlicher/eine Jugendliche in der Wohngruppe bleiben kann oder ob dies doch nicht die geeignete Unterbringung für den Jugendlichen/die Jugendliche ist. Häufig sind Kriseninterventionen zur Stabilisierung in der Kinder- und Jugendpsychiatrie unumgänglich. Gerade in dieser Zeit ist es äußerst wichtig, dass Psychiatrie, Psychotherapie und Sozialpädagogik eng und vernetzt zusammenarbeiten.

Die **psychotherapeutische Arbeit im Einzelsetting,** genannt **Monodrama,** mit den Jugendlichen ist vor allem in den ersten Monaten und im ersten Jahr der Unterbringung sehr wichtig für den weiteren Prozess und die Entwicklung des/der Jugendlichen. Die Fremdunterbringung an sich bedeutet einen großen Schock – ein Trauma für den Jugendlichen/die Jugendliche. Diese häufig traumatische Situation ist oft mit massiven Ängsten verbunden – was kommt auf mich zu? –, die Trennung vom familiären Netz, Schuldgefühle, Wut und Enttäuschung – warum kann ich nicht zuhause leben? – beschäftigen den Jugendlichen/die Jugendliche. Ein weiterer wichtiger Aspekt ist, dass es kaum Mitsprachemöglichkeit des Teams der Wohngruppe bei der Wahl der Jugendlichen gibt, wenn es gilt, einen freien Platz in der Wohngruppe nachzubesetzen. Die Einrichtung führt eine Warteliste, wer als Nächster gereiht ist, bekommt den nächsten Platz. Das bedeutet für die Gruppe der Jugendlichen, aber auch für die psychotherapeutische Arbeit mit der ganzen Gruppe eine große Herausforderung. Es kommt zu einem Aufeinandertreffen unterschiedlicher Symptombilder und Entwicklungsniveaus. Um hier den Jugendlichen/die Jugendliche auf die Wohngruppe und in weiterer Folge auf die psychotherapeutische Gruppe gut vorzubereiten, ist es von essentieller Bedeutung, mit dem/der Jugendlichen gerade am Beginn der Unterbringung intensiv monodramatisch psychotherapeutisch zu arbeiten. Hat der/die Jugendliche seinen/ihren Platz unter den anderen Jugendlichen einnehmen können und ist er/sie auf die psychotherapeutische Gruppe gut vorbereitet, sodass er/sie an der Psychodrama-Psychotherapiegruppe der Jugendlichen teilnehmen kann, liegt der Fokus der psychotherapeutischen Arbeit mit den Jugendlichen der Wohngruppe auf der gruppenpsychotherapeutischen Arbeit. Monodrama findet dann begleitend und bei Bedarf, wie z.B. bei Krisen, statt.

Fallbeispiel: T., eine weibliche Jugendliche von 14 Jahren, ursprünglich aus einem anderen Bundesland stammend, wurde in der Klinik nach ICD-10 F 92.0 diagnostiziert. Der Vater hat sich suizidiert, als die Jugendliche sechs Jahre alt war. Die Mutter ist psychisch erkrankt. Im familiären System kam es zu körperlichen Misshandlungen, außerdem besteht der Verdacht auf sexuellen Missbrauch der Jugendlichen. In ihrer ursprünglichen Wohngemeinschaft, in der die Jugendliche untergebracht war, nahm ihr destruktives und sich selbst schädigendes Verhalten immer mehr zu, zugleich destabilisierte sich ihre emotionale und psychische Verfassung zusehends, sodass sie für einige Wochen zur Krisenintervention in unsere Wohngruppe kam.
Die Jugendliche verhielt sich in den ersten Wochen in der Wohngruppe sehr angepasst, ruhig und unauffällig. Nach den ersten zwei Monaten ihres Aufenthalts und nachdem auch klar wurde, dass sie nicht mehr in ihre alte Wohngruppe zurückkehren werde, begann die destruktive Spirale ihrer Symptomatik erneut. Von außen betrachtet sah es so aus, als ob ihre Stimmung und ihr Verhalten von einem Moment zum anderen kippte, was die Situation für das Team der SozialpädagogInnen kaum kontrollierbar wirken lies. In der Realität baute sich über Tage eine hoffnungslose, perspektivenlose und der Jugendlichen Angst machende Stimmung auf, in der sie auch Erinnerungen und Selbstvorwürfe quälten. Diese Stimmung setzte T. massiv unter Spannung, die für sie nicht aushaltbar wurde. Vor allem besaß sie keine adäquaten Strategien, um die Spannung zu regulieren. Dies führte

dazu, dass diese massiven Spannungen bei der Jugendlichen einen emotionalen Ausnahmezustand auslösten. Es kam zu Affektdurchbrüchen, in denen sie die SozialpädagogInnen massiv verbal attackierte, die WG unerlaubt verließ und für viele Stunden bis zu mehreren Tagen verschwand. Später berichtete mir T., dass sie jedes Mal ein sehr starke Drang, ein sehr starkes Bedürfnis packte, fortzulaufen. Sie sagte, sie könne dies nicht mehr kontrollieren, da das Gefühl, weglaufen zu müssen, so stark werde, dass sie dann gar nicht mehr anders könne.
Diese Phase dauerte oft mehrere Tage. Sie war in diesem Zustand überhaupt nicht bei sich und kaum erreichbar. Erst wenn sie körperlich und psychisch so erschöpft war, dass sie zu nichts mehr in der Lage war, kehrte sie in die Gruppe zurück. In dieser Zeit aß und trank sie kaum etwas. In den Tagen danach war sie sehr depressiver, hoffnungsloser Stimmung. Entwertung ihrer Person und massive Schuldgefühle und Selbstvorwürfe zeigten sich in dieser Zeit. Oft brauchte sie bis zu zwei oder drei Wochen, bis sie sich emotional und körperlich so weit von dieser Krise erholte, dass sie in der Lage war, wieder in die Schule zu gehen. Diese Zeit der Erschöpfung war auch gleichzeitig eine Zeit der Erholung, um Kraft zu schöpfen für die nächste Spitze dieser Krise.
Diese massive Krise dauerte mehrere Monate, dann erst begann sich nach intensiver Zusammenarbeit auf psychiatrischer, psychotherapeutischer und sozialpädagogischer Ebene der Zustand der Jugendlichen zu stabilisieren.
Psychotherapeutisch arbeitete ich mit der Jugendlichen in dieser Phase parallel an ihrem inneren Halt und Schutz, der kaum bis gar nicht vorhanden war, und ihrem Symptom des Weglaufens. Dies gelang durch das Erarbeiten eines „Inneren Helfers". Die Jugendliche symbolisierte diesen als Tiger in Form einer kleinen Figur. Den schutzgebende „Sicheren Ort" schaffte sie sich durch das Bauen von Schutzhäusern. In diese zog sie sich während des Monodramas zurück und hörte Musik. Jugendliche mit komplexen Traumatisierungen schaffen sehr häufig das Imaginieren von inneren Bildern nicht. Deshalb ist im Psychodrama das Bauen des Schutzhauses und das darin Verweilenkönnen oder das Auswählen und Spielen einer Rolle mittels Intermediärobjektes wirksam und damit heilsam. Diese Interventionen ähneln den von Luise Reddemann entwickelten imaginativen Übungen (Reddemann 2006, S. 42–46). Dieses Weglaufen, so zeigte sich im psychotherapeutischen Prozess, war eine Reinszenierung des traumatischen Erlebnisses des Selbstmordes ihres Vaters.
Die entscheidenden Momente in der monodramatischen Arbeit waren für die Jugendliche, dass das Weglaufen ein Symptom war und mit dem Selbstmord ihres Vaters zu tun hatte. Diese Klarheit brachte sehr viel Entlastung und Entspannung für die Jugendliche. Für die Jugendliche und ihren Prozess sowie für den weiteren Verlauf ihrer Entwicklung war es essentiell wichtig, ihre Symptomatik und ihr Verhalten verstehen zu können. Der zweite wichtige Moment im psychotherapeutischen Kontext war, dass es in ihrem Leben im Moment nur zwei Extreme gab. Einerseits die exzessive Seite, bei der sie weglief, verschwand, für niemanden greifbar war, Alkohol trank und sich in Gefahr begab. Diese Seite symbolisierte die Jugendliche als dunklen Zauberer. Sie beschrieb diese Seite als Sog, der sie verschlinge, dem sie nicht auskäme und der sehr viel Kraft habe. Sie verliere die Kontrolle, und das sei das Bedrohliche an dieser Seite. Aber dazu käme ein großes

Gefühl der Freiheit, das sehr lustvoll und verführerisch sei. Die andere Seite, die sie lebte, wenn sie nicht in der des dunklen Zauberers war, war die der Prinzessin, die brav und perfekt ist und alles schafft. Sie beschrieb diese Seite als einerseits sehr fein, da man sehr viel positive Aufmerksamkeit und Wertschätzung bekäme, andererseits als goldenen Käfig und als immens anstrengend, immer so perfekt sein zu müssen. Als dies sichtbar wurde, wurde der Jugendlichen sehr schnell klar, was fehlte: der Mittelweg, den sie nun als Ziel formulierte. Diese Erkenntnis brachte sie auf die Tischbühne und symbolisierte sie als Mehrjungfrau. Den Mittelweg beschrieb sie wie folgt: Als Meerjungfrau kann ich wegschwimmen, wenn es mir zu viel wird, aber auch jederzeit zurückkommen. Beide Seiten sind angenehm, wenn ich wegschwimme und im Meer bin, geht es mir gut, und auch wenn sich mein Fischschwanz in Beine verwandelt und ich an Land gehe, ist es schön. Ich habe die Freiheit.

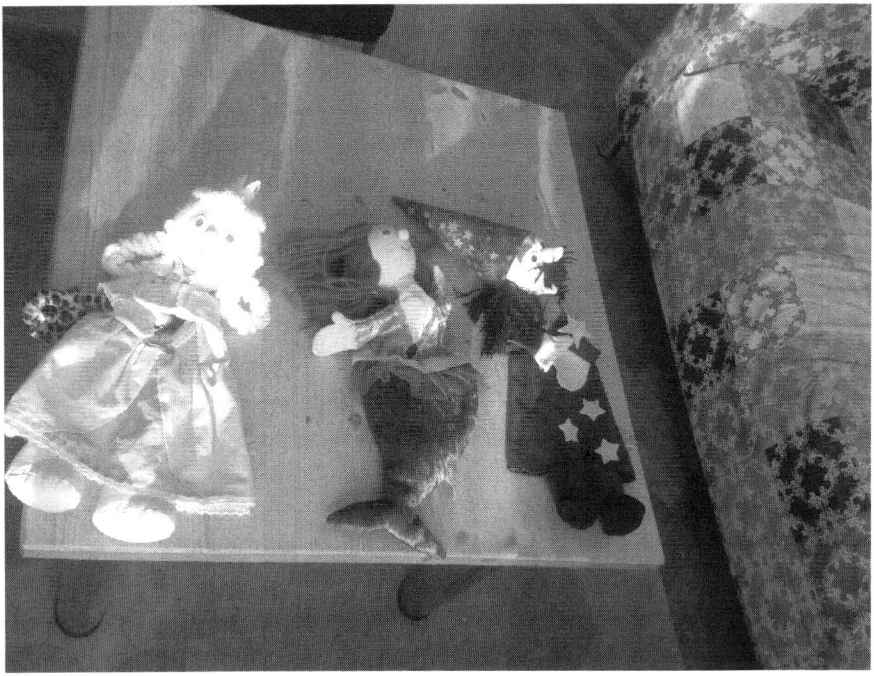

Abb. 1: Der dritte Weg

Diese Jugendliche ist kognitiv sehr gut entwickelt, was dazu beitrug, dass sehr viele Entwicklungsschritte in kurzer Zeit möglich waren.

Eine der Folgeerscheinungen der erlebten Traumata sind nachgewiesene hirnphysiologische Veränderungen, die unter anderem die kognitive Leistungsfähigkeit der Jugendlichen sehr beeinträchtigen können. Das bedeutet für die psychotherapeutische Arbeit eine große Herausforderung. Die Methoden des Psychodramas kommen vor allem der Arbeit mit diesen Jugendlichen sehr zugute.

Fallbeispiel: Die Themen dieses Fallbeispiels sind: Ankommen in der Gruppe, erste Schritte der Stabilisierung und Vernetzung von Sozialpädagogik und Psychotherapie.

N., ein Jugendlicher von 15 Jahren, lebte bis zu seinem 14. Lebensjahr bei seiner Mutter. Seine Mutter ist psychisch sehr belastet und leidet an der Spielsucht. Dadurch entstandene finanzielle Sorgen, wechselnde Partnerschaften und Gewalt an der Mutter führten zu einer massiven Verwahrlosung von N. Der Jugendliche zeigte eine massive Entwicklungsverzögerung und kognitive Beeinträchtigungen. Vordergründig war er sehr angepasst. Auf Grund der durch die Fremdunterbringung ausgelösten massiven Schuldgefühle gegenüber der Mutter – er hatte sie aus seiner Sicht im Stich gelassen und verraten – litt der Jugendliche an einer verdeckten Aggression, was sich unmittelbar auf die Gruppe der anderen Jugendlichen auswirkte. In der Gruppe nahm er die Rolle des Opfers ein, was den Rest der Jugendlichen immens provozierte. Sie begannen, N. zu mobben, was ihn in seiner Opferrolle bestätigte und bestärkte. Seine Gefühle konnte er nicht benennen, sondern er fraß seine Wut, seinen Frust im wahrsten Sinne des Wortes in sich hinein. N. aß Unmengen, einerseits aus Angst, zu wenig zu haben, was er durch die Situation zuhause gut kannte, und andererseits, um so seine Wut und Aggression zu kompensieren und sich zu beruhigen. Hier war sehr wichtig, auf sozialpädagogischer und psychotherapeutischer Ebene nicht nur einzeln, sondern vor allem mit der Gruppe zu arbeiten, damit der Jugendliche seinen Platz in der Gruppe einnehmen konnte. Ziel war es, ihn aus der Position des Opfers herauszuholen, langsam seine eigenen Anteile für ihn sichtbar und annehmbar zu machen. Dabei half ihm die ganze Gruppe, die ihm mit Unterstützung der SozialpädagogInnen in Gruppenrunden immer wieder für ihn sehr wichtige Feedbacks und Rückmeldungen gab. Andererseits wurde die ganze Gruppe mit sozialpädagogischer und psychotherapeutischer Hilfe für die Problematik und Symptomatik des Jugendlichen sensibilisiert. Dies gelang durch behutsame Erinnerung an die eigene Geschichte und dadurch resultierende Belastungen.

Parallel war es sehr wichtig, an seiner verdeckten Wut zu arbeiten. Tägliche, immer durch die gleiche Person begleitete Märsche an der frischen Luft halfen ihm, seine massiven Spannungen und Aggressionen abzubauen. Dies hatte zwei für N. in diesem Moment sehr wichtige Wirkfaktoren. Einerseits die Bewegung an der frischen Luft, andererseits hatte er für mindestens eine Stunde die ungeteilte Aufmerksamkeit einer Person. Hinzu kam noch ein wöchentliches Fußballtraining bei der einrichtungsinternen Fußballmannschaft für Jugendliche. In der Mannschaft erhielt er eine wichtige Position und regelmäßiges positives Feedback, dass seinen Selbstwert sehr steigerte und ihm half, seine Selbstwahrnehmung zu verändern.

Psychotherapeutisch arbeitete ich in dieser Zeit an seinem Sicheren Ort und an seiner Wut.

Ein szenisches Spiel, auch mit Hilfe von Inter- und Intraintermediärobjekten wie Handpuppen, war aufgrund der Entwicklungsverzögerung und der kognitiven Beeinträchtigung noch nicht möglich. So arbeitete ich auf der psychosomatischen Ebene. Wichtig war, dass N. seine Gefühle differenziert wahrzunehmen lernte. Ihm gelang dies gut durch Zeichnen. Wir zeichneten seinen Körperumriss auf ein großes Packpapier und er zeichnete seine Gefühle ein. Ich fungierte dabei als Hilfs-Ich.

Das zweite wichtige Thema im psychotherapeutischen Kontext war sein Platz und Schutz. Er begann, wieder mit mir als Hilfs-Ich, ein Schutzhaus zu bauen. Vier Einheiten baute er mit Hingabe und Genauigkeit seine „Schutzburg", die einen ganzen Raum ausfüllte.
Ein weiterer wichtiger Aspekt war die Arbeit mit der Kindsmutter. Das Einbeziehen und In-das-Boot-Holen der Kindsmutter durch regelmäßige Elterngespräche brachte für den Jugendlichen und die Mutter viel Entlastung.
Die parallel laufenden Interventionen halfen dem Jugendlichen dabei, dass als erster Schritte seine Schuldgefühle und Aggressionen Raum bekamen und somit sichtbar und in weiterer Folge bearbeitbar wurden. T. konnte seine Rolle als Opfer immer mehr ablegen und somit seinen Platz unter den Jugendlichen einnehmen.

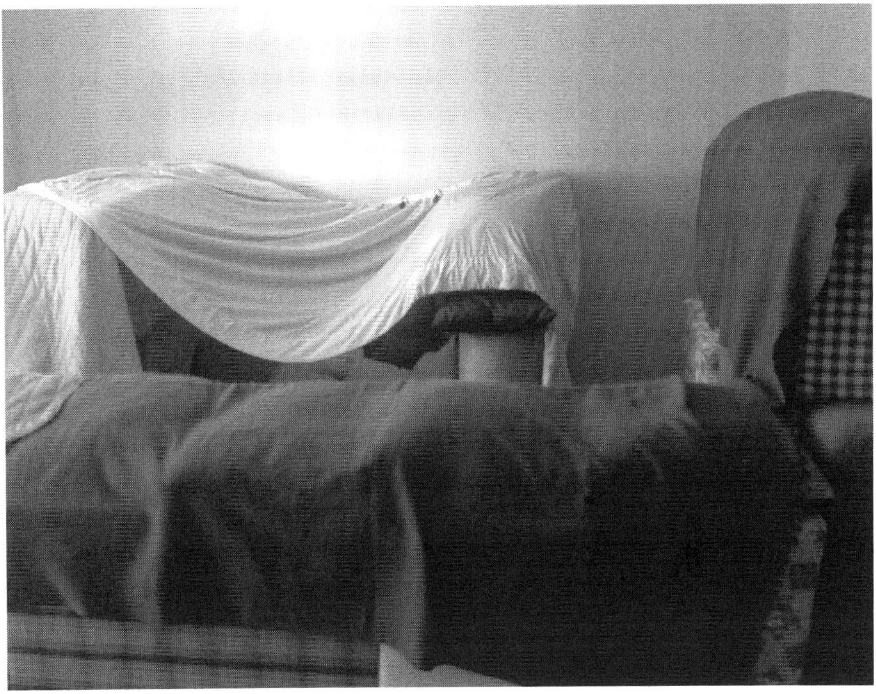

Abb. 2: Schutzhaus

An diesem Beispiel wird sichtbar, wie wichtig es ist, dass man bei Jugendlichen, die solche oder ähnliche traumatische Ereignisse erlebt haben, parallel auf mehreren Ebenen arbeitet, und dass auf diese Weise Veränderung und Entwicklung möglich werden.

Gruppenpsychotherapeutisch, das heißt psychodramatisch arbeite ich mit den Jugendlichen mit dem von Monika Wicher entwickelten *Psychodramagruppen-Konzept* für traumatisierte Kinder und Jugendliche. Wicher führt aus:

> *„Die Psychotherapie von traumatisierten Kindern und Jugendlichen unterscheidet sich von der für Erwachsene hilfreichen Therapie, da Erstere sich zur Zeit der Traumatisierungen in einem Entwicklungsstadium befinden. Das kindliche Vertrauen in die Sicherheit der Welt wird erschüttert, aber auch die Erfahrung, schutzlos unter Erwachsenen zu sein, führt zu Ängsten, Desorientierung und Misstrauen."* (Wicher 2007, S. 48)

Dieses Konzept der Psychodramagruppe umfasst einen speziellen Bühnenaufbau, das Angebot des Nachnährens und den Einsatz der Techniken Hilfs-Ich und Intermediär- bzw. Intraintermediärobjekte (Wicher 2007).

Ein Teil einer Gruppe zu sein bzw. bei einer Gruppe dabei sein zu können, ist gerade für Jugendliche wesentlich, da in dieser Phase des Lebens die Gruppe der Gleichaltrigen – die sogenannte Peergroup – an Bedeutung gewinnt. Um aber in einer Gruppe dabei sein zu können, braucht es bestimmte Fähigkeiten, wie Handlungs- und Selbstregulation. Komplex traumatisierte Jugendliche zeigen meist ein erhöhtes Spannungs- und Stresspotenzial, daher fällt ihnen die Handlungs-, Emotions- und Selbstregulation besonders schwer. Ihre Fähigkeit, sich in Gruppen auf diesen Ebenen zu regulieren, befindet sich nach Schacht auf dem Störungsniveau 0–1 (Schacht 2010, S. 190 und Wicher 2012). Das bedeutet, so Schacht, dass die Jugendlichen kaum in der Lage zur Wahrnehmung von szenisch begreifbaren Gefühlen sind. Affekte beherrschen ihr Erleben, wie Verachtung, Ekel und Wut. Ihre Emotionen dienen ihnen nicht, um ihre Handlungen zu steuern. Komplex traumatisierte Jugendliche konnten auch nicht die Fähigkeit entwickeln, Ambivalenz und Ambiguität zu ertragen.

Jedoch müssen auch Jugendliche, die komplexe Traumatisierungen aufweisen, wie die Jugendlichen der Wohngruppe, in Gruppen wie Schulklassen oder in Betrieben für die Berufsausbildung zurechtkommen. Daher war es im Fall der neu gegründeten Wohngemeinschaft unbedingt notwendig, eine psychotherapeutische Gruppenmöglichkeit für diese Jugendlichen zu schaffen (Wicher 2012).

Ziel des von Monika Wicher entwickelten Psychodramagruppen-Konzeptes mit den Jugendlichen ist die Aktivierung und Integration von Spontaneität und Kreativität. Konstruktives, spontanes Handeln soll dem/der Jugendlichen ermöglichen, für eine bereits bekannte und immer wieder belastende Situation eine neue und angemessene Reaktion und Handlungsalternativen zu finden und so im Leben und in Gruppen den für sich passenden Platz zu finden.

Neben dem Einsatz der Techniken Hilfs-Ich sowie Inter- und Intraintermediärobjekte kommt der von Monika Wicher entwickelten dreigeteilten Bühne in der Arbeit mit komplex traumatisierten Jugendlichen eine wesentliche Bedeutung zu.

> *„Der Gruppenraum sollte so gestaltet werden, dass dieser den Jugendlichen Sicherheit, Schutz, Kontrolle und Spielmöglichkeit sichtbar anbietet. Alles sollte klar und gut erkennbar voneinander abgeteilt werden. Die Einteilung des Gruppenraumes in einen Schutzbereich, durch die Schutzhäuser und bei den Jugendlichen manchmal ein klar abgegrenzter Schutzbereich, in einen Beobachterbereich, durch die Beobachterbank oder die Beobachterbühne,*

und in die Spielbühne gibt Wahlmöglichkeiten vor, durch die Raumintervention eine für sich passende Rolle in der jeweiligen Gruppe einnehmen zu können." (Wicher 2012, S. 258)

Zum dreiphasigen Ablauf führt Wicher aus:

„Der dreiphasige Ablauf des Psychodramas [Erwärmungs-, Spiel- und Integrationsphase, wobei sie die Integration in Feedback und Sharing unterteilt; E.U.] findet räumlich auf abgegrenzten Bühnen nebeneinander, aber innerhalb eines Raumes, statt. Dabei werden Beobachterbühne und Schutzhäuser als Übergangshilfe oder Zwischenschritt zur nächsten Phase angeboten." (Wicher 2007, S. 51)

Wichtig ist, die Grenzen der Bühnen durch Bodenmarkierungen zum Beispiel mit am Boden klebenden Bändern für die Jugendlichen klar sichtbar zu machen. Das hilft ihnen von Beginn an, sich im Gruppenraum zu orientieren und ihren Platz zu finden.

In der Wohngruppe findet regelmäßig einmal die Woche die Psychodramagruppe statt – immer am gleichen Wochentag und um dieselbe Uhrzeit. Auf Grund der entwicklungsbedingten unterschiedlichen Bedürfnisse und Themen der männlichen und weiblichen Jugendlichen trenne ich die Burschen und Mädchen und es gibt für beide wöchentlich für eine Stunde nacheinander eine eigene Gruppe.

Bei den Mädchen ist typischerweise das Bedürfnis sehr groß, während der Gruppe „nur zu reden". Sie brauchen immer wieder die Erwärmung nach Phasen des ausschließlichen Redens während der Gruppe, um sich wieder für das Spiel zu aktivieren.

Die Burschen dagegen sind kaum am Reden interessiert und wollen sofort ins Spiel kommen. Erst wenn die Burschen das Alter zwischen 17 und 18 Jahren erreichen, tritt das Bedürfnis, „nur zu reden", in der Gruppe wieder sehr in den Vordergrund und die Erwärmung zum Spiel ist kaum möglich. Die Begegnung findet in diesem Alter fast ausschließlich auf der Begegnungsbühne statt.

Mit Jugendlichen mit komplexen Traumatisierungen spiele ich keine Protagonistenspiele. Ein Protagonistenspiel oder protagonistenzentriertes Psychodrama wird nach Christian Stadler und Sabine Kern folgend definiert:

„Die Aufmerksamkeit des Geschehens einer Gruppensitzung wird für einen begrenzten Zeitraum auf eine Person zentriert, die mithilfe der Gruppenmitglieder, aber auch stellvertretend für eine aktuelle Fragestellung der Gruppe ein Thema bearbeitet." (Stadler/Kern 2010, S. 252)

Protagonistenspiele sind auf Grund der traumabedingten Entwicklungsdefizite nicht möglich. Außerdem ist die Gefahr möglicher Retraumatisierungen, die ein Protagonistenspiel bei Jugendlichen auslösen kann, zu groß. Die Jugendlichen spielen Gruppenspiele, wobei das Stegreifspiel bevorzugt wird. Das ist bei der Mädchengruppe und bei der Burschengruppe gleich. Gerade beliebte Fernsehserien oder Daily Soaps spielen die Jugendlichen besonders gerne. Dabei wählen sie für sich gerne die Rollen ihrer HeldInnen.

Burschen und Mädchen unterscheiden bei den gewählten Spielen. Während Mädchen Spiele wie Germany's next Topmodel oder Serien, in denen es um Liebe geht, spielen, geht es bei Burschen ums Kämpfen. Themen, die beide Gruppe während des Prozesses beschäftigen, sind das Miteinander sowie seinen Platz zu finden und einzunehmen. Je älter die Jugendlichen werden, umso stärker wird das Thema der Identitätsentwicklung zu einem jungen Mann oder einer jungen Frau.

Das psychotherapeutische Milieu

Der Alltag der Wohngruppe ist durch das psychotherapeutische Milieu gekennzeichnet. Durch meine Funktionen als Prozessbegleiterin und Psychotherapeutin jedes/jeder einzelnen Jugendlichen gehöre ich zum Team der Wohngruppe.

Es besteht eine intensive Vernetzung zwischen dem pädagogischen und psychotherapeutischen Prozess bzw. dem erlebbaren Entwicklungsprozess des/der Jugendlichen.

Der Fokus der vernetzten Zusammenarbeit der Sozialpädagogik und Psychotherapie liegt auf gemeinsam erarbeiteten förderlichen Maßnahmen und Interventionen, die dem jeweiligen Entwicklungsniveau und der Ausprägung der Symptomatik individuell an jeden Jugendlichen/jede Jugendliche und ihren Bedürfnissen angepasst werden. Ziel ist es, für die Jugendlichen einen Rahmen der Orientierung, Sicherheit und Entspannung zu schaffen, der viel individuelle Aufmerksamkeit bietet, damit alltägliche Aufgaben wie Schule, Ausbildung, aber auch das Leben in der Gruppe für die Jugendlichen bewältigbar werden.

Eine wichtige Aufgabe des psychotherapeutischen Milieus und somit der eng vernetzten Zusammenarbeit von Sozialpädagogik und Psychotherapie ist unter anderem, dass der/die Jugendliche die Möglichkeit bekommt, in einem sicheren, geschützten Rahmen die Entwicklungsdefizite aufzuholen. Dass „Nachnähren" hat einen wichtigen Stellenwert in der täglichen sozialpädagogischen und psychotherapeutischen Arbeit. Dazu gehören regelmäßige, täglich, wöchentlich und jährlich wiederkehrende Rituale. Diese schaffen ein enges, strukturiertes Netz und eine Atmosphäre der Sicherheit und geben Halt, was für Jugendliche mit komplexen Traumatisierungen unbedingt notwendig ist, damit sie sich stabilisieren und sich in weiterer Folge entwickeln können.

Ein täglich wiederkehrendes Ritual ist die Abendrunde nach dem gemeinsamen Abendessen mit allen Jugendlichen und den diensthabenden SozialpädagogInnen. Mit jedem/jeder Jugendlichen wir der Tag durchbesprochen: Ist dem/der Jugendlichen etwas besonders gut gelungen oder ist etwas Besonderes geschafft worden? Aber auch was nicht gut gelungen ist – eventuelle Konflikte, Regelverletzungen und Grenzüberschreitungen –, hat bei dieser täglichen Abendrunde Platz. Der/die Jugendliche bekommt die Möglichkeit, den Tag mit seinen Vorkommnissen aus seiner/ihrer Sicht zu schildern, bekommt aber auch Rückmeldung, Feedback von dem Sozialpädagogen/der Sozialpädagogin und von den anderen Jugendlichen. Das Besondere daran ist, dass dieses tägliche Feedback die Zusammenführung der Selbst- und Fremdwahrnehmung ermöglicht und somit Anstöße zu Veränderungen im Verhalten gibt. Wichtig dabei und essentiell ist, dass dieses Ritual gemeinsam mit der ganzen Gruppe stattfindet, in der jede/r Einzelne täglich seinen/ihren Platz bekommt. So ist Lernen und Veränderung in der, von der und durch die Gruppe möglich. Wichtig und zentral bei diesem Abendritual ist der wertschätzende und respektvolle, immer ressourcenorientierte Umgang miteinander. Der Fokus liegt auf dem Positiven und orientiert sich nicht an den Defiziten.

Das tägliche Abendritual beim Schlafengehen ist ebenfalls ganz allgemein ein wichtiger Bestandteil der Arbeit mit den Jugendlichen in dieser WG. Jede/r Jugendliche wird nach seinen/ihren Wünschen und Bedürfnissen am Abend von den SozialpädagogInnen ins Bett gebracht. Dazu gehören das Vorlesen einer Gute-Nacht-Geschichte, das Aussuchen einer Hör-CD, die das Einschlafen und das Zur-Ruhe-Kommen erleichtert, aber auch noch letzte Gespräche vor dem Einschlafen, in denen noch Sorgen oder Erlebnisse ihren Platz bekommen. Manche Jugendliche brauchen noch eine Rücken- oder Nackenmassage, um sich so besser zu entspannen und schlafen zu können. Ziel des individuellen Abendrituals ist es, dass die Jugendlichen die Möglichkeit bekommen, eventuelle Konflikte und Spannungen vor dem Schlafengehen zu lösen und den Tag positiv zu beenden. Vor dem Schlafengehen wird oft noch zur Beruhigung eine Runde Kakao gekocht, die viele Jugendliche noch mit einer Babyflasche, einem sogenannten „Flascherl", zu sich nehmen, da sie sich so besser beruhigen können.

Die Jugendlichen mit einer komplexen Traumafolgestörung haben ein großes Bedürfnis nach Schutz und Sicherheit. Auf psychotherapeutischer Ebene wird mit dementsprechenden Interventionen sehr intensiv an diesem Bedürfnis gearbeitet. Das psychotherapeutische Milieu bietet die Möglichkeit, dass diese Interventionen in abgeänderter Form auch im Alltag mit Unterstützung der SozialpädagogInnen von den Jugendlichen fortgesetzt werden können. Jeder/jede Jugendliche hat in der Wohngruppe sein/ihr eigenes Zimmer, das ihnen als Schutzraum dient. Keiner darf unaufgefordert oder ohne Einladung oder Erlaubnis das Zimmer eines/einer Jugendlichen betreten – auch nicht die SozialpädagogInnen. Als einzige Ausnahme gilt Gefahr in Verzug, dass bedeutet, bei selbst- und/oder fremdgefährdendem Verhalten gilt diese Regel nicht. Die Jugendlichen haben auch die Möglichkeit, ihr Zimmer so zu gestalten, dass sie sich sicher und wohl fühlen oder sich auch verstecken können. So kommt es vor, dass in einem Zimmer Höhlen gebaut werden, in denen die Jugendlichen auch schlafen. Bei Anspannung und Konflikten bietet das Zimmer auch die Möglichkeit zum Rückzug, Schutz und zur Beruhigung. Zehn Minuten Auszeit im Zimmer ist für den Jugendlichen/die Jugendliche keine Konsequenz oder Strafe, sondern ein Mittel, um sich beruhigen zu können. Diese Intervention wird von den SozialpädagogInnen genutzt und eingesetzt, um Konflikten vorzubeugen oder sie zu unterbrechen. Die Jugendlichen nutzen es aber vor allem selbst, da sie gelernt haben, dass es ihnen gut tut.

Ein wöchentliches Ritual ist der sogenannte Abendtisch. Der Abendtisch dient der Vernetzung zwischen den Jugendlichen, der Sozialpädagogik und der Psychotherapie. Geleitet wird der Abendtisch von mir als Psychotherapeutin. Bei einem gemeinsamen Abendessen werden aktuelle Stimmungen, Befindlichkeiten, Themen besprochen, aber auch eventuelle Konflikte und aktuelle Vorfälle bekommen hier Raum. Dies geschieht wiederum in einer wertschätzenden, respektvollen Atmosphäre, in der jede/r der Anwesenden seinen/ihren Platz bekommt.

Ein jährliches Ritual ist der gemeinsame Gruppenurlaub, an dem ich als Psychotherapeutin ebenfalls teilnehme. Dieser gemeinsame Urlaub bietet viel Raum und Möglichkeit für Einzelgespräche und auch für Aktivitäten mit der ganzen Gruppe. Der Fokus meiner psychotherapeutischen Tätigkeit mit Unterstützung der SozialpädagogInnen sind die Abschiedsrituale, die wir alle gemeinsam in dieser Woche feiern. Wenn Jugendliche uns verlassen, geschieht dies in den meisten Fällen im Sommer, und die Zeit in der Wohngruppe wird mit einem gemeinsamen Urlaub abgerundet.

Das Ritual, das wir gemeinsam feiern, ist der „Abschiedskönig/die Abschiedskönigin". Der/die Jugendliche wird mit einem letzten psychodramatischen Spiel oder einer Skulptur mit abschließenden Wünschen für die Zukunft, die entweder angenommen oder dagelassen werden können, von der Gruppe und der Zeit mit der Gruppe verabschiedet.

Arbeit mit dem sozialen und vor allem familiären Netzwerk

Meine Aufgabe als Psychotherapeutin im Bereich des sozialen und im Besonderen des familiären Netzwerks umfasst die Beratung. Dies gelingt durch regelmäßige Elterngespräche. Die Kooperation und die regelmäßigen Gespräche mit den Eltern und deren Bereitschaft zur Mitarbeit sind in diesem Prozess sehr wichtig, da dies die Wahrscheinlichkeit einer nachhaltigen positiven Entwicklung und Veränderung des/der Jugendlichen massiv unterstützt und fördert. Diese Beratungsgespräche sind dazu da und helfen, Konflikte nachzubesprechen sowie eventuelle Fragen zum gemeinsamen gelingenden Miteinander zu klären. Darüber hinaus werden Pläne für gemeinsame Wochenenden, Ferien und Urlaube gestaltet. Sie sollen auch helfen, dass die Eltern ihre Kinder besser verstehen lernen und somit ein gemeinsames Miteinander für beide Seiten positiv verlaufen kann. Für die Jugendlichen haben diese Gespräche eine besondere Wertigkeit, sie fordern diese auch ein, da sie so eine Plattform bekommen, einerseits um begleitet und geschützt Themen, die sie beschäftigen und/oder belasten, anzusprechen und zu benennen, andererseits um auch stolz über geschaffte Ziele zu berichten.

Auch Gespräche mit dem sozialen Netzwerk wie Schule und Ausbildung und Helferkonferenzen gehören zu meinen Tätigkeiten als Psychotherapeutin in der Wohngruppe. Dabei sehe ich meine Aufgabe darin, ein Sprachrohr und Übersetzerin des/der Jugendlichen und seiner/ihrer Bedürfnisse zu sein.

Herausforderungen und Problematiken meiner Tätigkeit

Die täglichen Herausforderungen und Problematiken der psychotherapeutischen Tätigkeit im stationären Setting einer Wohngruppe für komplex traumatisierte Jugendliche sind so breitgefächert und vielfältig wie das Störungsbild eines komplexen Traumas selbst.

Acht Jugendliche mit massiven Symptomen treffen auf engem Raum aufeinander. Es kann dazu kommen, dass die Symptome ineinander übergreifen und sich so deren Ausprägung und Intensivität potenziert.

Fallbeispiel: B. und G. sind zwei männliche Jugendliche, B. ist 13 und G. 15 Jahre alt. Beide leiden an einer komplexen Traumafolgestörung mit depressiver Symptomatik. Die Symptome zeigen sich bei jedem der beiden Burschen jedoch anders. Dazu kommt, dass beide ein großes Aggressionspotenzial aufweisen. G. zeigt dies verdeckt und B. offensiv. Das verdeckte Aggressionspotenzial und G.s immer in die Rolle des Opfers gehende Haltung verstärken und provozieren das schon sehr massive und auch sadistische Verhalten von B. Am Beginn des Aufeinandertreffens der beiden Burschen übernahm B. die Aggression von G. und begann auch, diese für ihn zu leben. Die Folge waren tägliche massive Konflikte mit körperlichen gewalttätigen Übergriffen von B. auf G. Es war immer die gleiche Situation mit gleicher Rollenaufteilung: B. als sadistischer Täter und G. als sein Opfer. Die Situation spitzte sich so zu, dass B. Gefahr lief, aus der Wohngruppe ausgeschlossen zu werden. Erst durch das konsequente Sichtbarmachen der aggressiven Anteile von G. und den gleichzeitigen Aggressionsabbau durch tägliche körperliche Bewegung konnte Entspannung zwischen den beiden Burschen eintreten. Es konnte sich zwischen ihnen sogar eine Freundschaft entwickeln.

Eine weitere Herausforderung ist, dass die Gruppe in Bezug auf das Alter nicht homogen ist, sondern dass die Altersspanne von 13 bis 18 Jahren reicht. Die Bedürfnisse und Themen unterscheiden sich hier eklatant. Die noch sehr kindlichen, verspielten 13- und 14-jährigen Jugendlichen treffen auf mittlerweile sehr reife 18-jährige junge Erwachsene. Zusätzlich ausschlaggebend ist unter anderem die Dauer des Aufenthalts in der Wohngruppe. Viele der Jugendlichen verbringen die ganze Jugendzeit in der Wohngruppe. Dies bedeutet vor allem für die Psychodramagruppe eine große Herausforderung. Die Gruppe der vier Burschen umfasst aktuell einen 13- und einen 15-Jährigen, die sich von den Entwicklungsaufgaben und den Bedürfnissen auf der gleichen Ebene befinden und sehr kindlich und verspielt sind. Die beiden älteren Burschen stehen knapp vor ihrem 18. Geburtstag, haben beide eine stabile Beziehung zu einem Mädchen und bereiten sich beide auf den Auszug aus der Wohngruppe in die Selbstständigkeit vor. Hier treffen Welten aufeinander und ich musste die Gruppe teilen. Die „Kleinen“ wollen nur auf der Spielbühne sein, während die „Großen“ im Moment für die Spielbühne gar nicht zu erwärmen sind und nur auf der Begegnungsbühne in Begegnung gehen wollen. Die Unterschiede in den Entwicklungsaufgaben und den Bedürfnissen zwischen den beiden Kleingruppen sind im Moment einfach zu groß, um sie in der Gruppe vereinen zu können. Mit Unterstützung von Hilfs-Ichs sind auch die Kleingruppen möglich.

Eine weitere Herausforderung für meine psychotherapeutische Arbeitet bedeutet der vorgegebene strukturelle Rahmen einer so großen Institution. So habe ich auf die Aufnahme eines/einer neuen Jugendlichen in die Wohngruppe und somit auch in die Gruppe der Jugendlichen kaum Einfluss. Es gibt eine Warteliste, wer als Nächster an der Reihe ist, wird in den meisten Fällen auch aufgenommen. Das bedeutet für die psychotherapeutische Arbeit mit der Gruppe eine große Herausforderung, da der Zusammensetzung der Gruppe eine große Bedeutung beigemessen wird. Die Zusammensetzung der Gruppe wirkt sich unmittelbar auf den psychotherapeutischen Prozess und die Entwicklung jedes/jeder Einzelnen aus.

Ein weiter Aspekt, der immer wieder Probleme aufwirft und sich nachteilig auf die Jugendlichen auswirkt, ist der Umgang mit dem Fachpersonal. Die Fluktuation im Team der SozialpädagogInnen ist sehr groß. Die intensive Beziehungsarbeit mit den Jugendlichen, das Dienstrad bestehend aus Nachtdiensten, Tagdiensten, Wochenenddiensten und Feiertagsdiensten, die Arbeit mit dem sehr schwierigen Störungsbild einer komplexen Traumafolgestörung haben zur Folge, dass die Menschen, die mit diesen Jugendlichen arbeiten, immer wieder an ihre psychischen und physischen

Grenzen stoßen und nach einigen Jahren einen anderen, nicht so emotional fordernden Beruf wählen. Diese wiederkehrenden Beziehungsabbrüche bedeuten für die Jugendlichen Retraumatisierungen und führen sehr oft zu regressivem Verhalten. Die schon sehr schwierige Situation wird noch durch den Umstand verschärft, dass die Nachbesetzung sehr lange dauert. Oft müssen unter Personalknappheit und mit Hilfe von PraktikantInnen lange Zeitspannen überbrückt werden.

Die Methode des Psychodramas, insbesondere die von Monika Wicher entwickelte dreigeteilte Bühne, ist in der Arbeit mit komplex traumatisierten Jugendlichen besonders wirksam und hat sich in jahrelanger Erfahrung sehr bewährt. Die Jugendlichen bekommen in einem besonders geschützten, strukturierten, für sie überschaubaren Rahmen die Möglichkeit, mit anderen Jugendlichen in Begegnung zu gehen und ins Spiel zu kommen. Es entsteht ein Raum, der neues, spontanes, kreatives Handeln und ein Ausprobieren neuer Rollen und damit neuer Handlungsalternativen ermöglicht.

Vor allem aber brauchen diese Jugendlichen, die aufgrund ihrer Geschichten besondere Kräfte und Stärken entwickelt haben, Menschen, die bereit sind, mit ihnen in Begegnung zu gehen.

Monika Stamenkovic-Strobl

Monodrama mit jugendlichen Mädchen: „Ich bin kein Psycho!"

Einleitung: „Wie komme ich hier weiter?"

Es ist ein kalter Frühsommertag in den Voralpen. Ich habe mir schon sehr lange diese Kletterroute vorgenommen und heute will ich sie unbedingt schaffen. Der Einstieg gelingt mir gut und ich komme zügig voran. Ein Zug, ein Griff nach dem anderen. Nach ungefähr 22 Metern der 70 Meter hohen Wand beginnt es zu stocken: Ich suche mit meiner rechten Hand nach einem brauchbaren Griff, nur kann ich keinen sehen oder ertasten. Ich werde nervös, da diese Suche sehr viel Kraft kostet. Mein Kletterpartner, der vorgestiegen ist und mich von oben sichert, bemerkt meine Unsicherheit. „Probiere doch mal, umzugreifen und mit deiner anderen Hand links oberhalb den Griff zu nehmen." „Blödsinn, das habe ich doch eh schon alles probiert", denke ich mir. Ich probiere weiter, doch es will mir nicht gelingen. „Kannst du mir bitte nochmals sagen, was du gemeint hast?", versuche ich jetzt doch seine Hilfe anzunehmen. Er wiederholt seine Empfehlung und tatsächlich, meine linke Hand entdeckt diesen Griff, den ich von unten einfach nicht sehen konnte. So ziehe ich mich hinauf, diese Stelle ist geschafft. Noch zweimal passiert mir diese Situation. Mittlerweile ist mein Vertrauen in meinen Kletterpartner stark gestiegen und ich kann seine Empfehlungen sofort umsetzen. Durch das Wissen, dass er bei mir ist, werde ich immer gelassener und selbstsicherer und schaffe es „chillig" zum Gipfel. Dort erfüllt mich ein gewaltiges Gefühl der Erleichterung, der Freude und des Stolzes, dass ich diese Route geschafft habe.

Diese Situation ist für mich persönlich sehr prägend gewesen und hat mich im Klettersport bis zur Klettertrainerin gebracht, eine Rolle, in der ich meine persönlichen Erfahrungen an andere weitergeben konnte. Auch für meine Arbeit als Psychotherapeutin ist diese Erfahrung sehr bezeichnend, da es sehr viele Parallelen gibt: Jugendliche, die den Weg in meine Praxis finden, hängen in unterschiedlichen Kletterrouten des Heranwachsens fest. Wenn ich auf sie treffe (zu ihrem Problem in ihrer aktuellen Kletterroute komme), muss ich zuerst herausfinden, wie ich mit ihnen am besten oben in der Wand Kontakt aufnehmen und so viel Vertrauen aufbauen kann (Erwärmungsphase), dass sie überhaupt mit mir sprechen wollen und ich sie dann „in mein Sicherungsseil einhängen" kann.

Die Erwärmungsphase kann unterschiedlich lange, bis zu einigen Monaten dauern. Wenn Jugendliche z.B. sehr hoch in der Wand hängen und sie außer Rufweite sind, muss ich erst zu ihnen hinaufklettern, damit sie mich überhaupt hören können. Es kann natürlich auch vorkommen, dass sie, obwohl sie mich hören können, ihre Situation in der Kletterwand gar nicht so bedrohlich sehen und meinen, dass sie Hilfe gar nicht benötigen. Und daher jegliche Kooperation verweigern – sie schlagen jegliche Begegnungsangebote aus.

Sobald ich in Kontakt mit der Jugendlichen bin, ist das Vertrauen groß genug und ich kann „das Sicherungsseil bei der Jugendlichen anbringen". Somit ist die Basis für neue Kletterrouten und Klettererfahrungen gelegt. Das Vertrauen zur sichernden Partnerin ist eine der wichtigsten Grundvoraussetzungen, um Routen sicher zu bewältigen.

Nur wenn dieses Vertrauen hergestellt ist, kann ich die weiteren Schritte in der Aktionsphase setzen. Wir üben viel in der Kletterhalle, wo man im sehr geschützten Raum alles ausprobieren und besprechen kann. Als erfahrene Klettertrainerin weiß ich meine Ausrüstung – Gurt, Seil und Karabiner – richtig einzusetzen. Auch habe ich Kenntnisse über das Leben in den Bergen: Das Wetter kann sich ändern oder die unterschiedlichen Gesteinsarten bergen unterschiedliche Gefahren. Und genau so ist es in der Psychotherapie, wo ich auch kompetent mit meinen Werkzeugen in der Aktionsphase, z.B. mit Intraintermediärobjekten (IIOs), umgehen muss.

Wenn ich bei meinem Kletterschüler oder meiner Kletterschülerin sehe, dass das Gelernte schon sehr gut umgesetzt werden kann, geht es hinaus auf die ersten Kletterfelsen. Dort wird das Neue am echten Fels ausprobiert und perfektioniert (Integrationsphase). Wenn alles gut klappt, dann lasse ich meine SchülerInnen ziehen, um die wirklich großen Wände in den Alpen selbstsicher zu bezwingen.

Und genauso sehe ich meine Arbeit mit Jugendlichen in der Psychotherapie: Viele haben schon viel in „Kletterwänden" erlebt, sind schon oft „abgestürzt", mit unterschiedlichen „Verletzungen", wollen viele neue „Routen" ausprobieren, finden oft nicht den richtigen Weg. Ich gebe ihnen Sicherheit, hole sie in „ihrer Route" ab und „seile" sie an. Ich motiviere sie, neue Techniken auszuprobieren, dabei gesichert abzurutschen, ohne Verletzungen. Wenn eine Route geschafft ist, probieren wir andere, ähnlich schwere Routen aus. Oder wir versuchen neue Schwierigkeitsgrade. Manchmal seile ich sie auch wieder ganz ab und beginne mit ihnen ganz am Anfang – von einem festen Stand am Boden aus. So bekommen sie immer mehr Sicherheit in den Kletterwänden und werden immer reifer, eigene Wände zu erklimmen. Immer wenn wir am Gipfel angekommen sind, sehe ich das Strahlen in ihren Augen, weil sie etwas geschafft haben. Und genau das ist es, was mich täglich wieder antreibt, meinem „Klettersport" in der Psychotherapie nachzugehen.

Psychotherapie im Jugendalter

In den vergangenen Jahrzehnten hat sich eine beeindruckende Menge an Wissen über Kinder- und Jugendlichentherapie angereichert. Die Kinder- und Jugendlichenpsychotherapie wurde miteinander verknüpft und vermischt. Deshalb will ich an dieser Stelle den Jugendlichen einen eigenen Patz geben und die Jugendlichenpsychotherapie hervorheben.

Wie kommen Kinder in die Psychotherapie?

Erwachsene nehmen unter Leidensdruck von sich aus Hilfe in Anspruch. Bei Kindern sind es die Eltern, die PsychotherapeutInnen aufsuchen. Um Kinder für eine Psychotherapie zu gewinnen, brauche ich die Unterstützung und das Vertrauen der Eltern. Die Erwärmungsphase bei Kindern dauert sehr kurz, sie kommen und wollen so schnell wie möglich auf die Spielbühne.

Wie ist es mit den Jugendlichen?

Jugendliche werden geschickt. Neben den Eltern veranlassen oft VertreterInnen von Schule, Jugendamt, Spitälern oder anderen Institutionen den Erstkontakt. Hier ist es dann komplizierter, in der Erwärmungsphase ein wirkliches Arbeitsbündnis mit den Jugendlichen zu erzielen.

Jugendliche kommen und schauen, was passiert. Sie brauchen sehr viel Zeit, um überhaupt mit TherapeutInnen in Kontakt zu treten, und überprüfen TherapeutInnen ständig. Jugendliche verbergen ihren Kummer und tun so, als wäre nichts. Sie leiden sehr oft still und heimlich und wollen sich speziell von Erwachsenen sowieso nichts sagen lassen. Oft streiten sie überhaupt ab, dass etwas mit ihnen nicht stimmt. Genau hier ist die Herausforderung, diesen Bann zu brechen und sie für eine Zusammenarbeit zu motivieren.

TherapeutInnen sollten in der Arbeit mit Jugendlichen

> *„die Fähigkeit besitzen, von dem ehrgeizigen Ziel, die Behandlung zu Ende zu führen, Abstand zu nehmen. Die Adoleszenz bedeutet ja ein Durchgangsstadium der Entwicklung, und es ist in vielen Fällen schon ein Erfolg, den Patienten auf den Weg zum Erwachsenen geholfen zu haben."* (Zauner 1985, S. 142)

In meiner Praxis bin ich nur einer Jugendlichen begegnet, die von sich aus eine Psychotherapie in Anspruch nahm. Ich war sehr überrascht, als Nina mich anrief und um einen Termin bat. Sie sagte nur am Telefon: „Meine beste Freundin ist letzte Woche bei einem Autounfall verunglückt. Ich kriege es nicht auf die Reihe, ich muss nur weinen."

Besonders in der Phase der Adoleszenz ist es wichtig, den Jugendlichen zu zeigen, dass sie gesehen, beachtet und schlussendlich auch wertgeschätzt werden. Eine wichtige Grundvoraussetzung für die Therapie mit Jugendlichen ist es, eine Beziehung zu ihnen aufzubauen, die von Wertschätzung, Vertrauen und jeder Menge Humor geprägt ist. Eine Grundbedingung für die Arbeit mit Jugendlichen ist die Liebe zu und das Interesse an ihnen. Die Therapeutin bzw. der Therapeut muss mit dem „eigenen Jugendlichen" im Kontakt sein.

Eine wesentliche Entwicklungsaufgabe des Jugendalters ist, Unabhängigkeit von Erwachsenen zu erreichen. Jugendliche müssen in dieser Phase lernen, mit Problemen und Konfliktsituationen umzugehen und Selbstwirksamkeit zu erleben. Das Paradoxe daran ist, das Jugendliche lernen sollen, Probleme selbst zu lösen, und auf der anderen Seite dann genau dafür die Hilfe von Erwachsenen, nämlich die der Psychotherapeutin bzw. des Psychotherapeuten in Anspruch nehmen.

Erwärmungsphase – „Ich brauche keine Therapie!"

Im folgenden Abschnitt werde ich auf die konkrete praktische Umsetzung psychodramatisch-psychotherapeutischer Arbeit mit weiblichen Jugendlichen eingehen.

Rahmen und Setting

Im Erstgespräch mit Eltern und Jugendlichen erkläre ich immer den Ablauf einer Psychotherapie.

1. **Erklärung der Schweigepflicht:** Der erste Schritt ist die Erklärung der Schweigepflicht. Alles, was mit den Jugendlichen besprochen wird, bleibt zwischen TherapeutIn und Jugendlichen – im geschützten Raum der Therapie.

2. **Auftragsklärung:** Im zweiten Schritt geht es um eine sehr klare Auftragsklärung. Wer ist AuftraggeberIn? Sind es die Eltern oder gibt es eine geteilte Obsorge? Pflegeeltern oder das Jugendamt?

   Fallbeispiel: Ein Vater ruft mich an und will mit seiner 12-jährigen Tochter zu mir kommen, weil sie psychosomatische Beschwerden hat. Vor zwei Jahren habe er sich von seiner Frau getrennt. Am Telefon frage ich gleich nach der Obsorge. Die Eltern des Mädchens teilen sich die Obsorge. Was heißt geteilte Obsorge für meine psychotherapeutische Arbeit? Ich brauche von beiden Elternteilen das Einverständnis. Das heißt, von der Mutter muss ich dieses noch einholen, damit ich mit dem Mädchen arbeiten kann.

3. **Ziele vereinbaren:** Wer hat welche Ziele? Meistens sind die Ziele der Jugendlichen nicht dieselben wie die der Eltern. In der ersten Stunde muss ich mit den Eltern und der Jugendlichen an den Zielen arbeiten bzw. mit allen Beteiligten diese ausverhandeln. Auf der einen Seite liegt die Schwierigkeit oft darin, dass Jugendliche keine Probleme bei sich sehen. Und daher verstehen sie auch nicht, warum sie sich überhaupt Ziele vornehmen sollen. Auf der anderen Seite kommen Eltern oft mit zu großen Zielen, wie: „Ich will, dass meine Tochter wieder brav und normal wird!" Ich muss mit den Eltern an kleineren Zielen arbeiten und diese auch positiv formulieren. Jede kleine positive Veränderung löst ein Erfolgserlebnis und gute Stimmung bei Eltern und Jugendlichen aus. Die Rolle der TherapeutInnen ist auch hier, Klarheit und Struktur zu schaffen und Themen anzusprechen, ohne dabei ein neues Konfliktfeld für die Jugendlichen zu eröffnen und damit zu früh in die Konfrontation mit den Jugendlichen zu gehen. Dies ist nur möglich, wenn ein ausreichend vertrauensvolles Beziehungsverhältnis besteht. Oft ist es nicht möglich, in der ersten Stunde konkrete Ziele mit den Jugendlichen zu vereinbaren.

4. Weiters sehr wichtig bei der anfänglichen Zielfindung:

   „Wenn die These stimmt, dass sich der/die Jugendliche aufgrund der angewachsenen Spontaneitätslage bereits in ein kreatives [sic] Prozessgeschehen der Identitätsentwicklung befin-

det, wird fremde, von außen kommende Energie eines Gegenübers, vor allem wenn sie mit gegenläufigen Forderungen verknüpft ist, Widerstand und Abwehr hervorbringen. Es dürfte daher gerade zu Anfang der Behandlung wichtig sein, dass der Therapeut/Leiter selbst nicht neue Spannungs- oder Konfliktzustände schafft, die die eigentlichen Identitätskonflikte des Jugendlichen überlagern würden." (Weber 2002, S. 267)

5. **Wer macht was:** Wer ist bereit, was zu tun? Was wollen oder dürfen die Beteiligten nicht übernehmen?

6. **Verbindlichkeit:** Es ist wichtig, die vereinbarten Ziele zu verschriftlichen. Das hat den Vorteil, dass die Therapeutin bzw. der Therapeut später auf die gemeinsam festgelegten Ziele zurückgreifen kann.

Unser Vertrag oder das Arbeitsbündnis

Die Sitzungstermine mit Jugendlichen sollten immer an denselben Wochentagen zur selben Zeit stattfinden. Die genaue Planung gibt Jugendlichen Struktur bzw. Halt und Sicherheit. Jugendliche versuchen immer wieder, gegen den therapeutischen Rahmen anzukämpfen, sie testen dabei auch die innere Festigkeit der TherapeutInnen.

Falls Jugendliche nicht zum vereinbarten Termin erscheinen, rufe ich zuerst die Jugendlichen an und kläre ab, was „Sache" ist, dann informiere ich die Eltern.

Der Rahmen für einen guten Beginn in der Therapie umfasst folgende Aspekte:
- festgesetztes Honorar für alle verabredeten Stunden und Stundenausfallregelung,
- Dauer der Sitzung,
- zugesicherte Vertraulichkeit und Verschwiegenheit,
- genaue Absprache über die Elternarbeit (wann sind Elterngespräche geplant, mit oder ohne Jugendliche?).

Die Qualität des Arbeitsbündnisses hat eine große Bedeutung und muss im gesamten therapeutischen Verlauf im Blick behalten werden. Es sollte verlässlich und stabil sein. Besonders während krisenhafter Zuspitzungen des Therapieprozesses muss sich das Arbeitsbündnis als tragfähig erweisen. Zu Beginn der Therapie sollten die Probleme der Jugendlichen von der Therapeutin bzw. dem Therapeuten benannt und gemeinsame Therapieziele gesetzt werden. Alles, was mit den Eltern besprochen werden soll, wird vorher genau mit der Jugendlichen abgestimmt. „Was darf ich deinen Eltern sagen, was nicht? Möchtest du beim Gespräch dabei sein, soll ich es alleine machen?" Sollte sich die Jugendliche für ein gemeinsames Gespräch entscheiden, wird genau besprochen, wer was sagen wird, wer welche Themen anspricht. Diese Vorbereitung kann sich auch über mehrere Stunden erstrecken. Im gemeinsamen Gespräch mit den Eltern innerhalb einer Therapieeinheit hat die Jugendliche die Möglichkeit, in einem geschützten Rahmen mit der Unterstützung der Therapeutin bzw. des Therapeuten ihren Eltern gegenüberzusitzen und in Ich-Botschaften über ihre Gefühle und Bedürfnisse zu sprechen. Die Jugendliche wird handlungsfähig und übernimmt die Verantwortung.

Diese Informationen entlasten Jugendliche enorm und steigern die Bereitschaft zur Zusammenarbeit.

Die Diagnostik

Die Diagnostik im Psychodrama untersucht die Interaktion der Personen mit sich selbst und anderen, die Verfügbarkeit verschiedener Rollen, ihren Umgang mit ihren Rollen, die Rollenebene (psychosomatisch, psychodramatisch und soziodramatisch auf vier Niveaus) und das Spontaneitätsniveau. Instrumente zur Diagnostik sind laut Stadler und Kern (2010) die Analyse des Sozialen Atoms, des Rollensystems, des Rollenstatus, des Spontaneitätsniveaus, der Beziehung zwischen KlientIn und TherapeutIn sowie die psychodramatische Diagnostik des Strukturniveaus.

Um Störungen von Jugendlichen diagnostizieren zu können, müssen JugendlichentherapeutInnen über grundlegendes Wissen der alterstypischen Entwicklung verfügen, um zwischen entwicklungsangemessenen und pathologischen Reaktionen unterscheiden zu können. Jede Altersgruppe weist unterschiedliche biologische, kognitive emotionale Besonderheiten auf und hat spezielle Entwicklungsaufgaben zu leisten.

Die Diagnostik kann mittels der Analyse des Sozialen Atoms erfolgen. „Wo sind im Sozialen Atom der Jugendlichen genau für dieses Ziel wesentliche Personen, solche, die es blockieren könnten, aber auch Ressourcen, die vielleicht nicht genützt sind." (Pruckner 2001, S. 106)

Jugendliche wollen genauso wie ihre Eltern über ihren Zustand aufgeklärt werden. Während des diagnostischen Prozesses wird auch sichtbar, ob die Jugendlichen eine Einzeltherapie oder Gruppenpsychotherapie brauchen. Ist eine Gruppenpsychotherapie angezeigt, dann ist es von Vorteil, zuerst mit den Jugendlichen einige Stunden alleine zu arbeiten, sonst besteht die Gefahr der Überforderung.

Begleitende Elterngespräche finden je nach Alter und Krisen statt. Ab dem 16. Lebensjahr finden Elterngespräche aufgrund der Autonomieentwicklung seltener oder gar nicht mehr statt.

„Habe ich eine Diagnose und wenn ja, was sagt diese Diagnose über mich aus?" Es ist wichtig, den Jugendlichen das Störungsbild und die Entwicklungsphase in einer ihnen verständlichen Sprache näherzubringen. Sowohl Jugendliche als auch Eltern sind über die genauen Informationen erleichtert. Das Wort Pubertät hören sie „100-mal" zu Hause, in der Schule und auf anderen sozialen Bühnen. In der Therapie wollen sie es nicht wieder hören. Deshalb ist es oft hilfreich, ihnen diese Phase genau zu erklären. Was ist genau die Pubertät und was die Adoleszenz?

Die Therapeutin bzw. der Therapeut könnte beispielsweise folgendes Szenarium schildern, indem sie bzw. er doppelt (zum Doppeln siehe S. 246f.): „Du befindest dich momentan in deiner ersten Lebenskrise. Es gibt Tage, da möchtest du am liebsten im Bett bleiben, alles und jeder nervt dich. Beziehungen mit Freundinnen und Freunden sind kompliziert, mühsam und dann wieder angenehm. Du fragst dich vielleicht: ‚Wer bin ich? Wer will ich sein?' Die Eltern sind so anstrengend, sie nerven und löchern mit Fragen. Und du willst sicher nicht mit ihnen darüber reden ..."

Damit ist ein tragfähiges Arbeitsbündnis gegeben, das Fundament für eine Beziehung zwischen TherapeutInnen und Jugendlichen ist geschaffen.

An dieser Stelle möchte ich noch betonen, wie wichtig eine ausführliche Diagnostik ist, damit die Therapeutin bzw. der Therapeut differenziert intervenieren kann.

Die besondere Rolle der Jugendlichentherapeutin/des Jugendlichentherapeuten in der Erwärmungsphase

Es ist schon viel erreicht, wenn die Jugendlichen im Erstgespräch nicht gleich „flüchten“. Die Aufgabe der TherapeutInnen liegt darin, die Neugierde der Jugendlichen zu wecken, Interesse an ihrer Person zu zeigen, authentisch zu bleiben. Als Jugendlichentherapeutin werde ich mit sehr viel Abwehr konfrontiert: „Die Scheiße hier brauche ich nicht. Mit Ihnen rede ich sicher nicht.“ Diesen Provokationen begegne ich „gelassen“. Jugendliche prüfen und überprüfen jeden Satz, jedes Verhalten der TherapeutInnen immer wieder aufs Neue. „Hält meine Therapeutin mein aggressives Verhalten und den Wahnsinn um mich herum aus? Hat sie Angst vor meinen Eltern, lässt sie sich einschüchtern, wird sie meine Eltern in die Schranken weisen?“ Jugendliche können besser über ihre Sorgen reden, wenn sie uns als mitfühlend und gelassen erleben. Besonders bei Jugendlichen, die mit viel Widerstand, passiver Aggression zum Erstgespräch erscheinen, sollten JugendlichentherapeutInnen das Ziel der Psychotherapie und den Gewinn erarbeiten. Die Jugendlichen kommen sehr oft mit einer Hoffnungslosigkeit in die Therapie: „Mir kann niemand helfen. Es ist mir alles egal!“ Das Ziel der PsychodramatikerInnen ist es, eine Begegnung zu erlauben, eine Kooperation anzubieten und auf die Jugendlichen zuzugehen.

Für Jugendliche muss die Therapeutin/der Therapeut ein richtiges Gegenüber darstellen, muss authentisch, spürbar und erlebbar sein. Einerseits erfüllt sie/er Hilfs-Ich-Funktionen, auf der anderen Seite steht sie/er als Regulativ und in gewisser Weise auch als Kontrollinstanz zu Verfügung.

Für TherapeutInnen ist es oft sehr hilfreich, sich auf die Welt der Jugendlichen einzustellen und einzulassen, sie etwa als ExpertInnen in Musik und Mode anzusprechen. Ihre Sprache aufzugreifen (ohne albern jugendlich zu wirken) ist eine Möglichkeit, jene Beziehung herzustellen, mit deren Hilfe ein therapeutischer Prozess in Gang gesetzt werden kann.

Sageder (2000) weist in seiner Abschlussarbeit auf die Auseinandersetzung der TherapeutInnen mit der eigenen Pubertäts- und Adoleszenz-Entwicklung hin. Die Begegnung mit Jugendlichen erweckt häufig Erinnerungen an diese eigene lust- und leidvolle Zeit. Einerseits sind die gedanklichen und emotionalen Erinnerungen eine wichtige Ressource, geht man damit aber nicht reflektiert um, besteht andererseits die Gefahr, den Jugendlichen auch noch die eigene Geschichte aufzubürden. Sich damit ständig auseinanderzusetzen und gerade in schwierigen Situationen genau zu prüfen, ob man gemeinsam mit den Jugendlichen nicht etwas inszenieren möchte, dass man selbst gern gehabt hätte, oder mit den Jugendlichen etwas vermeiden möchte, wovor man sich selbst geschämt hat, ist unerlässlich.

Die Erwärmungsphase: Fallbeispiel Mary

Der dreiphasige Aufbau des Psychodramas bleibt auch in der Arbeit mit Jugendlichen erhalten: Erwärmungsphase, Aktionsphase und Integrationsphase.

Der Erstkontakt – „Meine Tochter will nicht kommen"

Fallbeispiel: Es ist Montag, 11.00 Uhr, eine aufgeregte Mutter am Telefon. Ihre Stimme ist laut und tief: „Sind Sie die Therapeutin? Das Jugendamt schickt mich, ah nein, meine Tochter soll zu Ihnen kommen, aber sie will nicht, sie weigert sich, in eine Therapie zu gehen. Meine Tochter hat fast jeden Tag Wutausbrüche. Sie musste die Schule wechseln, wurde suspendiert. In der neuen Schule ist es nicht besser, die Lehrer rufen mich jede Woche an. Mary spricht weder mit Schulkollegen noch mit Lehrern. Sie arbeitet im Unterricht nicht mit. Was soll ich tun, ich kann sie nicht zwingen, ich weiß nicht mehr weiter, ich habe alles versucht, ich will und kann nicht mehr. Sie müssen mir helfen."
Ich vereinbare mit der Mutter ein Erstgespräch ohne Mary.

In diesem Fall ist es wichtig, die Mutter zu entlasten, ihr die Möglichkeit zu bieten, über ihre Sorgen, Ängste, Überforderung, Hilflosigkeit zu sprechen. Ich versuche, langsam Vertrauen zu ihr aufzubauen und ihr zu vermitteln: „Wir schaffen es! Ich weiß, dass ich Ihrer Tochter helfen kann!" Eltern fragen: „Was ist mit meiner Tochter, ich erkenne sie nicht mehr, warum tut sie diese Dinge?" Eltern wollen über den Zustand ihrer Tochter aufgeklärt werden und ich muss ihnen die Zeit und fachliche Auskunft geben. Eltern sind wichtige KooperationspartnerInnen, die ich in der ersten Stunde für mich gewinnen muss. Sie müssen von ihren Schuldgefühlen entlastet werden. Eltern, die zu mir in die freie Praxis kommen, sind überfordert, hilflos und/oder verzweifelt. Als JugendlichentherapeutIn bin ich DolmetscherIn – ich übersetze die Jugendsprache für Eltern, die Codes der Jugendlichen müssen Eltern erst verstehen lernen. Und gleichzeitig übernehme ich die Rolle der Vermittlerin. Wichtig ist noch, dass die Therapeutin/der Therapeut sich mit den Jugendlichen nicht identifiziert – denn dies könnte zu einer Schuldzuweisung gegenüber den Eltern führen, was die Beziehungsaufbauarbeit zu den Eltern massiv stören würde.

Der persönliche Erstkontakt mit der Mutter – „Ich kann nicht mehr!"

Fortsetzung des Fallbeispiels: Die Mutter erzählt, dass sie mit 19 Jahren nach England auswanderte und dort den Kindesvater traf. Sie erzählt von ihrer damaligen Drogenabhängigkeit und ständigem Partnerwechsel. Sie leide an Depression und befinde sich in Psychotherapie. Sie habe Angst, die Kontrolle zu verlieren und ihre Tochter zu verletzen, deshalb wolle sie nun eine Fremdunterbringung für Mary. Mary sei immer schon sehr fixiert auf die Mutter gewesen und diese fühle sich dadurch eingeengt. Seit der Entlassung der Tochter aus dem Spital, wo sie wegen der psychischen Störungen behandelt wurde, nehme sie ein Antipsychotikum. Im Spital habe Mary eine Psychotherapie abgelehnt. Und nun könne die Mutter mit dem Verhalten ihrer Tochter einfach nicht mehr länger umgehen. Mary könne sich nicht organisieren und die Mutter habe das Gefühl, immer für zwei denken zu müssen. Außerdem sei Mary sehr oppositionell und es gebe regelmäßige Auseinandersetzungen, in denen sie hysterisch werde, schreie und tobe. Die Mutter ist

Alleinerzieherin. Mary zeigt zu Hause ein dissoziales und aggressives Verhalten, in der Schule ist Mary zurückgezogen, depressiv und klagt immer wieder über körperliche Beschwerden.

Im Elterngespräch geht es auch um eine sorgfältige und ausführliche biographische Anamnese der Eltern und Jugendlichen. Hier bekomme ich sehr viele Hinweise über die emotionale Beziehung zwischen Eltern und Jugendlichen. Die Familien- und Lebensgeschichte der Eltern sollte berücksichtigt werden. Was sind die emotionalen Ressourcen der Eltern? Brauchen sie zusätzlich Unterstützung, z.B. Elternberatung oder doch Psychotherapie?

Fortsetzung des Fallbeispiels: Die Mutter erklärt mir im Erstgespräch, sie sei zur aktiven Mitarbeit in der Therapie bereit und wolle „nichts mehr, als ein harmonisches Zusammenleben mit einem Kind, dem es gut geht". Sie sei selbst seit Jahren in psychotherapeutischer Behandlung und erhoffe sich von einer Psychotherapie für ihre Tochter, dass sie lerne, sich auf einem gesunden Weg abzunabeln, ein stärkerer, selbstbewusster Mensch zu werden und mit Frust und Ärger besser umgehen zu können.
Im Gespräch mit der Mutter wird deutlich, dass sie großen Druck auf Mary ausübt, eine Psychotherapie zu beginnen, und ihr andernfalls mit einer Unterbringung in einer Wohngemeinschaft der Jugendwohlfahrt droht. Sie wirkt sehr angespannt und belastet; die Sorge um die weitere Persönlichkeitsentwicklung ihrer Tochter scheint authentisch und stark ausgeprägt.

Eltern fühlen sich sehr oft schuldig, verunsichert und überfordert. Es geht nicht um die Schuldfrage, es geht um eine Kooperation mit den Eltern und ihre Wertschätzung. Den Eltern muss von TherapeutInnen ein geschützter Rahmen angeboten werden, ohne bewertet zu werden, es muss ihnen die Möglichkeit geboten werden, alles an- und auszusprechen, ohne das Gefühl zu haben, sie säßen vor Gericht. Den Beginn einer Therapie erleben Eltern oft als Entlastung, da sie nun einen Ort haben, an dem sie ihre Sorgen, Nöte und quälenden Affekte deponieren können. Manchmal kommt es nach kurzer Zeit zu einer überraschend schnellen emotionalen Stabilisierung und deutlichen Besserung oder sogar einem vorübergehenden Verschwinden der Symptomatik. Dies kann dazu führen, dass Jugendliche oder Eltern Überlegungen anstellen, die Therapie zu beenden, weil die deutliche Symptomreduzierung als Lösung der Probleme missinterpretiert wird.

Wenn Eltern sich als hilflos erklären, besteht die Gefahr für die Therapeutin bzw. den Therapeuten, die Verantwortung für die Problematik zu übernehmen.

Die erste Stunde mit Mary – „Ich brauch' keine Therapie, aber meine Mutter!"

Fortsetzung des Fallbeispiels: Die Tür geht auf und die Mutter kommt mit Mary herein. Mary trägt eine Kapuze, ihr Blick ist auf den Boden gerichtet. Ich begrüße die Mutter und reiche ihr die Hand. Mary ignoriert mich, ihre Mutter fordert sie auf, mir die Hand zu geben. Die Mutter legt gleich los: „Von klein an habe ich dir

beigebracht, Menschen zu grüßen, was ist denn nur los mit dir?" Ich unterbreche die Mutter und bitte sie, Platz zu nehmen. Mary schweigt und schaut die Mutter misstrauisch an.
Sobald alle ihren Platz eingenommen haben, stelle ich mich selbst und meine Arbeit vor und erkläre Mary und ihrer Mutter den Ablauf einer Therapie.

Die Jugendlichen kommen mit negativen Bildern von PsychotherapeutInnen in die Therapie und wissen nicht, wer oder was sie erwartet. Es ist „uncool", zur Psychotherapie zu gehen. Jugendliche fürchten die Verbündung der TherapeutInnen mit den Eltern. Sie kommen mit dem Gedanken: „Aha, die Konflikte gehen hier weiter und die Erwachsenen sind gegen mich! Die Therapeutin interessiert sich nicht für mich." TherapeutInnen sind weder RichterInnen noch RechtsanwältInnen und dies muss den Eltern und Jugendlichen sehr klar vermittelt werden, somit wird Entlastung für alle Beteiligten geschaffen. In der ersten Stunde ist es sehr wichtig, den Jugendlichen zu vermitteln, was eine Psychotherapie ist. Die Frage der TherapeutInnen nach dem Grund des Hierseins und der Symptomatik gibt Aufschluss über die Reflexionsfähigkeit der Jugendlichen. Wie Jugendliche darauf reagieren, ist ein erster Indikator dafür, ob ein Arbeitsbündnis eingegangen werden kann.

Fortsetzung des Fallbeispiels:
Therapeutin: „Warum bist du heute hier?"
Mutter: „Sag' der Therapeutin, warum du hier bist, du weißt es! Sag' es endlich!"
Mary schweigt.
Therapeutin: „Mary, ich kann mir gut vorstellen, dass dich dieses Gespräch hier nervt. Ich bin eine fremde Person für dich und du sollst hier mit mir reden. Wir kennen einander überhaupt nicht, warum solltest du es auch tun? Ich werde mich einmal vorstellen und dir ein bisschen von meiner Arbeit hier erzählen. Das heutige Gespräch ist ein Kennenlernen und wir klären, ob wir überhaupt miteinander können. Zu mir kommen hauptsächlich Jugendliche mit unterschiedlichen Problemen wie Schwierigkeiten in der Schule mit Schulkollegen und -kolleginnen, Ängste, Depressionen …
Deine Mutter hat mir im Erstgespräch erzählt, dass du gerne in den Bergen bist. Da haben wir ja etwas gemeinsam. Eine Psychotherapie ist wie eine Bergwanderung. Am Anfang müssen wir uns ausmachen, welchen Berg du besteigen möchtest. Ist es der Großglockner oder vielleicht der Kilimandscharo?"
Mary schaut ihre Mutter mit großen Augen an: „Ich bin nur wegen dir hier. Du erpresst mich!"
Therapeutin: „Mary, ist es für dich okay, wenn deine Mutter jetzt hinausgeht und draußen auf dich wartet?"
Mary: „Ist mir doch egal!!"
Mutter geht hinaus.
Therapeutin: „Du siehst das sicher ganz anders als deine Mutter. Ich frage mich schon, wie du das alles aushältst."

Auf der Begegnungsbühne wende ich die Technik des Doppelns an, ich nehme die Körperhaltung, Mimik und Gestik der Jugendlichen ein und drücke die von mir vermuteten Gefühle und Gedanken aus. Oft ist es wie eine Expedition, wir begeben uns gemeinsam auf die Suche nach den noch fehlenden, passenden Worten für ihre Befindlichkeit. Durch einfühlendes Doppeln wird die Regulation von Angst ermöglicht (Schacht 2003). Indem die Jugendlichen in der Wahrnehmung ihrer Gedanken und Gefühle unterstützt werden, können sie diese später auch eigenständig benennen. Neues Denken über Gefühle oder neues Handeln kann eröffnet werden. Hier interveniere ich auf der psychosomatischen Rollenebene.

Fortsetzung des Fallbeispiels:
Mary: „Sie erpresst mich, ich muss zu Ihnen kommen. Ich will aber nicht. Was wissen Sie schon von meinen Problemen. Die Erwachsenen kommen immer nur mit guten Ratschlägen, kritisieren mich, es kommen immer Vorwürfe. Ich will einfach nicht."
Therapeutin: „Ja, du hast Recht, ich weiß gar nichts von dir und deinen Problemen. Deshalb möchte ich dich gerne einladen, mir eine Chance zu geben, dich kennen zu lernen. Es braucht Zeit und Vertrauen."
Mary kommt zur nächsten Therapiestunde alleine. Diesmal hat sie wieder ihre schwarze Weste mit Kapuze an. Sie schaut mich noch immer nicht an. Ich begrüße sie und bitte sie in den Raum. Mary lässt sich in den Sessel fallen und schweigt weiter.
Fünf Stunden schweigt Mary und beobachtet mich sehr genau. Nach der fünften Stunde sage ich zu ihr: „Fünf Stunden hast du jetzt geschwiegen. Ich bin nicht deine Animateurin. Entweder wir arbeiten zusammen oder du lässt es bleiben. Schade um die Zeit. Ich will, dass du dich bis zur nächsten Stunde entscheidest. Willst du mit mir zusammenarbeiten oder willst du gehen? Beides ist für mich o.k."
Mary kommt wieder, zum ersten Mal schaut sie mich an und sagt sehr laut: „Ich bleibe! Und was machen wir jetzt, weil reden mag ich nicht! Was machst du mit den anderen Jugendlichen?"
Ich zeige Mary gemalte Bilder und Masken von Jugendlichen. Mary entscheidet sich sehr schnell für die weiße Leinwand. Gemeinsam breiten wir eine große Decke auf dem Boden aus, holen das Material.
Mary hört sehr gerne Musik, deshalb frage ich Mary nach dem iPod.
Mary: „Heee ... cool, wir können hier Musik hören!"

Somit ist der Bann gebrochen und wir können in die Aktionsphase übergehen.

Nach einem Jahr Therapie frage ich:
„Mary, warum hast du fünf Stunden lang nicht mit mir gesprochen?"
Mary: „Ich habe es mir geschworen, mit dir nicht zu sprechen, ganz ehrlich wollte ich dich testen. Wie lange hältst du es aus mit mir?"

Bei intellektualisierenden Jugendlichen können sehr konkrete Angriffe auf die Arbeit der JugendlichentherapeutInnen erfolgen, ihre fachliche Kompetenz wird abgewertet und in Frage stellt. Die Angriffe können so massiv sein, dass die TherapeutInnen das Gefühl haben, alles falsch zu machen. Deshalb ist bei schwer strukturell gestörten Jugendlichen die Einhaltung des Settings von ganz besonderer Bedeutung, da auch die Jugendlichen Angst haben, mit ihren Hassaffekten die TherapeutInnen und den Rahmen zu zerstören. Das gemeinsame Durchhalten und Aushalten dieser Therapiephase ist sehr wichtig. Gleichzeitig ist diese Phase außerordentlich vulnerabel und prädestiniert für Therapieabbrüche und für das Agieren auf der Sozialen Bühne wie Schule oder Zuhause. Allerdings sind Abbrüche zu diesem Zeitpunkt, zu dem Jugendliche sich in das Zentrum ihrer Angst und ihrer Verletzung gewagt haben, für deren weitere psychische Entwicklung besonders schwerwiegend: Alte, destruktive Erfahrungen werden dadurch bestätigt und zementiert.

In der Arbeit mit Eltern ist es in dieser Phase besonders wichtig, ihnen die Notwendigkeit der Weiterführung der Psychotherapie trotz der Unlust der Jugendlichen zu vermitteln, damit sich nicht ihre Abwehr mit jener der Jugendlichen verbündet und sie die Weigerung der Jugendlichen nutzen, um die Therapie zu beenden. Denn in der Aktionsphase der Therapie haben auch die Eltern einen tieferen Einblick in die eigene Beteiligung der Symptomatik der Jugendlichen bekommen, was Scham- und Schuldgefühle verstärken und eine negative Reaktion auch von ihrer Seite auslösen kann. So können eigene Verlassenheitsängste aktiviert werden, wenn die bisher so abhängigen Jugendlichen nun stärker eigene Wege gehen, oder die Angst der Eltern vor aggressiven Affekten kann deutlicher werden, wenn die depressiven Jugendlichen die Eltern nun stärker konfrontieren oder in Frage stellen. TherapeutInnen müssen rechtzeitig die Schwierigkeiten, Ängste und Abwehrbewegungen der Eltern erkennen, damit diese bearbeitet werden können und sich die familiäre Dynamik entwicklungsfördernd für Jugendliche und Eltern verändern kann.

Die Aktionsphase – „Und was machen wir jetzt …?"

Für mich als Psychodramatikerin stellen die Rollentheorie, die Entwicklungspsychologie nach Schacht (2003) und das praxisbezogene Bühnenmodell von Pruckner (2002) die Grundlagen meiner therapeutischen Arbeit mit Jugendlichen dar. An dieser Stelle möchte ich die Jugendarbeit hervorheben und diese nicht mit der Kinderpsychotherapie vermischen.

Pruckner beschreibt in ihrem Artikel das Dreibühnenmodell in der monodramatischen Arbeit mit Kindern. Die von ihr sehr klar gesetzten Grenzen zwischen Begegnungsbühne und Spiel-Aktionsbühne in der Kinderpsychotherapie verschwimmen in der Einzelarbeit mit Jugendlichen. „Die existenzielle Begegnung findet oft in der Gestaltungsphase statt." (Pruckner 2004, S. 273)

Weber (2002) erläutert den Begriff der „subtil eingeführten Bühne" wie folgt:

> *„[…] am Anfang der Arbeit mit Jugendlichen steht die existenzielle Begegnung, in der ich auf einen in einer Identitätskrise sich befindlichen Menschen treffe, bei dem Realität und Spiel sich vermischen."* (Weber 2002, S. 270)

Fallbeispiel: Emilia, ein 16-jähriges Mädchen, betritt den Warteraum und schon geht es los: „Stell dir vor, was mir passiert ist. Die letzte Woche war ein Horror für mich. Ich hab' dir so viel zu erzählen. Es wird sich in dieser Stunde gar nicht ausgehen …" Sie lässt sich in den Sessel fallen und spricht weiter: „Seit ich mit Marko zusammen bin, spinnt Ivana komplett. Sagt, ich habe keine Zeit für sie und sie ist das dritte Rad am Wagen. Endlich habe ich mich verliebt und sie macht Stress. Luka ignoriert sie und sagt, sie ist eine Zicke … Ah, die nerven mich alle. Und meine Mutter stresst mich jetzt auch noch mit der Schule …"

Emilia wählt die Sprache zur Begegnung. In dieser Gesprächsphase befinden wir uns noch immer auf der Begegnungsbühne, „es entsteht ein gemeinsamer intermediärer (Fantasie-)Raum, der von nun an ein gemeinsamer vorübergehender Begegnungsraum ist“ (Weber 2002, S. 270). Emilia beschreibt Konfliktszenen und differenziert ihre Beziehungen und Rollenerwartungen zu anderen. Sie steigt imaginativ in die Szene ein, übernimmt die Perspektiven ihrer FreundInnen und kehrt wieder zu ihrer eigenen zurück, wechselt mit einer unglaublichen Geschwindigkeit die Positionen.

> *„Dieser Prozess inneren Rollenwechselns kann äußerlich rein sprachlich ablaufen, hat aber emotional die Bedeutung einer Erwärmung für neues Handeln. [...] Nicht immer ist ein Wechsel auf die Spielbühne indiziert.“* (Biegler-Vitek/Riepl/Sageder 2004, S. 318)

Einsatz von Intermediärobjekten (IO) und Intraintermediärobjekten (IIO)

In meiner monodramatischen Arbeit mit Jugendlichen verwende ich sehr viele Hilfsobjekte, dazu gehört das Gestalten von Masken, Figuren und Collagen. Andere Jugendliche bevorzugen das Zeichnen und Schreiben von Texten.

Monika Wicher beschreibt in ihrer Abschlussarbeit:

> *„Das Ziel ist es, durch IO mit den Jugendlichen in Kommunikation zu kommen. Das IO ermöglicht zunächst eine psychodramatische Begegnung zwischen Therapeutin und Jugendlichen. Aus Scham oder Angst fällt es Jugendlichen sehr schwer, bestimmte Themen anzusprechen. Das IO schützt Jugendliche und Therapeutin. Es ist das Mittel, welches Hoffnung auf einen Weg aus der inneren Isolation gibt.“* (Wicher 2000, S. 8)

Die IOs und IIOs sind für meine Arbeit mit Jugendlichen ein wichtiger Bestandteil. Einen theoretischen Exkurs über die Entstehungsgeschichte der IOs und IIOs liefert Hildegard Pruckner in ihrem Artikel „Monodrama mit Kindern“ in diesem Buch.

Eine Fülle von Gegenständen bietet sich für das Gestalten von IOs und IIOs an. Die jeweilige Auswahl sollte, ausgehend von deren Ressourcen, grundsätzlich den Jugendlichen überlassen werden. Die IOs und IIOs geben in ihrer Hilfs-Ich-Funktion sowohl TherapeutInnen als auch Jugendlichen Schutz, wenn sie sorgfältig eingesetzt werden. Sie bieten eine unverzichtbare Unterstützung, sich gemeinsam mit den Jugendlichen Unbekanntem und Abgelehntem zu nähern, und tragen damit wesentlich zur Heilung bei. Es gibt auch Jugendliche (siehe Fallbeispiel Mary), die am Beginn der Therapie nicht sprechen wollen oder können. Auf meine Frage „Wie geht es dir heute?“ erhielt ich von Mary fünf Monate lang zwei Wörter: „Ja, gut!“ Hier setzte ich das IIO (Leinwand) auf der Begegnungsbühne ein, damit überhaupt Begegnung möglich werden konnte.

Die Leinwand ist ein Intraintermediärobjekt, ein Zwischenobjekt und ein Zwischenraum. Die Begegnung zwischen Mary und mir war ergreifend. Mary bat mich, „nur“ zu beobachten. Diese Rolle der „Beobachterin“ hat für mich die Qualität der Aufmerksamkeit und Wahrnehmung. Marys Sinne wurden angeregt und diese sinnliche Erfahrung fand auf der körperlichen Ebene (psychosomatischen Rollenebene) statt. Je nach Materialauswahl und seiner Beschaffenheit werden unterschiedliche

Sinne verstärkt angesprochen. Ist es einmal der Sehsinn, der Sinn der Haptik und des Tastens, ist es ein andermal eher der Sinn für das Hören, welcher aktiviert wird.

> *„Bestimmte Materialien bei selbstgebastelten IO können Sendefunktionen verstärken oder auch behindern. So vermittelt etwa Samt als Material ein weiches, flauschiges Gefühl, Bastelfolie jedoch kann Festigkeit, klare Abgrenzung in den Vordergrund stellen."* (Wicher 2000, S. 5)

Die Entscheidung, welches IO oder IIO ich wann einsetze bzw. gestalte, ist bereits eine erste oder eine dem Therapieprozess entsprechende Intervention. An dieser Stelle schließe ich mich Pruckner (2004) an, die auch auf die Gefahr von inflationärer oder zumindest unreflektierter Verwendung von Materialien hinweist.

Auf zwei Techniken werde ich näher eingehen: das Gestalten einer Maske und das Entwerfen eines Comic-Heftes. Die folgenden Fallbeispiele sollen die konkrete Vorgangsweise illustrieren.

Die Lovestory (IIO): Mary – „Zicken-Terror statt Flirt-Alarm"

Ein Weg, an Mary „ranzukommen", war das Gestalten eines Comic-Heftes. Nach der Leinwandmalerei hatte Mary noch immer nicht das Bedürfnis, mit mir zu sprechen. Auf meine Frage „Mary, was interessiert dich, was sind deine Hobbys?" kam ein sehr zögerliches: „Schreiben und Lesen." Ich schlug ihr vor, gemeinsam ein Comic-Heft zu gestalten. Zum ersten Mal nach zehn Stunden schaute mich Mary mit strahlenden Augen an: „Echt, das würdest du mit mir hier machen, cool. Aber ich habe ein Problem, ohne Musik kann ich nicht zeichnen." Mary hatte jede Stunde ihren iPod mit. Durch die vertraute Musik war es mir möglich, eine aktivierende und Sicherheit gebende Atmosphäre für Mary zu schaffen. Die Musik lieferte Worte für das, was Mary nur schwer beschreiben konnte. Wünsche, Ängste, Sehnsüchte, Trauer wurden spürbar und Mary hatte das Gefühl, nicht alleine zu sein. Auf der psychosomatischen Ebene setzte ich auch das Arbeiten mit Ton und das Filzen ein. Filzen und Tonarbeiten, wo Druck ausgeübt wird, geben propriozeptive Informationen. Hier intervenierte ich auf der psychosomatischen Ebene.

Mary kam immer hungrig in die Therapiestunde. Jeden Mittwoch begann die Therapie mit der Frage: „Hast du vielleicht etwas zum Essen?" Unser Einstiegsritual war das Essen. Mary bekam immer wieder Obst und Kekse. Dadurch kam es auf der psychosomatischen Rollenebene zu einer Nachnährung. Das Essen kann eine positive Atmosphäre unterstützen. Der Körper wird somatisch gut versorgt. Die Therapiestunde bekam immer mehr Struktur bzw. einen klaren Ablauf.

Das Gestalten eines Comic-Heftes ermöglichte Mary, mit sich in Kontakt zu kommen, sich ihren Problemen anzunähern, Spannungen aufzulösen und Scham zu reduzieren. Comics strukturieren bildhaft zeitliche Abläufe. Diffuse Bild- und Gedankenwelten werden konkretisiert und veranschaulicht, um Handlungskompetenzen zu gewinnen. Mary konnte sich mit den handelnden Rollen identifizieren und Lösungsstrategien entwickeln. Die erprobten Lösungen blieben für Mary sichtbar und konnten besser reflektiert werden. Mit dem Intraintermediärobjekt war der

Übergang von der psychosomatischen auf die psychodramatische Rollenebene möglich.

Das Rollenrepertoire von Mary war nicht ausreichend, deshalb musste ich die Rollenqualitäten mit ihr gemeinsam gestalten. Der erste Schritt bestand darin, einen Zugang zu Marys Gefühlswelt zu ermöglichen und zu entwickeln. Mary agierte in ihren Rollenkonserven, die ihr Handeln regressiv und nicht adäquat erscheinen ließen. Durch die so reduzierte Handlungsfähigkeit war ihre Rollenflexibilität erheblich eingeschränkt. Die bereits etablierten Rollenkonserven reichten nicht mehr aus, um in neuen Situationen spontan und kreativ handeln zu können. Ziel der Rollenerweiterung für Mary war es, Kompetenzen für eigenes Handeln zu erwerben.

Anhand folgender Abbildungen will ich den Gestaltungsprozess der „Lovestory" veranschaulichen:

1. Gestaltungsphase: Themenfindung
   „Worum soll es in deiner Geschichte gehen?"
   Brainstorming
   Marys Themen: Liebe, Schmerz, Liebeskummer, Freundschaft

2. Gestaltungsphase: Rollenentwurf (Zeichnung)

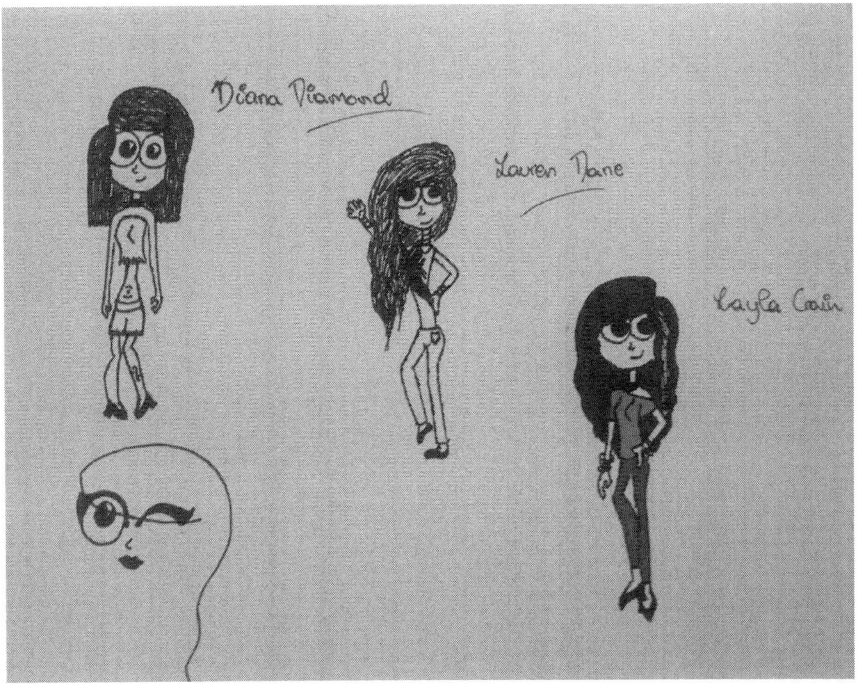

Abb. 1: Zeichnung 3 – „Rollenentwurf"

3. Gestaltungsphase: Rolleneinkleidung

Tab. 1: Rolleneinkleidung

Rollennamen	**Alter**	**Geschlecht**	**Eigenschaften**
Diana Diamond	14	weiblich	nett, Emo-Style, unsicher, hat einen Freund
Lauren Dane	14	weiblich	unschuldig, naiv, ein bisschen dämlich, kennt die Welt nicht so gut, sieht nur das Gute im Menschen, ihr Freund nützt sie nur aus
Layla Crain	15	weiblich	eine richtige Tussi, schaut sehr auf ihr Styling, alle Jungs lieben sie, sie ist der Star, sehr beliebt, hat einen superschlanken Körper
Brian Rage	15	männlich	Dreamboy, hat sich in Diana verliebt, kann alle Mädels haben
Timothy Russo	15	männlich	hat eine peinliche Mutter, lässt sich unterdrücken, hat sich in Diana verliebt, ist aber mit Layla zusammen, Lauren steht auf Timothy
Chrissy Jones	15	weiblich	Tussi, trägt nur Pink, Layla ist auch mit Chrissy befreundet, sie muss sich zwischen zwei Freundinnen entscheiden, sie will ihren Look verändern

Beim Gestalten der Comic-Figuren war es für Mary wichtig, ihre Gegenrollen im vorhandenen Rollenrepertoire zu gestalten. Sie kümmerte sich in den letzten Jahren um die psychisch kranke Mutter und konnte ihre Gefühle nicht wahrnehmen, ihre Bedürfnisse und Wünsche bekamen keinen Platz. Meine Aufgabe war es, wahrzunehmen, welche Rollen ungenügend entwickelt waren und welche Rollen entwickelt werden mussten, damit Mary mit anderen Menschen in Beziehung gehen konnte.

4. Gestaltungsphase: Szenenbeschreibung

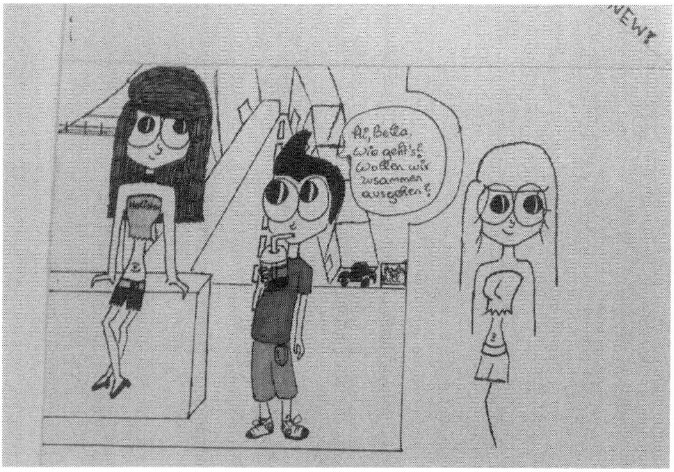

Abb. 2: Szene 1 – „Ich will sie haben, alles oder nichts!"

Das Intraintermediärobjekt „Die Lovestory" war die Kommunikationsbrücke zwischen Mary und mir, die Szenen bekamen Gefühl und Sprache.

> *„Auf der psychodramatischen Rollenebene ermöglicht die Sprache einerseits ein erhöhtes Maß an gemeinsam geteilter Welt sowie eine erhebliche Erweiterung der Handlungskompetenzen. Die Fähigkeit, auf flexible und kreative Weise Geschichten (Narrationen) zu gestalten, ist wichtig, um eine reichhaltige Realität, eine Surplus-Realität, kreieren zu können. […] Das Kind erlernt grundlegende Kompetenzen, um mit Hilfe von Sprache komplexe Ereignisfolgen als stereotype (Rollen-)Skripts oder als individuelle Geschichten zu erfassen."* (Schacht 2003, S. 132)

Marys Aufmerksamkeit war auf das Intraintermediärobjekt gerichtet, ihr Aktionshunger (Neugierde, Interesse, Freude am Effekt) konnte geweckt werden. Diffuse, unaussprechliche Gefühle und Empfindungen wurden sichtbar und gleichzeitig konkret und begrenzt (Wicher 2000). Mary verließ die reale Welt und tauchte in eine virtuelle Welt ein, in der alles erlaubt war. Aufgrund der Symbiose mit der Mutter war es ihr nicht möglich, „wütende Rollen" zu leben, in der „Lovestory" bekamen diese Rollen ihren Platz und konnten ausgelebt werden. Innere Vorstellungen, Wünsche und Sehnsüchte bekamen ihren Platz in der Szene.

Die Maske: Aylin – „Heut' bist du besonders schön!"

Fallbeispiel: Wie jeden Mittwoch kommt Aylin zehn Minuten früher zu ihrer Therapiestunde zu mir in die Praxis. Aylin hat heute ihre Haare besonders schön zu einem Zopf frisiert. Sie ist dezent geschminkt und ihr Outfit ist heute im Gegensatz zu den früheren Treffen sehr leger und nicht zu eng und figurbetont. Mir fällt dies sofort auf und ich begrüße sie mit: „Hallo Aylin, heute bist du besonders schön. Was ist der Grund dafür?"
Unsere Begegnungsbühne ist damit eröffnet.
Aylin begleitet mich wie jedes Mal in die Küche, wo ich ihr einen Chai Latte koche.

Dies ist unser regelmäßiges Ritual am Beginn der Stunde. Ritualisierte Abläufe sind bei der Arbeit mit Jugendlichen besonders wichtig. Sie geben ihnen Halt und Sicherheit und fördern den guten Einstieg in die gemeinsame Arbeit. Pruckner beschreibt diese Abläufe auch als interaktionelle Konserven: „Ich denke hier analog zum positiv besetzten Begriff der Rollenkonserve, der ja auch Stütze und Sicherheit für das Vorwagen in Spontanitätslagen gibt." (Pruckner 2001, S. 83) Diese Rituale, sind sie einmal eingeführt, sollen immer bewusst fortgeführt werden.

Fortsetzung des Fallbeispiels: Als wir unter uns sind, erwidert Aylin: „Das höre ich gar nicht gerne." „Was hörst du nicht gerne, dass du schön bist?", frage ich sie. „Ja, Komplimente hasse ich!", sagt sie klar und deutlich. „O.k., das wusste ich nicht. Es tut mir wirklich sehr leid, ich werde es in Zukunft nicht mehr sagen." Da antwortet sie: „Ich mag weder Komplimente von Kindern noch von Erwachsenen. Aber dich meine ich damit nicht, du darfst es sagen!" „Warum darf ich es sagen und die an-

deren nicht?", möchte ich wissen. „Du meinst es ehrlich und die anderen sind alle falsch!" „Woran erkennst du, dass ich es ehrlich meine?", hake ich nach. „Du sagst es nicht bei jedem Treffen, sondern nur, wenn es stimmt!"
Und so sind wir bei unserem Thema für diese Stunde angekommen. Wir begeben uns in den Therapieraum.
„Aylin, in den letzten Stunden bist du immer wieder mit dem Thema gekommen: ‚Ich bin hässlich, ich bin dick. Meine Mitschüler spotten mich aus.' Ich möchte mir gerne mit dir dieses Thema weiter anschauen. Ich habe einen Vorschlag: Hast du Lust, heute eine Maske zu gestalten?"

Grundsätzlich ist es wichtig, dass ich mit Feingefühl in der Erwärmungsphase herausfinde, mit welchem IIO die Jugendliche am ehesten arbeiten möchte. Erst wenn ich mir dessen sicher bin, schlage ich dieses IIO auch vor.

Weiters arbeite ich mit dem IIO der Maske erst dann, wenn der Therapieprozess schon länger andauert und genug Vertrauen aufgebaut worden ist. Beim Arbeiten mit Masken kommt es zu sehr tiefgreifenden Erfahrungen, sodass eine gefestigte Beziehung vorhanden sein muss.

Das IIO wird in diesem Fall von Aylin erschaffen und gestaltet. Das IIO funktioniert als Förderer des Ausdrucks von Inhalten, die sich in Formen gestalten.

> *„Das Individuum drückt sich nicht über das Objekt oder mit dem Objekt, sondern im Objekt aus: Es ist das Objekt selbst, welches die Form annimmt, es wird modelliert und verändert in der Funktion der Inhalte, die vom Protagonisten kommen. […] Die Inhalte fließen während der Ausführung ein und werden später oder bei der Arbeit vom Autor gefunden. Selbstverständlich entstehen immer – und das ist das Wertvolle – solche Formen, die unbekannten oder abgelehnten Inhalten entsprechen. Ein Teil der Psychodramatischen Arbeit bezieht sich auf die Suche nach und die Bewusstwerdung dieser Inhalte. Je eingeschränkter die Anweisung ist (durch die Herstellung des Objekts eine bestimmte Situation oder einen Konflikt, Emotion, Rollen … zu repräsentieren), desto größer wird der Sinninhalt des Objekts. Die Anweisung markiert einen Bezugspunkt zu den Bedeutungen, die dem Objekt zugeschrieben werden."* (Rojas-Bermudez 2003, S. 341)

Zuerst erkläre ich den Jugendlichen, wie man eine Maske anfertigt. Sie können zwischen drei Materialien wählen: Lehm, Gips oder Leimpapier.

Der Gestaltungsprozess bei Masken erfordert mindestens fünf Stunden. An dieser Stelle ist mir wichtig zu betonen, dass es sich hier nicht um „Bastelstunden" handelt, sondern um das Einlassen auf einen gemeinsamen Prozess, inklusive der Reflexion der gemeinsamen Inszenierung von TherapeutIn und Jugendlichen. Ich muss mir überlegen, warum ich mit diesem Mädchen zu diesem Zeitpunkt eine Maske gestalten will. Wichtig ist auch zu wissen, was mit dem IIO nach dem Gestaltungsprozess passieren soll bzw. wie es weiter eingesetzt werden soll. Welche Hilfs-Ich-Funktion könnte die Maske haben – stützende Doppelgängerinnen-Funktion oder Trägerin von antagonistischen Rollenanteilen (Pruckner 2004, S. 272)?

In der Aktionsphase verlassen wir das Eingangssetting und begeben uns auf die Spielbühne. Die Spielbühne wird von den Jugendlichen und mir mit Decken auf dem Boden gestaltet, worauf wir dann mit den verschiedenen Materialien arbeiten. Damit entsteht der klar abgegrenzte Bereich einer kreativen Zone.

Am Beginn der Schaffensphase frage ich die Jugendlichen, ob ich bei der Gestaltung der Maske helfen oder eher nur beobachten soll. Meistens wird mir die Rolle der Mitgestalterin zugeteilt.

Fortsetzung des Fallbeispiels: Aylin stimmt dem Arbeiten mit einer Maske zu und wählt mich auch als Mitgestalterin aus. Wir starten mit einer Bleistift-Skizze auf Papier: Wie soll die Maske aussehen?
„Ich möchte eine sehr schöne Maske machen. Sie soll nichts Bedrohliches oder Teuflisches an sich haben. Weil das bin ich ja selber. Und das, was ich nicht habe, so soll die Maske aussehen. Kennst du ‚Die Schöne und das Biest'? Weil ich immer das Biest bin und jetzt möchte ich die Schöne gestalten."
„O.k., es ist deine Maske und du entscheidest, wie du sie haben möchtest", bestärke ich sie in ihrem Tun.
Sobald die Skizze beendet ist, zeige ich ihr die verschiedenen Materialien (Lehm, Gips oder Leimpapier), mit denen sie jetzt die Maske bauen kann. Aylin entscheidet sich dafür, eine Leimpapier-Maske anzufertigen.
Nachdem die Leimpapier-Maske getrocknet ist, fängt sie an, die Maske zu bemalen und mit Dekorationsteilen (Sterne, Federn, Glitzersteine, Stoffe etc.) zu gestalten.
Die Masken werden mit Farben und Pinseln bearbeitet, die eine gewisse Distanz zum Werk schaffen.
Am Schluss möchte Aylin die Maske noch auf eine Leinwand kleben und auch die Leinwand gestalten.

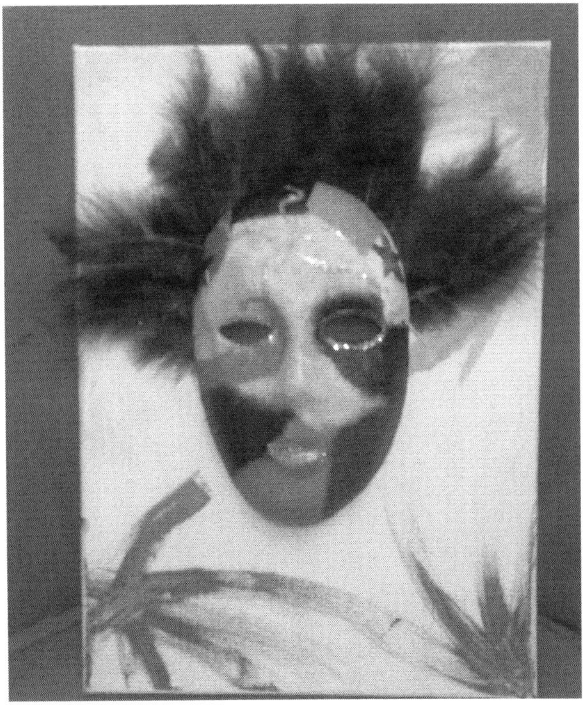

Abb. 3: Leimpapier-Maske „Die Schöne und das Biest"

Nach dem Gestaltungsprozess wird die Maske von Aylin eingekleidet: „Das ist die Angy, sie ist 14 Jahre alt und bildhübsch. Sie ist eher ruhig, wohnt auf einer Insel mit Tieren ... Fortsetzung folgt ...“ Und so verfassten wir gemeinsam eine Geschichte mit dem Titel: „Die geheimnisvolle Angy“.

> *„Sobald das Objekt fertig ist, kann es als IIO eingesetzt werden, zur Klärung von Inhalten oder zur Definition einer Rolle oder Situation, die vom Protagonisten mit dem Objekt (Maske oder anders) gestaltet wird. Die Schaffung eines Objektes durch den Protagonisten eignet sich dazu, neues Material zum Vorschein zu bringen, neue Standpunkte, von denen aus das vorherige Material neu bearbeitet werden kann. Die Inhalte, die die Objekte widerspiegeln, beziehen sich auf sehr intimes Material des Subjekts, auf Grund der Nähe plastischer Formen zu wenig verarbeiteten Inhalten (rechte Hemisphäre). Die Techniken zur Herstellung von Objekten ermöglichen eine große Intimität.“* (Rojas-Bermudez 1997, S. 16)

Aylin war es sehr wichtig, ihre Maske in die Wohngemeinschaft (sozialpädagogische Einrichtung) mitzunehmen, als Erinnerung an das in der Therapiestunde Erarbeitete und zur Unterstützung. Die Maske hat für Aylin damit eine Hilfs-Ich-Funktion bei der Umsetzung von neu erprobten Rollen im realen Sozialen Atom.

An dieser Stelle möchte ich noch bemerken, dass kreative Materialien wichtige Funktionen übernehmen. Die Maske diente als IIO, um die intrapsychische Realität sichtbar zu machen.

Integrationsphase – „Ich hasse Abschied“

Am Ende der psychotherapeutischen Arbeit mit Jugendlichen ist es sehr wichtig, gemeinsam noch einmal Bilanz zu ziehen: Haben wir erreicht, was wir uns vorgenommen haben? Wie weit sind wir gekommen? Welche Schwierigkeiten wird es geben, wenn es die Möglichkeit des Austauschs nicht mehr gibt? Oder wenn neue Probleme auftauchen? Und an dieser Stelle beende ich diesen Artikel mit Marys letzter Therapiestunde.

Die letzte Stunde: „Das rote Seil“

Fallbeispiel: Es ist Mittwoch, 16 Uhr. Wie jeden Mittwoch um 16 Uhr kommt Mary zu mir in die Therapiestunde, ganze zwei Jahre schon. Heute ist aber ein besonderer Tag:
„Hallo Mary“, sage ich, „schön dich wiederzusehen. Heute ist ja ein besonderer Tag.“ „Ja, unsere letzte Therapiestunde“, antwortet sie fröhlich und ein wenig aufgeregt.

In der letzten Therapiestunde geht es um Rückblick, um Abschied und darum, Ausblick in die Zukunft zu schaffen. Es wird in Erinnerung gerufen, was seit Anfang geschafft worden ist, was schwierig war und was gelernt wurde, um den weiteren Weg selbstständig zu gehen. In dieser Phase möchte ich Jugendliche besonders bestärken, stolz auf das Geschaffte zurückzublicken, um daraus eine große Kraft für die Zukunft schöpfen zu können. Diese letzte, bewegende Stunde ist sehr wichtig, um die Therapie gut abzuschließen. Für den Abschied sollte daher viel Zeit genommen werden.

Fortsetzung des Fallbeispiels: „Ich möchte unsere heutige besondere Stunde wie immer beginnen: mit dem Essen." Mary lächelt vertraut. „Ich habe dir heute deine Lieblingstorte mitgebracht – eine Marzipantorte." Mary lacht übers ganze Gesicht. Besonders für Mary sind ritualisierte Interaktionsmuster von großer Bedeutung. Als wir die Torte gemeinsam genüsslich verspeist haben, beginnen wir mit einer meiner Lieblingstechniken in der Arbeit mit Jugendlichen.
„Ich möchte dir heute das rote Seil vorstellen. Ich lege das Seil von einem Zimmerende zum anderen. Der Anfang des Seiles soll den Anfang unserer Therapie darstellen, das Ende den heutigen Tag. Ich würde dich jetzt bitten, dir in Ruhe zu überlegen, wie unsere Zusammenarbeit für dich war. Es waren angstvolle, unruhige Zeiten, es gab viele aufregende Zeiten, in denen sich viel entwickelt hat, und es gab auch ruhige Zeiten, in denen sich viel gesetzt hat. Ich würde dich bitten, diese Zeiten und deine Gefühle dazu mit dem Seil in Form von Wellen, Kurven oder Formen darzustellen."
Mary denkt nach und nach einiger Zeit nimmt sie das Seil und beginnt, unsere Zeit darzustellen. Es kommen große und kleine Ausschläge vor, große und kleine Berge mit teilweise tiefen Tälern. Am Ende wird der Seilverlauf sehr ruhig und auf einer mächtigen Anhöhe kommt es in der Gegenwart an.
„Sehr interessant!", sagte ich. „Jetzt möchte ich den nächsten Schritt mit dir machen: Ich habe die wichtigsten Meilensteine deines Weges in Bildern zusammengesammelt und jetzt möchte ich mit dir den Weg des Seiles abgehen und dich bitten, diese Meilensteine und andere Schätze an den für dich richtigen Stellen auf das Seil zu legen."
Mit ihren Fotos, Postkarten, Tüchern, Muscheln und Steinen soll Mary entlang dieser Linie IO für ihre Themen, Gefühle, Gedanken und Hindernisse finden.
Wir schreiten gemeinsam das Seil ab. Bei den einzelnen Stationen auf dem Weg spürt Mary nochmals den jeweiligen Situationen nach und dadurch sind die aufkommenden Themen besonders gut sichtbar. Dazu legte Mary die Bilder nieder.
Die Bilder bestehen aus Fotografien, die ich von ihr während der letzten zwei Jahre gemacht habe, und aus Fotos von den IIOs, die sie gestaltet hat. Das sind z.B. die Zeichnung eines Leoparden auf einer Leinwand, das Comic-Heft, Ton- und Filzarbeiten usw.
„So, jetzt sind wir am Ende des Seiles, dem heutigen Tag angekommen. Jetzt gehen wir ein paar Schritte zurück, um uns den Weg aus der Entfernung in seiner Gesamtheit anzuschauen. Man sieht sehr gut, was du hier alles geschafft und gemeistert hast." Mary ist berührt und still. „Schon toll, was du hier alles erlebt und geschafft hast", helfe ich ihr. Sie nickt schüchtern. „Jetzt kannst du klar sehen, dass es ein langer, oft schwieriger Weg gewesen ist, aber schlussendlich, wie bei Wanderungen, die du ja so liebst, dein gewünschtes Ziel erreicht worden ist. Jetzt stehst du am Gipfel von einem zweijährigen Weg und du kannst sehr stolz sein, was du hier geschafft hast."

Mary entkommt ein stolzes Lächeln.
„Ich habe für dich eine Schatzkiste mit vielen kleinen Schätzen vorbereitet. Ich möchte, dass wir deinen Rucksack mit Schätzen bepacken, die dich auf deinem weiteren Weg in allen Situationen unterstützen. Dafür nimm dir je einen Schatz aus der Kiste und benenne ihn nach deinen neuen Fähigkeiten, die dir auch in Zukunft helfen werden." Mary nimmt sich eine Muschel aus der Schatzkiste: „Diese Muschel steht für meine Gefühle, die ich ausdrücken möchte, damit mich andere weiterhin besser verstehen." Danach nimmt sie einen weiteren Gegenstand aus der Kiste: „Diesen Stein möchte ich einpacken, damit ich weiterhin mutig bin, um neue Dinge auszuprobieren. Ich habe mich ja damals beim Klettern so blöd angestellt mit Nichtwollen und Angsthaben und eigentlich macht es mir bis heute großen Spaß. Dann will ich noch diesen Spielschlumpf aus der Schatzkiste nehmen, der mir helfen wird, meine Freundschaft zu meinen neuen Freunden weiter zu haben und nicht zu verlieren."
Und so packen wir zehn Schätze in ihren Rucksack und verschließen diesen fest. Diesen Rucksack darf sie mit nach Hause nehmen.
Symbolisch gibt der Rucksack ihr die Sicherheit, dass sie alles Erlernte und Erfahrene immer bei sich trägt.

Marys Therapieverlauf

Anhand der Grafik möchte ich Marys Gesamtprozess der Therapie darstellen. Hier ist deutlich zu erkennen, dass die drei Phasen ineinander verschmelzen. Die Erwärmungsphase hat in der Jugendlichentherapie eine große Bedeutung, da sie sehr lange dauern kann und ein wichtiges Fundament für den erfolgreichen Therapieverlauf bildet. Wie in der Fallbeschreibung der 16-jährigen Emilia dargestellt, sprach diese eine Stunde über ihre Konflikte mit FreundInnen. Der Perspektivenwechsel wurde gedanklich vorgenommen und verbal von ihr ausgedrückt. Die Erwärmungs- und Aktionsphase verschmolzen ineinander, obwohl wir die Sitzpositionen nicht veränderten.

Es gibt Jugendliche, die in der Therapiestunde „nur" reden wollen, andere müssen mit Hilfe der IOs und IIOs motiviert werden. Die störungsspezifischen Interventionen sollten dem Entwicklungsalter der Jugendlichen entsprechen oder adaptiert werden. Der Prozess der Therapiemotivation zieht sich durch die ganze Therapie.

Ich möchte hier betonen, dass die Grafik jedoch keine Allgemeingültigkeit besitzt und sich speziell auf den Therapieablauf von Mary bezieht.

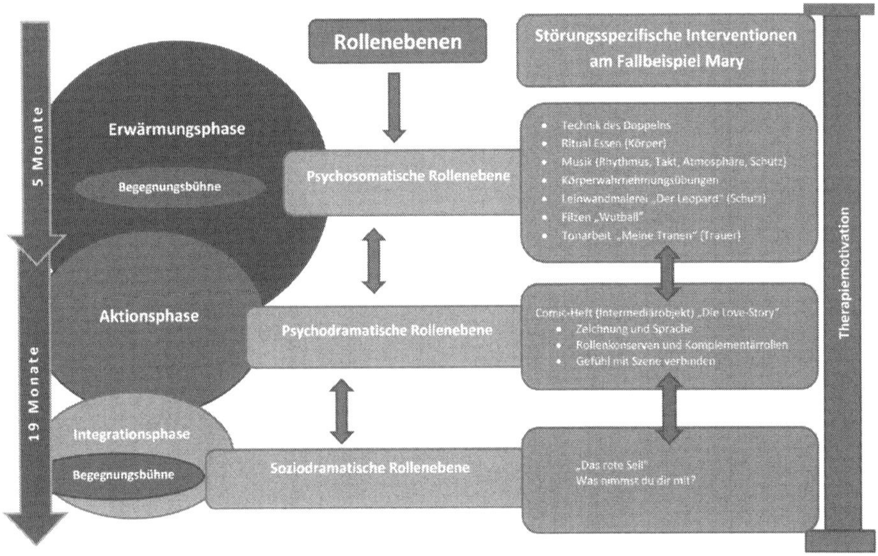

Abb. 4: Therapieverlauf Mary

Zum Abschluss möchte ich Sie einladen, mit mir und Mary gemeinsam vom Berggipfel auf diese schwierige Kletterroute hinunterzuschauen …

Fortsetzung des Fallbeispiels: Mary ist kaum wiederzuerkennen. Was hatte sie doch am Anfang für große Angst gehabt. Schon als sie die ersten Felsen sah, begann sie nervös zu fragen: „Was, da soll ich jemals hinaufkommen?" Sie konnte die Schönheit der Natur überhaupt nicht erkennen oder genießen. Mary war in ihrer Angst gefangen. Und dann die ersten Schritte, die ersten Berührungen mit dem Stein: zaghaft, langsam und mit großer Unruhe. Was hat sie geflucht, als sie immer wieder abgerutscht ist. Immer wieder gab Mary mir und anderen die Schuld für ihr Versagen. Oft war sie wütend auf mich. Und dann erkannte sie doch, dass ich nur Hilfe gebe, die sie wirklich benötigt, um es selbst zu schaffen. Aber Mary schmiss damals nicht alles hin, sie machte weiter. Als sie dann das erste Mal abgekämpft und verschwitzt oben stand, wirklich oben auf dem kleinen Gipfel des kleinen Felsen, da hatte sie nach langer Zeit wieder diese unglaubliche Lebensfreude, dieses kraftvolle Strahlen in ihren Augen. Sie stand mit erhobenen Armen, siegessicher in der Abendsonne und wollte gar nicht mehr absteigen, so genoss sie diesen Moment. Sie wusste plötzlich wieder, wie lebenswert das Leben sein kann. Die Leere, die Verzweiflung waren vorerst vergessen.
Mary wusste aber damals noch nicht, wie viel Kraft und Schweiß ihre nächsten Touren abverlangen werden. Immer wieder aufs Neue wagte sie sich hinaus, zu immer schwierigeren Routen und Wänden. Sie schaffte es, immer mehr Selbstvertrauen aufzubauen, und bekam das innere Wissen, dass es entweder eine Lösung

zu finden gibt oder die Situation zu akzeptieren, auszuhalten und durchzuhalten ist. Die nächsten Momente werden kommen, in denen sich eine Lösung zeigt. Somit blieben die tiefe Verzweiflung, die erdrückende Mutlosigkeit und die große Angst, zu versagen, auf ihren ersten Bergen zurück.

Mary hat nach zwei Jahren gelernt, dass Rückschläge im Leben dazugehören. Von Griffen abzurutschen, zu stürzen und ins Seil zu fallen ist in Ordnung. Man kann daraus etwas lernen, mal mit mehr oder dann wieder mit weniger Zeit, um die richtigen Griffe, Wege zu finden.

Mittlerweile ist sie immer öfter ohne mich in den Bergen unterwegs. Sie hat FreundInnen gefunden, kann mit ihnen ihre große Leidenschaft teilen, sie ist mit ihnen und an ihnen gewachsen. Heute ist sie eine reife, selbstständige Frau, die Situationen gut einschätzen und mit ihrem Selbstvertrauen die Routen auswählen kann, wo sie noch etwas lernen kann, aber nicht total überfordert ist. So kann sie viel Kraft und Energie für neue Erfahrungen auf ihren weiteren Wegen tanken.

Dieter Wagner

Psychodramatherapeutische Outdoortage – eine Supragruppe

Entstehung einer Supragruppe „Outdoor"

Das Projekt „Outdoor" begann eigentlich indoor – bei einem Treffen zwischen meiner Kollegin Frau Biegler-Vitek und mir, bei dem wir uns über eine Zusammenarbeit unterhielten. Dabei erzählte ich von meinen Erfahrungen mit der Arbeit in der Natur mit Jugendlichen und sie erzählte von den Wünschen der Jugendlichen in ihren Jahresgruppen nach mehr Gemeinsamem, nach mehr Begegnungsräumen. Auf den Punkt gebracht hatte das ein Jugendlicher so:

> *„Das, was hier in der Gruppe passiert, das erlebe ich nicht im realen Leben. Da hab ich keine Freunde, da fällt es mir sehr schwer, mit anderen Spaß zu haben oder etwas gemeinsam zu erleben. Das, was wir hier machen, gibt's im richtigen Leben nicht."*

So überlegten wir, wie das Format ausschauen könnte, welches unter Einbeziehung unserer jeweiligen Ressourcen (Psychodrama und Outdoor) einen Übergang zwischen der Psychotherapiegruppe, also einer synthetischen Gruppe (Moreno 1997, S. 12), und dem echten Leben der Jugendlichen herstellte. Moreno unterscheidet die Psychotherapiegruppe, die er als synthetische Gruppe bezeichnet, von der natürlichen Gruppe, die an jenen Orten stattfindet, an denen die TeilnehmerInnen tatsächlich leben (ebd.). Er beschreibt die synthetische Gruppe als eine, in der „drei oder mehrere Menschen teilnehmen, die sich bemühen, gemeinsam Probleme zu lösen" (ebd., S. 11). Die Zusammensetzung in der psychotherapeutischen Gruppe ist wählbar, während in der natürlichen Gruppe, wie sie zum Beispiel die Familie darstellt, die Mitglieder nicht gewählt werden können.

Als Verbindung zwischen den Formaten Psychotherapie und Outdoortraining sind unsere psychodramatherapeutischen Outdoortage als Supraformat zu verstehen, in dem die Methode Psychodrama und Outdoortraining gemeinsam zur Anwendung kommen. Unter Format versteht Buer die institutionalisierte Handlungsform der Beziehungsarbeit, wie zum Beispiel Supervision, Training, Unterricht oder Therapie (Buer 2010, S. 244). Eine Verbindung verschiedener Formate beschreibt er als Supraformat. In diesem Sinne kann man das Supraformat Outdoortage als Supragruppe bezeichnen, die die Verbindung zwischen der synthetischen und der natürlichen Gruppe darstellt.

Uns war klar, dass die Supragruppe eine natürliche Gruppe nicht ersetzen kann, aber sie ermöglicht eine Erweiterung des gemeinsamen Handlungsspielraumes und stellt somit eine wertvolle Unterstützung für den Transfer des in der Therapie Erarbeiteten für die Jugendlichen in ihre natürlichen Gruppen dar. So konnten wir auch diesem in der Theorie wie auch in der Praxis bekannten Problem der Lebensferne der therapeutischen Arbeit eine Antwort geben. In diesem Gespräch wurde die Idee der Supragruppe geboren und sie hat sich sehr erfolgreich entwickelt. Die Outdoortage sind für die Jahresgruppen in unserer Praxis ein Highlight der gemeinsamen Gruppenpsychotherapie geworden. Sie sind Referenzpunkt und Kitt zwischen den Jugendlichen. Auf die Auswirkungen der erlebten Erfahrungen aus diesem erweiterten Handlungsspielraum auf die weiterführende Arbeit in der Psychotherapiegruppe kann ich in diesem Beitrag nicht näher eingehen. Ich werde in diesem Artikel vielmehr beschreiben, wie diese Supragruppe zu einem stabilen Baustein in der psychotherapeutischen Arbeit mit Jugendlichen wurde und welche Schwerpunkte wir uns dabei setzten.

Ziele der psychodramatherapeutischen Outdoortage

> *„Der Schritt vom Diwan zu einem freien, mehrdimensionalen Raum war von großer theoretischer und praktischer Bedeutung. Die Gruppe braucht nicht nur ein abstraktes Gerüst, sondern einen konkreten Raum, in welchem die Interaktionen zwischen den Patienten sich ungezwungen abspielen können."* (Moreno 1997, S. 12)

Wir gingen aus den therapeutischen Praxisräumen hinaus mit ebendiesem Ziel: den Interaktionsraum der Jugendlichen um einen realen Raum zu erweitern. Wir suchten uns dazu die Natur mit Wald, Wiese und einem Schutzhaus – einer Hütte – aus.

Warum Arbeit in der Natur?

Das gewohnte Bild einer Beratung oder einer Therapie ist das geschlossene Umfeld. Dies hat praktische Gründe, da wir uns als TherapeutInnen in die Nähe der Lebensräume der Menschen begeben, um Therapie zeitlich möglich zu machen. Demgegenüber gibt es schon eine Reihe von Ansätzen und Projekten, die zeigen, wie sinnvoll es ebenso ist, Therapie aus einem geschlossenen Setting herauszutragen. Ein bekanntes Konzept in Österreich ist der Arbeitskreis Noah, der Jugendlichen die Möglichkeit bietet, für längere Zeit auf einem Schiff zu leben und mitzuarbeiten. In diesem Fall ist es wichtig, die KlientInnen aus ihren gewohnten Umfeldern herauszuholen, da diese einen schädigenden Einfluss auf sie haben und die Wirkung und Verbesserung durch Therapie zunichtemachen können. Dies ist nicht der Hauptfokus für die Tage, an welchen unsere Supragruppe Outdoor stattfindet. Dennoch ist es eine Tatsache, dass die Jugendlichen für einige Zeit aus dem gewohnten Umfeld herauskommen. Dies kann auch eine Entlastung sein, wenn die familiären Verhältnisse Druck machen. Nun sind sie in der Gruppe der Gleichaltrigen, wo sie viel mehr sagen und ein Stück zu sich selbst kommen können. Die Gruppe bietet den Jugendlichen die Möglichkeit, sich anders zu geben, etwas auszuprobieren oder einfach mehr „sie selbst" zu sein und ihre eigenen Wünsche zu artikulieren. Andererseits leben wir ein Stück Realität miteinander, indem wir Frühstück machen, kochen, essen, aufräumen und gemeinsam Aktivitäten durchführen. Hierbei ist die eigene Rollenvielfalt der Jugendlichen sehr gefragt und gefordert – oft mehr als dies in dem wöchentlichen Zwei-Stunden-Setting der Fall sein kann.

Neben den angeführten Effekten hat die intensive gemeinsam verbrachte Zeit einen großen Nutzen für die Gruppendynamik und die therapeutische Wirkung in den Jugendgruppen. Und nicht zuletzt liegt es in der heilenden Wirkung der Natur selbst, dass es für die Jugendlichen und auch für uns als LeiterInnen jedes Mal ein unvergessliches Erlebnis ist.

Wirkung der Natur

Eine verbreitete Sichtweise in der Erlebnispädagogik ist die, dass die Natur per se schon therapeutische Wirkung hat, wie James beschreibt: „The mountains speak for themselves." (James 1980, zit. nach Gilsdorf 2004, S. 104)

Dies ist gut nachzuvollziehen, wenn wir an Ferien und Freizeit denken. Da erholen wir uns in der unberührten Natur vom Stress und der Hektik des Alltages. Was ist es, das uns in der Natur Erholung finden lässt? Zum einen ist es die Vielfalt an Formen, Farben, Gerüchen, Sinneseindrücken. Kein Baum gleicht dem anderen, keine Pflanze, kein Busch, keine Blume. Anderssein ist natürlich, das Normale. In einem Natursetting befremdet ein aufgeforsteter Jungwald mit exakt gleichen Tannenbäumen. Anders als in unserem täglichen Leben, sei dies in der Arbeit oder in der Schule, wird kein Wert auf Gleichsein gelegt. Dies wirkt auf die Menschen entlastend, noch ein Stück mehr auf Jugendliche, denen zu oft gesagt oder zu verstehen gegeben wird, dass sie nicht den Erwartungen entsprechen, dass sie anders als die anderen sind.

Zum anderen ist es die merkbar eigene Kleinheit in Relation zur natürlichen Größe von Bergen und Bäumen oder zur Weite von Wiesen und Feldern, die auch die Jugendlichen auf den Boden einer gespürten Realität zurückbringt. Sie dürfen klein sein, müssen nicht immer über sich hinauswachsen – und das entlastet. Manches ist einfach klar und muss nicht hinterfragt werden. Auf den hohen Felsen kommt man ohne Ausrüstung nicht hinauf. Da gibt es kein Versagen, wenn dies nicht geschafft wird. Naturerfahrungen bringen Menschen dazu, sich der Grenzen ihrer individuellen Handlungsspielräume wie auch der gegenseitigen Abhängigkeiten bewusst zu werden.

Natur hat den weiteren Vorteil, dass sie einfach genossen werden kann, ohne dass der Mensch dabei etwas leisten muss. Es ist alles da, man braucht es nur wahrzunehmen und sich die Zeit nehmen. Im Gras liegend oder den Abhang hinunterschauend können die Jugendlichen genießen, sehen, spüren, hören und riechen. Diese Achtsamkeit auf alle Sinne in ihrer Ganzheitlichkeit lässt das komplexe Zusammenwirken des Körpers auf einfache Weise erfahren. Diese Erfahrung machen Jugendliche, deren Lebensrhythmus stark von täglichem Konsum von Computerspielen und Fernsehen geprägt ist, wie es auch für viele TeilnehmerInnen unserer Jahresgruppen der Fall ist, selten.

Doch dass Natur alleine noch nicht einen Heilungsprozess bewirken kann, hat Jack London eindrucksvoll in seinem Roman „Ruf der Wildnis" beschrieben. In seinem Roman überlebt der verwöhnte Haushund in der Wildnis durch sein neugewonnenes Rudel, während die Goldsucher sich als Gruppe nicht gegenseitig stützen, sondern aufreiben (Fürst 2009, S. 99). Deshalb ist die Struktur für die Supragruppe Outdoortage besonders wichtig, um Sicherheit zu geben, und es liegt an der Leitung, den Rahmen zu halten, um den Jugendlichen und der Gruppe fördernd zur Verfügung zu stehen.

Raus aus dem „Psycholabor"

Wie Moreno im Buch „Gruppenpsychotherapie und Psychodrama" beschreibt, zeigten die Mitglieder seiner Gruppen einen Wunsch nach mehr Kontakt auch außerhalb der Gruppe.

Dies konnten wir auch in den Jugendlichengruppen beobachten. Den meisten Jugendlichen, die therapeutische Jahresgruppen besuchen, ist es ein Anliegen, auch reales Leben zu teilen. Sie haben oft Schwierigkeiten, vor sich selbst und vor anderen zu ihrer Teilnahme an einer Therapie zu stehen, wie Monika Stamenkovic-Strobl in ihrem Artikel „Monodrama mit jugendlichen Mädchen: ‚Ich bin kein Psycho!'" beschreibt, denn sie wollen meist nichts so sehr, wie ganz „normal" zu sein, so wie alle anderen zu sein. Mit Gruppen haben sie allerdings in ihrem Leben meist schlechte Erfahrungen gemacht, speziell in der Schule. Nun genießen sie die grundlegend positive und freundliche Haltung in den Therapien und können Nähe wie auch Distanz erleben. Diese Gruppenerfahrungen aus den Jahresgruppen wollen sie in ihr reales Leben mitnehmen und auch dort spüren.

So wie Moreno das Psychodrama als Antwort der Mitglieder auf eine Integration von realen Handlungen fand, war unsere Antwort auf das Bedürfnis der Jugendlichen nach gemeinsamem Erleben in der Realität der Gang hinaus in die Natur. In diesem Sinne haben wir den Raum erweitert und eine neue Raum-Bühne hinzugefügt. Die Natur, die Hütte als Bühne. Als Leitsatz lässt sich Morenos dritter wesentlicher Grundstein des Psychodramas heranziehen, der folgendermaßen beschrieben wird: „Das Handlungsprinzip, das ‚therapeutische Handeln' in einer kontrollierten Umgebung als eine vorbeugende Maßnahme gegen das ‚irrationale Handeln' im Leben selbst." (Moreno 2008, S. 60)

Das Outdoor-Abenteuer stellt in diesem Sinne eine notwendige zwischengeschaltete Ebene dar, die für die Arbeit mit Jugendlichen wichtig ist. Nach Moreno ist es für Erwachsene möglich, in einem ProtagonistInnenspiel das heilende zweite Mal zu spielen und zu erleben und dies mehr oder weniger im realen Leben anzuwenden. Jugendliche, insbesondere wenn sie durch Traumatisierung und psychische Störungen beeinträchtigt sind, können dies oft nicht leisten. Eine gemeinsame Gruppenerfahrung für längere Zeit in einem erweiterten Handlungsraum ermöglicht die Begegnung und das spielende Erfahren von Gruppenverhalten sowie ein mögliches Skript für das „echte Leben" in der natürlichen Gruppe.

Doch geht es nicht nur um ein Stück Realität. In diesen Tagen wird auch ein gemeinsames Abenteuer bestanden. Diese, im Sinne des Psychodramas, „Surplusreality" bietet eine erweiterte Erfahrungsmöglichkeit für Jugendliche.

Von der Outdoorpädagogik zur Psychodramatherapie

> *„Psychodrama kann als diejenige Methode bezeichnet werden, welche die Wahrheit der Seele durch Handeln ergründet. Die Katharsis, die sie hervorruft, ist daher eine Handlungskatharsis."* (Gruppenpsychotherapie 1959, S. 77, zit. nach Hutter/Schwehm 2009, S. 118)

> *„Erlebnispädagogik ist eine handlungsorientierte Methode und will durch exemplarische Lernprozesse, in denen junge Menschen vor psychische, physische und soziale Herausforderungen gestellt werden, diese in ihrer Persönlichkeitsentwicklung fördern und sie dazu befähigen, ihre Lebenswelt verantwortlich zu gestalten."* (Michl 1998, S. 75, zit. nach Gilsdorf 2004, S. 14)

Aus den beiden Zitaten geht hervor, wo die Gemeinsamkeiten und die Unterschiede zwischen Outdoorpädagogik und Psychodrama liegen. Wiewohl wir ebenso daran interessiert sind, Jugendliche zu fördern, geht es uns in der Hauptsache darum, den therapeutischen Prozess zu vertiefen. In diesem Sinne ist die Überschneidung zwischen Therapie und Pädagogik in der Intention des Lernens zu sehen. Gleichzeitig hat das Lernen ein anderes Ziel. Lernen im therapeutischen Sinne liegt in der Möglichkeit, durch Gruppenerfahrungen und durch spontanes Rollenannehmen neue Skripts auszuprobieren, die dann zu Konserven werden können (siehe den Beitrag „Störungsspezifische Interventionen in der psychotherapeutischen Arbeit mit Kindern und Jugendlichen aus psychodramatischer Sicht in Bezug auf Mutismus und Autismus-Spektrum-Störungen" von Gabriele Biegler-Vitek) – mit dem klaren Ziel, dass ein größeres Rollenrepertoire dem/der Einzelnen mehr Möglichkeiten lässt, in sozialen Interaktionen zu handeln. Eines der Ziele ist, dass sich die Jugendlichen so erkennen können, wie sie sind, und ein Stück weit lernen, sich so zu akzeptieren. Demgegenüber ist die Pädagogik an solch tiefgreifenden Veränderungen nicht interessiert, es geht um ein soziales Lernen, das für den Einzelnen/die Einzelne sowie für die ganze Gruppe Vorteile bringt. Insofern sind die Möglichkeiten durch Outdooraktivitäten für beide Felder von großem Interesse. Der Unterschied liegt in der Intensität der Interventionen. Fürst meint, dass heutzutage zu viel Augenmerk auf die Autonomie von Jugendlichen gelegt wird (Fürst 2009). Die Aussage ist insoweit berechtigt, als dass, wie er schreibt, der Aspekt der Bindung zu kurz kommt. In der Therapie ist für uns beides wichtig, beides besteht gleichberechtigt nebeneinander.

Die therapeutischen Interventionen passieren im Hier und Jetzt der Gruppensituation durch eine reale Interaktion. Der/die TherapeutIn stellt zwischen dem Verhalten oder den Äußerungen eines Jugendlichen und denen anderer einen Zusammenhang her, indem er/sie die Interaktionen anspricht und benennt. So lernen Jugendliche ihre eigenen Wirkungen und auch ihre Reaktionen besser kennen. Indem sie benannt werden, können die Jugendlichen sie besser zuordnen. Trotz mancher Differenzen scheint mir kaum eine therapeutische Methode so nahe der Outdoorpädagogik, wie es das Psychodrama ist.

An den psychodramatischen Outdoortagen steht der Leistungsaspekt nicht im Vordergrund. Das heißt, es soll nichts Besonderes geleistet werden. Angesichts der Verunsicherung vieler Jugendlicher würde sofort Abwehr und Verweigerung folgen. Vielmehr geht es um den Spaß und das gemeinsame Erleben und Spüren. „Wettkampf"-ähnliche Settings sind allerdings immer wieder geeignet, die Motivation zu erhöhen. Schließlich macht es Spaß, um etwas zu kämpfen, zu siegen, und es ist für die Jugendlichen auch wichtig, sich mit anderen zu messen. Soziometrisch gesehen müssen sie wissen, wo sie in einer Gruppe stehen. Dazu kommt ein pädagogischer Aspekt: Sie lernen im Spiel mit Regeln unter Aufsicht von SchiedsrichterInnen zu gewinnen und zu verlieren und dass sie trotz Niederlage Respekt voreinander haben können. Viele Aspekte der Erziehung wie Gerechtigkeit, Fairness usw. sind im therapeutischen Setting weniger wichtig. Vielmehr geht es darum, Unterstützendes und Gemeinsames mit Hilfe der Übungen erfahrbar zu machen. Für mich haben viele Outdoorübungen erst in der therapeutischen Arbeit ihren Sinn bekommen.

Ein wichtiges gemeinsames Element für Outdoorpädagogik und Psychodrama ist der hohe Stellenwert der Körperlichkeit, die spürbar und erlebbar in jeder Handlung steckt. Die Erlebnispädagogik hat die gruppendynamischen Spiele weiterentwickelt und den Körper stärker ins Spiel gebracht. Viele komplexe Aufgaben können nur in Verbindung mit vielfältigen Bewegungsmöglichkeiten gelöst werden (Gilsdorf 2004, S. 148). Diese Körperlichkeit ist ein neues Erleben für viele Jugendliche. Das städtische moderne Leben braucht den Körper ja kaum mehr, und wenn er ins Blickfeld rückt, dann oft unter gesundheitlichen oder Schönheitsaspekten. Dann muss man ihn trainieren oder operieren, damit man im Wettkampf konkurrenzfähig bleibt. Nicht so in der Natur. Hier wird der Körper einfach gebraucht, nicht trainiert, nicht überwunden oder ruhiggestellt. Es ist dieses unspektakuläre und selbstverständliche Brauchen, das ein gutes Gefühl gibt (Kreszmeier 2008, S. 47). Die Jugendlichen können ihr Gefühl aus der Erfahrung und Empfindung der Natur entwickeln – in Zusammenhang mit dem, was ihr Körper ihnen rückmeldet. Diese Möglichkeit der Konzentration und der Aufmerksamkeit auf den Köper unterstützt die therapeutische Arbeit sehr.

Struktur und Ablauf der psychodramatischen Outdoortage

Der Ablauf der Tage in der Supragruppe orientiert sich am psychodramatischen dreiphasigen Gruppenaufbau mit „Warming-up", „Spielphase" und „Integrationsphase". Innerhalb des Gruppenaufbaus wird die Begegnung zwischen und mit den Jugendlichen auf zwei Bühnen strukturiert, der „Alltagsbühne" und der „Psychodramabühne".

Das Warming-up beginnt schon beim gemeinsamen Treffen vor der Praxis. Danach geht es weiter mit der Hinfahrt und dem gemeinsamen Einkaufen, bis wir schließlich bei der Hütte angekommen sind.

Ab diesem Zeitpunkt beginnt dann die Spielphase, bei der wir entweder in die Natur hinausgehen oder wetterbedingt auch im Haus bleiben. Dabei werden verschiedenste Übungen gemacht, im Einzelsetting, im Gruppensetting, als Kooperationsübung oder Entdeckungsübung. Die jeweiligen Übungen werden immer mit einem Rollenfeedback, wenn sinnvoll auch mit einem Sharing, abgeschlossen.

Der Abschlusstag ist der Integration gewidmet. Es wird von der Hütte und der Natur Abschied genommen. Im gemeinsamen Processing werden die Tage noch einmal durchbesprochen: Was war leicht, was war schwierig für die Jugendlichen? Mit der Frage, was sie sich mitgenommen haben, endet die Integrationsphase. Es geht wieder heimwärts, was manchen schwerfällt, wie ein Jugendlicher es ausdrückte: „Ich wünschte, es wäre immer Therapie, aber so wie hier."

Sicherheit und Schutz

Wie zuvor schon beschrieben, bedarf es zweier elementarer Voraussetzungen, damit die Supragruppe sinnvoll genützt und in den psychotherapeutischen Prozess integriert werden kann. Es bedarf einer Gruppe, die sich gut kennt, einer tragfähigen erprobten Bindung unter den TeilnehmerInnen und insbesondere mit den TherapeutInnen. Ohne diese Sicherheit hätten wir es nicht gewagt, uns mit den Jugendlichen, die so unterschiedliche Störungsbilder zeigen, in die „Wildnis" zu begeben. Genauso ist es wichtig, dass eine der Leitungspersonen eine Outdoorausbildung hat. Das Wissen um den Ablauf der Übungen und um die Sicherheitsaspekte ist eine Voraussetzung, um ein ruhiges Klima zu bieten, das der Gruppe ermöglicht, sich darauf einzulassen. Jugendliche, die traumatisiert sind, Gewalterfahrung haben oder psychische Störungen aufweisen, haben sehr feine Sensoren für die Stimmung um sie herum. Deshalb bietet ein gut abgestimmtes Leitungsteam die notwendige Sicherheit. Es sollte sicher in den Übungen und deren Handhabung sein, damit es genug freie Ressourcen hat, um auf unvorhersehbare Ereignisse zu reagieren. Und derer gibt es genügend. Neben dem Schutz- und Sicherheitsaspekt gibt es noch weitere Aufgaben für die Leitung.

Die Leitung

Hinsichtlich der Aufgaben, die die Leitung einer Supragruppe aus TeilnehmerInnen einer psychodramatischen Jahrestherapiegruppe zu erfüllen hat, unterscheide ich zwischen den Rollen als PsychodramaleiterIn und der Leitung einer Jugendgruppe in einem neuen Umfeld, in der Natur. Diese Trennung ist eine sehr klare, was auch klar kommuniziert wird. Wenn die alltäglichen Aufgaben erledigt sind, kommt es zum gemeinsamen Treffen, und der Aufbruch in den Wald oder auf die Wiese symbolisiert den Übergang zum Spiel. Dies erleichtert es auch den Jugendlichen, sich auf Übungen und Spiele einzulassen. Eine klare Leitung ist ein wesentliches Element und gibt somit Sicherheit. Wie Monika Wicher in ihrem Artikel „Psychodrama-Psychotherapiegruppe mit Kindern" beschreibt, ist Leitung ein wichtiges Instrumente der psychodramatischen Arbeit. Nach Moreno hat der Psychodramaleiter/die Psychodramaleiterin „drei Funktionen: Regisseur, Berater und Analytiker. Als Regisseur muss er [...] jeden Schlüssel, den der Darsteller anbietet, in dramatische Handlung" umsetzen können." (Moreno 1946, S. 47, zit. nach Haselbacher 2004, S. 214f.)

In der Realität bieten Jugendliche oft wenig „Schlüssel" an, was ein schnelles, „einfaches" Umsetzen unmöglich macht. Somit investieren wir als PsychodramaleiterInnen verstärkt in das Warming-up. Wenn wir uns den gesamten Prozess ansehen, beginnt das Warming-up mit den Besprechungen und der Planung in den Jahresgruppen. Das gemeinsame Spiel in der Natur ist umso effizienter, wenn der Prozess des Anwärmens genug Platz gefunden hat. Ein Vorteil an der Arbeit in der Natur ist, dass mit Hilfe von Outdoorübungen Jugendliche leichter ins gemeinsame Tun kommen. Das ungewöhnliche Material und neue Übungen sowie der abenteuerliche Charakter bieten verstärkt Anreize für die Jugendlichen, sich einzulassen. Und mit psychodramatischem Wissen können Outdoorübungen und gemeinsames Spielen noch besser für Gruppenselbsterfahrung genutzt werden.

Als OutdoorleiterIn gibt es weitere Rollen, die zu erfüllen sind (Fürst 2009, S. 95ff. und S. 99). Insofern der Leiter/die Leiterin im Vorfeld die Organisation zu übernehmen hat, fungiert er/sie als OrganisatorIn und NormenvertreterIn. Der richtige Ort muss gesucht werden. Welche Infrastruktur und wie viel an „Luxus" braucht die Gruppe? Wie wird gegessen und gekocht? Wird alles frisch gekocht oder wird etwas vorbereitet? Wie viel Zeit soll für diese Tätigkeiten eingeräumt werden? Es ist zu bedenken, dass die Selbsterhaltung auf einer Hütte viel Zeit bindet. Wenn diese gemeinsamen Aktivitäten gut für die Gruppe sind, zahlt sich die Zeit aus. Wenn es aber viele andere Inputs und Übungen gibt, kann es sein, das ein anderes Setting gesucht werden muss, damit die Aufmerksamkeit der TeilnehmerInnen nicht für den Inhalt der Seminare verlorengeht.

Die LeiterInnen werden zu ErlebnisgefährtInnen durch das gemeinsame Leben auf engem Raum, in einer Hütte und in der Natur. Dies wird umso intensiver, je spannender die Aufgaben sind, wie z. B. wenn Spinnen aus den Schlafräumen entfernt werden müssen oder bei der Nachtwanderung mit Reden und Singen der Angst begegnet wird, die die ganze Gruppe zusammenschweißt. Die LeiterInnen dürfen in diesen Situationen auch Menschen mit Fehlern sein und auch selbst einmal Angst zeigen. Das macht sie ein Stück greifbarer und näher. Das Ansprechen der Ängste der LeiterInnen kann den Jugendlichen helfen, ihre eigene Angst anzusehen und zum gegebenen Zeitpunkt zu thematisieren. Gruppendruck kann ebenso ein Grund dafür sein, warum manche Jugendliche sich nicht trauen, über ihre Unsicherheiten zu sprechen. Deshalb ist es eine besondere Kunst der Gruppenleitung, ein angstfreies Klima zu schaffen und zu halten. Wenn die Leitung ihre Ängste thematisiert und damit die einiger Jugendlicher übernimmt, hat das neben einem psychohygienischen Effekt auch ein großes Spaßpotenzial. Dies setzt voraus, dass die Jugendlichen spüren, dass trotzdem genug Sicherheit dahintersteht und dass es authentisch ist.

Als ExpertInnen für Outdooraktivitäten haben sich die LeiterInnen ein Konzept ausgedacht, das fachlich fundiert bestmöglich den Ansprüchen der Gruppe entspricht. Dies beginnt bei der Auswahl der Hütte und reicht über Ort, Art der Verpflegung, Landschaft, Übungen bis zur Choreographie der Tage. Die Übungen sollten mit der fachlichen Qualität an Leitung und an Material ausgeführt werden, dass die physische und psychische Sicherheit nie gefährdet ist. Die Aufgabenstellungen müssen so gewählt werden, dass sie interessant sind und eine Herausforderung darstellen, aber nicht zu einer Überforderung führen. Dabei ist die allerwichtigste Regel im Outdoorbereich die Stoppregel. Es ist jede Teilnehmerin/jeder Teilnehmer RegisseurIn ihrer/seiner eigenen Welt und verantwortlich, sich einzubringen, aber auch die eigenen Grenzen zu erkennen und dies den anderen klar zu kommunizieren. Mithilfe der geleiteten Übungen können sich Jugendliche erproben und erfahren, wo ihre Grenzen sind, und lernen, dies auch zu kommunizieren.

Die Rolle der Begleiterin/des Begleiters von Erfahrungsprozessen überschneidet sich mit der Rolle als BeraterIn. Selbst wenn die Berge für sich selbst sprechen, wie James (1980) postuliert und damit meint, dass ohne zusätzliche Interventionen die Natur heilend wirkt, kann die Verarbeitung des in der Natur Erlebten nicht nur leicht oder positiv sein (Gilsdorf 2004, S. 104). Das heißt, es kann durchaus zu Überforderung kommen. Im Laufe unserer psychodramatischen Outdoortage gab es öfters Momente, in denen die Angst der Jugendlichen durchkam, sei es, weil sie von zu Hause entfernt waren oder weil sie so lange in der Gruppe waren oder weil sie am Abend plötzlich doch mehr Angst vor der Dunkelheit bekamen, als sie nachmittags vor allen andern zugeben konnten. In diesen Situationen ist die Intervention einer Therapeutin/eines Therapeuten umso wichtiger. Gerade diese Szenen sind auch wiederum diejenigen, die in Erinnerung bleiben, und das Vertrauen, das so aufgebaut werden kann, ist für den weiteren Verlauf der therapeutischen Arbeit von großem Wert. Diese Interventionen erfolgen auf verschiedenen Ebenen.

Beobachtungs- und Interventionsebenen

Da die psychodramatischen Outdoortage ein Supraformat zwischen der psychotherapeutischen Jahresgruppe und dem „echten Leben" der Jugendlichen darstellen, sehen wir es als Gelegenheit, einen besonderen Blick auf die Autonomie der in den Therapiegruppen erarbeiteten Rollen auf den verschiedenen Rollenebenen zu werfen. Die Frage ist, wie die erarbeiteten Rollenerweiterungen von den einzelnen Jugendlichen im Alltag gelebt werden können. Wie können sie in einem engeren und längeren Miteinander Rollen annehmen und diese auch halten? Sind dies gewohnte Rollen oder ergibt sich aus der neuen Umgebung eine Veränderung? Dabei unterscheiden wir zwischen den drei Rollenebenen: der psychosomatischen, der psychodramatischen und der soziodramatischen (Schacht 2003).

So stellen wir uns auf der psychosomatischen Ebene die Frage: Gelingt es jedem/jeder Einzelnen, an einer konstruktiven Stimmung mitzuwirken? Dabei beobachten wir, wie es den Jugendlichen gelingt, sich und andere zu versorgen, eine gemütliche Stimmung herzustellen sowie ein Miteinander zu gestalten, wie sie sich und anderen den Rhythmus von Rückzug und Ruhephasen ermöglichen und in diesem Zusammenhang auch auf ihren Schutz achten und die Grenzen der anderen respektieren.

Auf der psychodramatischen Ebene lauten die Fragen: Gelingt es den Jugendlichen, ihre Stimmungen und Gefühle zu benennen? Gelingt es ihnen in Gesprächen, ihre Themen auf die Bühne zu bringen? Gelingt es ihnen, Rollen auszuhandeln? Haben sie Skripts zu ihren Rollen? Gelingt es ihnen, ihre Rollen klar einzuhalten (wenn man kocht – kocht man oder muss man was anderes machen)? Haben sie eine Vorstellung, wie sie den Alltag gestalten? Können sie Wünsche an das Programm formulieren und haben sie Ideen, wer dann welche Rollen einnehmen soll?

Die soziodramatische Ebene schließlich beleuchtet das Folgende: Wie setze ich meine Wünsche und Bedürfnisse um? Kann ich Ja oder Nein sagen? Halte ich ein Sowohl-als-auch aus? Kann ich Gruppenbedürfnisse manchmal über die eigenen stellen und behalte ich dabei trotzdem meine Identität?

Damit es zu diesen Interaktionen und Begegnungen kommen kann und sich darüber hinaus die Jugendlichen auf die Situation einlassen können, brauchen sie nicht nur klare Strukturen, sondern auch die Gruppe, die ihnen Sicherheit und Schutz bietet.

Die Bedeutung der Gruppe

Wie Monika Wicher in ihrem Beitrag „Psychodrama-Psychotherapiegruppe mit Kindern" diesem Band schreibt, ist die Gruppe das zentrale Instrument für Morenos Psychodramatherapie. In der Erlebnispädagogik ist sie ebenso ein Kernelement und wird als Medium bezeichnet. „Moreno verwirklichte im Psychodrama die Idee einer ‚Therapie in der Gruppe, durch die Gruppe, für die Gruppe und der Gruppe' (Moreno 1956)." (Leutz 1986, S. 92)

Dieses Konzept ist in dem Projekt Supragruppe in einer Selbstversorgerhütte real spürbar. Nur durch das gemeinsame Tun kann es gelingen, dass alle zu essen haben, dies auf sauberen Tellern tun und vieles mehr. Diese Auseinandersetzung mit den existenziellen Herausforderungen lässt Werte sichtbar und damit überprüfbar werden. Sie bildet ein Treibmittel für eine intensive Gruppen- und Beziehungserfahrung (Fürst 2009, S. 60).

Jede/r Einzelne hat Wirkung und kann sich in seiner/ihrer Wirkung spüren, in der Gruppe, durch die Gruppe, für die Gruppe und als Gruppe. Jede Interaktion zwischen den Einzelnen hat einen Bezug zum Gesamtgruppenprozess und wirkt in nachfolgende Beziehungsereignisse der Gruppe hinein. Fürst nennt dies eine „Lebensgemeinschaft auf Zeit" (ebd.). Dies ist eine wunderbare Beschreibung, denn es beinhaltet etwas gerade für die Jugendlichen sehr Wesentliches. Es geht bei dieser Supragruppe darum, ein Stück weitere Verbindlichkeit zu schaffen, als es in der Psychotherapiegruppe in der Praxis möglich ist. Für drei Tage leben wir alle wirklich gemeinsam und absolvieren nicht nur ein Programm miteinander. Diese Verbindlichkeit ist es, die Bindungen sicherer, Zugehörigkeiten spürbarer machen kann und somit den Transfer der in den Therapien erarbeiteten Rollen erleichtert.

Bei all unseren psychotherapeutischen Outdoortagen der psychotherapeutischen Jugendgruppen gab es erstaunlich wenige Konflikte. Ein Grund dafür mag darin liegen, dass die Jugendlichen dort genau etwas bekommen, was sie besonders brauchen: Neben dem Reiz des Neuen und der „Action" sind es ein Gefühl von Autonomie (zumindest von den Eltern) und der Bindung an die Peers (siehe Artikel „‚Wo ist mein Platz in dieser Welt?' Soziometrie als eine Grundlage der Hypothesenbildung in der Psychodrama-psychotherapeutischen Arbeit mit Kindern und Jugendlichen" von Biegler-Vitek in diesem Buch).

Jugendliche sind in ihren Autonomiebestrebungen oft noch sehr unsicher. Dafür benötigen sie Halt und Bestätigung, und das bekommen sie von den Peers. Die Bestätigung durch die anderen ist für sie ebenso wichtig wie das Abgrenzen gegenüber den Eltern. Jugendliche aus diesen Gruppen sind gekennzeichnet durch wenig bis keine Anbindung an Freundesgruppen, auf die sie zurückgreifen können. Auch Gruppenausflüge stellen für einige Jugendliche etwas Seltenes dar. Durch ihr Verhalten in Schulen und Horten konnten sie oft nicht an Skikursen oder Schullandwochen teilnehmen.

Die Outdoortage der Psychotherapiegruppe sind eine Zeit, in der sie neue Erfahrungen in der Interaktion und im gemeinsamen Erleben mit Gleichaltrigen machen und ein Feedback über ihre eigenen Handlungen bekommen. Angesichts der prägenden Phase der Pubertät ist das besonders wirkungsvoll. Die Erweiterung dieses Wochenendes ist nicht die eigene, sondern die Peergruppengestaltung, d.h. die Alltagsgestaltung in, durch und mit der Gruppe – die Begegnung zwischen uns und den Jugendlichen sowie zwischen den einzelnen Jugendlichen.

Die Zusammensetzung der Supragruppen

Mittlerweile ist dic Supragruppe Outdoor ein Teil unseres Angebotes in der psychotherapeutischen Arbeit mit Jugendlichen. Sie ist ein Highlight und gleichzeitig auch eine Herausforderung für die Jahrestherapiegruppen. Die Teilnahme ist freiwillig, da es sich um eine Erweiterung des Formates Therapie handelt, die von den Jugendlichen früher oder später im therapeutischen Prozess angenommen wird.

Die Zusammensetzung der Gruppen ist, wie Gabriele Biegler-Vitek im bereits genannten Artikel über Soziometrie beschreibt, sehr bedeutend für die psychotherapeutische Arbeit. Die Supragruppe verlangt eine noch überlegtere Zusammensetzung der TeilnehmerInnen. Die zu erwartende Gruppendynamik soll so weit wie möglich vorhersehbar sein. So ist bei der Planung der Gruppe mehr als in der synthetischen Gruppe auf die unterschiedlichen Symptome, die die Jugendlichen zeigen, wie auch auf deren Alter zu achten. Die Erfahrung zeigt, dass eine Altersdifferenzierung zwischen den 11- bis 13-Jährigen und den 13- bis 15-Jährigen sinnvoll ist. Beim Übergang zwischen Jugend und Adoleszenz wiederum ist es wichtiger, nach den gezeigten Symptomen zu differenzieren.

Fallbeispiel: Eine unserer Supragruppen setzte sich beispielsweise aus neun Jugendlichen – davon vier Mädchen und fünf Burschen im Alter zwischen 15 und 18 Jahren –, einem Leiter und einer Leiterin zusammen. Die Jugendlichen befanden sich in einem laufenden Therapieprozess im Format einer psychotherapeutischen Jahresgruppe. Sie hatten unterschiedliche Diagnosen. Unter anderem Mutismus (ICD-10, F 94.0), Störungen des Sozialverhaltens mit emotionaler Symptomatik (ICD-10, F 92.0), Störungen des Sozialverhaltens bei fehlenden sozialen Bindungen (ICD-10, F 91.1), Störungen des Sozialverhaltens bei vorhandenen sozialen Bindungen (ICD-10, F 91.2), Störungen des Sozialverhaltens mit depressiver Störung (ICD-10, F 92.0), hyperkinetische Störung des Sozialverhaltens (ICD-10, F 90.1), Asperger-Syndrom (ICD-10, F 84.5), reaktive Bindungsstörung (ICD-10, F 94.1), Posttraumatische Belastungsstörung (ICD-10, F 43.1).
Eine weitere Supragruppe setzte sich aus sieben Burschen im Alter zwischen 11 und 13 Jahren zusammen. Der Grund, warum wir diese Gruppe geschlechtshomogen anboten, wird von Gabriele Biegler-Vitek im genannten Artikel über Soziometrie beschrieben. Die Diagnosen waren ähnlich wie in der ersten Gruppe, allerdings zeigte sich ein deutlicher Unterschied in der gelebten Symptomatik.

Die Hintergrundgeschichten der einzelnen Jugendlichen aus den jeweiligen Gruppen sind sehr unterschiedlich, worauf ich in diesem Zusammenhang nicht näher eingehen kann. Ebenso unterschiedlich sind wie zuvor beschrieben die Diagnosen. Es ist mir wichtig, noch einmal darauf hinzuweisen, dass es sich um laufende Gruppen handelt, die dadurch an uns LeiterInnen sowie an die Peers gebunden sind. Das Verhalten des jeweils anderen ist keine Unbekannte mehr und durch das gemeinsame Arbeiten in der Jahresgruppe benennbar. Das sehe ich als eine wesentliche Voraussetzung, die zum Gelingen der Supragruppen beiträgt.

Von besonderer Bedeutung ist, über den jeweiligen Umgang der Jugendlichen mit inneren Spannungsfeldern sowie über ihre Fähigkeit der Selbstregulation und die mögliche Notwendigkeit der Regulation durch außen Bescheid zu wissen. Die Dichte der Begegnungen über einen längeren Zeitraum, in einem begrenzten Interaktionsraum, wie ihn eine Hütte darstellt, erhöht die Komplexität der Interaktionen und somit das innere Spannungsfeld jedes/jeder Einzelnen.

Die Bühnen, auf denen unterschiedliche Szenen gespielt werden ...

... und unterschiedliche Begegnungen in den dazugehörigen Rollen möglich werden.

Die Bühne als weitere wichtige Interventionsform der psychodramatischen therapeutischen Arbeit ist in der Supragruppe Outdoor in zweifacher Form unterscheidbar und beobachtbar. Es sind dies die Alltagsbühne und die Spielbühne, die einander immer wieder abwechseln.

Die Alltagsbühne ist gleichzusetzen mit all den Orten, wo sich die Jugendlichen innerhalb der drei Tage begegnen, wie zum Beispiel die Küche, der Gemeinschaftsraum, die Zimmer. Auf ihr passiert all das, was wir tun, um den Alltag zu gestalten, wie Essen zubereiten, essen, schlafen, putzen, kochen, Ofen heizen, Zeit vertreiben – miteinander oder alleine –, Konflikte austragen usw. Die Alltagsbühne stellt im weitesten Sinn das gemeinsame Leben, die gemeinsamen Szenen im Haus dar. Die zu diesen Szenen gehörigen Rollen sind zum Beispiel Koch/Köchin, AbwäscherIn, EinheizerIn.

Die zweite Bühne ist die Psychodramabühne. Sie ist klar getrennt von der Alltagsbühne. Auf ihr werden Übungen gemacht oder Spiele, Rollenspiele und Soziodramen gespielt. Dabei gibt es entweder ein Ziel, das durch Kooperation erreicht wird, oder das Ziel ist es, gemeinsam etwas zu erleben, zu sehen oder zu spüren. Bei Schönwetter befindet sich die Psychodramabühne im Freien, bei Schlechtwetter in der Hütte.

Alltagsbühne

Auf den Bühnen geschieht immer zweierlei: Erstens wirkt immer die Soziometrie: Mit wem bin ich im Team und koche, putze oder wasche ab? Wer sitzt mit wem im Auto, wer liegt neben wem im Zimmer usw.? Zweitens ist es für uns wichtig, zu beobachten, wie die Jugendlichen auf diesen Bühnen ihre Rollen spielen, ob sie sich ihrer Rollen klar sind und wissen, was dazugehört, und ob sie die Rollen halten können.

Treffpunkt

Die Alltagsbühne wird quasi eröffnet durch das gemeinsame Treffen vor der Praxis. Es ist ein gemeinsames Zusammenwarten der Jugendlichen. Eltern und Kinder sind da, es wird gesprochen, gescherzt und ein wenig hektisch noch das letzte Mal kontrolliert, ob auch wirklich alles in den Koffern ist. Die 13- bis 15-Jährigen werden von ihren Eltern zum Treffpunkt gebracht, während die älteren Jugendlichen alleine anreisen. Bei den jüngeren ist der nun einsetzende Abkoppelungsprozess schön zu beobachten. Jetzt werden sie von den Eltern aus deren Obhut gegeben, nicht für eineinhalb bis zwei Stunden, sondern für drei Tage.

Abfahrt

Die Aufteilung, wer mit wem in welchem Auto fährt, wird diskutiert und gemeinsam werden alle Habseligkeiten eingepackt. Die gemeinsame Fahrt ist ein erstes auf engem Raum Sichnäherkommen. Wir fahren in eine Richtung, wir alle haben ein Ziel und es ist die Aufregung zu spüren. Die Frage, wie sieht es dort aus, was gibt es da alles, und viele Fragen mehr werden gestellt. Danach gehen die Gespräche hin zu aktuellen Themen: Welche Musik hörst du, wen magst du, was hast du mitgenommen?

Einkauf

Beim Einkaufen werden die gemeinsam erstellten Einkaufslisten in die Tat umgesetzt. Dabei wird diskutiert, was gesund oder weniger gesund ist. Was am besten schmeckt und wo die Jugendlichen was gegessen haben. Wenn es sich einrichten lässt, ist der Einkauf immer Teil der gemeinsamen Aktivität. Hier zeigen sich Unterschiede in den Gewohnheiten und Lebensstilen, aber auch den Geschmäckern. Wer kennt sich aus mit Einkaufen? Manche Jugendliche sind schon erfahren und geben Tipps, manche weniger, aber alle haben eine Meinung und es wird viel diskutiert und ausgehandelt. Dieser Einkauf ist meist sehr chaotisch, wenn aber alle daran teilhaben und Mitverantwortung an einem so entscheidenden Bedürfnis wie dem Essen übernehmen, ist es für sie nicht nur eine gemeinsame Erfahrung, sondern auch ein erster Schritt einer Verbindlichkeit. Die Jugendlichen selbst planen ihr Abenteuer und setzen es auch um. Während die älteren Jugendlichen sehr genau und selbstverantwortlich den Einkauf mitbestimmen, müssen wir als Leitung bei den Jüngeren viel mehr unterstützend eingreifen.

Aufstieg

Am Parkplatz angekommen, geht es jetzt den Berg hinauf. Wir suchen meist eine Hütte, die einen nicht zu langen Aufstieg erfordert. Viele der Jugendlichen, unabhängig vom Alter, sind längeres Gehen nicht gewohnt. Auf der Hütte angekommen, wird der Raum erkundet. Dies betrifft die Hütte als auch die Umgebung.

Beziehen der Hütte

Dies stellt die nächste soziometrische Herausforderung an die Jugendlichen dar. Es werden die Betten eingeteilt, wer wo schläft. Es wird der Mädchen- und Burschenbereich definiert und jeder/jede kann sich seinen/ihren Platz einrichten. Hierbei zeigt sich weniger Differenz durch das Alter der Jugendlichen als durch das Geschlecht. Während die Burschen ihre Schlafsäcke auf irgendeinen Untergrund legen, ist es den Mädchen wichtiger, ihren Schlafplatz gemütlich herzurichten. Nachdem der Schlafplatz hergerichtet ist, treffen sich alle und es kommt zum ersten Miteinander, wenn die Gruppenregeln gemeinsam bestimmt werden und die Arbeitsteams eingeteilt werden.

Festlegen der Regeln

Vor der Hütte werden die Gruppenregeln besprochen. Das verläuft in beiden Gruppen sehr gesittet und kooperativ. Hauptpunkte dabei sind das Verhalten untereinander und spezielle Ruhe- und Rückzugsräume. Respektvoller Umgang wird immer eingefordert und auch dass klar ist, wie einzelne Jugendliche mit ihren Spannungen umgehen.

Verteilen der Aufgaben

Das Einteilen der Essensdienste ist noch einmal eine sehr wichtige Aufgabe. Dabei werden meist Viererteams zusammengestellt, die alle Aufgaben rund ums Essen zu erledigen haben. Als LeiterInnen arbeiten wir oft auf der Alltagsbühne mit und unterstützen die Jugendlichen, wo es notwendig ist. In diesem Punkt ist es uns in unserem therapeutischen Projekt wichtig, dass die Jugendlichen nicht alles schaffen müssen, weshalb wir mithelfen, sodass wir keine unangenehmen Überraschungen wie kaltes Essen oder unfertige Frühstücke erleben. Es soll eine schöne Erfahrung für die Jugendlichen sein und somit sind wir immer ganz nahe dran am Geschehen, damit alles gut läuft. Die Jugendlichen müssen voll anpacken, aber wir als Leitung wissen immer genau, was zu tun ist, und haben gemeinsam den Überblick. Schließlich ist es uns wichtig, die Jugendlichen aus den Jahresgruppen ein Stück weit „nachzunähren", da sie auf der psychosomatischen Ebene durch ihre Geschichte, durch Störungen oder durch Traumatisierung oft noch viel Bedarf an Unterstützung haben.

Planung der Tagesstruktur

Als wichtige Orientierungshilfe geben wir jeden Morgen einen groben Plan über die Tagesstruktur bekannt. Damit können sich die Jugendlichen auf die gemeinsamen Zeiten einstellen und wissen, wann und wie lange Pausen sind. Dies nimmt den Stress für die Jugendlichen, da sie sich darauf verlassen können, dass sie zu ihrer Zeit und Ruhe kommen. Wenn wir dann mitten in den Übungen sind, ist es selten ein Problem, wenn wir ein wenig überziehen, weil alle so bei der Sache sind und gespannt selbst die Übungen absolvieren oder andere dabei unterstützen.

Essen

Wenn die Zeit gekommen ist, müssen die eingeteilten Teams oft vor den anderen die Übungsplätze und Spielbühnen verlassen, um das Essen vorzubereiten. Währenddessen bauen die anderen die Elemente ab und haben einen gemütlichen Heimweg vor sich. Einer der wichtigsten Events bei jedem unserer Supragruppentage ist natürlich der Grillabend. Das Essen auf einem Feuer, einer Glut zuzubereiten ist ebenso ein Highlight wie die Möglichkeit, draußen im Dunkeln zu sitzen und noch lange unter dem Sternenhimmel miteinander zu reden.

Abendgestaltung

Der Abend kann individuell gestaltet werden. Dabei entstehen in der Gruppe der älteren Jugendlichen kleinere Subgruppen, die verschiedene Spiele wie Risiko, Uno und so weiter spielen. Der Unterschied zwischen den älteren und jüngeren Jugendlichen zeigt sich soziometrisch darin, dass die Jüngeren in ihren Wahlen wesentlich mehr auf uns LeiterInnen konzentriert sind. Demgegenüber wollen die älteren Jugendlichen zuerst längere Zeit alleine spielen, um erst zu späterer Stunde als Gruppe gegen uns LeiterInnen im gemeinsamen Spiel anzutreten. Nach diesem Spiel ziehen sich die Mädchen meist ins Schlaflager zurück, um sich auszutauschen. Die „coolen" Jungs oder die Gruppe der „Anführer" hingegen bleiben in der Stube, um Karten zu spielen.

Bei den 11- bis 13-Jährigen allerdings zeigt sich ein reges Interesse der Burschen, die die Anführer der Gruppe sind, mit uns LeiterInnen ins Gespräch zu kommen. Sie genießen es sichtlich, von uns Geschichten zu hören, fragen sich und uns, was gut und was weniger gut ist für Jugendliche, damit sie nicht mehr so viele Probleme haben, oder was bei Mädchen gut ankommt. Sie wollen nicht so wie die Älteren lieber unter sich sein und sind sehr erpicht darauf, unsere Sicht der Welt zu erfahren.

Ruhepausen

Die Möglichkeit, Ruhepausen zwischen Übungen und Ausflügen zu machen, ist sehr wichtig. Dabei beobachte ich immer wieder, wie respektvoll die Jugendlichen miteinander umgehen. Ein unterstützender Faktor ist der zu Beginn definierte Schutzbereich jeder/jedes einzelnen Jugendlichen. Dies trifft besonders auf die 15- bis 20-Jährigen zu. Hier zeigt sich deutlich die gemeinsame Arbeit in der Jahresgruppe. Die Bedeutung des individuellen Schutzraumes ist für alle ein Begriff, dazu haben sie ein Bild. So ist es möglich, dass niemand gedrängt wird, etwas zu tun, was er/sie nicht will. Es ist etwas sehr Besonderes an dieser Stimmung. Das gegenseitige Verstehen und Respektieren des jeweiligen Ruhebedürfnisses ist sicher ein schönes Ergebnis der gemeinsamen Arbeit in den Jahresgruppen. Die dort erworbene Empathie und das Mitgefühl füreinander sind die Früchte, die wir in der Supragruppe beobachten und ernten können.

Die Rollenebenen der Alltagsbühne

Ein Blick auf die Rollenebenen der Alltagsbühne zeigt Folgendes:

1. Rollenebene: psychosomatische Rollenebene

Die LeiterInnen achten darauf, eine angenehme Stimmung herzustellen, und auch die Jugendlichen sollen merken, dass sie etwas zur Stimmung beitragen und sie positiv verändern können. Lachen, essen, schlafen, fühlen und spüren sowie versorgt zu werden, sind nach Stelzig (2004, S. 156) wesentliche Aspekte dieser Rollenebene.

Fallbeispiel: Auffallend im Rahmen der Outdoortage war, dass die Mädchen sich im Allgemeinen auf dieser Ebene gut versorgen konnten, indem sie zum Beispiel ihren Schlafbereich sehr gemütlich gestalteten. Das Essen war den Jugendlichen in der älteren Gruppe im Allgemeinen sehr wichtig. Sie achteten dem Störungsbild entsprechend auf gute Stimmung. Dies übernahmen die Burschen zu einem größeren Teil. Bei den jüngeren Jugendlichen mussten wir LeiterInnen wesentlich mehr die tragende Rolle einnehmen.

2. Rollenebene: psychodramatische Rollenebene

Auf der psychodramatischen Rollenebene entwickeln wir Rollen und dazugehörige Skripts. Das heißt, wir verstärken die Rollenklarheit und geben diesen Rollen eine Bedeutung. Damit erhält sie eine bestimmte Rollenqualität. Was bedeutet es, Koch/Köchin zu sein? Wie schaut das dazugehörige Skript aus? Ist Koch/Köchin zu sein eine bedeutende Rolle? Was bedeutet es, für das Abwaschen verantwortlich zu sein? Wie schaut das dazugehörige Skript aus? Wie ist die Rolle des Einheizers/der Einheizerin? Wie das dazugehörige Skript? Die drei dazugehörigen Rollenqualitäten sind das Know-how der Tätigkeit, der Grad an Genauigkeit, der möglich ist, und die Ausdauer, bei der Sache zu bleiben. Auch hier zeigte sich im Fallbeispiel ein deutlicher Unterschied in Bezug auf das Alter und das Störungsbild in den beiden Gruppen.

Fallbeispiel: Auf dieser Ebene gab es im Rahmen der Outdoortage große Unterschiede zwischen den Jugendlichen. Manche waren schon sehr eingebunden durch Familie oder Wohngemeinschaften und kannten sich aus. Sie wussten, was zu tun war. Manche brauchten viel Unterstützung durch die Leitung oder andere Jugendliche. Besonders interessant ist ein Vergleich zwischen den Jahren, in denen wir mit den gleichen Gruppen unterwegs waren. Manche Jugendliche machten Fortschritte und waren autonomer und aktiver in ihren Rollen. Manche konnten sich im folgenden Jahr weniger einbringen. Da waren die Belastungen spürbar, denn wenn gerade das Leben sehr fordernd war, blieben nicht mehr viele Möglichkeiten, auch andere zu unterstützen.

3. Rollenebene: soziodramatische Rollenebene

Auf der soziodramatischen Rollenebene geht es um das Aushandeln der Rollen sowie um deren Umsetzung in den jeweiligen Skripts im sozialen Kontext, also in der Gruppe. Hier ist das Ziel der Transfer in den Alltag und damit eine Nachhaltigkeit der neu erlernten Rollen. Die Jugendlichen sollen diese im Alltag halten können, damit sie in die Rollenmatrix integriert werden und somit als Rollenkonserve zur Verfügung stehen. Der Fokus unserer Beobachtung liegt darin, wie die Jugendlichen die Rollen spielen. Hier zeigten sich bisher die deutlichsten alters- und störungsspezifischen Unterschiede.

Fallbeispiel: Hier konnten wir im Rahmen der Outdoortage gut beobachten, welche Jugendlichen ihre Rollen aktiv ausfüllten, anfassten und mittaten, oder welche besser darin waren, anderen zu sagen, was wie zu tun war. Demgegenüber ließen sich manche Jugendliche durchaus gerne etwas sagen, bei anderen ergaben sich Streitereien, wenn z. B. zu viele KöchInnen das Sagen hatten und sie sich vielleicht zu wenig koordiniert hatten.

Spielbühnen

Im Psychodrama ist die Bühne das erste Instrument in der therapeutischen Arbeit (Moreno 1946, S. 45, zit. nach Haselbacher 2004, S. 212). „Sie umgibt den Patienten mit einem überdimensionalen äußerst beweglichen Lebensraum. Der Lebensraum der Wirklichkeit ist oft eng und beengend." (Moreno 2008, S. 77) Dies gilt insbesondere für Jugendliche, die ja noch in Abhängigkeitsverhältnissen zu Eltern, LehrerInnen oder AusbildnerInnen stehen.

> *„Auf der Bühne kann der Patient sich wiederfinden, sei es durch Befreiung von unerträglichem Druck oder durch die Freiheit für Ausdruck und Erlebnis. Der Bühnenraum ist die Erweiterung des Lebens über das wirkliche Leben hinaus."* (Moreno 2008, S. 77)

Während der gemeinsamen Tage ergibt sich für eine Supragruppe aus dem Natursetting heraus eine Vielzahl solcher Bühnen, welche in der Outdoorpädagogik Medien genannt werden. Sie alle bieten unterschiedliche Möglichkeiten der Intervention an. Auf manchen Bühnen werden komplexe Lösungsaufgaben durchgeführt, die mehr Kooperation und gemeinsames Nachdenken erfordern. Manche Übungen verlangen mehr körperlichen Einsatz und auf manchen Bühnen wird mit dramatischen Inhalten, die von den Jugendlichen selbst kreiert wurden, gespielt.

Auf der weiten Wiese ist es leichter, in Aktion zu kommen, es ist so viel Platz, dass nicht achtgegeben werden muss und sich alle nach freiem Willen und Herzen ihrer Energie hingeben können. Es kommt ein Gefühl der Freiheit und der Weite auf.

Fallbeispiel: Auf den Fotos der Jugendlichen, die wir während der Übungen gemacht hatten, waren deutlich der Spaß und die Freude zu erkennen, wenn in der Hitze des Gefechtes die kontrollierende Aufmerksamkeit nicht mehr dem Le-

benswillen im Wege stehen konnte. Dies passierte, wenn sich die Jugendlichen im Gefühl, unbeobachtet zu sein, ihren Gefühlen, Bedürfnissen und dem Gruppengeschehen hingaben. Manche Jugendliche waren über den Ausdruck von Energie und Freude in ihren Gesichtern und ihres Körpers selbst überrascht.
M., eine Jugendliche mit starker sozialer Phobie, beschreibt den Anblick von sich auf den Fotos so: „Ich habe gar nicht gedacht, dass ich so lachen kann. Ich sehe richtig glücklich aus. Diese Momente habe ich schon gespürt, aber im Vergleich zu den Momenten, in denen mir sehr viel sehr unangenehm ist und ich mich unsicher in der Gruppe fühle, vergesse ich diese Momente anscheinend."

Im Wald werden die Jugendlichen merklich ruhiger. Die Baumkronen bieten Schutz vor der Sonne und verbreiten ein Gefühl von Sicherheit. Jetzt kann man nicht mehr so schnell laufen, die Bewegungsmöglichkeiten sind eingeschränkt. Hier machen wir unterschiedliche Übungen. Zum einen beginnen wir mit Vertrauensübungen wie dem blind Führen oder dem Pendeln. Bei erster Übung hat ein Jugendlicher/eine Jugendliche die Augen verbunden und geht eine Strecke im Wald nur nach den Anweisungen eines/einer anderen Jugendlichen. Beim Pendeln steht eine Jugendliche/ein Jugendlicher zwischen zwei oder mehreren anderen, die sie/ihn stützen, wenn sie/er sich zur Seite lehnt oder ein Stück fallen lässt. Das gegenseitige Vertrauen ist nun die Basis für weitere Übungen.

Diese sind komplexere Übungen bei denen Kooperation notwendig ist. Hierbei entsteht viel Nähe unter den Jugendlichen, die für sie sehr wichtig ist, was bei den Übungen gut sichtbar wird und manchmal nachher thematisiert wird. In kurzen Gesprächen, zum Beispiel am Weg von den Waldübungen heim zur Hütte, ist es ihnen oft leichter möglich, über die Gefühle zu sprechen, und so findet immer wieder ein intensiver Austausch mit und unter den Jugendlichen statt. An diesen während des Gehens formulierten Gedanken knüpfen wir dann im ruhigeren Setting in der Hütte oder auf der Wiese wieder an.

Fallbeispiel: So wurde z. B. F., ein sehr verschwiegener Jugendlicher, der in der Jahresgruppe kaum gesprochen hatte, auf den Hüttentagen viel offener. Auf einem Weg von einer Outdoorübung im Wald heim zur Hütte eröffnete er zum ersten Mal, dass ihn etwas sehr belaste und er viel darüber nachdenke, grüble, er es aber nicht aussprechen könne. Er wolle sich aber in Wien gerne mit uns zusammensetzen, jetzt auf der Hütte sei das zu viel. Ich ermunterte ihn, dass er da dran bleiben soll, und ließ ihn wissen, dass ich sehr froh sei, dass er es gesagt habe und dass wir in Ruhe in Wien darüber reden würden. In Wien erzählte er, dass er schwul sei und er es nach über fünf Jahren nicht mehr aushalte, das für sich zu behalten. Das Outing in der Gruppe war ein wirklich bewegender Moment.
F.: „Das Gefühl auf der Hütte mit euch und mit der Gruppe ist immer schöner geworden. Irgendwann habe ich mir dann gedacht, jetzt fange ich an und sage es dir einmal. Denn sonst halte ich diese Spannung zwischen dem Spaß und Vertrauen in der Gruppe und meinem Verheimlichen nicht mehr aus."

Mit diesem Beispiel will ich sagen, dass die Gesamtheit an positiver Gruppenerfahrung und Naturerfahrung es Jugendlichen ermöglichen kann, Aspekte ihres Lebens nach langer Zeit endlich zum ersten Mal anzusehen oder auszusprechen.

1. Rollenebene: psychosomatische Rollenebene

Das Arbeiten in der Natur verstärkt Interventionen auf der sinnlichen Ebene wie zum Beispiel durch Gerüche oder das Tasten. Das Spüren der Sonne, das Riechen des Waldes, das Hören der Tiere in der Natur, das Fühlen des Bodens und der Bäume findet auf der psychosomatischen Rollenebene seine Verankerung. Sich diesen Sinnen zu widmen und darüber zu reden ist für Jugendliche nicht immer einfach. Besonders unter den Burschen gilt es als peinlich, über diese Wahrnehmungen zu reden. Gelingt es doch, zeigt sich, wie das Vertrauen in den Supragruppen durch die gemeinsame Arbeit in den Jahresgruppen gewachsen ist. Besonders merkbar ist dies an einer lustvollen und freudigen Stimmung in der Gruppe. Allerdings wird bei einigen Übungen, abhängig von den Störungsbildern einzelner Jugendlicher, gut sichtbar, wo die Grenzen dieser Jugendlichen liegen.

Fallbeispiel: R. ist ein Bursche, der vordergründig eher dominant und sicher wirkt. Seine vielen Ängste versteckt er perfekt hinter diesem Verhalten. Bei den Vertrauensübungen allerdings wurde seine ängstliche, misstrauische Seite sichtbar und damit besprechbar. R. war es erstmalig möglich, sich in seinen Ängsten zu zeigen. Dies wiederum ermöglichte es den anderen, ihn zu unterstützen. So konnte er in der tatsächlichen Handlung erfahren, wie es ist, von der Gruppe Unterstützung zu bekommen.

Nicht nur bei R. wurden hintergründige Ängste sichtbar. Dies betrifft viele Jugendliche mit den erwähnten Störungsbildern.

Eine besonders schöne und starke Intervention auf der somatischen Ebene stellt das Bauen von Schutzhäusern in der Natur dar. Dies macht den Jugendlichen in allen unseren Supragruppen immer viel Spaß. Es bietet viel Platz für individuelle Wünsche und kreative Einfälle und das in einer ruhigen Atmosphäre. Es macht auch uns als Leitung besondere Freude, zu beobachten, mit welchem Ernst die Unterstände gebaut und gestärkt werden.

2. Rollenebene: psychodramatische Rollenebene

Auf dieser Rollenebene achten wir darauf, ob und wie es den Jugendlichen gelingt, Rollen, die in den Übungen verlangt wurden, zu erkennen, einzunehmen und dazugehörige Skripts zu entwerfen. Können sie die Rollen des/der Stützenden und des/der Ausführenden einnehmen? Bei manchen Jugendlichen ist dies aus eigenem Antrieb schwer, weil sie kein Skript dazu haben und dadurch die Unsicherheit zu groß ist, und es bedarf einer großen Motivation durch die Leitung. Die Differenz, die durch das Alter der Jugendlichen auf dieser Rollenebene sichtbar wird, gleichen die Störungsbilder in der älteren Gruppe aus. Durch das gemeinsame Arbeiten an einer Sache können Skripts übernommen werden und in dem stressfreien gemeinsamen Tun können Konserven spielend geschaffen und auch gesichert werden.

Zu der psychodramatischen Rollenebene gehört auch das Umfeld der Rollen. Im Falle der Übungen bedeutet das zum Beispiel, wie die Regeln des gemeinsamen Spieles aussehen. Es ist wichtig, dass die Jugendlichen wissen, was sie tun sollen und dürfen und was nicht. Daraus ergeben sich die Spielräume für Spontanität und Ausprobieren. Dies schafft Klarheit und Sicherheit, die die Ruhe bringt, die sich wiederum positiv auf die psychosomatische Rollenebene auswirkt.

3. Rollenebene: soziodramatische Rollenebene

Auf der soziodramatischen Rollenebene ist es unser Interesse, zu sehen, wie die Jugendlichen die einzelnen Rollen ausfüllen. Die wichtigsten Rollen sind die der AkteurInnen und die der sie sichernden Personen. Bei den AkteurInnen gibt es auch diejenigen, die sich aus verschiedenen Gründen gar nicht auf eine Übung einlassen können und wollen.

Fallbeispiel: Im Vergleich der einzelnen Jahre ist hierzu zu sagen, dass im dritten Jahr der Gruppe der 15- bis 18-Jährigen niemanden mehr gab, der sich nicht mit Hilfe der anderen auf die Übungselemente, wie zum Beispiel Slackline, traute, was für uns LeiterInnen eine schöne Rückmeldung dafür war, wie sehr das gegenseitige Vertrauen gewachsen war.

Es gibt Jugendliche, die die Unterstützung sehr ernst nehmen. Sie geben demjenigen/derjenigen, der/die zum Beispiel auf der Slackline balanciert, sicher und ruhig die Hand und sind sehr einfühlsam. Sie kommen gut in Kontakt mit den zu Sichernden und fragen nach, sehen sie auch an, um zu erkennen, was er oder sie benötigt.

Andere Jugendliche machen dabei Witze und geben Kommentare ab, dass derjenige/diejenige sich nicht so ungeschickt anstellen solle, manche geben die Anweisungen eher rau und kurz. Sie können noch nicht so gut mit der Rolle der Sichernden umgehen. Sie sehen gerade nach vorne und sind manchmal mehr damit beschäftigt, selbst sicher durch das Gelände zu kommen und nicht zu stolpern.

Daran können wir als Leitung einerseits weiterarbeiten, indem wir herausfinden, ob es sich um ein Fehlen von Skripts oder um ein Zuwenig an Ressourcen handelt, die der/die Jugendliche gerade zur Verfügung hat.

Andererseits können wir auf die Wirkung der gemeinsamen Interaktion vertrauen, durch die die Jugendlichen neue Skripts erlernen können. Dies geschieht allein durch die im Gruppenspiel oder in der Gruppenaufgabe gesehenen, gespürten und erlebten Verhaltensweisen der anderen, die sie selbst ausprobieren können, um daraus eigene Konserven zu machen.

Fallbeispiel: Mit den 11- bis 13-jährigen Jugendlichen planten wir eine Einheit im Wald. Sie sollten Teams zusammenstellen, die dann gemeinsam Hütten aus Materialien des Waldes bauen sollten. Wir nahmen auf die Wahl keinen Einfluss und so wirkten die Kräfte der Soziometrie mit dem Ergebnis, dass sich die Gruppe der Älteren und einzelne Gruppen von Jüngeren zusammenfanden. Dies war eine wunderbare Erfahrung für die Jugendlichen. Die Älteren waren unter sich, mussten nicht auf Jüngere achten und konnten sich ihrem Spiel, ihren Vorstellungen und Ideen hingeben. Genauso war es mit den Jüngeren. Auch sie konnten ihrem Wissen und ihrer Geschicklichkeit entsprechend aktiv werden. So bereitet die soziometrische Wahl das Umfeld, in dem die Einzelnen sich ihren Anlagen nach optimal entfalten können.

In einem pädagogischen Setting könnten wir alle Gruppen möglichst gleich stark aufteilen. Dies bringt aber viele Spannungen. Die Jüngeren sind in ihren Gruppen zu ZuschauerInnen verdammt und kommen kaum zum Handeln. Die Älteren müssen sich in Rücksicht üben und ihren Handlungsdrang unterdrücken und können nicht die aufgestauten Aggressionen ausleben. Beide können wenig von dem Spiel profitieren, um – wie Moreno es postuliert – ihre Seelen aus Handlung zu ergründen.

Fallbeispiel: In unseren Gruppen war das Spiel „Capture the flag“ sehr spannend. Dabei hat jede Gruppe eine Flagge. Aufgabe ist es nun für die Gruppen, die Flagge des Gegners zu bekommen und ihre eigene zu behalten. Es war klar, dass die Älteren gewannen, und man könnte sagen, dass es von vornherein eine eindeutige Sache war. Das stimmt wohl. Auf der anderen Seite konnten alle etwas lernen. Die Klarheit der Gruppen ermöglichte es, die Stellungen und die Gruppenhierarchie sichtbar zu machen. Die Älteren waren ruhig, weil die Verhältnisse klar wurden. Sie konnten nach dem Spiel auch leichter wieder eine unterstützende Rolle einnehmen und wohlwollend gegenüber den Jüngeren sein. Die Jüngeren waren zwar unterlegen, hatten aber auch Erfolgserlebnisse, wenn sie den Älteren einmal die Flagge fast entrissen hätten.

Die Jüngeren lernen auf einfache Weise, dass noch ein Weg zu gehen ist, bis sie so stark sind wie die großen Buben. Dies hat etwas Klärendes und Entlastendes, besonders für einen Jungen, der ob seiner großen kognitiven Fähigkeiten oft in Versuchung steht, sich über andere zu stellen, auch Ältere. Die daraus im Alltag entstehenden Konflikte sind der Grund, warum viele Jugendliche in Therapie kommen. Denn dies lässt sich kaum ein Älterer gefallen und so kommt es immer wieder zu Streit und Konflikt. Als Leitung achten wir zu jedem Zeitpunkt auf die Einhaltung der Regeln, sodass es den Älteren nicht möglich ist, ihre Stärke auf unfaire Weise zu nutzen. Sie lernen auf diese Weise ebenso, dass sie sich ihrer Stärke bewusst sind, sie nicht weiter zur Schau stellen müssen oder zu unfairen Mitteln greifen müssen. Bei der Besprechung der „Kämpfe“ können wir dann sehr gut auf diese Themen eingehen. Dies passiert oft im Kreissetting, aber auch ganz nebenbei in der Küche, wo gemeinsam gekocht, geheizt und füreinander gearbeitet wird. Dabei haben wir als Leitung die wichtige Aufgabe, das gemeinsam Erlebte noch einmal zu besprechen und diese Reflexion als unterstützende Ressourcen anzubieten.

Stärkung der Gruppenkohäsion

Moreno führte 1938 das Konzept der Gruppenkohäsion in die Psychologie ein (von Ameln 2009, S. 317), wobei es noch immer Unklarheit darüber gibt, was genau seine Natur ist. Einigkeit besteht darüber, dass es sich dabei um das Gefühl der Zusammengehörigkeit handelt, der Verbundenheit und um ein Wir-Gefühl. Kohäsion bildet sich nicht nur aufgrund der Attraktion, sozialer Identität oder Ähnlichkeit. Sie entwickelt sich während einer gemeinsamen Zusammenarbeit. Die Gruppe muss sich an Konflikten und Themen abarbeiten, damit den TeilnehmerInnen bewusst ist, dass sie Bestand hat. Dieses Vertrauen führt zu weniger Angst und Spannung in der Gruppe und zu einem längeren Bestehen der Gruppe (ebd., S. 316).

Die psychodramatischen Outdoortage sind ein Referenzpunkt, über den noch das ganze Jahr gesprochen wird. Die gemeinsamen Erlebnisse, die alle teilen können, dienen als Sicherheit, als Kitt. Viele Jugendliche erlebten dabei zum ersten Mal, in der Natur und auch in einer Gruppe zu sein. All zu oft wurde ihnen gesagt, dass sie bei Ausflügen oder Skikursen nicht mitmachen dürfen. Zum ersten Mal werden sie wahrgenommen. Dabei passieren natürlich auch „Hopplas" und Fehler, und diese passieren allen in der einen oder anderen Form. Man kann sie fast als Geschenke für die Gruppe betrachten, denn Fehlermachen entlastet und über diese und andere Gegebenheiten sprechen wir oft noch das ganze Jahr immer wieder.

Im realen Leben haben viele der TeilnehmerInnen oft einen geringen sozialen Anschluss oder eher schwache Bindungen und fühlen sich wenig verstanden. Die Wertschätzung und Geborgenheit in der Gruppe gibt es oft nur für zwei Stunden in der Woche.

Fallbeispiel: In einer Gruppenarbeit, bei der wir die Jugendlichen nach sicheren Orten gefragt hatten, kam bei über 70% der TeilnehmerInnen als einzige oder eine der Antworten: „Die gemeinsame (psycho-)therapeutische Gruppe."

Durch die gemeinsame Zeit und Arbeit über drei Tage an den Outdoortagen wird diese positive Erfahrung weiter verstärkt. Durch das intensive Beisammensein entstehen intensivere Erfahrungen. Die Jugendlichen können leichter die Handlungen ihrer KollegInnen wahrnehmen und in ihrem Verhalten selbst gesehen werden. Wer hilft den anderen, wer unterstützt sie? Wer braucht mehr Rückzug, wer weniger? All das wird konkreter erlebt und gibt so den Mitgliedern der Jahresgruppen ein manchmal neues und insgesamt klareres Bild voneinander.

Die Erweiterung dieses Gruppenerlebnisses in der Supragruppe ist nicht die eigene Person alleine, sondern die Peergruppengestaltung, d.h. die Alltagsgestaltung in, durch und mit der Gruppe – die Begegnung zwischen uns und den Jugendlichen sowie zwischen den Jugendlichen.

Am letzten Tag werden die Freude über die gemeinsam verbrachte Zeit sowie die Trauer über den bevorstehenden Abschied spürbar. Dies bearbeiten wir oft mittels Symbolarbeit, in der wir die Befindlichkeit der Jugendlichen und ihre Sicht über den Prozess der drei Tage erfragen. Es geht uns um die Reflexion des Gesamtprozesses auf individueller Ebene und auch auf der Gruppenebene. Dies deshalb, weil durch das Sharing die gemachten Erfahrungen noch einmal unter den Jugendlichen geteilt werden können und somit noch einmal die Gruppenkohäsion sowie das Dazugehören jeder/jedes Einzelnen zur Gruppe stabilisiert wird. Rollenfeedback und Sharing beim Abschluss sind bedeutend für den Transfer des Erlebten in den Alltag.

Abschluss

Neben positiven Auswirkungen auf Diagnostik und Gruppenkohäsion sowie der Etablierung eines neuen Raumes für die Jugendlichen ist es vor allem die aktivierende Wirkung der psychodramatherapeutischen Outdoortage, die sie für uns zu einem wertvollen neuen Supraformat, zu der Supragruppe gemacht hat. Diese Aktivierung passiert auf sehr vielfältige Art und Weise. Auf drei Aspekte möchte ich nun abschließend eingehen.

Ein wesentlicher Effekt ist die Aktivierung aller Sinne bei den Jugendlichen. In der Natur erleben sie ihre Umgebung ebenso wie ihre eigene Wirkung auf vielfältige Weise wie riechen, hören, tasten, spüren, schmecken und sehen. Die Ganzheitlichkeit der mit allen Sinnen auf der somatischen Ebene wahrgenommenen Erfahrungen sind ein wesentlicher Teil der Heilung für viele der jungen Menschen, die in ihren Leben Schutz und Geborgenheit oft nicht in ausreichendem Maße erfahren durften. Wie Monika Wicher in ihrem Artikel „Psychodrama-Psychotherapiegruppe mit Kindern" sprechen wir vom Nachnähren, dem wir uns als LeiterInnen an diesen Tagen in sehr großem Maße widmen. Wenn die Jugendlichen auf der somatischen Ebene viel bekommen haben, können Interventionen auf den weiteren Ebenen besser wirken und Begegnungen werden möglich.

Die geteilten Erfahrungen dieser Tage erleichtern die gemeinsame Arbeit in den Jahresgruppen. Die Erlebnisse bedeuten, eine gemeinsame Geschichte zu haben, sie sind wie ein geteilter Schatz, zu dem alle etwas beigetragen haben und von dem sich auch alle wieder etwas nehmen können. Auf diesen Erlebnis-Schatz greifen wir in der Folge auch immer wieder zurück. Dies ermöglicht ein tiefes Gemeinschaftsgefühl und eine Vertrautheit, schafft eine entlastende Stimmung und sorgt auch für Gelächter, wenn wir über Hopplas und Schnitzer an diesen Tagen sprechen. Dies bringt eine Leichtigkeit in die therapeutische Arbeit, die gemeinsamen Reflexionen und auch in die tiefer greifende Arbeit an den schwierigen und traurigen Themen der Jugendlichen.

Letztendlich werden die Jugendlichen auf eine direkte und einfache Art und Weise hinsichtlich der eigenen Rollenwahrnehmungen aktiviert. Es ist ihnen durch die Gespräche und die Reflexion der gemeinsamen Erfahrungen und Aktivitäten unmittelbarer und klarer möglich, ihre Rollenkonserven zu entdecken sowie geglückte oder gelebte Spontanität zu erkennen. Daraus können wir Handlungsalternativen erarbeiten oder deren Bedarf benennen.

Fallbeispiel: Eine Rollenerweiterung erfuhren wir bei den 14- bis 18-jährigen Jugendlichen, als wir dieses Jahr aus Zeitmangel beinahe keinen Termin zustande brachten. Wir als Leitung überlegten bereits, die Supragruppe ausfallen zu lassen. Die Jugendlichen wollten aber unbedingt auf die Hütte fahren und ließen nicht locker, sodass wir schon Anfang April fuhren, als es noch ziemlich kalt war. Dies tat der Stimmung allerdings keinen Abbruch und die Jugendlichen gaben im abschließenden Sharing und Feedback bekannt, dass es in diesem Jahr noch schöner gewesen sei als im Jahr davor.

Thomas Sageder

Beitrag zu einem familienorientierten Vorgehen

„Die Familie als ein besonders abzugrenzender Beziehungsrahmen" wird nach Lauterbach (2008, S. 274), dem ich in Bezug auf das Verhältnis von Familie und Psychodrama weitgehend folge, in der Psychodramaliteratur nur selten herausgestellt. Moreno selbst hat in den klassischen Darstellungsformen des Sozialen Atoms keine spezielle Darstellungsform für die Familie vorgesehen und auf eine Kennzeichnung verzichtet, die Bluts- und Wahlverwandte unterscheidbar macht. Das von Moreno entwickelte Therapieverfahren zeichnet sich – jedenfalls vordergründig – durch eine „sparsame Familienorientierung" aus; es scheint eine „Wegwendung von der Familie" (Lauterbach 2008, S. 273) nahezulegen und die Quellen kreativer Potenzen tendenziell außerhalb der Familie zu verorten. Unter Vernachlässigung einer Konzeptualisierung der Ebene Familie tendiert das Psychodrama dazu, die Linie der Aufmerksamkeit vom Individuum schnell in die Dimensionen von Menschheit, Schöpfung und Kosmos zu richten.

In seiner Autobiografie beschreibt Moreno unter Außerachtlassung der realen Gegebenheiten seine Geburt als die eines Weltbürgers auf einem anonymen Schiff in stürmischer See. Er vermag damit zwar eine durch viele Quellen belegte, besonders innige Beziehung zu seiner Mutter zu symbolisieren, entzieht allerdings die Geburt des erstgeborenen Kindes, „sonst eines der zentralen konstituierenden Ereignisse, das Familien prägt und erschafft" (ebd., S. 282), dem familiären Kontext. Moreno verknüpft jedoch vieles, das ihn von der Familie wegführt, auch wieder mit der Familie, wie auch Marineau (1989) in einer Moreno-Biografie detailreich nachgewiesen hat. So brach Jacob Levy nach dem Scheitern der Ehe seiner Eltern jeglichen Kontakt zu seinem Vater ab, stellte aber mit seiner Einwanderung in die USA 1925 auf subtile Weise eine dauerhafte Nähe zu seinem Vater her, indem er den zweiten Vornamen seines Vaters als seinen Nachnamen wählte und sich fortan Jacob Levy Moreno nannte. „Die stärksten Bindungen, die wir als wirksam und dauerhaft kennen, bestehen unter den Mitgliedern einer Familie", referierte Moreno 35 Jahre später auf dem zweiten Internationalen Kongress für *Gruppen*psychotherapie.

Wenngleich Moreno eine diesbezügliche Anerkennung weitgehend versagt blieb, hat Compernolle (1982) Aussagen Morenos zusammengestellt, die ihn als Wegbereiter der Familientherapie zeigen. Das fehlende Renommee Morenos in der Familientherapie ist insofern bedauerlich, als Moreno mit dem Konzept der *soziometrischen Familie*, das er der *biologischen Familien* gegenüberstellt, einen Bezugsrahmen für viele rezente Familienformen wie Adoptiv-, Pflege-, Stief- und Patchworkfamilien geschaffen hat. Die traditionelle Familienzusammensetzung hat zweifelsfrei an Bedeutung verloren (heutzutage lebt fast jedes dritte Kind nicht in einer solchen Konstellation). Neuere sozialpsychologische Untersuchungen bestätigen allerdings wiederholt, „dass die Ausbildung eines gesunden Selbstwertgefühls und einer stabilen Identität ganz entscheidend auf psychologischen Kommunikationsprozessen innerhalb der Familie beruht" (Lang 2011, S. 13). Es ist anzuerkennen, dass der Einfluss der Familie bestehen bleibt, deren Struktur aber künftig häufig eine andere sein wird. Im Hinblick auf die Vielzahl familiärer Konstellationen wäre im Weiteren nach einer „Basalstruktur" (ebd., S. 14) zu suchen, welche diese Variationen konstitutiv umfassen kann.

Ich werde den Beitrag in drei Abschnitte gliedern. Im *ersten Teil* werde ich der Frage nachgehen, ob und gegebenenfalls in welchen Settings und mit welchen Techniken Moreno mit Säuglingen, Kindern und Jugendlichen familienorientiert gearbeitet hat. Dieses Vorhaben mag zunächst rückwärtsorientiert erscheinen. Dem muss jedoch entgegengehalten werden, dass die Rezeption Morenos auf der Ebene der Primärliteratur gerade im deutschsprachigen Raum erst recht verspätet eingesetzt hat. Bezug nehmend auf die Frühzeit des Psychodramas in Deutschland sagt Bosselmann (1996, S. 428): „Wir haben ja sowas wie eine rebellische Phase gegen den Vater erlebt, wir haben die Theorie verbannt, haben gesagt[:] ‚Furchtbar, den Mann kann man ja nicht lesen […]'." Erst später sei eingestanden worden, „dass diese Dinge, die […] damals beim Urvater eine erhebliche Rolle gespielt haben, wieder die *angemessene Bedeutung* bekommen, die ihnen gebührt" (ebd.). Im *zweiten Teil* werde ich nach einer basalen Struktur suchen, die familiäre Variationen konstitutiv umfassen kann, und in diesem Zusammenhang das Konzept der triadischen Kapazität vorstellen, das Schacht (2003) im Rahmen einer Neufassung der psychodramatischen Entwicklungspsychologie adaptiert hat. Auch dabei wird sich zeigen, dass „die Richtung, die Moreno eingeschlagen hat, ausgesprochen aktuell [ist]" (Schacht 2003, S. 44). Im *dritten Teil* werde ich das familienorientierte Vorgehen, das ich im Rahmen meiner kindertherapeutischen Praxis entwickelt habe, konkret vorstellen. Es schließt in technischer Hinsicht unmittelbar an das monodramatische Vorgehen an. Mit einem Fallbeispiel werde ich die Vermittlung näher veranschaulichen. In meiner Grundhaltung folge ich Hutter (2009, S. 23), für den „die Einladung, sich mit Morenos Denken zu beschäftigen, die Einladung dazu [ist], die Theorien des Psychodramas zu sichten und sie von Moreno her, aber auch über Moreno hinaus weiterzuentwickeln".

Morenos therapeutisches Vorgehen in der Arbeit mit Säuglingen, Kindern und Jugendlichen

In historischer Hinsicht ist zunächst erwähnenswert, dass sich Moreno schon früh, lange bevor er in den USA das Psychodrama als therapeutisches Verfahren entwickelt hat, mit Kindern und ihren familiären Strukturen beschäftigte. Mit Begeisterung beobachtete Moreno in seinen jungen Jahren spielende Kinder in Wiener Parks und war von deren Spontaneität und Spielfreude angetan. Einerseits erzählte er ihnen Märchen und begann Stegreifspiele zu inszenieren. Andererseits schlug Moreno ihnen vor – aufbauend auf dem Eindruck, dass die Kinder aus trostlosen Umgebungen stammten –, sich neue Eltern zu suchen, die ihnen mehr entsprächen. „Zum Entsetzen der Eltern begannen die Kinder tatsächlich mit der Suche", berichten von Ameln, Gerstmann und Kramer (2009, S. 197). Am Abend jedoch hatten „alle Kinder ihre eigenen Eltern gewählt, sodass Kinder wie Eltern beglückt und mit gefestigten Familienbanden nach Hause gehen konnten" (ebd.). Abweichend berichtet Shearon (1980, S. 254), dass nach dem sogenannten „Elterntest" gelegentlich einige Kinder ihre eigenen Eltern ablehnten und sich neue wählten.

Moreno war als junger Mann (und angehender Arzt) Zeuge der Umstürze und Wirren des Ersten Weltkrieges und tiefgreifender politischer, sozialer und wirtschaftlicher Wandlungen, die auch hochbelastete familiäre Verhältnisse nach sich zogen. Insofern ist es nicht erstaunlich, dass er das „‚österreichische Psychodrama', so wie wir es schon in den Jahren 1913–1923 übten" (Moreno 1959, S. 88), als *existentielles Psychodrama* bezeichnete und die Familie als *existentielle Gruppe* auffasste. In seiner – nach eigenen Angaben – frühesten Beschreibung des Psychodramas einer Familie führt Moreno aus:

> *„Die Spieler des therapeutischen Dramas sind die Bewohner des Privathauses. Es kann die Angst im Haus so groß sein, dass den zweien oder vielen kein Schweigen hilft, aber es gibt auch kein Gespräch, weil der Störungen zu viele sind. [...] Das Haus, in dem diese Leute wohnen, bedeutet Schutz vor Einblick, und der Konflikt wird zum Vorwand, sich noch tiefer zu verbergen. Aus diesem Labyrinth der Verwicklungen mit Vater und Mutter, Frau und Kind, Hausfreund und Hausfeind, scheint es keine Möglichkeit des Entkommens zu geben. Wie soll die Lüge, der Kummer, das Geschwätz, der Schmerz, die Torheit, der Wahn, die Wahrheit, die Erkenntnis, die Kenntnis, die Entrücktheit, das Heil, der Hass, die Furcht, das Grauen, die zahllosen Verschmelzungen dieser Zustände miteinander, wie sollen diese gerettet werden?"* (Moreno 1959, S. 88f.)

Als Antwort darauf entwickelte Moreno das sogenannte *Weihetheater*, das er im *Stegreiftheater* 1924 als eine von vier Formen revolutionären Theaters auf wenigen Seiten recht fragmentarisch beschreibt. Nach von Ameln et al. (2009, S. 200) handelt es sich um eine Form der Familientherapie in situ: „Familienmitglieder spielen einen Konflikt, um sich duch die Wiederholung vom Geschehen zu distanzieren."

Im Ergebnis hat Moreno kein ausgereiftes Instrumentarium für die Arbeit mit Säuglingen, Kindern und Jugendlichen hinterlassen. In seinen Veröffentlichungen finden sich jedoch (teils recht kurze, teils auch längere) Fallbeispiele für die angesprochenen Zielgruppen und erstaunlicherweise zeigt sich in all diesen Beispielen eine Nähe zu einem familienorientierten Vorgehen. Im Folgenden gehe ich auf drei Kasuistiken näher ein, die Moreno 1959 veröffentlicht hat. Seine Abeitsformen ähneln dabei schon sehr jenem Format, das wir gegenwärtig als Psychotherapie bezeichnen.

In einer Kinderberatungsstelle: New York, 1948

In einem Gruppensetting trafen sich zehn junge Mütter mit ihren vier bis sechs Wochen alten Säuglingen sowie Moreno und eine erfahrene Psychologin als Hilfs-Ich. Moreno verstand das Setting als *therapeutische Beratung* mit der Zielsetzung, zu ergründen, „was ein Baby denken [mag]" (Moreno 1959, S. 143). In technischer Hinsicht kam dabei der Psychologin eine zentrale Bedeutung zu. In ihrer Funktion als Hilfs-Ich war erwartet worden, dass sie die Rolle der Säuglinge übernehmen wird und deren Gedanken aussprechen kann. Zur Veranschaulichung ein kurzer szenischer Auszug, in dem es um Beifüttern geht:

> *„[Darauf]hin übernahm das Hilfs-Ich die Rolle des Babys und sprach mit hoher, sanfter und ansprechender Stimme: ‚Nun, solche Gemüse schmecken nicht gut unmittelbar nach der Milch, sie sind etwas Neues, ich bin nicht daran gewöhnt, sie sind zu grob für meinen Mund. Ich mag das Gefühl nicht, deshalb spucke ich es aus. Ich weiß nicht, was ich sonst damit machen soll, es tut mir weh, es zu schlucken. Schließlich und endlich bin ich nicht einmal einen Monat alt [...]'."* (Moreno 1959, S. 143)

In inhaltlicher Hinsicht kamen erwartungsgemäß neben Ernährungsfragen und -problemen auch Schlafstörungen der Säuglinge zur Sprache. Aus familientherapeutischer Sicht ist erwähnenswert, dass an mehreren Stellen transgenerationale Gegebenheiten und Konflikte auftauchten: „Ich habe nicht angefangen, das war meine Mutter", rechtfertigt sich eine Mutter an einer Stelle. Andernorts berichtet eine Mutter:

> *„In unserer Familie hat es lange kein Baby gegeben. [...] Alles hat sich geändert, seitdem ich das Baby habe. Alles ist verkehrt, besonders meine Gefühle für das Kind. Ich kann mich an das Baby nicht gewöhnen, weder bei Nacht noch bei Tag."* (Ebd., S. 146)

Moreno empfiehlt an dieser Stelle eine Modifikation des Settings und rät der Mutter, „sobald es Ihnen möglich ist, zu einer *privaten* Aussprache zu kommen". Gemeint ist eine Einzelsitzung, in der Moreno den Problemen mehr Zeit widmen kann. Festgehalten und für eine spätere Erörterung in Aussicht genommen sei, dass Väter an der Beratung nicht teilnahmen und das Wort „Vater" in den Protokollen nicht vorkommt.

Behandlung neurotischen kindlichen Verhaltens: Wien, 1922

Psychodramageschichtlich ist diese Kasuistik überaus bedeutsam, da Moreno in ihr die Arbeit auf der Symbolebene, das ungebrochen gültige Paradigma für die therapeutische Arbeit mit Kindern, formuliert hat. Die Falldarstellung stammt noch aus der Wiener Zeit. Der fünfjährige Karl, ein Einzelkind, wurde von seiner Mutter in die Beratungsstelle gebracht. Das Zusammenleben mit ihm sei nicht einfach, da Karl in unterschiedlichen Situationen zu Wutanfällen neige. In das Erstgespräch bezog Moreno nicht nur sowohl die Mutter als auch den Vater ein, sondern er verwies ausdrücklich auf die Familie: „Nach einer Analyse der Familiensituation [...] und nach einem Interview mit Vater und Mutter begannen wir die Behandlung." (Moreno 1959, S. 201) Die zweite Sitzung bereitete Moreno sorgfältig vor. „[Sie] war eine Spezialsitzung für ihn, es waren nur drei Leute anwesend. Karl, die Hilfstherapeutin und ich [...]. Die Zahl der Teilnehmer entsprach genau seiner eigenen Familie, deren Rollen wir sozusagen vertraten, Vater, Mutter und Kind." (Ebd.) Mit einem dramaturgischen Kunstgriff wurde die Familiensituation jedoch auf eine Symbolebene verlagert und Karl die Rolle eines Prinzen zugeteilt. Als zentrale Hypothese wollte Moreno überprüfen, ob „Karl in der Rolle des Prinzen seine Mutter schlagen [wird], wenn sie eine Königin ist" (ebd., S. 202). Er tat es nicht. Die Rolle der Mutter wurde zunächst durch das Hilfs-Ich gespielt. Im Verlauf der Behandlung wurde Karls Mutter – im Gegensatz zum Vater – jedoch gebeten, an den Therapiestunden teilzunehmen. Moreno handelt unverkennbar familienbezogen und stellt die familiäre Triade mit Vater, Mutter und Kind heraus. In der szenischen Bearbeitung der Problemlage konzentriert er sich im Wesentlichen auf die Rollenerweiterung des kleinen Karl.

Psychodrama eines Jugendlichen: New York, 1939

In dem Protokoll aus dem Jahr 1939 wird die Therapie eines Jugendlichen in New York ausführlich beschrieben. Neben dem 14-jährigen Wilhelm und seinen Eltern nahmen auch noch sein Sozialarbeiter, zwei weibliche und zwei männliche Hilfs-Ichs sowie zwei Protokollführende teil. Der Jugendliche war aus mehreren Schulen und Ferienlagern weggelaufen und jeweils nach ein paar Tagen zu Hause wieder aufgetaucht. Es kam zu „sexuellen Entgleisungen" und Wilhelm wurde „zwischen den Betten auf und ab marschieren[d], militärische Befehle geben[d] und sie selbst ausführen[d]" gesehen und in diesem Zusammenhang bereits zwei Psychiatern vorgestellt (Moreno 1959, S. 204). Der Jugendliche hatte einen sechs Jahre jüngeren Bruder und wuchs in sogenannten „guten Verhältnissen" auf. Bereits in der Erwärmungsphase, als er mit Moreno auf der Bühne saß, brachte Wilhelm seinen Vater, einen Arzt, ins Spiel. Moreno arbeitete heraus, dass der Vater ein schwer erreichbares Rollenmodell für den Jugendlichen war. In weiterer Folge ersuchte Moreno Wilhelm, ein Bild vom familiären Leben zu geben. Er bat ihn, selbst die Rolle seines Vaters zu übernehmen, und ersuchte ein weibliches Hilfs-Ich, die Rolle der Mutter zu spielen. In diesem Abschnitt „spricht [Wilhelm] auf der Bühne mit seines Vaters Stimme, dann spielt er sich selbst" (ebd., S. 212). Schlagartig und mit Wucht generierte Wilhelm einen Einblick in die familiären Spannungen: Der Vater hat sich in seine Praxis zurückgezogen und fühlt sich sowohl starken Emotionen als auch transgenerativen Konflikten gegenüber hilflos. In einer weiteren Szene traten Wilhelms sexuelle Nöte zutage, die ebenfalls familiäre Anknüpfungspunkte aufwiesen. Moreno stellte Wilhelm in dieser Szene einen Doppelgänger zur Seite. Im Hinblick auf das gewählte Setting ist von Bedeutung, dass Wilhelms Eltern zwar an der Therapie teilnahmen, jedoch im Auditorium saßen und nicht auf der Spielbühne auftraten. Moreno ließ Wilhelm selbst seinen Vater spielen und die Mutter durch ein Hilfs-Ich repräsentieren. Zwar brachte Moreno die familiären Spannungen ebenso unverblümt auf die Bühne wie Wilhelms sexuelle Schwierigkeiten. Er machte jedoch für Wilhelms Pathogenese keine Schuldzuweisung in Richtung der Eltern, sondern setzte konsequent auf Wilhelms Entwicklungsfähigkeit. In der Diskussion der Fallgeschichte streicht Moreno (1959, S. 220) heraus, dass „der zentrale Charakter [der] Szenen" jener war, Wilhelm zu ermöglichen, „Selbst-Richter", „Selbst-Vater" und „Selbst-Doppelgänger" zu werden. Moreno gewährt Wilhelm im Sinne einer Befreiung vom ersten Mal durch ein wahres zweites Mal „sich selbst noch einmal hervorzubringen".

Zusammenfassung

Die angeführten Fallbeispiele Morenos lassen sich hinsichtlich der wichtigen Therapieparameter Setting, Einsatz von Hilfs-Ich und Techniken wie folgt charakterisieren:

	Säugling	Kind	Jugendliche/r
Setting	Mütter und Säuglinge in der Gruppe; ggf. Empfehlung zur Einzeltherapie	Therapiebeginn: Kind, Vater, Mutter; Therapieverlauf: Kind, Mutter	Jugendliche/r; Vater und Mutter im Auditorium
Hilfs-Ich	Ein Hilfs-Ich (weibl.)	Ein Hilfs-Ich (weibl.)	Mehrere Hilfs-Ichs (weibl., männl.)
Techniken	Doppeln, Hilfs-Ich in der Rolle als Säugling	Rollenspiel, Symbolspiel	Protagonistisches Bühnenspiel mit Rollenwechsel und DoppelgängerIn

Abb. 1: Familienorientiertes Vorgehen bei Moreno (1959)

Wenn von Ameln et al. (2009) im Hinblick auf die frühen Arbeiten Morenos wie dem Stegreiftheater aus dem Jahr 1924 resümieren, dass es ihnen noch an Einheitlichkeit fehle, lässt sich für die vorgestellten Fallbeispiele bereits ein hohes Maß an Stringenz einerseits und Differenziertheit anderseits feststellen. Moreno ordnet dabei den Eltern (und auch den Hilfs-Ichs) in Abhängigkeit vom Alter des Kindes (Jugendlichen) geschlechtspezifisch recht eindeutige und tradierte Rollen zu. Auf diesen Aspekt – insbesondere das Fehlen des Vaters in der frühen Kindheit – wird im nachfolgenden Abschnitt näher einzugehen sein.

Die familiäre Triade und das Konzept der triadischen Kapazität

Bekanntlich lassen sich die psychodramatischen Techniken entwicklungspsychologisch begründen. So hat bereits Moreno (1959, S. 85) für die basale Technik des Doppelns eine enge Verknüpfung mit sehr frühen Entwicklungsprozessen herausgestellt: „Es kann hier eine Parallele gesehen werden zwischen der Doppelgängeridee und der Beziehung zwischen Mutter und Kind vor und nach der Geburt." Der Vater bleibt für das kleine Kind bei Moreno jedoch „eine Person am äußeren Rande" (ebd., S. 190) des Sozialen Atoms: „Von den frühesten Monaten bis zu einem Alter von drei Jahren war ihm [dem Kind] die Rolle des Vaters nicht ganz klar." (Ebd.) Moreno teilt sein Verständnis dieser frühen Entwicklungsprozesse mit anderen entwicklungspsychologischen Schulen seiner Zeit. „[Der Vater wird] als ein erst später, wenn das Kind bereits sprechen kann, hinzukommender Dritter [aufgefasst]", schreiben Wegeler-Schardt und Köhler-Weisker (2008, S. 170) in Bezug auf klassische Annahmen der Psychoanalyse. Die Bedeutung des Vaters in der frühen Kindheit wurde erst später herausgearbeitet, der Begriff „früher Vater" dabei erstmals von Abelin (1971) gebildet und diskutiert. Bahnbrechend waren in diesen Zusammenhang sicherlich auch die detaillierten Untersuchungen (Verhaltensmikroanalysen) von Papousek und Papousek (1987), die zeigten, dass grundsätzlich sowohl von Frauen als auch von Männern frühe Versorgungsrollen abgerufen und übernommen werden können. In der entwicklungspsychologischen Literatur werden diese spontanen Anpassungsleistungen, die auch interkulturell belegt sind, als „intuitive elterliche Didaktik" diskutiert (Holodynski/Ortner 2002, S. 574).

Insofern darf die Rolle, die Moreno dem Vater in der frühen Kindheit beimaß, erheblich dem entwicklungspsychologischen Forschungsstand seiner Zeit zugeschrieben werden. Gleichzeitig – und dabei ist Moreno wieder sehr fortschrittlich und modern – richtete er das Augenmerk beharrlich auf komplexere soziometrische Einheiten. Moreno hatte nach einer kurzen Phase der Beschäftigung mit dyadischen Strukturen bald begonnen, sich mit triadischen Gefügen auseinanderzusetzen. Ackermann, ein Pionier der nordamerikanischen Familientherapie, würdigte Morenos Werk bereits 1951 ausdrücklich deshalb, weil dieser herausgearbeitet habe, „dass das Kind nicht nur von der Mutter beeinflusst wird, sondern von sämtlichen interagierenden Beziehungen innerhalb der Familiengruppe, insbesondere von den Beziehungen zwischen den Eltern" (Moreno Z. 1998, S. 10). Damit ist der Blick auf die familiäre Triade freigegeben.

In seiner Neukonzeption der psychodramatischen Entwicklungspsychologie vermutet Schacht (2003, S. 77), „dass sich bereits auf der psychosomatischen Handlungsebene überdauernde triadische Interaktionsmuster entwickeln, die für die weitere Entwicklung der sozialen Handlungskompetenzen des Kindes [...] von großer Bedeutung sind." Aufgrund eigener und fremder Forschungen kommt Stern (2007, S. XXXI) zum Schluss, „dass [bereits] Säuglinge zwischen drei und sechs Lebensmonaten beginnen, Schemata von den triadischen Konfigurationen zu bilden, denen sie angehören", und die Triade nicht aus einem Satz zusammenhängender Dyaden besteht, sondern eine eigenständige Entität bildet. Die Hilfs-Ich-Kompetenzen der Eltern werden beeinflussen, wie weit ein Kind in der Lage ist, triadische Interaktionen aktiv mitzugestalten; das heißt, ob das Kind das Handeln in triadischen Beziehungsgeflechten angemessen steuern und innere Repräsentationen von triadischen Beziehungskonstellationen bilden kann. Schacht (2003) hat in diesem Zusammenhang das Konzept der *triadischen Kapazität* des Forschungskreises um von Klitzing, Simoni und Bürgin (1999) aufgegriffen und adaptiert. Er versteht darunter im Ergebnis eine spezifische Variante der Handlungskompetenz, nämlich die Fähigkeit, die sogenannte Beobachtungsperspektive einnehmen zu können. Personen mit *hoher triadischer Kapazität* verfügen über Handlungskompetenzen, die es ihnen ermöglichen, sowohl auf der Ebene der inneren Repräsentationen als auch im konkreten Handeln Beziehungen zu zwei verschiedenen Menschen simultan aufrechtzuerhalten. In ihrer Entwicklungsgeschichte ist eine Kontinuität in den Beziehungen zu den eigenen Eltern erkennbar und es gibt Hinweise darauf, dass die mit diesen Beziehungen verknüpften Konflikte bearbeitet sind. Werdende Eltern mit hoher triadischer Kapazität führen einen intensiven emotional-kognitiven Austausch über das noch ungeborene Kind. Erstaunlicherweise – und darin zeigt sich seine Modernität in eindrucksvoller Weise – wurde der letzte Punkt bereits von Moreno aufgeworfen. In den Grundlagen der Soziometrie spricht er nicht nur von einem „langen Weg bis zur Schaffung jener einzigartigen Beziehung zwischen Kind und Eltern", sondern auch davon, dass dieser Weg bzw.

diese Beziehung „schon lange vor der Geburt des Kindes [...] beginnt" (Moreno 1954, S. 284). Da ich das Konzept der triadischen Kapazität für die Arbeit mit Kindern (und nicht nur mit Kindern) sowohl für diagnostische als auch für therapeutische Zwecke sehr hilfreich finde, habe ich in der nachstehende Tabelle idealtypische Unterschiede zwischen Personen mit hoher bzw. niedriger triadischer Kapazität zusammengefasst:

Hohe triadische Kapazität	**Niedrige triadische Kapazität**
Die inneren Repräsentationen vom eigenen Selbst und jenem der Partnerin/des Partners weisen klar definierte Grenzen auf.	In der Wahrnehmung der Partnerin/des Partners kommt es zu mehr oder minder starken projektiven Verzerrungen.
Die Person verfügt über Handlungskompetenzen, die es ihr ermöglichen, sowohl auf der Ebene der inneren Repräsentationen als auch im konkreten Handeln Beziehungen zu zwei verschiedenen Menschen simultan aufrechtzuerhalten.	Es gibt Anhaltspunkte, dass Beziehungen zu einer Person nur auf Kosten der dritten Person möglich sind.
In der Entwicklungsgeschichte der Person ist Kontinuität insbesondere in den Beziehungen zu den eigenen Eltern erkennbar. Es bestehen Hinweise, dass die mit diesen Beziehungen verknüpften Konflikte bearbeitet wurden.	Es mangelt in den Beziehungen zu den Mitgliedern der eigenen Ursprungsfamilie an Kontinuität bzw. gibt es Hinweise auf ungelöste Konflikte.
Es gibt einen intensiven emotional-kognitiven Austausch der Eltern über das noch ungeborene Kind.	Es gibt zwischen den Eltern kaum Austausch über das noch ungeborene Kind.

Abb. 2: Hohe bzw. niedrige triadische Kapazität nach Schacht (2003)

Um Missverständnissen vorzubeugen und um der Klarheit willen sei festgehalten, dass die hier gemachten Ausführungen zur familiären Triade bzw. der triadischen Kapazität nicht zwingend an die Triade aus leiblichen Eltern mit leiblichem Kind gebunden sind. Im Hinblick auf die von Schacht (2003) formulierte Zielsetzung, eine Beobachtungsperspektive einnehmen zu können, kann *die traditionelle Familie* im Einzelfall Entwicklungsvorteile bieten; sie kann auf entsprechenden pathogenen Hintergründen aber ebenso von Nachteil sein. „Angesichts der immer mehr auf- bzw. auseinanderbrechenden traditionellen Familienrealität ist grundsätzlich einem strukturtheoretischen Triangulierungskonzept [...] gegenüber einem empirischen der Vorzug zu geben", schreibt Lang (2011, S. 178). Wie bereits erwähnt, hat Moreno mit dem Konzept der *soziometrischen Familie* früh einen Bezugsrahmen für viele rezente Familienformen gelegt. Ergänzt sei, dass aus ethnologischen Studien die Existenz von triadischen Strukturen jenseits der von uns als traditionell empfundenen Familie, die ihrerseits ja auch geschichtlich gebunden ist, gut bekannt ist. Das Anerkennen und Einräumen von Entwicklungsperspektiven über die Dyade hinaus scheint dagegen eine zeit- und kulturübergreifende salutogene Position zu sein. Mit Dyade muss nicht

– wie vorschnell angenommen werden kann – ausschließlich die Mutter-Kind-Dyade gemeint sein. Im abschließenden Fallbeispiel werde ich eine problematische und entwicklungshemmende Vater-Sohn-Dyade näher beleuchten.

Familienorientiertes Vorgehen in der Praxis

Die Arbeit mit dem Sozialen Atom in der Therapie mit Kindern und Jugendlichen und insofern auch die Arbeit mit der Familie gilt im Psychodrama als Allgemeingut. In dieser Hinsicht bietet mein Vorgehen zunächst auch keine nennenswerten Neuigkeiten und teile ich die andernorts beschriebenen Haltungen und Handhabungen. Neu ist unter Umständen eine Arbeitsweise, in der ich Familienmitglieder in die *Arbeit auf der Spielbühne* systematisch einbinde. In technischer Hinsicht schließt die Vorgangsweise unmittelbar an das bekannte monodramatische Vorgehen an. Die Kinder bzw. Jugendlichen erzählen einen narrativen Spielentwurf und wählen zunächst für sich eine Rolle in diesem Spiel. Im bekannten nächsten Schritt wählen sie für mich als Therapeuten eine Rolle, die ich obligat übernehme. In einem Zwischenschritt lade ich die Kinder bzw. Jugendlichen ergänzend dazu ein, für das anstehende Spiel auch für die anwesenden Familienmitglieder eine Rolle auszuwählen. Die Familienmitglieder haben dabei das vorher beschiedene Recht, die Rollen auch abzulehnen. Die gesamte Arbeitsweise ist Teil eines abgesprochenen Settings; das heißt, es ist nicht aus Opportunität oder Zufälligkeit ein bestimmtes Familienmitglied gerade anwesend, sondern die Vorgangsweise ist aufgrund diagnostischer Erwägungen geplant.

Entwickelt habe ich diese Vorgangsweise zunächst mit recht jungen Kindern, die an erheblichen Ängsten – insbesondere Trennungsängsten (IDC-10: F 93.0) – litten. Gelegentlich thematisierten die Kinder und deren Eltern die Ängste noch kaum, sondern fielen zum Vorstellungszeitpunkt mehr durch phobisches Erleben und Verhalten (ICD-10: F 93.1) auf. Psychodramatisch gesehen erschienen mir die Familien für die emotionalen Aspekte der Trennung noch kaum angewärmt und die Kinder zeigten eine beträchtliche Ablehnung gegenüber einem klassischen Einzel- oder auch Gruppensetting. Insofern versuchte ich die Lage für einen kreativen Prozess zu nutzen, den wir unter der Spielregie der Kinder gemeinsam gestalteten. Und es klappte in zweierlei Richtungen: Einerseits wurde das gemeinsame *Symbolspiel mit Intermediärobjekten* angenommen und anderseits zeigte sich in vielen Verläufen eine Entwicklung, die dazu führte, dass die Kinder später auch andere therapeutische Settings (Einzel, Gruppe) und psychosoziale Formate (Kindergarten, Schule) aushielten und besser für sich nutzen konnten. Die Zeiträume bis dahin waren jedoch recht unterschiedlich und betrugen zwischen mehreren Monaten und zwei Jahren. Die beteiligten Familienmitglieder waren entweder beide Eltern oder auch nur einzelne Elternteile.

Erwartungsgemäß waren die Spiele der bezeichneten Kinder mit ihren Familien in *inhaltlicher Hinsicht* recht unterschiedlich. Es schälten sich aber auch vergleichbare Themen und Szenen heraus: Lebewesen waren in (Ur-)Wäldern ausgesetzt oder auch festgehalten. Sie versteckten sich auf Baumwipfeln oder in Höhlen. Frei lebende Tiere waren (plötzlich) an Leinen gebunden. Sicher geglaubte Verkehrsmittel blieben stecken, entgleisten, verirrten sich ... Die Spiele zeigten Verläufe, die sich ausgehend von dyadischen Lagen hin zu triadischen Strukturen und Kompetenzen bewegten. Zu gefährdeten und gefährdenden Rollen mischten sich vermittelnde, sichernde, befreiende und bestrafende Rollen. In *technischer Hinsicht* sei angeführt, dass die *Rollenfeedbacks* problemlos in bekannter, altersgemäßer Form abgerufen werden konnten. Im Rahmen des *Sharings* richtete ich die Frage nach Anknüpfungspunkten für die Erwachsenen jedoch nicht primär auf deren Biografie im Gesamten, sondern fokussiert auf die Beziehungsgeschichte des jeweiligen Elternteils zum Kind bzw. die Beziehungsgeschichte der Eltern untereinander. Dass sich daraus gelegentlich weitere Verbindungen ergaben, ist hingegen evident.

In späterer Folge erweiterte ich einerseits die Vorgangsweise auf andere diagnostische Gruppen, andererseits erhielt ich Bestätigung durch die Psychodramaliteratur. Die Erweiterung betraf Kinder und vermehrt auch Jugendliche mit durchwegs schwereren Störungen des Sozialverhaltens (ICD-10: F 91.0–F 91.3), aber auch mit hyperkinetischen Störungen, bei denen Störungen des Sozialverhaltens im Vordergrund standen (ICD-10: F 90.1). Diese Auffälligkeiten stellten auf den ersten Blick einen Kontrast zu den oben beschriebenen ängstlichen und phobischen Kindern dar. Aus psychodramatischer Sicht ergab sich für mich aber auch eine Reihe von Parallelen: Mitglieder beider Gruppen neigten jedenfalls im Belastungs- und Konfliktfall zu einem ausgeprägten Handeln *in the act* bei weitgehendem Verlust der Beobachtungsperpektive. Eine Trennung von Selbst- und Rollenempfinden schien nur mehr rudimentär möglich; selbst die Trennung von Phantasie und Realität war herabgesetzt. Blicke, Zeichen sowie scheinbar belanglose sprachliche Äußerungen konnten – für Außenstehende kaum nachvollziehbar – zu massiven Exazerbationen von Angst und Aggression führen. Es schien, als würden die Kinder und Jugendlichen ähnliche Konflikte austragen, nur eben auf ganz unterschiedliche Weise. Mit einem Begriffspaar, das ich Ottomeyer (persönliche Mitteilung) verdanke, könnten die beiden Gruppen mit den Begriffen *autoplastische versus alloplastische Verformung* charakterisiert werden. Während durch die autoplastische Verformung das Selbst (in der Neurose) verformt wird, richtet sich die alloplastische Verformung viel stärker an die Umwelt und versucht, diese zu manipulieren.

Jedenfalls begann ich auch mit Kindern und Jugendlichen mit Störungen des Sozialverhaltens in der oben beschriebenen Form familienorientiert zu arbeiten. Dies schien mir insofern zweckmäßig, als die genannten Kinder und Jugendlichen häufig schon eine lange, oft von Enttäuschungen geprägte Behandlungsgeschichte aufwiesen, in der es an Kontinuität und Gemeinsamkeit gemangelt hatte. Die Spiele waren zwar einerseits und erwartungsgemäß stark von Kampf und Wettbewerb geprägt. Andererseits begleitete die Einladung zum Spiel vielfach eine Leere und Langeweile, ein Nichtwissen, was miteinander tun. In dieser unschlüssigen Lage griffen die Kinder und Jugendlichen gerne zu Regelspielen. Wir spielten diese Regelspiele immer im Rahmen einer Erzählung des Kindes oder Jugendlichen; es spielten also nie die realen Personen gegeneinander. In *motivationaler Hinsicht* ging es dabei häufig um Gewinnen versus Verlieren, Triumphieren versus Vernichten, Bewundern versus Missachten; diese Motive erinnerten an Aspekte, die Schacht (2003) für das Niveau 1 der soziodramatischen Rollenebene herausgearbeitet hat. Aufschlussreich war auch das Ausmaß, mit dem einzelne Rollen in ein Spielgeschehen involviert waren. Es reichte von höchster psychischer und physischer Involviertheit über aktive, engagierte Mitbeteiligung, moderate Unterstützung, relative Gleichgültigkeit bis hin zu einer ausgeprägten und neugierigen Beobachtung. Im Ergebnis lässt sich sagen, dass häufig nicht die einzelnen Personen für sich über die Fähigkeit verfügten, das

Erleben und Verhalten auf unterschiedlichen Rollenebenen zu integrieren, aber die gesamte Familiengruppe mit mir als Hilfs-Ich ein erstaunliches Rollenrepertoire zu Wege brachte, das auch Emotions- und Handlungsregulation auf höheren soziometrischen Entwicklungsniveaus einschloss. Und in diesem Zusammenspiel – zunächst in Bezug auf ein bestimmtes Spiel – erlebten sich die Familienmitglieder hilfreich und kompetent. Sie konnten Selbstregulation und Selbstwirksamkeit verspüren. Das streicht auch Aichinger (2007, S. 71) in einer Publikation über die Behandlung eines aggressiven achtjährigen Jungen heraus: „Das Spiel setzt auf Hoffnung und Lösung und befreit von der Problemfokussierung. Dadurch entstehen wieder ‚Spiel-Räume'." Auch wenn im Detail technische und methodische Unterschiede zwischen der von ihm so bezeichneten *Familienspieltherapie* und meiner Vorgangsweise bestehen, teile ich die Sichtweise, dass das gemeinsame Spiel neue Mitteilungs-, Verarbeitungs- und Bewältigungsformen eröffnet. Im abschließenden Fallbeispiel werde ich das veranschaulichen.

Fallbeispiel: Alexander

Zum Vorstellungszeitpunkt zeigte der 13-jährige Alexander impulshafte, schwer kontrollierbare Wutanfälle, die sowohl in als auch außerhalb der Familie auftraten. Es bestand die ernsthafte Sorge, dass sich verschiedene, seit dem Kleinkindalter bestehende Probleme (Lügen, Fälschen) in Richtung dissozialer Verhaltensauffälligkeiten entwickeln würden. Bei durchschnittlicher Intelligenz erfüllte Alexander schulische Leistungsanforderungen stark motivationsabhängig. Aufgrund weiterer beunruhigender Phänomene wie sprachlicher Entgleisungen und exhibitionistischen Verhaltens, das innerfamiliär äußerst repressiv beantwortet wurde, konsultierte die Familie einen Kinderpsychiater. Eine medikamentöse Behandlung wurde eingeleitet, wobei die Präparate mehrmals gewechselt wurden und zuletzt eine antipsychotische Medikation verordnet war. Diagnostisch wurde eine kombinierte Störung des Sozialverhaltens und der Emotionen festgehalten (ICD-10: F 92) sowie ein erhöhtes Risiko für eine spätere dissoziale Persönlichkeitsentwicklung tatsächlich attestiert.

Alexander war das älteste Kind seiner Eltern. Seine Geschwister (sowohl Brüder als auch Schwestern) wurden als recht unterschiedlich, aber im Wesentlichen unauffällig beschrieben. Sein Vater betrieb ein kleines Handelsgeschäft, durch das er ausreichend für die Familie sorgen konnte. Alexanders Mutter zog nach der Heirat aus einer anderen Stadt zu ihrem Mann und war Hausfrau. Beide Eltern waren im Zusammenhang mit Alexanders Problemen schon recht entnervt, aber immer noch glaubhaft hilfesuchend und Alexander gegenüber im Grunde wohlwollend. Der Vater litt an ernstzunehmenden, aber akut nicht bedrohlichen internistischen und orthopädischen Erkrankungen. Alexander wurde von seinem Vater unnachgiebig angehalten, im Geschäft behilflich zu sein. Dieses Geschäft, das der Vater in der Tradition seines eigenen Vaters betrieb, war ein Ort und Hort der Geborgenheit für Alexander. Die beschriebenen Probleme traten dort kaum auf. Sie wurden jedoch gegenwärtig, wenn Alexander diesen Ort des Zusammenseins mit seinem Vater verlassen musste (Familie, Schule).

In den anfänglichen Kontakten zu mir zeigte sich Alexander eher unnahbar, wirkte gereizt, bisweilen auch gelangweilt und gelegentlich impulshaft und distanzlos. Der Vater evozierte ebenfalls eine eher gereizte, fordernde, teils auch überfordernde Atmosphäre und imponierte durchaus mit egozentrischem und manipulativem Auftreten. Die Mutter wirkte in dieser Lage deutlich verloren. Die Dyade Vater–Sohn war sofort spürbar, war raum- und zeitfüllend. Dagegen erschienen die anderen dyadischen Beziehungen und die familiäre Triade ingesamt deutlich verkümmert. In dieser Situation schlug ich der Familie als therapeutisches Setting ein familienorientiertes Vorgehen im oben beschriebenen Sinn vor. Alexander und seine Eltern nahmen es an und kamen in der Folge ein Jahr lang wöchentlich zu dritt in die Therapiestunden. Aus den Anfängen dieser Zusammenarbeit schildere ich nachstehend ein Spiel, das in der Familienchronik einen besonderen Eintrag bekommen sollte.

Das außergewöhnliche Schachspiel

Die *Spielgeschichte* ist schnell erzählt: Ein berühmter Fußballer und sein nicht ganz so berühmter Kollege spielen in einer Trainingspause eine Partie Schach. Sie wählen aus dem Kollegenkreis einen Schiedsrichter und ein weiterer Spieler schaut zu. Der berühmte Fußballer wurde von Alexander gespielt, der nicht ganz so berühmte von mir. Beide Spieler wollten das Spiel ernst nehmen, Siegeswillen zeigen, aber nicht auf Biegen und Brechen kämpfen. Sie wollten sich jeweils auf ihre individuellen Stärken und Taktiken und weniger auf den Gegner konzentrieren. Der Schiedsrichter – von Alexanders Mutter gespielt – versprach fair zu sein und sich den beiden Spielern gegenüber äquidistant zu verhalten. Dem Zuschauer – gespielt von Alexanders Vater – wurde ein Redeverbot auferlegt. Er solle die Spieler dagegen bewundern und dürfe lediglich applaudieren. Ein Schachbrett wurde auf den Spieltisch gelegt und die Rollen wurden mit Playmobilfiguren um das Brett platziert.

Das *Spiel* nahm den erwarteten Verlauf. Beide Spieler versuchten einander Figuren abzuluchsen, sich kleinere taktische Vorteile zu erkämpfen, ohne dass einem Spieler ein entscheidender strategischer Druchbruch gelungen wäre. Das Spiel endete durch Zeitablauf ohne Sieger. Der Schiedsrichter musste gelegentlich darauf hinweisen, dass die Regel „Berührt ist gleich geführt“ gelte, sonst aber nicht ernsthaft eingreifen. Der Zuschauer verharrte in seiner Position und blickte zumeist angestrengt auf das Schachbrett. Die *Rollenfeedbacks* der Spieler und des Schiedsrichters waren recht unspektakulär. Die Spieler berichteten, dass sie Spiel und Gegner fair empfunden hätten, sie mit dem Spielverlauf zufrieden gewesen wären und gelegentliche Fehler eher auf kurzphasige Konzentrationsprobleme denn auf mangelndes Können zurückzuführen gewesen seien. Der Schiedsrichter habe leichtes Spiel gehabt, dabei seine Arbeit eher monoton empfunden. Dagegen explodierte der Zuschauer während des Rollenfeedbacks förmlich. Er habe dieses Zuschauen nur sehr schwer ausgehalten, beide Spieler hätten in Ansätzen zwar gut gespielt, aber viele Chancen nicht genutzt; er habe für jeden Spieler sofort gewinnbringende Züge gewusst, aber eben nicht einschreiten dürfen ... In einem kurzen Sharing berichtete die Mutter, dass sie die Rolle der Schiedsrichterin in der Familie kenne, an sie viele Anforderungen und Interessen herangetragen würden, sie aber nicht richtig aktiv und wirksam werden könne. Alexander bezog sich nicht auf die Familie, sondern auf die Schule und meinte, dass er sich auch dort anstrengen müsse, es aber nicht leicht sei, erfolgreich zu sein. Der Vater drückte spürbar enerviert aus, dass das Zuschauen seine Sache nicht sei. Ich schloss mit der

Bemerkung, dass sich in therapeutischen Spielen häufig Wünsche offenbarten, denen wir uns in den nächsten Stunden gerne zuwenden könnten.

Das Spiel beschäftigte die Familie noch auf der Heimfahrt. Insbesondere die von Alexander dem Vater zugeteilte, mit einem Redeverbot belegte Rolle führte zu einem heftigen Disput. In der nachfolgenden Stunde wurde Alexanders Verhalten vom Vater als rebellisch kritisiert. Die Mutter stellte sichtlich überrascht und freudestrahlend in den Raum, dass so ein Verhalten erstmalig sei, da es grundsätzlich unmöglich sei, gegen ihren Mann zu rebellieren.

Es würde den Rahmen dieses Beitrags sprengen, den weiteren Fallverlauf im Detail zu erörtern. Ich habe die Spielvignette in erster Linie verwendet, um das familienorientierte Vorgehen auf der Spielbühne zu veranschaulichen. Insofern streiche ich nachstehend nur mehr einige Punkte heraus, die im weiteren Therapieprozess von besonderer Bedeutung waren: In der weiteren Nacharbeit zum außergewöhnlichen Schachspiel konnte Alexanders Vater eine transgenerationale Kontinuität herstellen und dabei Fäden zu seiner eigenen Kindheit auffinden. Er berichtete von erheblichen Entbehrungen, die er als Kind im Zusammenhang mit seinem Vater erleben musste, für den das Geschäftsleben eine noch viel herausragendere Bedeutung hatte als für ihn. Er habe sich den väterlichen Anforderungen und Geboten immer gefügt, erinnere sich aber, für männliche Jugendliche, die zu seiner Zeit lange Haare getragen haben, innerlich Sympathie empfunden zu haben ... Später berichtete der Vater, dass er erst kürzlich eine Spielsucht überwunden habe, die eine ernsthafte Bedrohung für seine Familie dargestellt hätte. Bereits im gemeinsamen Spiel war ein permanentes und magisches Hinstarren auf das Schachbrett spürbar, das mir zwar aufgefallen war, ich aber nicht richtig einordnen konnte. Der Vater bedankte (!) sich nun bei Alexander, dass er ihm im Spiel eine Rolle abseits des Spielbretts zugedacht hatte. Eine Rolle am Spieltisch hätte ihn in große Verlegenheit gebracht.

Die familiäre Situation stabilisierte sich; Alexander gewann mehr an Autonomie und außerfamiliär auch einen neuen Lehrer, den er sehr schätzte. Die präpsychotischen Phänomene besserten sich deutlich und die Medikation konnte wieder abgesetzt werden. In Bruchstücken gelang es Alexander auch, sich für die Welt der Mutter zu erwärmen. So kochte er manchmal einfache, aber kalorienhaltige Speisen, die allen gut schmeckten und wofür er viel Lob bekam. Weitere Beteiligungen an haushaltlichen Tätigkeiten konnten von ihm eingefordert werden, auch wenn er sie nur widerwillig übernahm. Zum zweiten Therapiejahr kam Alexander dann allein. Mit großer Heftigkeit offenbarte sich alsbald eine schwere psychosexuelle Entwicklungskrise, die latent bereits zuvor gegeben war und möglicherweise durch ein kurzlebiges, jedoch intensives Zusammentreffen mit mehreren Gleichaltrigen aktualisiert wurde. Überall witterte er bisexuelle Wesen, die für ihn einerseits eine große Faszination und andererseits ein großes Angstpotenzial darstellten. In zahlreichen Spielen übertrug er mir solche von ihm als Zwitter bezeichnete Rollen. Er fing an, über Sexualität zu sprechen und Sexualorgane zu benennen, verlor dabei aber immer wieder die Sprache, verfiel in ausgeprägtes kindliches Kichern. Er musste sich mit inzestuösen Wünschen in Bezug auf seine Geschwister auseinandersetzen, einer Angst, die in der Vorgeschichte mehrmals artikuliert wurde. Nur langsam gelang es ihm, sich sexuelle Inhalte auch ohne massive Durchbrüche von Peinlichkeit vorzustellen. Er begann, sich das Zusammensein mit einem Mädchen auszumalen und wie es sein könnte, selbst Vater zu werden.

Ich habe die Psychotherapie Alexanders *familienorientiert* begonnen und sie (vorläufig) als *Einzeltherapie* enden lassen. Ein *Gruppenangebot* hat Alexander (noch) nicht angenommen. Wenngleich es für eine abschließende Prognose noch zu früh ist, würde ich – wohlwissend, dass auch andere Lesarten möglich und notwendig sind – den Therapieprozess wie folgt resümieren: Waren Alexander (und vermutlich auch seine Mutter) anfänglich in hohem Ausmaß Rollen im Selbst des Vaters in dessen inneren und äußeren Szenen, gelang es Alexander mit Fortdauer eine für ihn richtig und gültig werdende Subjektivität zu entwickeln. Verwehrte ihm der Vater zunächst „die Öffnung zur Welt hin" (Lang 2011, S. 99) und billigte ihm nur bedingt eine „getrennte innere Befindlichkeit" (Stern 2007, S. 179) zu, konnte sich Alexander zusehends aus dieser dyadischen Beziehung befreien und beginnen, sich auch in anderen soziometrischen Konfigurationen zu bewähren. Selbst-Vater, Selbst-Mutter und Selbst-Doppelgänger zu werden formulierte Moreno bekanntlich bei der Behandlung des 14-jährigen Wilhelm. Dieser Entfaltungsprozess, der auch das Aufrechterhalten der Berührungsfähigkeit zum Vater (und zur Mutter) hin beinhaltet, ist noch lange nicht abgeschlossen. „Wenn eine Rolle über eine Periode eine bestimmte Funktion hatte, mag sie vom manifesten Lebensvollzug eines Individuums verschwinden", notiert Moreno (zit. nach Hochreiter 2004, S. 135), „aber sie schreibt sich als dynamischer Faktor in seinem inneren Leben fort. Eine neue Rolle ruht auf einer älteren auf, bis die Zeit kommt, dass sie in der Lage ist, sich zu befreien und selbständig zu fungieren."

Hannelore Stollewerk

Die Arbeit mit dem Sozialen Atom

Vernetzung als wesentlicher Teil der Kindertherapie

> *„Therapeutische Arbeit findet immer in konkreten Kontexten statt: dem Beziehungsnetz der Familie, das in der Einzelbehandlung als Hintergrund präsent ist, dem Lebenszusammenhang des Kindes, dem Setting der Behandlung (Klinik, Heim oder Praxis) und dem Lebenszusammenhang des Therapeuten."* (Ramin/Petzold 1987, S. 360)

Gilt es wohl grundsätzlich, dass im Rahmen psychotherapeutischer Arbeit das soziale Umfeld des Klienten bzw. der Klientin stets eine wesentliche Komponente darstellt, so gilt dies gerade im Bereich der Kinder- und Jugendlichentherapie in ganz besonderem Maße. Kinder und Jugendliche befinden sich in einer besonders berücksichtigungswürdigen Abhängigkeit von den Bezugspersonen ihres Sozialen Atoms (Stollewerk 2001, S. 69). Bindungsmuster entwickeln sich wie ein „Netz des Akrobaten" (ders. 2007, S. 18) sehr früh zwischen Bezugsperson und Säugling und stellen eine für die Bewältigung belastender Lebensereignisse zentrale Rollenkonfiguration dar (Schacht 2003, S. 80ff.). Man könnte sich das Bild eines Netzes vorstellen. Signalisiert der Säugling ein bestimmtes Bedürfnis, erreicht sein Signal im Idealfall die Bezugsperson, welche in der Lage ist, dieses Bedürfnis zu beantworten – so entsteht gleichsam ein Verbindungsfaden. Wiederholen sich diese Prozesse, wie im gesunden Wechselspiel angenommen werden kann, so entsteht gleichsam ein Grundverbindungsmuster wie beim Weben eines Netzes. Die Konfiguration des Netzes können wir uns – wieder im Idealfall – als eine Kreuz- und Querverbindung von Fäden vorstellen, die an ihren Kreuzungen eine Verstärkung erfahren und durch die entstehenden freien Zwischenräume ein elastisches Gewebe erzeugen. Die Musterkonfigurationen des Netzes machen nun seine Brauchbarkeit als Schutz-, Halt- und Transportelement zur Entwicklung psychosomatischer, psychodramatischer und später dann soziodramatischer Rollen aus.

Nun können natürlich beim Weben eines solchen Netzes viele Musterkonfigurationen entstehen, die die „Nutzbarkeit" des Netzes stark einschränken. Stelle man sich beispielsweise vor, es würden lose Enden an einer Seite des Netzes herunterhängen oder ein Gewebe ohne Lufträume entstanden sein oder eines, das vielleicht zwei Verknotungen an einer Seite zeigt und dann große Löcher: Wir würden sofort erkennen, dass dieses Gewebe nicht in der Lage ist oder nur eingeschränkt in der Lage ist, Halt zu geben, Schutz zu bewirken oder Transportaufgaben zu erfüllen. Demnach können wir die „Qualität des Netzes", die „Qualität des erworbenen Bindungsmusters" daran erkennen, mit wie viel Vertrauen in die Verfügbarkeit der Bindungsfigur(en) das Kind an die Erkundung seines näheren und dann weiteren Umfeldes herangeht. Später zeigt sie sich im Ausmaß der Rollenflexibilität, die dem Kind bei seinen Begegnungen auf seinen Sozialen Bühnen zur Verfügung steht.

Ausgehend von dieser Erkenntnis wird anschließend in diesem Abschnitt das Augenmerk auf die Verdeutlichung der Relevanz der Vernetzung gelegt. Beschrieben wird die Arbeit mit dem Sozialen Atom, welche die Kindertherapie vorbereitet und zum Teil begleitet. Das Soziale Atom wird von Moreno wie folgt beschrieben:

> *„Das soziale Atom besteht als die kleinste Einheit des sozialen Beziehungsgefüges aus allen Beziehungen zwischen einem Menschen und jenen Mitmenschen, die zu einer gegebenen Zeit in irgendeinem sozialen Verhältnis zu ihm stehen."* (Leutz 1986, S. 12)

In der Regel besteht das Soziale Atom von Kindern aus deren unmittelbaren Bezugspersonen im Rahmen ihrer Familien oder den Institutionen, in denen sie leben – Geschwister, Freunde und Freundinnen, mitunter gehören auch Haustiere dazu. An dieser Stelle wird bezüglich der genauen Beschreibung und Erörterung des Sozialen Atoms auf Moreno in Grete Leutz (1986) bzw. auf die Masterthese „Das Netz des Akrobaten" (Stollewerk 2007) hingewiesen. Im Rahmen von Kinder- und Jugendlichentherapien ist davon auszugehen, dass in diesem Sinne während des Therapieprozesses das Soziale Atom eines Kindes durch neu hinzukommende Personen, z.B. aus dem Schulbereich oder Bekanntenkreis, bereichert wird.

Klärungen im Vorfeld der Kindertherapie

Bei der Einleitung einer Kindertherapie sind generell die im Folgenden beschriebenen Aspekte zu beachten. Der Übernahme eines Kindes zur Psychotherapie geht bereits ein Prozess voraus. Je nach Schwere der Symptomatik eines erkrankten Kindes und/oder seiner Verhaltensauffälligkeiten werden entweder Mitglieder seiner Familie oder Bezugspersonen aus seinem sozialen Bezugsfeld aufmerksam oder tätig und leiten so mitunter eine spätere psychotherapeutische Behandlung eines Kindes ein. Bereits der Überweisungskontext, in dessen Rahmen ein Kind zur Therapie kommt, ist beachtenswert und es gilt, diesen aus dem Blickwinkel möglicher Ressourcen hinsichtlich des Sozialen Atoms des Kindes zu betrachten. Zu klären ist: Sind die Eltern/Bezugspersonen bereit zu Beratungsgesprächen, da die grundsätzliche Zustimmung bzw. die Ablehnung des sozialen Umfeldes eines Kindes zu dessen therapeutischem Veränderungsprozess dadurch geklärt wird. Die Kindertherapeutin wiederum befindet sich in der Rolle der „Vermittlerin" ebendieser Veränderungsprozesse. Beratungsgespräche haben das Ziel, die Eltern bzw. die Bezugspersonen weiter zu motivieren, diese Veränderungsprozesse zuzulassen. Die logische Konsequenz wäre, dass ohne die Zustimmung der Eltern bzw. der Bezugspersonen zur Kindertherapie nur beschränkt Erfolg möglich wird. Diese Annahme bestätigt sich in der Praxis immer wieder. Oftmals brauchen die Familien sehr viel Unterstützung, mitunter auch Entlastung durch die Entscheidungshilfen von Jugendwohlfahrt und Gericht (Stollewerk 2001 und 2007).

Darüber hinaus ist u.a. die Klärung der Fragen hinsichtlich eigener Therapien der Eltern bzw. der Bezugspersonen, der Kontakte zum sozialen System des Kindes und der Rollen der Behördenvertreter und -vertreterinnen im Leben des Kindes wesentlich. Die Auseinandersetzung mit diesen Fragen schafft erstens Vernetzungsprozesse, die entlastende Wirkung auf das erkrankte Kind haben können, und bietet auch Raum und Möglichkeit, etwaige überhöhte Erwartungen hinsichtlich eines „raschen Erfolges" des kindlichen Veränderungsprozesses zu korrigieren (Stollewerk 2001 und 2007).

Des Weiteren ist von Bedeutung, die realen sozialen Rollen zu klären: Sind beispielsweise die biologischen Eltern auch die sozialen Eltern oder besteht eine Trennung zwischen diesen Rollen? Wer hat die Erziehungsberechtigung? Welche Personen im Sozialen Atom des Kindes sind noch wesentlich und welche Rolle haben sie? Welche Rollen haben bspw. „wahlverwandte" Personen (LehrerInnen, KindergärtnerInnen, ErzieherInnen, SozialarbeiterInnen)? Wer erteilt den Therapieauftrag? Wer übernimmt welche Aufgabe, bspw. die Einberufung von Helferkonferenzen?

An dieser Stelle sei nur kurz die Bedeutung von Helferkonferenzen erwähnt. Gerade bei Familien, die institutionell sehr gestützt werden müssen, sind sie Bühnen/Szenarien, die einen unverzichtbaren Spiegel der Familienthematik ermöglichen. Von Beginn an sollten Helferkonferenzen genutzt werden, um zu klären, in welcher Form die Vernetzungsarbeit mit Schule, Hort, Familie, Jugendamt usw. stattfinden soll. Auf Grund der Abhängigkeit der Kinder von ihren sozialen Systemen ist der Umgang damit unerlässlich. Es empfiehlt sich, die Fäden an einer Stelle zusammenlaufen zu lassen. So besteht die Möglichkeit, den Entwicklungsprozess schneller zu erfassen und im Hinblick auf den nächsten Schritt immer wieder zu überprüfen.

Wie oben bereits beschrieben, schaffen Klärungen dem Kind Entlastung. Diese finden an einem der Kindertherapie angeschlossenen, aber dennoch von ihr deutlich zu unterscheidenden zeitlichen und räumlichen Ort (Bühne) statt. Sie werden den Erwachsenen zugeordnet und nicht mehr dem Kind überlassen. Sie schaffen Korrekturmöglichkeiten, wenn Familien rasche Änderungen im kindlichen Problemverhalten erwarten. Sie heben aber auch die Bedeutung der Verantwortung der Erwachsenen hervor sowie ihren Einfluss auf den Genesungsprozess des Kindes. Und sie geben Aufschluss über die Position und Stellung des Kindes in seinem jeweiligen sozialen Kontext.

Das Gelingen eines therapeutischen Prozesses steht im engen Zusammenhang mit der Beziehung zwischen TherapeutIn und PatientIn und umgekehrt. Kinder mit unsicheren Bindungen haben wenig Zuverlässigkeit im Kontakt mit Beziehungspersonen erlebt. Wenn Eltern nun ihre Kinder in Psychotherapiepraxen oder an therapeutische Stationen bringen, zeigen sie auf bestimmte Weise an, dass sie bei der Erfassung der Bedürfnisse ihrer Kinder, sprich bei diesem Erweiterungsprozess, Unterstützung benötigen. Manchmal brauchen sie vorher auch durchaus dazu die Aufforderung der Behörden. Wir können davon ausgehen, dass bei den Eltern und/oder auch den anderen Bezugspersonen des sozialen Gefüges des Kindes deutliche Gefühle der Verunsicherung vorhanden sind. Um die Kindertherapie zu ermöglichen, ist es daher erforderlich, auch ihren Bedürfnissen und Ängsten ausreichend Platz, Aufmerksamkeit und adäquate Bedeutung zu geben.

Es empfiehlt sich zu Beginn der Kindertherapie die Errichtung von eigenen Bühnen für Eltern und Bezugspersonen, um den Rahmen der Kindertherapie zu sichern.

Gerade bei Familien, in denen die Eltern oder die Bezugspersonen eine hohe Bedürftigkeit anzeigen, ist es erforderlich, den Raum des Kindes ausreichend zu schützen. Es besteht sonst die Gefahr, dass dieser durch „wichtige Informationen" oder „wichtige Fragen" zwischendurch immer wieder eingeengt oder beschnitten wird. Eltern und andere Bezugspersonen stehen den Störungen/Auffälligkeiten ratlos gegenüber und sind begreiflicherweise nicht in der Lage, ihre eigenen Anteile dabei zu erkennen. Daraus ergibt sich mitunter zunächst oftmals ein großer Facettenreichtum, mit dem Eltern ihre Bedürftigkeit ausdrücken: Abwertung, Ablehnung des Kindes, Überhöhung der Erwartungen an die Therapie, Delegation der Verantwortung, um nur einige zu nennen. Ein wesentlicher Faktor besteht dabei allerdings im Gefühl der Schuld. Bei Familien, die durch Behörden betreut werden, übernimmt mitunter die Vertreterin oder der Vertreter der Jugendwohlfahrt oder des Gerichtes die Rolle der/des „Anordnenden" und schafft damit Entlastung. Die Jugendwohlfahrt und die Psychotherapie können hier eine ergänzende Partnerschaft bilden. Die Beschreibung der gesetzlichen Grundlagen und Aufträge der beiden Berufsfelder erfolgt sehr ausführlich in der Masterthese „Das Netz des Akrobaten" (Stollewerk 2007).

Die Psychotherapie hält sich in der Regel weder im organisatorischen Terrain noch in dem der Kontrolle oder der Maßnahmen auf. Wiewohl jedoch gerade im Bereich der Kinder- und Jugendlichentherapien die Psychotherapeutin oder der Psychotherapeut Hilfs-Ich-Funktionen erfüllen und so dem Kind oder dem Jugendlichen Gehör verschaffen kann. Und hier ergibt sich die Möglichkeit einer ergänzenden Partnerschaft der beiden Berufsfelder Sozialarbeit und Psychotherapie, die sich gesundend, weil stützend auf die Entwicklung des Kindes und/oder des Jugendlichen auswirken kann (Stollewerk 2007).

Einen weiteren Kooperationspartner im Rahmen einer Kinder- und Jugendlichentherapie stellt die Schule dar. Sie ist die Soziale Bühne, wo sich oftmals Verhaltensauffälligkeiten eines Kindes, einer Jugendlichen oder eines Jugendlichen deutlich zeigen. Werden Rückzug, Vereinsamung oder Ängste im familiären Bereich häufig unbemerkt in den Familienalltag integriert, so ist es oftmals die Lehrkraft oder sind es die Mitschülerinnen und Mitschüler, denen veränderte Verhaltensweisen eines Kindes, einer Jugendlichen oder eines Jugendlichen auffallen. Oftmals werden dann im Rahmen des Schulalltages Gespräche mit den Eltern angeboten, die Schulärztin/der Schularzt oder die Schulpsychologin/der Schulpsychologe hinzugezogen oder die Jugendwohlfahrtsbehörde verständigt. Auf diesem Wege ist es vielfach möglich, für das Kind, die Jugendliche oder den Jugendlichen eine Bühnenerweiterung zu schaffen und so den Weg für geeignete Behandlungsmöglichkeiten zu eröffnen.

Die Mitbehandlung des Familienkonflikts

Als wesentlicher Aspekt der Arbeit mit dem Sozialen Atom gilt die Mitbehandlung des Familienkonflikts. Kinder werden primär dann in psychotherapeutische Behandlung – ob in stationärem oder in ambulantem Setting – gebracht, wenn bereits eine deutliche Symptomatik ausgebildet wurde. Daraus ergibt sich – gerade wenn es sich beim erkrankten Familienmitglied um ein Kind handelt – die Haltung, dass zur Gesundung des Kindes die Arbeit mit der Familie unabdingbar ist. In diesem Zusammenhang gilt es auch, die im Anschluss angeführten Ziele der Elternarbeit zu betrachten.

Drei wesentliche Ziele der Elternarbeit

Eines der drei wesentlichen Ziele der Elternarbeit ist die *Entlastung des Kindes*. Die Mitbehandlung der Eltern hat zunächst das Ziel, entlastende Wirkung auf das Kind auszuüben. Mitunter reagieren Kinder jedoch auf das errichtete Setting mit der Verstärkung ihres Symptomes oder mit anderen Formen von Irritationen. Ähnliches erlebt das Kind, wenn es beispielsweise seine frühen Bindungserfahrungen als unregelmäßig gewobenes Netz mit ausgefransten Löchern oder als festgezurrtes Gewebe, durchbrochen von kleinen oder größeren Zwischenräumen, als inneres Bild abgelegt hat und dies durch die „Kontrolle" über die Vorgänge in der Familie auf der Begegnungsbühne ausdrückt.

Fallbeispiel: Die 12-jährige R. wurde im Rahmen einer psychotherapeutischen Praxis vorgestellt, nachdem sie sich auf ein merkliches Untergewicht heruntergehungert hatte und die Schulärztin Alarm geschlagen hatte.
Die Eltern verlangten von sich, ihren Kindern – R. hatte noch einen zwei Jahre älteren Bruder – jegliche Frustrationen zu ersparen. Konflikte betrachteten sie als Ausdruck ihrer eigenen Unfähigkeit, die Kinder ausreichend zu versorgen. Bereits während der ersten Lebensjahre beschäftigten sich die Eltern – wie sie angaben – ständig mit R., obwohl sie dies als massive Belastung empfanden. R. entwickelte sich zu einem hübschen Mädchen, das die ganze Familie mit ihren Wünschen terrorisierte. Der ganze Tagesablauf wurde nach R. ausgerichtet. R. reagierte auf das Behandlungskonzept, das neben Gruppen- und Einzeltherapie für das Kind auch begleitende Elterngespräche vorsah, mit einer Verstärkung ihrer Essstörungssymptomatik und einer Verweigerung der Einzeltherapie. Sie wollte genaue Kenntnis darüber, was die Elterngespräche denn sollten, und ließ wissen, dass sie über alles informiert werden wollte.
R.s Eltern erlebten nach und nach die Gespräche, in denen sie neue Bilder im Umgang mit ihren Kindern kennenlernten, als Bereicherung und die Haltung des therapeutischen Konzeptes als Orientierung. R. konnte zunächst ihre Ablehnung auf der Begegnungsbühne noch nicht aufgeben, erholte sich jedoch körperlich. Ein längerer Prozess folgte.

Fallbeispiel: Die Mutter des neunjährigen V. veranlasste bei der kleinsten Anstrengung, die V. zeigte, dass V. von der Schule zu Hause blieb. Obwohl V. gute Schulleistungen aufwies und die Schule gerne besuchte, konnte er sich den willkürlichen Anordnungen der Mutter bezüglich seiner Schulabsenz nicht widersetzen. V. bildete eine behandlungswürdige Symptomatik aus. Die Mutter verkraftete offensichtlich ihren sozialen Absturz nicht, der sich aus ihrer Arbeitslosigkeit ergab, und reagierte auf jede noch so geringe Belastungssituation mit aggressiven Durchbrüchen oder wortlosem Rückzug. Der Vater, ein kränkelnder, älterer Mann, war nicht in der Lage, die erforderliche Kraft aufzuwenden, dem Kind den reibungslosen Schulbesuch zu sichern. In diesem Fall war ein Einschreiten der Behörde erforderlich, um einen ausreichend sichernden Rahmen zu ermöglichen. Es musste einerseits dem Gesetz genüge getan werden und dem Kind ein ausreichender Schulbesuch ermöglicht werden. Andererseits benötigten die Eltern einen adäquaten Raum, um über ihre Ängste und Sorgen zu sprechen. Es wurde für sie ein „behördenfreier" Beratungsrahmen gefunden, wo dies für sie möglich und die Zusammenarbeit der Therapeutinnen (Elterntherapeutin, Kindertherapeutin) gesichert war. Für V. wurde eine begleitende Form des „kontrollierten Schulbesuchs" gefunden, die sowohl die Eltern als auch das Kind akzeptieren und als entlastend empfinden konnten. Erst dann war es V. möglich, sich auf seinen eigenen Therapieprozess einzulassen.

Hier erfolgte die Entlastung durch die Kooperation mit einer Behörde. Eine noch längere Zeit der Schulabwesenheit konnte auch in Hinblick auf die Entwicklung des Kindes gefährdende Aspekte nicht mehr akzeptiert werden. Der Schulbesuch des Kindes wurde verfügt. Das Kind konnte sich diesem getrost widmen, es hatte die Sicherheit, dass die Eltern durch ausreichende und regelmäßige Gesprächstermine gesichert und eingebunden waren.

Als *weiteres Ziel der Elternarbeit* sei die elterliche Verantwortungsübernahme als Teil der Elternrolle genannt, sprich die Verantwortungsübernahme durch die Erwachsenen, Entscheidungen für das Kind zu treffen. Wobei damit nicht gemeint ist, das Kind zu übergehen, sondern vielmehr, sich mit ihm gemeinsam in die notwendige Auseinandersetzung zu begeben. Manchen Eltern ist mitunter dieser Teil ihrer sozialen Rolle – ihre Elternverantwortung – wenig oder gar nicht zugänglich. Eltern benötigen mitunter Unterstützung darin, um einerseits die sichernde Klarheit für ihr Kind herzustellen und andererseits die dadurch entstehende Dynamik verstehen und aushalten zu lernen.

Fallbeispiel: Der zwölfjährige O. verweigerte den Schulbesuch. Er verlangte von der Mutter, dass sie bei ihm bleibe, sich mit ihm in die Klasse setze, sonst gehe er nicht in die Schule. War die Mutter dazu nicht in der Lage, ging O. nicht zur Schule. Auch konnten die verantwortlichen Lehrkräfte die Anwesenheit der Mutter in der Klasse verständlicherweise nicht ständig gestatten. Ein Gespräch mit der Schulpsychologin und der Direktion gemeinsam mit den Eltern wurde anberaumt. Therapeutische Unterstützung war angedacht, man wusste nicht wie. Zu Gesprächsbeginn war es nicht möglich, das Kind und die Mutter voneinander zu trennen. Der Bub klammerte sich an die Mutter und verlangte vom Vater, dass dieser auch bei ihm bleibe, schrie und tobte, als man von ihm eine altersadäquate Verabschiedung von den Eltern verlangte. Die Eltern beklagten sich, dass O. ihnen so viele Schwierigkeiten beim Verabschieden mache. Aber auch ihnen war es nicht möglich, O. in der Obhut einer anderen Person zu belassen und sich ihrerseits von ihm zu trennen.
So wurde folgende Vorgangsweise gewählt: Alle drei wurden in den Raum gebeten. O. wurde ein Platz angeboten, von dem aus er das Geschehen gut beobachten konnte. Er wurde gebeten, gut zuzuhören und sich alle Fragen, die sich aus dem Gespräch ergeben würden, gut zu merken oder aufzuschreiben. Er würde am Ende des Gespräches Zeit haben, sie zu stellen. Das Gespräch mit den Eltern möge er nicht unterbrechen.
Alle Personen des Helfersystems – Vertreter des Lehrkörpers, der Jugendwohlfahrtsbehörde und des psychotherapeutischen Behandlungsteams – wandten sich nun den Eltern zu. Der Inhalt des Gespräches handelte ausschließlich von der gesetzlichen Lage, den daraus sich ergebenden Folgen, den Rechten und Pflichten der Obsorge-

berechtigten usw. Das Gespräch endete damit, dass sich die Eltern als Erziehungsberechtigte überlegen mögen, welche Schritte sie angesichts all dieser Informationen nun setzen werden. Es stellte sich heraus, dass die Eltern über die Abläufe in keiner Weise informiert waren, über Gesetzeslagen und deren Konsequenzen nichts wussten. Sie waren ganz erstaunt, dass die Schulverweigerung des Kindes keine Entschuldigung für seine Schulabwesenheit war, sondern es ihrer Verantwortung oblag, O. zur Einhaltung der Schulpflicht anzuhalten. Das Gesetz sprach eine eindeutige Sprache. O. beruhigte sich und die Eltern wurden angeregt, O.s Fragen auf Grund der erhaltenen Informationen zu beantworten. Es war der Beginn einer langen Zusammenarbeit zwischen Behörde, Psychotherapie und der gesamten Familie.

Fallbeispiel: Die neunjährige B. wurde wegen diffuser Bauchschmerzen und immer wieder auftretender Übelkeit im Krankenhaus aufgenommen. Die Mutter war eine sehr liebevolle Frau, die ihrer Tochter keinen Wunsch abschlagen konnte. Nach einigen Tagen wollte B. nicht mehr im Krankenhaus bleiben und die Mutter holte sie nach Hause. Kurz darauf änderte B. ihre Meinung und die Mutter brachte das Kind wieder in ärztliche Behandlung. Die Mutter wechselte ihre Haltung je nach Aufforderung durch B. und zeigte sich völlig verunsichert. Es fiel ihr schwer, dem Kind etwas vorzugeben. Es fiel ihr auch auf, nicht nein sagen zu können, und dass B. zum Teil mit ihr machte, was sie wollte. Die Mutter benötigte Unterstützung dabei, eine Entscheidung für ihr Kind zu treffen und mit der zu erwartenden Reaktion des Kindes adäquat umzugehen. Im Rahmen von erziehungsberatenden Gesprächen – organisiert in Zusammenarbeit zwischen Behörde und einer Beratungsstelle – gelang es schließlich mit der Mutter Grenzsetzungen zu erarbeiten. Es gelang ihr letztendlich, ihr Kind einer geeigneten Behandlung zuzuführen.

Wichtig war in beiden Fallbeispielen zu erarbeiten, dass die Ausübung der Elternrollen u.a. auch das Setzen von Grenzen und das Geben von Orientierung zu beinhalten hat. Auch hier half die vorbereitende Zusammenarbeit im Rahmen von Helferkonferenzen unter Anwesenheit der zuständigen Lehrerinnen, der Jugendbehörde und des behandelnden Psychotherapeutenteams, die Eltern in der Erarbeitung ihrer Elternrolle zu unterstützen.

Die Information über Rechtliches, über Gesetzestexte, über Konsequenzen und über begleitende Institutionen hilft oftmals, erste Klärungen und Orientierungen für die Eltern selbst herzustellen. Darüber hinaus benötigen Eltern weitere Unterstützung dabei, den Umgang mit Konflikten zu erlernen und ihn als „gesunden Entwicklungsmotor" zu begreifen. Eltern stehen dabei oftmals an der Schwelle einer erforderlichen Erweiterung ihrer Elternrolle. Dies verlangt ihnen natürlich große Anstrengung ab. Die Palette der elterlichen Verweigerung diesbezüglich ist erfahrungsgemäß mitunter sehr breit. Sie führt vom Bedürfnis der permanenten Harmonie mit dem Kind über die Selbstaufopferung bis hin zur Vernachlässigung und verbalen und tätlichen Übergriffen.

Als *drittes Ziel der Arbeit mit dem Familiensystem* gilt es, den Zugang zum eigenen Lebensthema zu eröffnen. Es gilt dabei, den Angehörigen dazu zu verhelfen, sich selbst die Verantwortungsübernahme für die eigene Lebensthematik zugänglich zu machen. Horst-Eberhard Richter schreibt, dass *ein „psychisch gestörtes Individuum oftmals nicht gesund werden kann, solange das Leben in der Familie in einer tiefen Unordnung ist. Solange die Familie zum Beispiel ein laufend scheiterndes Mitglied als Sündenbock oder als ohnmächtiges Sorgenkind braucht, um eine sonst unerträgliche Gruppenspannung kanalisieren zu können."* (Richter 2001, S. 9)

Fallbeispiel: Die 13-jährige A. litt seit längerer Zeit an sehr schmerzhaften Magen- und Darmbeschwerden. Massive Einschränkungen im sozialen Alltagsleben waren die Folge. Ein umfassendes medizinisches und psychotherapeutisches Therapiekonzept wurde erarbeitet. Dieses sah unter anderem auch regelmäßige Elterngespräche vor. Die Mutter drückte im Einzelgespräch alsbald ihre Überforderung mit dem Kind durch äußerst abwertende Bezeichnungen der Tochter, durch abfällige Bemerkungen über sie aus und gab dem Ganzen durch Erzählungen über die Unfähigkeiten des Mädchens noch eine zusätzliche Schwere. A. würde die Beschwerden nur erfinden, um Aufmerksamkeit zu bekommen. Die Mutter wollte in erster Linie endlich Abstand zu ihrem Kind haben, sie konnte sich gar nicht vorstellen, A. je wieder bei sich aufzunehmen. In weiterer Folge gelang es mit der Mutter, ihre eigene Lebensgeschichte als 13-Jährige zu thematisieren. Es wurde deutlich, dass sie schon sehr früh die Erwachsenenrolle einnehmen hatte müssen und wenig Altersadäquates tun hatte dürfen. Zusätzlich erlebte sie äußerst rigorose Erziehungsmaßnahmen. Im Zuge der Elterngespräche fiel ihr nach einiger Zeit auf, dass sie bei der Beschreibung ihrer kindlichen Situation für ihre eigene Mutter die gleichen Attribute verwendete wie für ihre Tochter, was in ihr tiefe Betroffenheit auslöste. Erst die Differenzierung der beiden Mutterrollen machte es A.s Mutter möglich, das kindliche Verhalten der 13-Jährigen in neuem Licht zu sehen.
Auf der Realbühne entspannte sich langsam die Situation. Im Rahmen eines weiterführenden Settings für Mutter und Tochter konnten beide darin unterstützt werden, neue Blickwinkel und neue Kommunikationsformen im täglichen Umgang miteinander zu erarbeiten. Auch hier half die laufende Zusammenarbeit zwischen Jugendbehörde und dem TherapeutInnenteam dabei, Mutter und Tochter diesen Prozess überhaupt erst zu ermöglichen. Dadurch, dass der Mutter ausreichend Raum gegeben wurde, ihre ablehnenden Gefühle ihrer Tochter gegenüber auszusprechen, war erst der Weg zur Sicht auf das eigene Verhalten und das der Tochter frei. Die Beratung über Möglichkeiten der Fremdunterbringung sowie der wertfreie Umgang mit der elterlichen Gefühlswelt wirkten entspannend auf die familiäre Situation.

Fallbeispiel: Die 13-jährige Z. wurde wegen Schlafstörungen, nächtlichem Einnässen und mangelnder Konzentrationsfähigkeit zur psychotherapeutischen Behandlung überwiesen. Z. meldete sich selbst telefonisch an, wobei allerdings auch um ein Erscheinen der Eltern gebeten wurde. Es zeigte sich, dass Z. innerhalb kürzester Zeit eine Fülle von Lebensveränderungen zu verkraften hatte und mit der Integration der Anforderung sichtlich überfordert war. Während sich Z. ihren aktuellen Lebensthemen und deren Verarbeitung widmen konnte, wurden die Eltern zu begleitenden Elterngesprächen eingeladen, womit sie einverstanden waren. Es stellte sich heraus, dass beide Elternteile unter akuten Erkrankungen litten, über die sie ihre Tochter nicht informieren wollten. Dazu wurden schwere Eheprobleme deutlich, über die sie mit ihrer Tochter ebenfalls nicht sprechen wollten. Erst die Thematisierung bzw. die Konfrontation der Eltern mit ihren eigenen Lebenssituationen ermöglichte es ihnen, einen Zusammenhang mit der Symptomatik ihrer Tochter wahrzunehmen. Es galt in weiterer Folge zu klären, welche Bereiche ihrer Partnerschaft zuzuordnen waren und welche ihrer Elternschaft und welche Informationen ihrer Tochter von wem und in welcher Form überliefert werden mussten. Z. brauchte dringend Kenntnis darüber, womit sie in Hinkunft zu rechnen hatte, und die Eltern Unterstützung darin, ihr diese zu vermitteln. Die Eltern wagten sich letztendlich auch an die sehr verunsichernde Thematik ihrer eigenen Erkrankungen. Der Vater wählte eine alternative Behandlungsmethode, die Mutter begab sich in psychotherapeutische Behandlung. Sie sah sich zunehmend Themen gegenüber, die ihre eigene Lebensgeschichte betrafen.

In diesem Fall galt es, den Eltern dazu zu verhelfen, anstehende, spannungsreiche Themen an die Oberfläche zu bringen und somit besprechbar zu machen. Das Unterdrücken der bis dahin entstandenen Spannung erforderte von der gesamten Familie eine hohe Kraftanstrengung. Die einzelnen Familienmitglieder wählten ihre unterschiedlichen Auswege, um diese Spannungen ertragen zu können. Z. wählte den ihren. Während der Behandlungszeit milderten sich Z.s körperliche Beschwerden sehr und verschwanden mit der Zeit gänzlich. Ihre Schulleistungen stabilisierten sich auf einem durchschnittlichen Niveau. Besonders in Gegenständen, bei denen sie völlig versagt hatte, unterstützte sie der Vater und es gelang ihr eine zumindest merkbare Verbesserung. In diesem Fallbeispiel war es ausreichend, die Eltern auf juristische Beratungsmöglichkeiten, Möglichkeiten der Paarberatung, der behördlichen Erziehungsunterstützungen und der psychotherapeutischen Behandlungsmöglichkeiten hinzuweisen.

In der Arbeit mit den Eltern stellt sich auch oftmals heraus, dass durch die Auseinandersetzung mit der kindlichen Symptomatik der Zugang zur Psychotherapie als potenzielle Form der Hilfe zur Veränderung für sich selbst geöffnet wird. Wenn erkannt wird, dass die Auseinandersetzung mit der eigenen Lebensthematik erweiternd sein kann, können dabei oftmals Entlastungsszenarien für sich selbst, für die Familie und für die Kinder eröffnet werden.

Die Bühnenmatrix – mehr als ein psychotherapeutischer Arbeitsbehelf

Zur Erfassung der Wechselwirkung zwischen dem therapeutischen Prozess des Kindes und der Arbeit mit dem Sozialen Atom des Kindes empfiehlt sich die Anwendung der Bühnenmatrix. Die Bühnenmatrix mit ihren acht Abschnitten ermöglicht die Beschreibung und Erfassung der komplexen Prozesse einer Psychodramatherapie auf kurzem Wege. Sie ist ein besonders hilfreiches Arbeitsmittel bei der Erkennung von zeitlichen Zusammenhängen „realer" Ereignisse und der Themenbearbeitung auf der jeweiligen Spielbühne. Dies gilt umso mehr in der Kinderpsychotherapie, da die Bühnenmatrix vor allem die Veränderungsprozesse im sozialen Umfeld des Kindes klar zu erfassen vermag. Die Bühnenmatrix entstand zunächst als Arbeitsbehelf im Winter/Frühjahr 2000/01 im Rahmen einer Abschlussarbeit zu einer Psychodramatherapie-

Ausbildung. Es war eine Möglichkeit, den Prozess einer mehrjährigen Kindertherapie nicht nur im Längsschnitt als Zusammenfassung wiederzugeben, sondern auch die Vielfalt der gleichzeitig laufenden Themen und Interventionen sichtbar zu machen. Die endgültige Form der Bühnenmatrix gliedert sich in:

- Zeitraum: Die Bühnenmatrix bietet auf einen Blick die Möglichkeit der Erfassung von Zeiträumen, da sie in ihrer ersten Rubrik die Eintragung von Kalenderdaten vorsieht. Dies gibt Information über Beginn und Ende der Therapie sowie über die Dauer von Prozessen und zeitliche Anhaltspunkte zur „Querschau".
- Thema: In der zweiten Spalte werden die in den Therapieprozessen sichtbar werdenden Themen vermerkt, die sich oft in massiven Gefühlen ausdrücken, wie zum Beispiel Angst, Wut, Bedürfnis nach Sicherheit usw. Dies wiederum bildet wichtige Informationen ab, die im Zusammenhang mit den Eintragungen in der dritten, vierten und fünften Spalte zu sehen sind. Die Spalten „Begegnungsbühne", „Spielbühne", „Realbühne" sind hier quasi als Spiegel beobachtbarer Prozesse und nicht als Beschreibung einzelner Therapiestunden gedacht.
- Begegnungsbühne: Die Rubrik „Begegnungsbühne" gibt die Form der Kontaktaufnahme sowie den Umgang „der beiden Handelnden" in den jeweiligen Monodrama-/Psychodramasitzungen wieder. Sie gibt Hinweise auf die Bündnisfähigkeit des Patienten oder der Patientin (siehe auch Pruckner 2003, S. 312).
- Spielbühne (psychotherapeutische Bühne): Eintragungen unter der Bezeichnung „Spielbühne" weisen die unterschiedlichen Techniken und Medien aus, die Anwendung in den jeweiligen psychotherapeutischen Prozessen bzw. Sitzungen finden. Sie zeigen die Kreativität des Patienten oder der Patientin, mit der er oder sie im Spiel an das jeweilige Lebensthema herangeht und dieses schrittweise bewältigt (siehe ebd.).
- Realbühne: In der Spalte „Realbühne" werden mittels Eintragungen die Vorgänge in Familie, Schule usw. vermerkt. Diese Eintragungen machen die genauere Beobachtung einer Wechselwirkung zwischen dem therapeutischen Prozess des Patienten oder der Patientin und den Geschehnissen im sozialen Umfeld des Patienten oder der Patientin möglich. Der Erfassung dieser Wechselwirkungen kommt speziell in der Kinderpsychotherapie besondere Bedeutung zu, da sie den Integrations- und Fortschrittsprozess sowohl des Kindes als auch des Umfeldes des Kindes sichtbar machen.
- Soziales Atom: Die Aufteilung des Sozialen Atoms in zwei Abschnitte bietet eine spezielle Differenzierungsmöglichkeit (Erfassung der als verändert wahrgenommenen Rollen und deren Erweiterungen) in folgende Bereiche:
  - A: den Bereichen des unmittelbaren Familienlebens und der Benennung der Entwicklungsschritte der Familie;
  - B: den Bereich der erweiterten Sozialen Bühne des Kindes bzw. des Klienten oder der Klientin.

  Hier erfolgen die Eintragungen über die Erkenntnisse und Erfahrungen der Lehrkräfte, des Hortpersonals und weiterer relevanter Personen des Sozialen Atoms (siehe auch ebd.).
- Interventionsformen: Hier ist primär Platz für die Benennung der jeweiligen Interventionsformen und Spielanleitungen wie Einzelgespräche, Vernetzungsgespräche, Helferkonferenzen usw.

Die Bühnenmatrix stellt also, wie eingangs erwähnt, einerseits ein hilfreiches Arbeitsmittel bei der Erkennung von zeitlichen Zusammenhängen „realer" Ereignisse und der Themenbearbeitung auf der Spielbühne dar. Es sind bei der Verwendung der Bühnenmatrix die Auswirkungen von Interventionen im Sozialen Atom des Patienten oder der Patientin im zeitlich nahen Zusammenhang ersichtlich.

Bühnenmatrix, Beispiel 1: So ergibt bei Durchsicht der Bühnenmatrix in Abbildung 1, dass die Befassung des Kindes mit einer Zeichnung eines Panzerkreuzers, der noch dazu mehrere Atomangriffe aushalten kann, im direkten Zusammenhang mit dem bevorstehenden Elternsprechtag des Kindes in der Schule steht (Stollewerk 2001, S. 33). Gleichzeitig ist sichtbar, welche kindlichen Themen sich während dieser Behandlungsphase zeigen und welche Dynamik die Begegnungsbühne aufweist. Darüber hinaus weist die Bühnenmatrix die vielen Kontakte mit den Eltern und der Schule ebenso aus wie die verschiedenen Interventionsformen, die erforderlich waren, um die kindliche Verhaltensweise zu übersetzen und dem sozialen Umfeld die Möglichkeit zu geben, das Kind adäquat zu begleiten.

Bühnenmatrix, Beispiel 2: Oder es kann in einem anderen Fall (siehe Abb. 2) erkannt werden, dass das Erscheinen des „dritten Mannes" in der Zeichnung eines Jugendlichen zeitlich korreliert mit einem intensiven Kontaktangebot durch den Onkel des Burschen. Zudem wird sichtbar, wo immer sich die hohe Anspannung des Kindes und der gesamten Familie zeigt und wie die erweiterte Familie mobilisiert wird. Dies ist umso bemerkenswerter, als die Soziale Bühne der Schule fehlt (Stollewerk 2001, S. 52).

Andererseits gibt die Bühnenmatrix auch Übersicht über die Entwicklung der Themen des Patienten oder der Patientin, wie Beispiel 3 zeigt (siehe Abb. 3).

Bühnenmatrix, Beispiel 3: So kann beispielsweise erkannt werden, wie sich die „innere Bühne" des Patienten oder der Patientin durch die Bearbeitung des Themas „Wut" verändert und erweitert. Treten auf der Spielbühne Krieger und Monster auf, die die plötzliche Begegnung mit einer neuen Rolle etwa in Gestalt einer hilfreichen oder versorgenden Figur „erleben", so bildet dies einen wichtigen Hinweis auf Veränderungen. Mitunter können sich diese Veränderungen auf der Realbühne und im Umgang mit Personen des Sozialen Atoms erst viel später zeigen und sich beispielsweise in neuen Umgangsformen gegenüber als „bedrohlich" erlebten Personen als Rollenerweiterung/Rollenveränderung abbilden (Stollewerk 2001, S. 13).

Bühnenmatrix, Beispiel 4: Das heranwachsende Mädchen, deren Nachreifung eine lange Behandlungszeit benötigt hat, kann sich nach der Intervention der Sozialarbeiterin des Jugendamtes (erweiterte Soziale Bühne), die eine Fremdunterbringung veranlasst, altersadäquaten Themen zuwenden und die Spielbühne verändert sich deutlich (Stollewerk 2007, S. 75; siehe Abb. 4).

Die Bühnenmatrix (Stollewerk 2001) stellt einen wertvollen Arbeitsbehelf in der psychotherapeutischen Arbeit dar. Sie bietet die Möglichkeit, Prozesse in „Längs- und Querschau" mit wenigen Blicken zu erfassen. Ebenso bietet die Bühnenmatrix eine gute Grundlage für die Fallsupervision, zur Hypothesenbildung und zur Reflexion.

					Reales Soziales Atom		
Zeitraum	Themen	Begegnungsbühne	Spielbühne	Realbühne	Eltern Geschwister	Lehrerin Hortpädagoge	Interventionsform
2/XX	Sicherheit Regeln Grenzen	W. kommt regelmäßig W. schlägt vor, Ψ-	„Kriegsspiele nach Regeln mittels IO“ „Kontrollsysteme werden eingebaut“	Bei Aggressionsausbrüchen in Schule wird unmittelbar von Klassenvorstand u. Dir. eingegriffen	Mutter wirkt pos. bzgl. - Arbeitsplatzwechsel - hält Kontakt zu KV	KV u. Dir (gr. Ähnlichkeit mit Elternpaar) Reflexion mit Klassenvorstand üb.	Tel. mit KV u. Dir.
3–4/XX	Regeln aufstellen	Stunde schon ½ Stunde vorher ohne mich zu beginnen	„Kriegsspiele nach Regeln mittels IO“ Intervention: Rege Militärflug-		Situation beruhigter	W.s Verhalten u. über Zusammenarbeit mit E. Intervention: Kontrollheft an-	Gespräch mit KV, Tel. mit KV
	Kompetenz		vorführung + Autoschau Rolle kompetenter Fachmann	Weniger Eskalation unter Geschwistern	V. wirkt entspannt; Wohnungsumzug geplant Intervention: Belohnung für Leistung klar definieren	geregt	Gespräch mit KV
5/XX	Schutz		Versteigerung eines Panzerkreuzers, in dem man 5–6 Atombomben überlebt	Elternsprechtag bevorstehende Übersiedlung			
6/XX	Verunsicherung	W. kommt unregelmäßig; krank/vergisst, „verliert“ Terminplan		Bauchschmerzen, Erbrechen (W. ist bettlägerig)	Mit Mutter Infoweitergabe besprochen	KV besorgt wegen W. Intervention: Sicherung des Verbleibens in der Schule	Gespräch mit Mutter, Tel. mit KV
7/XX		kommt überpünktlich	Wettfahrt der 2 Trucks wird unterbrochen; Forts. d. Rennens aber sicher		Forts. der ψ u. des Schulbesuches mit V. besprochen		Gespräch mit V.

Abb. 1: Bühnenmatrix, Beispiel 1

Zeitraum	Themen	Begegnungsbühne	Spielbühne	Realbühne	Reales Soziales Atom: Eltern, Tante, Onkel, Hund	Reales Soziales Atom: Schule	Interventionsform
6/XX	diff. Angst Verlust Kontrolle Sicherheit	hohe Spannung, Kontrollbedürfnis, „D. sieht ständig auf die Uhr“	Plan seines Weges „Spießrutenlauf“	V. und Tante „führten“ D. in ψ- Stunde	Gespräch mit Vater: Unterstützungs-möglichkeiten f. D.		Gespräche m. Vater u. D.
10/XX	Ausweglosigkeit		Vogel-Zeichnung	kein Schulbesuch möglich, D. betreut Haus und Hund			
2/XX				D. fährt mit öffent-	Elterngespräch; Mutter permanent in Überlastungs- u. Überforderungs-situation; Intervention: Suche nach Entlastungs-möglichkeit		Elterngespräch/ Familiengespräch
5/XX	Bedrohung		Beginn der Comic-serie	lichem Verkehrs-mittel zu ψ-Stunde			
	Keine Möglichkeit, zu korrigieren	D. fehlt unentschuldigt		Mutter erleidet Kreislaufkollaps	Tel. Info erhalten, dass Mutter erkrankt ist.		Tel. mit Mutter
6/XX	Orientierungs-losigkeit, Machtphantasien, Irritation; Gefahr	D. kommt pünktlich,	Comicserie „2 Freunde bestreiten Abenteuer“	D. wird vorüber-gehend an Station aufgenommen, auf Anraten d. Psych.	E-Gespräch Intervention: E. Anerkennung geben, dass D. alleine mit der U-Bahn		Elterngespräch/ Familiengespräch
8/XX		ist sehr motiviert	LEO, der Sicherheitsdienst, tritt auf	kein Schulbesuch, Tante hat die Idee des häusl. Unterrichts	fährt lt. Mutter: Tante bringt Vorschlag bzgl. Be-schulung		
10/XX			„Der dritte Mann“	Onkel lässt D. in seinem Copyshop schnuppern Onkel stellt D. an	Intervention: Vorschlag aufgegriffen Onkel nimmt sich um D. an.		

Abb. 2: Bühnenmatrix, Beispiel 2

Zeitraum	Themen	Begegnungsbühne	Spielbühne	Realbühne	Reales Soziales Atom: Eltern Geschwister	Reales Soziales Atom: Lehrerin Hortpädagoge	Interventionsform
6/XX	Ambivalenz Vertrauen Aggression	Ausloten des therapeutischen Beziehungs-angebotes W. bringt	Kriegsspiele mit dem Ziel, den Tod d. Beteiligten herbeizuführen	Hohe Geschwister-rivalität, Aggressionsaus-brüche in Fam.	Eltern äußern Zweifel Eltern lehnen Fort-setzung d. ψ ab. (Intervention: Vorschlag für einen Zeitraum kann Mutter annehmen)		Elterngespräche Telefonate mit Mutter Tel. mit Mutter Elterngespräch
9–10/XX	Schutz Beziehungsangebot „Nahrung“	Geschenke mit	„Land nach dem Krieg“ Intervention: Einsatz von IO, Fingertheater, Kulissen „Frau Weiss“ (Zeichnung) tritt fürsorglich auf.		Mutter stimmt Fort-setzung der ψ zu. (Intervention: Beratung hinsichtl. Ressourcen)		Gespräch mit Mutter
1/XX	Vertrauen Fürsorglichkeit	W. kommt regel-mäßig, kotet fallweise ein.		W. nimmt sich der Schwester an, bereitet der Fam. Sonntagstisch; W. beginnt zu lesen, Horterzieherin will W. auf Schikurs mitnehmen	Mutter erzählt erstmals Positives über W.	Lehrerin teilt mit: W. arbeitet im Unterricht mit, malt, zeichnet; Intervention: Lehrerin gebeten, Info an Mutter zu geben.	Gespräch mit Mutter Vorsprache bei Klassenlehrerin

Abb. 3: Bühnenmatrix, Beispiel 3

					Reales Soziales Atom		
Zeitraum	Themen	Begegnungsbühne	Spielbühne	Realbühne	Eltern Geschwister	Lehrerin Hortpädagoge	Interventionsform
10/XX 01/XX	Begegnungen Sexualität Veränderung	Kommt zum Teil unpünktlich, fragt nach Ende der Therapie Erzählt von nächsten Plänen	Gespräche	M. kann sich nach Eingewöhnungszeit in WG gut orientieren, übernimmt Aufgaben, zeigt sich verlässlich hinsichtl. Vereinbarungen/ Uhrzeit/Geld/ Schulweg!!!		LehrerInnen bereiten mit Sozialpädagogin Schulübertritt vor	Helferkonferenz Gestaltung der nächsten Schritte
06/XX	Abschied	Erzählt von nächsten Plänen	Gespräche	Pos. Beziehung zu Sozialpädagogin	Eltern erhalten Kontakt zu M. durch regelm. Wochenend- und Freizeitgestaltung, stützende Therapie bleibt aufrecht		

Abb. 4: Bühnenmatrix, Beispiel 4

Literaturverzeichnis

Abelin, E. F. (1971): The Role of the Father in the Separation-Individuation Process. In: McDevitt, J. B./Settlage, C. F. (Hrsg.): Separation-Individuation: Essays in Honor of Margaret S. Mahler. New York: International Universities Press, S. 229–252.

Aichinger, Alfons (2007): „Warum der kleine Löwe immer bissiger wird" – Frühe Intervention bei einem aggressiven Kind. *Zeitschrift für Psychodrama und Soziometrie,* 1, 67–82.

Aichinger, A./Holl, W. (1997): Psychodrama-Gruppentherapie mit Kindern. Mainz: Matthias-Grünewald-Verlag.

Albus, K. E./Dozier, M. (1999): Indiscriminate friendliness and terror of strangers in infancancy. Contributions from the study of infants in foster care. *Infant Mental Health Journal.* In: Schacht, M. (Hrsg.): Spontaneität und Begegnung. München: inScenario Verlag. S. 20, S. 30–41.

Ameln, F. v./Gerstmann, R./Kramer, J. (Hrsg.) (2009): Psychodrama. 2., überarbeitete und erweiterte Auflage. Heidelberg: Springer.

Andari, E. (2010): Promoting social behavior with oxytocin in high-functioning autism spectrum disorders. *Proceedings of the National Academy of Sciences,* 107(9), 4389–4394.

Arnold, W./Eysenck. H.-J./Meili, R. (1991): Lexikon der Psychologie. Freiburg: Herder Verlag.

Asperger, H. (1968): Heilpädagogik. Wien: Springer Verlag.

Auyeung, B./Lombardo, M. V./Baron-Cohen, S. (2013): Prenatal and postnatal hormone effects on the human brain and cognition. *Pflügers Archiv – European Journal of Physiology,* 465(5), 557–571.

van Baaren, R./Janssen, L./Chartrand, T. L./Dijksterhuis, A. (2009): Where is the love? The social aspects of mimicry. *Philosophical Transactions of the Royal Society London,* 364, 2381–2389.

Bach, P./Bayliss, A.P./Tipper, St. P. (2011): The predictive mirror: interactions of mirror and affordance processes during action observation. *Psychonomic Bulletin & Review,* 18(1), 171–176.

Bahr, Reiner (2002): Wenn Kinder schweigen. Düsseldorf, Zürich: Patmos Verlag.

Barsaglini, A./Sartori, G./Benetti, S./Pettersson-Yeo, W./Mechelli, A. (2014): The effects of psychotherapy on brain function: A systematic and critical review. *Progress in Neurobiology,* 114, 1–14. [doi: 10.1016/j.pneurobio.2013.10.006]

Bastiaansen, J. A. C. J./Thioux, M./Keysers, C. (2009): Evidence for mirror systems in emotions. *Philosophical Transactions of the Royal Society London,* 364, 2391–2404.

Bauer, J. (2011): Schmerzgrenze. München: Blessing Verlag

Benenson, J. F./Markovits, H./Hultgren, B./Nguyen, T./Bullock, G. et al. (2013): Social Exclusion: More Important to Human Females Than Males. *PLoS ONE,* 8(2), 1–6.

Bhanji, J. P./Delgado, M. R. (2013): The social brain and reward: social information processing in the human striatum. *WIREs Cognitive Science,* 5(1), 61–73.

Biegler-Vitek, G. (2010): Gruppendynamik und Soziometrie in psychodramatischen Psychotherapiegruppen für Kinder und Jugendliche. *Zeitschrift für Psychodrama und Soziometrie,* 2/2010. Wiesbaden: Springer VS Verlag, S. 253–267.

Biegler-Vitek, G. (2011): „Reden ist Silber, Schweigen ist …". Schlussfolgerungen für die Psychotherapie selektiv mutistischer Kinder aus der Sicht des Psychodramas. Masterthesis, Department für Psychosoziale Medizin und Psychotherapie an der Donau-Universität Krems.

Biegler-Vitek, G./Riepl, R./Sageder, T. (2004): Psychodrama mit Kindern und Jugendlichen. In: Fürst, J./Ottomeyer, K./Pruckner, H. (Hrsg.): Psychodrama-Therapie. Ein Handbuch. Wien: Facultas Verlag, S. 306–325.

Biegler-Vitek, G./Schorn, B. (2013): Anwendung und Bedeutung der Soziometrie in der psychodrama-therapeutischen Arbeit mit Kindern und Jugendlichen. In: Stadler, Ch. (Hrsg.): Soziometrie. Wiesbaden: Springer VS Verlag.

Bleckwedel, J. (2000): Menschliche Koordination zwischen Autonomie und Bindung. *Psychodrama*, 18/19. München: inScenario Verlag, S. 91–145.

Bogyi, G. (2012): Krisenintervention bei Kindern und Jugendlichen. Wien: Unveröffentlichtes Skriptum IFP-Seminar.

Bókkon, I./Vas, J. P./Császár, N./Lukács, T. (2013): Challenges to free will: transgenerational epigenetic information, unconscious processes and vanishing twin syndrome. *Nature Reviews Neuroscience*, 25(1), 163–175.

Boris, N./Zeanah, C. H. (1999): Disturbances and disorders of attachment in infancy: an overview. *Infant Mental Health Journal*. In: Schacht M. (Hrsg.): Spontaneität und Begegnung. München: inScenario Verlag, S. 20, S. 1–9.

Bos, P. A./Panksepp, J./Bluthé, R. M./van Honk, J. (2011): Acute effects of steroid hormones and neuropeptides on human social-emotional behavior: A review of single administration studies. *Front Neuroendocrinol*, 33(1), 17–35.

Bosselmann, R. (1996): „Die Prinzessin tät die Königin ins Klo schmeißen!" Sarah Kirchknopf im Gespräch mit Rainer Bosselmann und Manfred Gellert. In: Bosselmann, R./Lüffe-Leonhardt, E./Gellert, M. (Hrsg.): Ein Praxishandbuch – nicht nur für Psychodramatiker. Meezen: Limmer, S. 424–435.

Bowlby, J. (1999): Historische Wurzeln, theoretische Konzepte und klinische Relevanz: In: Spangler, G./Zimmermann, P. (Hrsg.): Die Bindungstheorie, Grundlagen, Forschung und Anwendung. Stuttgart: Klett-Cotta Verlag, S. 17–26.

Brand, Hildegard (2009): Mutismus – schweigende Kinder- und Jugendliche im Gespräch. Lengerich: Pabst Verlag.

Brisch, K. H. (2014) (Hrsg.): Bindung und Jugend. Stuttgart: Klett-Cotta Verlag.

Brisch, K. H. (2014): Bindungsgestörte Jugendliche in Gruppen von Gleichaltrigen: Diagnostik und Therapie. In: Brisch, K. H. (Hrsg.): Bindung und Jugend. Stuttgart: Klett-Cotta Verlag.

Bruneau, E. G./Pluta, A./Saxe, R. (2012): Distinct roles of the shared pain and theory of mind networks in processing others emotional suffering. *Neuropsychologia*, 50, 219–231.

Buer, F. (2010): Psychodrama und Gesellschaft: Wege zur sozialen Erneuerung von unten. Wiesbaden: VS-Verlag.

Burmeister, J. (2004): Diagnostik im Psychodrama. In: Fürst, J./Ottomeyer, K./Pruckner, H. (Hrsg.): Psychodrama-Therapie. Wien: Facultas Verlag, S. 81–102.

Burmeister, J./Fürst, J. (2000): Diagnostik im therapeutischen Psychodrama. In: Laireiter, A. R. (Hrsg.): Diagnostik in der Psychotherapie. Wien: Springer Verlag, S. 193–204.

Casile, A./Caggiano, V./Ferrari, P. F. (2011): The mirror neuron system: a fresh view. *Neuroscientist*, 17(5), 524–538.

Centelles, L./Assaiante, C./Etchegoyhen, K./Bouvard, M./Schmitz, Ch. (2013): From Action to Interaction: Exploring the Contribution of Body Motion Cues to Social Understanding in Typical Development and in Autism Spectrum Disorders. *Journal of Autism and Developmental Disorders*, 43(5), 1140–1150.

Chartrand, T. L./Bargh, J. H. (1999): The Chameleon Effect: The Perception-Behavior Link and Social Interaction. *Journal of Personality and Social Psychology*, 76(6), 893–910.

Chen, F. S./Kumsta, R./v. Dawans, B./Monakhov, M./Ebstein, R. P./Heinrichs, M. (2011): Common oxytocin receptor gene (OXTR) polymorphism and social support interact to reduce stress in humans. *Proceedings of the Nationall Academy of Sciences*, 108(50), 19937–19942.

Compernolle, Th. (1982): J. L. Moreno: Ein unbekannter Wegbereiter der Familientherapie. *Integrative Therapie*, 8(3), 166–172.

Costantini, M./Ambrosini, E./Scorolli, C./Borghi, A. M. (2011): When objects are close to me: affordances in the peripersonal space. *Psychonomic Bulletin & Review*, 18, 302–308.

Creem-Regehr, S. H./Gagnon, K. T./Geuss, M. N./Stefanucci, J. K. (2013): Relating spatial perspective taking to the perception of other's affordances: providing a foundation for predicting the future behavior of others. *Frontiers in Human Neuroscience*, 7. [doi: 10.3389/fnhum.2013.00596]

Crone, E. (2011): Das pubertierende Gehirn. Wie Kinder erwachsen werden. München: Droemer Verlag.

Daughters, K./Jensen, K./Hinson, J. (2013): Maternal vocalisation as an effective priming method for oxytocin in young adults. *Endocrine Abstracts*. Presented at Society for Endocrinology BES 2013 Harrogate, UK 18 March 2013 – 21 March 2013. [31 P 250 DOI:10.1530/endoabs.31.P250]

Decety, J. (2011): The neuroevolution of empathy. *Annals of the New York Academy of Sciences*, 1231, 35–45.

Decety, J./Chen, C./Harenski, C./Kiehl, K. A. (2013): An fMRI study of affective perspective taking in individuals with psychopathy: imagining another in pain does not evoke empathy. *Frontiers in Human Neuroscience*, 7, 489. [doi: 10.3389/fnhum.2013.00489]

Decety, J./Svetlova, M. (2012): Putting together phylogenetic and ontogenetic perspectives on empathy. *Developmental Cognitive Neuroscience*, 2, 1–24.

De Jaegher, H./Di Paolo E./Gallagher, S. (2010): Can social interaction constitute social cognition? *Trends in Cognitive Sciences*, 14, 10.

Dick, D. M. (2010): Nature and nurture in neuropsychiatric genetics: where do we stand? *Dialogues in Clinical Neurosciences*, 12(1), 7–23.

Dilling, H./Mombour, W./Schmidt, M. H. (Hrsg.) (1999): Weltgesundheitsorganisation; Internationale Klassifikation psychischer Störungen: ICD-10, Kapitel V (F); Klinisch-diagnostische Leitlinien. 3., unveränderte Auflage. World Health Organization, Geneva 1992. Verantwortlich für die Übersetzung: Klinik für Psychiatrie der Medizinischen Universität zu Lübeck. Satz und Druck: Clausen & Bosse, Leck.

Dilling, H./Mombour, W./Schmidt, M. (Hrsg.) (2000): Internationale Klassifikation psychischer Störungen. Bern, Göttingen, Toronto, Seattle: Hans Huber Verlag.

Dollase, R. (2013): Soziometrie-Anfänge, historische Entwicklung und Aktualität. In: Stadler, Ch. (Hrsg.): Psychodrama. Wiesbaden: VS Verlag für Sozialwissenschaften.

Dornes, M. (1997): Die frühe Kindheit. Entwicklungspsychologie der ersten Jahre. Frankfurt am Main: Fischer Taschenbuch Verlag.

Dornes, M. (2008): Die Seele des Kindes. Entstehung und Entwicklung. Frankfurt am Main: Fischer Taschenbuch Verlag.

Dornes, M. (2013): Die Seele des Kindes. Entstehung und Entwicklung. 4. Auflage. Frankfurt am Main: Fischer Taschenbuch Verlag.

Ellingsen, D. M./Wessberg, J./Chelnokova, I./Olausson, H./Laeng, B./Leknes, S. (2014): In touch with your emotions: Oxytocin and touch change social impressions while others' facial expressions can alter touch. *Psychoneuroendocrinology*, 39, 11–20.

Eisenberger, N. I. (2011): The pain of social disconnection: Examining the shared neural underpinning of physical and social pain. *Nature Reviews Neuroscience*, 13(6), 421–434.

Eisenberger, N. I. (2013): Social ties and health: a social neuroscience perspective. *Current Opinion in Neurobiology*, 23(3), 407–413.

Ettrich, K. U. (2004): Bindungsentwicklung und Bindungsstörung. Stuttgart: Thieme Verlag.

Ewert, O. (1983): Entwicklungspsychologie des Jugendalters. Stuttgart: Kohlhammer Verlag.

Feldman, R./Gordon, I./Influs, M./Gutbir, T./Ebstein, R. P. (2013): Parental Oxytocin and Early Caregiving Jointly Shape Children's Oxytocin Response and Social Reciprocity. *Neuropsychopharmacology*, 38, 1154–1162.

Fellöcker, K./Pruckner, H. (2013): Krisenintervention und Umgang mit suizidgefährdeten Menschen. Wien-Markersdorf: Unveröffentlichte Seminarunterlage.

Fischer, G./Riedesser, P. (1998): Lehrbuch der Psychotraumatologie. München: UTB Wissenschaft Reinhardt.

Fischer, G./Riedesser, P. (1999): Lehrbuch der Psychotraumatologie. 2. Auflage. München: Ernst Reinhardt Verlag.

Fischer, G./Riedesser, P. (2003): Lehrbuch der Psychotraumatologie. 3. Auflage. München: Ernst Reinhardt Verlag.

Fischer, M. H. (2005): Action simulation for others is not constrained by one's own postures. *Neuropsychologia*, 43, 28–34.

Fergert, S-F. (Hrsg.) (2009): Adoleszenzpsychiatrie. Stuttgart: Schattauer Verlag.

Fonagy, P./Target, M. (1996): Playing with reality, 1. Theory of mind and the normal development of psychic reality. *International Journal of Psycho-Analysis*. In: M. Schacht (Hrsg.): Spontaneität und Begegnung. München: inScenario Verlag, S. 77, S. 217–233.

Fröhlich-Gildhoff, K./Rönnau-Böse, M. (2009): Resilienz. München: Ernst Reinhardt Verlag.

Fryszer, A. (1996): Psychodrama in der Arbeit mit Familien: In: Bosselmann, R./Lüffe-Leonhardt, E./Gellert, M. (Hrsg.): Variationen des Psychodramas, Kiel: Limmer Verlag, S. 241ff.

Fuchs, Th. (2004): Neurobiology and psychotherapy: an emerging dialogue. *Current Opinion in Psychiatry*, 17, 479–485.

Fürst, W. (2009): Gruppe erleben: Soziales Lernen in der Erlebnispädagogischen Gruppe. München: Ernst Reinhardt Verlag.

Gahleitner, S. B. (2005): Beziehungsorientierte Therapie bei sexueller Traumatisierung. München, Basel: Ernst Reinhardt Verlag.

Gahleitner, S. B. (2011): Das therapeutische Milieu in der Arbeit mit Kindern und Jugendlichen. Bonn: Psychiatrie Verlag.

Gallese, V./Sinigaglia, C. (2009): The bodily self as power for action. *Neuropsychologia*, 48, 746–755.

Gessmann, H.-W. (1995): Das Humanistische Psychodrama. *Internationale Zeitschrift für Humanistisches Psychodrama*. Duisburg: Verlag des PIB, S. 5–11.

Gilsdorf, R. (2004): Von der Erlebnispädagogik zur Erlebnistherapie: Perspektiven erfahrungsorientierten Lernens auf der Grundlage systemischer und prozessdirektiver Ansätze. Bergisch Gladbach: EHP Verlag.

Girsberger, T. (2014): Die vielen Farben des Autismus. Spektrum, Ursachen, Diagnose und Beratung. Stuttgart: Kohlhammer Verlag.

Goldin-Meadow, S./Beilock, S. (2010): Action's Influence on Thought: The Case of Gesture. *Perspectives on Psychological. Science*, 7, 664–674.

Gordon I./Van der Wyka, B. C./Bennetta, R. H./Cordeauxa, C./Lucasa, M. V./Eilbotta, J. A. (2013): Oxytocin enhances brain function in children with autism. *Proceedings of the National Academy of Sciences*, 110(52), 20953–20958.

Hari, R./Kujala M. V. (2009): Brain Basis of Human Social Interaction: From Concepts to Brain Imaging. *Physiological Reviews*, 89, 453–479.

Harony H./Wagner S. (2010): The Contribution of Oxytocin and Vasopressin to Mammalian Social Behavior: Potential Role in Autism Spectrum Disorder. *Neurosignals*, 18, 82–97.

Hartmann, B. (2006): Gesichter des Schweigens. Idstein: Schulz-Kirchner Verlag.

Hartmann, B./Lange, M. (Hrsg.) (2004): Mutismus im Kindes-, Jugend- und Erwachsenenalter. Idstein: Schulz-Kirchner Verlag.

Haselbacher, H. (2004): Die Instrumente des Psychodramas. In: Fürst, J./Ottomayer, K./Pruckner, H. (Hrsg.): Psychodrama-Therapie. Ein Handbuch. Wien: Facultas Verlag, S. 208–221.
Hausmann, C. (2003): Handbuch Notfallpsychologie und Traumabewältigung. Wien: Facultas Verlag.
Hochreiter, Karoline (2004): Rollentheorie nach J.L. Moreno. In: Fürst, J./Ottomeyer, K./Pruckner, H. (Hrsg.): Psychodrama-Therapie. Ein Handbuch. Wien: Facultas Verlag, S. 128–146.
Holodynski, M./Oerter, R. (2002): Motivation, Emotion und Handlungsregulation. In: Oerter, R./Montada, L. (Hrsg.): Entwicklungspsychologie. 5., vollständig überarbeitete Auflage. Weinheim: Beltz PVU, S. 551–589.
Horst, A. C./van Lier, R./Steenbergen, B. (2011): Spatial dependency of action simulation. *Exp Brain Res.*, 212(4), 635–644.
Hüther, G. (2013): Bedienungsanleitung für ein menschliches Gehirn. Die Macht der inneren Bilder. Biologie der Angst. Göttingen: Vandenhoeck & Ruprecht Verlag.
Hutter, Ch. (2009): Einführung in die Texte Jacob Levi Morenos. In: Hutter, Ch./Schwehm, H. (Hrsg.): J. L. Morenos Werk in Schlüsselbegriffen. Wiesbaden: Verlag für Sozialwissenschaften, S. 23–39.
Hutter, C. (2000): Psychodrama als experimentelle Theologie. Münster, Hamburg, London: LIT Verlag.
Hutter, C./Schacht, M. (2014): Morenos Werk und eine allgemeine Theorie des Psychodramas. In: Eberwein, W./Thielen, M. (Hrsg.): Humanistische Psychotherapie heute. Gießen: Psychosozial-Verlag (in Druck).
Hutter C./Schwehm, H. (2009): J. L. Morenos Werk in Schlüsselbegriffen. Wiesbaden: Verlag für Sozialwissenschaften.
Intraub, H. (2010): Rethinking visual scene perception. A Multisource Model. *Psychology of Learning Motivation*, 52, 231–264.
Intraub (2012): Rethinking visual scene perception. *WIREs Cognitive Science*, 3, 117–127.
Jonas, K./Stroebe, W./Hewstone, M. (2007): Sozialpsychologie. Heidelberg: Springer Medizin Verlag.
Kaiser, M. D./Pelphrey, K. A. (2012): Disrupted action perception in autism: Behavioral evidence, neuroendophenotypes, and diagnostic utility. *Developmental Cognitive Neuroscience*, 2(1), 25–35.
Kana, R. K./Travers, B. G. (2012): Neural substrates of interpreting actions and emotions from body postures. *Social Cognitive & Affective Neuroscience*, 7, 446–456.
Kandel, E. (2012): The Age of Insight: The Quest to Understand the Unconscious in Art Mind and Brain from Vienna 1900 to the Present. New York: Random House.
Katz-Bernstein, N. (2005): Selektiver Mutismus bei Kindern, München: Ernst Reinhardt Verlag.
Kern, S./Stadler, Ch. (Hrsg.) (2010): Psychodrama Lehrbuch. Wiesbaden: VS Verlag für Sozialwissenschaften.
Kessler, K./Thomson, L. A. (2010): The embodied nature of spatial perspective taking: Embodied transformation versus sensorimotor interference. *Cognition*, 114(1), 72–88.
Keysers, C./Kaas, J. H./Gazzola, V. (2010): Somatosensation in social perception. *Nature Reviews Neuroscience*, 11, 417–428.
Klitzing, K. v./Simoni, H./Bürgin, D. (1999): Child development and early triadic relationships. *International Journal of Psycho-Analysis*, 80, 71–89.
Knapp, H. (2011): Geschlechtsspezifische Verarbeitungsprozesse von traumatischen Ereignissen im Erwachsenenalter. Donau-Universität Krems: Masterthese Department für Psychosoziale Medizin und Psychotherapie.
Kochanska, G. (1997): Mutually responsive orientation between mothers and their young; implications for early socialization. *Child Development*, In: Schacht, M. (Hrsg.): Spontaneität und Begegnung. München: inScenario Verlag, S. 68, 94–112.

Kohls, G./Schulte-Rüther, M./Nehrkorn, B./Müller, K./Fink, G. R./Kamp-Becker, I./Herpertz-Dahlmann, B./Schultz, R. T./Konrad, K. (2013): Reward system dysfunction in autism spectrum disorders. *Social Cognitive & Affective Neuroscience*, 8(5), 565–572.

Krannich, S./Sanders, M./Ratzke, K./Diepold, B./Cierpka, M. (1997): Faustlos – Ein Curriculum zur Förderung sozialer Kompetenzen und zur Prävention von aggressivem und gewaltbereitem Verhalten bei Kindern. *Praxis der Kinderpsychologie und Kinderpsychiatrie*. In: Schacht, M. (Hrsg.): Spontaneität und Begegnung. München: inScenario Verlag, S. 46, 236–247.

Kravitz, D. J./Peng, C. S./Baker, C. I. (2011): Real-world scene representations in high-level visual cortex – it's the spaces more than the places. *Journal of Neuroscience*, 31(20), 7322–7333.

Kreszmeier, A. H. (2008): Systemische Naturtherapie. Heidelberg: Carl-Auer Verlag.

Kross, E./Berman, M. G./Mischel, W./Smith, E. E./Wager, T. D. (2010): Social rejection shares somatosensory representation with physical pain. *Proceedings of the National Academy of Science*, 108(15), 6270–6275.

Krueger, J. (2010): Extended cognition and the space of social interaction. *Consciousness and Cognition*, 20(3), 643–657.

Krüger, A. (2008): Akute psychische Traumatisierung bei Kindern und Jugendlichen. Stuttgart: Klett-Cotta Verlag.

Krüger, R. T. (1997): Kreative Interaktion. Göttingen: Vandenhoeck & Ruprecht Verlag.

Kühn, S./Müller, B. C. N./van der Leij, A./Dijksterhuis, A./Brass, M./van Baaren, R. B. (2011): Neural correlates of emotional synchrony. *Society of Cognitive & Affective Neuroscience*, 6, 368–374.

Landolt, M. A. (2012): Psychotraumatologie des Kindesalters. Grundlagen, Diagnostik und Interventionen. 2., überarbeitete Auflage. Göttingen: Hogrefe Verlag.

Landolt, M. A./Hensel, T. (Hrsg.) (2008): Traumatherapie bei Kindern und Jugendlichen. Göttingen: Hogrefe Verlag.

Lang, H. (2011): Die strukturale Triade und die Entstehung früher Störungen. Stuttgart: Klett-Cotta.

Lauterbach, M. (1995): Die vergessenen Seiten der Familiendynamik. *Psychodrama*, 8(1), 95–114.

Leutz, G. (1974): Psychodrama. Theorie und Praxis. Das klassische Psychodrama nach J.L. Moreno. Berlin, Heidelberg, New York: Springer Verlag.

Leutz, G. (1986): Psychodrama. Theorie und Praxis. Das klassische Psychodrama nach J.L. Moreno. Berlin, Heidelberg, New York: Springer Verlag.

Levy-Gigi, E. (2013): Association Among Clinical Response, Hippocampal Volume, and FKBP5 Gene Expression in Individuals with Posttraumatic Stress Disorder Receiving Cognitive Behavioral Therapy. *Biological Psychiatry*, 74(11), 793–800.

Liechti, J./Liechti-Darbellay, M. (Hrsg.) (2013): Null Bock auf Therapie. Die Bedeutung familiärer Ressourcen in der Arbeit mit Jugendlichen. Heidelberg: Carl-Auer Verlag.

Ljzendoorn, M. H./van, Bakersmans-Kranenburg, M. J. (1996): Attachment representations in mothers, fathers, adolescents, and clinical groups: a metaanalytic search for normativ data. *Journal of Clinical and Consulting Psychology*. In: Schacht, M. (Hrsg.): Spontaneität und Begegnung. München: inScenario Verlag, S. 64, S. 8–21.

Lloyd, D.M. (2008): The space between us: A neurophilosophical framework for the investigation of human interpersonal space. *Neuroscience & Biobehavioral Rewies*, 33(3), 297–304.

Lourenco, S. F./Longo, M. R. (2009): The plasticity of near space: evidence for contraction. *Cognition*, 112, 451–456.

Macaluso, E./Maravita, A. (2010): The representation of space near the body through touch and vision. *Neuropsychologia*, 48, 782–795.

Main, M. (1999): Desorganisation im Bindungsverhalten. In: Spangler, G./Zimmermann, P. (Hrsg.): Die Bindungstheorie. Grundlagen, Forschung und Anwendung. Stuttgart: Klett-Cotta Verlag, S. 120–139.

Marineau, R. F. (1989): Jacob Levy Moreno, 1889–1974. Father of psychodrama, sociometry, and group psychotherapy. London: Routledge.
Minde, K. (1999): Bindung und emotionale Probleme bei Kleinkindern: Diagnose und Therapie, In: Spangler, G./Zimmermann, P. (Hrsg.): Die Bindungstheorie. Grundlagen, Forschung und Anwendung. Stuttgart: Klett-Cotta Verlag, S. 361–374.
Meyer, W.-U./Reisenzein, R./Schützwohl, A. (Hrsg.) (2001): Einführung in die Emotionspsychologie. Bern: Huber Verlag.
Mogel, H. (2008): Psychologie des Kinderspiels. Von den frühesten Spielen bis zum Comupterspiel. 3. Auflage. Heidelberg: Springer Medizin Verlag.
Molenberghs, P./Halász, V./Mattingley, J. B./Vanman, E. J./Cunnington, R. (2013). Seeing is believing: Neural mechanisms of action–perception are biased by team membership. *Human Brain Mapping*, 34, 2055–2068.
Moll, H./Kadipasaoglu, D. (2013): The primacy of social over visual perspective-taking. *Frontiers in Human Neuroscience*. [7:558. doi: 10.3389/fnhum.2013.00558]
Montagu, A. (1990): Körperkontakt. Stuttgart: Klett-Cotta Verlag.
Moreno, J. L. (1924): Das Stegreiftheater. Potsdam: Gustav Kiepenheuer, Verlag des Vaters.
Moreno, J.L. (1952): Psychodrama und Soziometrie. Köln: Edition Humanistische Psychologie.
Moreno, J. L. (1954): Die Grundlagen der Soziometrie. Wege zur Neuordnung der Gesellschaft. Köln: Westdeutscher Verlag.
Moreno, J. L. (1959): Gruppenpsychotherapie und Psychodrama. Einleitung in die Theorie und Praxis. Stuttgart: Thieme.
Moreno, J.L. (1974): Die Grundlagen der Soziometrie. Wege zur Neuordnung der Gesellschaft. 3. Auflage. Wiesbaden: Springer Fachmedien Verlag.
Moreno, J.L. (1975): Psychodrama. 2. Auflage. Wiesbaden: Springer Fachmedien Verlag.
Moreno, J.L. (1981): Soziometrie als experimentelle Methode. Paderborn: Junfermann Verlag.
Moreno, J.L. (1989): Psychodrama und Soziometrie. Köln: Edition Humanistische Psychologie.
Moreno, J.L. (1995): Auszüge aus der Autobiographie. München: inScenario Verlag, S. 45–57.
Moreno, J. (1996): Die Grundlagen der Soziometrie. Wege zur Neuordnung der Gesellschaft. Obladen: Westdeutscher Verlag.
Moreno, J.L. (1997): Gruppenpsychotherapie und Psychodrama. Einleitung in die Theorie und Praxis. 5., unveränderte Auflage. Stuttgart: Georg Thieme Verlag KG.
Moreno, J.L. (2008): Gruppenpsychotherapie und Psychodrama. Einleitung in die Theorie und Praxis. 6., unveränderte Auflage. Stuttgart: Georg Thieme Verlag KG.
Moreno, Z. T. (1998): Vorwort. In: Chris Farmer: Psychodrama und systemische Therapie. Ein integrativer Ansatz. Stuttgart: Klett-Cotta, S. 9–12.
Moseley, R. L./Mohr, B./Lombard, M. V./Baron-Cohen, S./Hauk, O./Pulvermüller, F. (2013): Brain and behavioral correlates of action semantic deficits in autism. *Frontiers in Human Neurosciences*, 7, 725. [doi: 10.3389/fnhum.2013.00725]
Mullally, S. L./Maguire, E. A. (2013): Memory, Imagination, and Predicting the Future: A Common Brain Mechanism? *Neuroscientist*. [doi: 10.1177/1073858413495091–15]
Mullally, S. L./Maguire, E. A. (2013): Exploring the role of space-defining objects in constructing and maintaining imagined scenes. *Brain Cogn*, 82(1), 100–107.
Mürzl, M. (2014): Gelebte Integration. Donau-Universität Krems: Masterthese Department für Psychotherapie und Biopsychosoziale Gesundheit.
Muscatell, K. A./Morelli, S. A./Falk, E. B./Way, B. M./Pfeifer, J. H./Galinsky, A. D./Lieberman, M. D./Mirella Dapretto, M./Eisenberger, N. I. (2012): Social status modulates neural activity in the mentalizing network. *NeuroImage*, 60(3), 1771–1777.
Nasr, S./Liu, N./Devaney, K. J./Yue, X./Rajimehr, R./Ungerleider, L. G./Tootell, R. B. H. (2011): Scene-Selective Cortical Regions in Human and Nonhuman Primates. *Journal of Neuroscience*, 28(31), 13771–13785.

Oberlander T. F./Weinberg, J./Papsdorf, M./Grunau, R./Misri. S./Devlin, A. M. (2008): Prenatal exposure to maternal depression, neonatal methylation of human glucocorticoid receptor gene (NR3C1) and infant cortisol stress responses. *Epigenetics*, 3(2), 97–106.

Osofsky, J. D. (1995): The effects of exposure to violence on young children. *American Psychologist*. In: Schacht, M. (Hrsg.): Spontaneität und Begegnung. München: inScenario Verlag, S. 50, S. 782–788.

Ottomeyer, K. (2011): Die Behandlung der Opfer. Stuttgart: Klett-Cotta Verlag.

Ottomeyer, K. (2004): Psychodrama und Trauma. In: Fürst, J./Ottomeyer, K./Pruckner, H. (Hrsg.): Psychodrama-Therapie. Ein Handbuch. Wien: Facultas Verlag, S. 348–362.

Ottomeyer, K./Peltzer, K. (Hrsg.) (2002): Überleben am Abgrund. Klagenfurt: Drava Verlag.

Papousek, H./Papousek, M. (1987): Intuitive parenting: A dialectic counterpart to the infant´s integrative competence. In: Osofsky, J. D. (Hrsg.): Handbook of infant development. 2. Auflage. New York: Wiley, S. 669–720.

Petermann, F. (1995): Aggressives Verhalten. In: Oerter, R./Montada, L. (Hrsg.): Entwicklungspsychologie. Weinheim: Psychologie Verlagsunion, S. 1016–1023.

Petzold, H./Mathias, U. (1982): Rollenentwicklung und Identität. Paderborn: Junfermann Verlag.

Petzold, H./Ramin, H. (Hrsg.) (1987): Schulen der Kinderpsychotherapie. Paderborn: Junfermann Verlag.

Pezzulo, G./Iodice, P./Ferraina, S./Kessler, K. (2013): Shared action spaces: a basis function framework for social re-calibration of sensorimotor representations supporting joint action. *Frontiers of Human Neuroscience*. [doi: 10.3389/fnhum.2013.00800]

Pruckner, H. (1994): Grundsätzliches und Praktisches zur Arbeit mit Psychodrama, Soziometrie und Rollenspiel mit Kindern. Wien: Unveröffentlichte Abschlussarbeit.

Pruckner, H. (1996): „Löwe Bernhard" – Monodramaarbeit mit Kindern. In: Erlacher-Farkas, B./ Jorda, Ch. (Hrsg.): Monodrama. Wien: Springer Verlag, S. 171–184.

Pruckner, H. (2001): Das Spiel ist der Königsweg der Kinder. Psychodrama, Soziometrie und Rollenspiel bei Kindern. München: In Scenario Verlag.

Pruckner, H. (2002): Psychodramatherapie mit traumatisierten Kindern. *ZPS Zeitschrift für Psychodrama und Soziometrie* 2, 117–147.

Pruckner, H. (2004): Arbeit mit intermediären und intraintermediären Objekten. In: Fürst, J./ Pruckner, H./Ottomeyer, K. (Hrsg.): Psychodrama-Therapie. Wien: Facultas Verlag, S. 266–281.

Pruckner, H. (2004): Soziometrie. Eine Zusammenschau von Grundlagen, Weiterentwicklungen und Methodik. In: Fürst, J./Ottomeyer, K./Pruckner, H. (Hrsg.): Psychodrama-Therapie. Wien: Facultas Verlag, S. 161–192.

Pruckner, H. (2006): Psychodrama mit Kindern. *PiD Psychotherapie im Dialog*, 1, 35–42.

Pruckner, H. (2012): Das Modell der drei Arbeitsbühnen. Theoretische Grundlagen und praktische Umsetzung in der psychodramatischen Einzeltherapie. *Zeitschrift für Psychodrama und Soziometrie*, 11(2), 239–254.

Pruckner, H. (2013): Störungsspezifische Modifikation der Psychodramatherapie mit traumatisierten Menschen. Seminarunterlage zum Grundlagenseminar Arbeit mit traumatisierten Menschen. Wien: Unveröffentlichte Seminarunterlage.

Pruckner, H. (2013): Soziometrie in der Akutintervention. In: Stadler, Ch. (Hrsg): Soziometrie. Wiesbaden: Springer VS Verlag, S. 85–199.

Pruckner, H./Stollewerk, H. (1996): Ideen zur monodramatischen Arbeit mit Kulissen. In: *Psychodrama*, 1, 134–140.

Przyrembel, M./Smallwood, J./Pauen, M./Singer, T. (2012): Illuminating the dark matter of social neuroscience: Considering the problem of social interaction from philosophical, psychological, and neuroscientific perspectives. *Frontiers in Human Neuroscience*. [doi: 10.3389/ fnhum.2012.00190]

Preston, St. D./de Waal, F. B. M. (2002): Empathy: its ultimate and proximate bases the behavioural and brain sciences. *Behavioural & Brain Science*, 25, 1–72.

Radebold, H. (2010): Abwesende Väter und Kriegskinder. Stuttgart: Klett-Cotta Verlag.

Ratzke, K./Sanders, M./Diepold, B./Krannich, S./Cierpka, M. (1997): Über Aggression und Gewalt bei Kindern in unterschiedlichen Kontexten. Praxis der Kinderpsychologie und Kinderpsychiatrie. In: Schacht, M. (Hrsg.): Spontaneität und Begegnung. München: inScenario Verlag, S. 46, S. 153–168.

Reddemann, L. (2006): Imagination als heilsame Kraft. Zur Behandlung von Traumafolgen mit ressourcenorientierten Verfahren. 12. Auflage. Stuttgart: Klett-Cotta Verlag.

Reddemann, L./Dehner-Rau, C. (2013): Trauma heilen. Ein Übungsbuch für Körper und Seele. 4., vollständig überarbeitete Auflage. Stuttgart: Trias Verlag in MVS, Medizinverlage Stuttgart GmbH & Co.KG.

Remschmidt, H./Kamp-Becker, I. (2007): Das Asperger-Syndrom – eine Autismus-Spektrum-Störung. *Deutsches Ärzteblatt*, 104(13), 30.

Richter, H. E. (2001): Patient Familie. Hamburg: Rowohlt Verlag.

Rizzolatti, G./Fabbri-Destro, M. (2010): Mirror neurons: from discovery to autism. *Experimental Brain Research*, 200, 223–237.

Rojaz-Bermudez, J. (1985): Puppets and Psychodrama. Buenos Aires: Editorial Celsius.

Rojas-Bermudez, J. (1997): Teoría y técnica psicodramáticas. Barcelona: Paidós Verlag. Übersetzung S. 158–176 durch: Hermine Reichert in Zusammenarbeit mit Maria J. Ancochea Serraima und Hildegard Pruckner.

Rojas-Bermudez, J. (2003): Vom Gegenstand zum Instrument. *Zeitschrift für Psychodrama*, 2, 331–349.

Rösler, M. (1981): Befunde beim neurotischen Mutismus der Kinder. *Praxis der Kinderpsychologie und Kinderpsychiatrie*, 6, 187–194.

Roth-Hanania, R./Davidov, M./Zahn-Waxler, C. (2011): Empathy development from 8 to 16 months: early signs of concern for others. *Infant Behaviour and Development*, 34(3), 447–58.

Saxe, R./Haushofer, J. (2008): For Love or Money: A Common Neural Currency for Social and Monetary Reward. *Neuron*, 58(2), 164–165.

Schacht, M. (2003): Spontanität und Begegnung: Zur Persönlichkeitsentwicklung aus Sicht des Psychodramas. München: inScenario Verlag.

Schacht, M. (2005): Psychodramatische Rollentheorie vor dem Hintergrund entwicklungspsychologischer Forschungen. Skript, S. 13ff.

Schacht, M. (2006): Spontaneität – Kreativität. Skript, S. 58ff.

Schacht, M. (2009): Das Ziel ist im Weg. Störungsverständnis und Therapieprozess im Psychodrama. Wiesbaden: VS Verlag für Sozialwissenschaften.

Schacht, M. (2010): Das Ziel ist im Weg. Störungsverständnis und Therapieprozess im Psychodrama. 2., durchgelesene Auflage. Wiesbaden: VS Verlag für Sozialwissenschaften/Springer Fachmedien Verlag.

Schacht, M. (2014): Ergänzungsskript: Weiterentwicklung des Modells der Rollenebenen. Olfen: Unveröffentlichte Seminarunterlage.

Schacht, M./Hutter, C. (2014): Psychodramatherapie heute. In: Eberwein, W./Thielen, M. (Hrsg.): Humanistische Psychotherapie heute. Gießen: Psychosozial-Verlag (in Druck).

Schacht, M./Pruckner, H. (2010): Beziehungsgestaltung in der Psychodramatherapie. *Zeitschrift für Psychodrama und Soziometrie*, 2, 239–255.

Schacter, D. L.,/Addis, D. R./Buckner, R. L. (2008). Episodic Simulation of Future Events. *Annals of the New York Academy of Science*, 1124, 39–60.

Schiegl, B. (2012): Psychotherapie und Gender. Konzepte. Forschung. Praxis. Welche Rolle spielt die Geschlechtszugehörigkeit im therapeutischen Prozess? Donau-Universität, Krems: Springer VS Verlag.

Schorn, B. (2012): Von der Erstarrung zum Rollenspiel. Psychodramatische Behandlung von sozialängstlichen Kindern und Jugendlichen. Masterthesis. Department für Psychotherapie und Biopsychosoziale Gesundheit an der Donau-Universität Krems.

Schwartz, D./Dodge, K./Pettit, G. S./Bates, J. E. (1997): The early socialization of aggressive victims of bullying. *Child Development.* In: Schacht, M. (Hrsg.): Spontaneität und Begegnung. München, in Scenario Verlag, S. 68, S. 665–675.

Selman, R. L. (1982): Sozial-kognitives Verständnis. In: Geulen, D. (Hrsg.): Perspektivenübernahme und soziales Handeln. Berlin: Suhrkamp Verlag, S. 223–256.

Shamay-Tsoory, S.-G./Fischer, M./Dvash, J./Harari, H./Perach-Bloom, N./Levkovitz, Y. (2009): Intranasal Administration of Oxytocin Increases Envy and Schadenfreude (Gloating). *Biological Psychiatry*, 66(9), 864–870.

Shearon, E. M. (1980): Psychodrama mit Kindern. Acta paedopsychiat., 45, 253–268.

Snippe, K. (2013): Autismus. Wege in die Sprache. Idstein: Schulz-Kirchner Verlag.

Spitzer-Prochazka, S. (2006): In Bildern denken, mit Wörtern malen. Zur Bedeutung der Sprache im Psychodrama. Abschlussarbeit zum psychotherapeutischen Fachspezifikum in Psychodrama, Soziometrie und Rollenspiel. Wien.

Stadler, C./Kern, S. (2010): Psychodrama. Eine Einführung. Wiesbaden: VS Verlag für Sozialwissenschaften/Springer Fachmedien GmbH.

Stadler, C. (2013): Was ist Soziometrie? In: Stadler, C. (Hrsg.): Soziometrie. Wiesbaden: Springer Verlag.

Stanley, D. A./Adolphs, R. (2013): Towards a neural basis for social behavior, *Neuron*, 80(3), 816–826.

Stelzig, M. (2004): Rollenpathologie. In: Fürst, J./Ottomeyer, K./Pruckner, H. (Hrsg.): Psychodrama-Therapie. Ein Handbuch. Wien: Facultas Verlag, S. 147–160.

Stelzig, M. (2014): Biologisch verankerte Rollen und die befriedigende Interaktion zwischen Säugling und Eltern. Masterthese Donau-Universität Krems, Department für Psychotherapie und Biopsychosoziale Gesundheit.

Stern, D. (2007): Die Lebenserfahrung des Säuglings. Mit einer neuen Einleitung des Autors. 9., erweiterte Auflage. Stuttgart: Klett-Cotta.

Stollewerk, H. (2001): Was macht die Psychotherapeutin im Mäuseland? Abschlussarbeit Fachsektion Psychodrama im ÖAGG, Wien.

Stollewerk, H. (2007): Das Netz des Akrobaten. Masterthese Donau-Universität Krems.

Straube, B. (2012): An overview of the neuro-cognitive processes involved in the encoding, consolidation, and retrieval of true and false memories. *Behavioral and Brain Functions*, 8(35).

Streeck-Fischer, A. (1997): Verschiedene Formen des Spiels in der analytischen Psychotherapie. Über das Spiel der Entwicklung, das heilsame Spiel, das Spiel, das außer Kontrolle gerät und das posttraumatische Spiel. *Forum Psychoanalyse*, 13, 19–37.

Streeck-Fischer, A. (2006): Trauma und Entwicklung. Frühe Traumatisierungen und ihre Folgen in der Adoleszenz. Stuttgart, New. York: Schattauer.

Svetlova, M./Decety, J. (2011): Putting together phylogenetic and ontogenetic perspectives on empathy. *Developmental Cognitive Neuroscience*, 2(1), 1–24.

Tamietto, M./de Gelder, B. (2010): Neural basis of non conscious perception of emotional signals. *Nature Rewies of Neurosci*ence, 11, 697–70 .

Tamir, D. I./Mitchell, J. P. (2012): Disclosing information about the self is intrinsically rewarding. *Proceedings of the National Academy of Sciences*, 109(21), 8038–8043.

Teneggi, C./Canzoneri, E./di Pellegrino, G./Serino, A. (2013): Social Modulation of Peripersonal Space Boundaries. *Current Biology*, 23(5), 406–411.

Thagard, P./Stewart, T. C. (2010): The AHA! Experience: Creativity Through Emergent Binding in Neural Networks. *Cognitive Science Society*, 35, 1–33.

Theodoridou, A./Rowe, A. C./Mohr, C. (2013): Men perform comparably to women in a perspective taking task after administration of intranasal oxytocin but not after placebo. *Frontiers of Human Neuroscience.* [doi: 10.3389/fnhum.2013.00197]

Tipper, St./Bach, P. (2008): Your own actions influence how you perceive other people: A misattribution of action appraisals. *Journal of Experimental Social Psychology,* 44, 1082–1090.

Tomaschek-Habrina, L. (2004): Die Begegnung mit dem Augenblick. Marburg: Tectum Verlag.

Tschuschke, V. (2010): Gruppenpsychotherapie. Von der Indikation bis zur Leitungstechniken. Stuttgart: Georg Thieme Verlag KG.

Van der Kolk, B. A./McFarlane, A./Weiseath, L. (Hrsg.) (2000): Traumatic Stress. Grundlagen und Behandlungsansätze. Paderborn: Junfermann Verlag.

Vanvuchelen, M./van Schuerbeeck, L./Roeyers, H./De Weerdt, W. (2013): Understanding the mechanisms behind deficits in imitation: Do individuals with autism know 'what' to imitate and do they know 'how' to imitate?. *Research in Developmental Disabilities,* 34, 538–45.

Von Ameln, F./Gertmann, R./Kramer, J. (2009): Psychodrama. Heidelberg: Springer Verlag.

Walter, H. (2012): Social cognitive neuroscience of empathy: Concepts circuits and genes. *Emot Rev.,* 4(1), 9–17.

Weber, K. (2002): Psychodrama in der Arbeit mit Jugendlichen. *Zeitschrift für Psychodrama und Soziometrie,* 2, 254–270.

Wegeler-Schardt, C./Köhler-Weiske, A. (2008): Ohne Vater werden Mutter und Kind kein Paar: Triade und Dyade. Zwei Fallbeispiele aus der Frankfurter Baby-Ambulanz. In: Metzger, H.-G. (Hrsg.): Psychoanalyse des Vaters. Klinische Erfahrungen mit realen, symbolischen und phantasierten Vätern. Frankfurt am Main: Brandes & Apsel, S. 163–192.

Weinberg, D. (2005): Traumatherapie mit Kindern. Stuttgart: Pfeiffer bei Klett-Cotta.

Weisman, O./Zagoory-Sharon, O./Feldman, R. (2012): Oxytocin Administration to Parent Enhances Infant Physiological and Behavioral Readiness for Social Engagement. *Biological Psychiatry,* 72, 982–989.

Weiss, G. (2010): Kinderpsychodrama in der Heil- und Sozialpädagogik. Stuttgart: Klett-Cotta Verlag.

Wicher, M. (2000): Einladung zur Begegnung mittels IO. Intermediäre Objekte und deren Anwendung in Psychodrama, Soziometrie und Rollenspiel. Abschlussarbeit. Graz.

Wicher, M. (2007): Erlebnis Gruppe. Psychodramagruppen für traumatisierte Kinder und Jugendliche im stationären Setting – unter besonderer Berücksichtigung von Bühnenaufbau, Nachnähren und Einsatz der Techniken Hilfs-Ich und Intraintermediärobjekte. Masterthesis vorgelegt an der Donau Universität Krems.

Wicher, M. (2012): „Schutz: kenne ich nicht ...". Die drei-geteilte Bühne bzw. der spezielle vorgegebene Bühnenaufbau als Intervention in der Psychodrama-Therapie mit Kindern und Jugendlichen. In: Stadler, C./Kern, S. (Hrsg.): *Zeitschrift für Psychodrama und Soziometrie.* Themenheft: Bühne, 255–267.

Winnicott, D. W. (1971): Vom Spiel zur Kreativität. Stuttgart: Klett-Cotta Verlag.

Winnicott, D. W. (2006): Vom Spiel zur Kreativität. 11. Auflage. Stuttgart: Klett-Cotta Verlag.

Wittgenstein, L. (1963): Tractatus logico-philosophicus. Frankfurt am Main: Suhrkamp Verlag.

Yalom, I. D. (2005): Theorie und Praxis der Gruppepsychotherapie. Ein Lehrbuch. 8. Auflage. Stuttgart: Pfeiffer bei Klett-Cotta.

Zahrl-Weis, E. (2012): Frühe Störung – frühe Behandlung. Zwettl: Masterthese der Donau-Universität Krems, Department für Psychotherapie und Biopsychosoziale Gesundheit.

Zauner, J. (1985): Psychotherapie Jugendlicher. In: Rotthaus, W. (Hrsg.): Psychotherapie mit Jugendlichen. Dortmund: modernes lernen, S. 124–146.

Zeanah, C. H./Danis, B./Hirshberg, L./Benoit, D./Miller, D./Scott Heller, S. (1999): Disorganizes attachment associates with partner violence: a research note. *Infant Mental Health Journal.* In: Schacht, M. (Hrsg.): Spontaneität und Begegnung. München: InScenario Verlag, S. 20, S. 77–86.

Zimmermann, M./Toni, I. (2013): Body Posture Modulates Action Perception. *Journal of Neuroscience*, 3(33), 5930–5938.

Zink, C. F./Tong, Y./Chen, Q./Bassett, D. S./Stein, J. L./Meyer-Lindenberg, A. (2008): Know Your Place: Neural Processing of Social Hierarchy in Humans. *Neuron*, 58(2), 273–283.

Glossar

Adoleszenz:
Zeit zwischen Kindheit und Erwachsenenalter. Beginnt mit dem Einsetzen der Pubertät und endet ca. im Alter zwischen 20 und 22 Jahren. Diese Phase des Lebens ist gekennzeichnet durch große körperliche, soziale und emotionale Veränderungen.

Als-ob:
Spiel unterscheidet sich von Handeln im Leben durch ein „So-tun-als-ob". In der Rolle eines Kämpfers schlägt dieser im Psychodrama mit seiner Faust nur „als ob" er schlagen würde zu. Diese Handlung wird angedeutet ausgeführt und nicht durch einen tatsächlich gesetzten Faustschlag durchgeführt.

Begegnungsbühne:
Die Begegnungsbühne bezeichnet Ort und Handlung der therapeutischen Beziehung. Die therapeutische Arbeit auf der Begegnungsbühne basiert auf einer dialogischen Grundhaltung und personaler Präsenz.

Beobachterbühne:
Die Beobachterbühne ist ein Teil der → dreigeteilten Bühne und wird vor Beginn der Gruppeneinheit von der Leitung aufgebaut. Die Beobachterbühne kann eine Reihe nebeneinanderstehender Stühle, eine am Boden aufgelegte Decke oder ein Sofa sein. Sie wird durch Klebestreifen am Boden als solche von den anderen Bühnen abgegrenzt.

Defizite auf den Rollenebenen:
Werden die einzelnen Rollen- und Handlungsebenen in ihrem Rollenrepertoire oder in ihren Handlungskompetenzen nicht ausreichend entwickelt, kommt es zu Defiziten auf den jeweiligen Ebenen, die durch unterschiedliche Symptome sichtbar und erkennbar werden.

Dreibühnenmodell:
Theoretisches Konstrukt für die Prozessdiagnostik, das Verständnis des Prozessverlaufes und die Planung von Interventionsschritten. Basiert auf der Bühnenmetapher nach J.L. Moreno. Bühne ist dabei immer auch Handlungsprinzip und symbolischer Ort. Teile: → Begegnungsbühne, → Spiel-Aktionsbühne, → Soziale Bühne.

dreigeteilte Bühne:
Im Psychodrama gibt es fünf Instrumente. Das erste Instrument ist die Bühne als begehbarer Raum, in dem die psychodramatische Szene oder Handlung dargestellt und verändert wird. Die dreigeteilte Bühne ist ein dreigeteilter Gruppenraum, bestehend aus → Schutzhaus, → Spielbühne und → Beobachterbühne. Sie wird vor der Gruppeneinheit von der Leitung aufgebaut und am Boden sichtbar markiert.

Doppeln:
Das Doppeln gehört zu den Basistechniken des Psychodramas und wird im Einzel- und Gruppensetting eingesetzt. Beim Doppeln wird der Protagonist/die Protagonistin durch eine zweite Person unterstützt. Seitlich hinter dem Protagonisten/der Protagonistin stehend, doppelt diese seine/ihre Körperhaltung, Mimik, Gestik und versetzt sich so in diese/n hinein. Dann spricht die zweite Person in der Ich-Form Gefühle und Gedanken aus, die dem Protagonisten/der Protagonistin explizit nicht bewusst sind oder die er/sie aus den unterschiedlichsten Gründen nicht aussprechen kann.

Erwärmungsphase:
Die Psychodrama-Gruppeneinheit gliedert sich in drei Phasen. Die Erwärmungsphase ist die erste davon und „erwärmt" die Gruppenmitglieder dafür, sich auf ein Miteinander einlassen zu können, und bereitet die folgende → Spielphase vor.

Experimentierspiel:
Kinder experimentieren im Spiel mit unterschiedlichen Gegenständen, um deren Materialbeschaffenheit kennenzulernen. Aber auch um Effekte, die durch Einwirkung auf diese entstehen, zu sehen oder zu erfahren.

Explorationsphase in der Traumatherapie:
Die Explorationsphase, der unbedingt zumindest eine → Stabilisierungsphase vorangehen muss, meint jene Phase der Traumatherapie, in der das traumatische Ereignis exploriert wird.

familiäres Atom:
Stellt ein für das Kind sehr relevantes Subsystem des → Sozialen Atoms dar. Die Arbeit mit dem „realen familiären" System findet seine Bedeutung in der Kinderpsychotherapie. Familie zeichnet sich durch eine Sonderstellung aus (Antagonismus: Familie–Kultur). Die Befriedigung der Grundbedürfnisse (Sicherheit, Zuwendung ...) ist zentral.

Format:
Format beschreibt den institutionalisierten Rahmen für die professionelle Beziehungsarbeit, wie zum Beispiel Psychotherapie, Supervision, Coaching, Beratung, Unterricht und Training.

Gruppe:
Kennzeichen einer Gruppe sind eine gewisse innere, im Unterschied zu der äußeren Struktur und ein gemeinsames Ziel von mindestens drei Personen. Eine direkte Kommunikation der Gruppenmitglieder sollte gegeben sein.

Gruppendynamik:
Verfahren, das sich mit der Entwicklung von Gruppen beschäftigt. Einerseits geht es um die Phasen der Entwicklung der Gruppe als Ganzes. Andererseits sind die Rollen, Positionen und Funktionen der Gruppenmitglieder von Interesse.

Gruppenkohäsion:
Es ist das „Wir", welches die Gruppe und die Einzelnen in der Gruppe stärkt. Die Gruppenkohäsion ist, wie I. D. Yalom (2005) beschreibt, die Kraft, welche die Mitglieder der Gruppe miteinander verbindet und die Einzelnen sich in diese Gruppe eingebunden fühlen lässt.

Gruppenphasen:
Die Psychodramaeinheit wird nach J. L. Moreno in drei Phasen unterteilt: die → Erwärmungs-, die → Spiel- und die → Integrationsphase.

Gruppenprozess:
Dieser beschreibt den Entwicklungsprozess der Gruppe im Gesamten. Er wird durch die Möglichkeiten des Entwicklungsprozesses der einzelnen GruppenteilnehmerInnen, aber auch der Steuerungskompetenzen der GruppenleiterInnen beeinflusst.

Handlungsspielraum:
Beschreibt das aktive, situationsadäquate Einnehmen einer → Rolle. In der Psychodrama-psychotherapeutischen Gruppe ist der Handlungsspielraum das Zur-Verfügung-Stellen eines betretbaren Raumes, in dem die für die gewünschte Handlung erforderliche Rolle erkannt, ausprobiert und somit erfahren werden kann.

Innere/r HelferIn:
Für die psychodramatische Arbeit adaptierter Begriff der Traumatherapie. Ressourcenrollen werden dafür symbolisiert bzw. in der konkreten Arbeit mit Hilfe von → Intraintermediärobjekten (IIOs) auf die Bühne gebracht.

Integrationsphase:
Die Psychodrama-Gruppeneinheit gliedert sich in drei Phasen. Die Integrationsphase ist die dritte davon und folgt auf die → Spielphase. Sie teilt sich in das → Rollenfeedback und das → Sharing. Das in der Gruppeneinheit Dargestellte oder Erlebte wird benannt, reflektiert und mit Erlebnissen aus dem Alltagsleben verglichen.

Integrationsphase in der Traumatherapie:
Bezeichnet jene Phase der Traumatherapie, die auf die → Explorationsphase folgt. Hier gilt es, die explorierten traumatischen Ereignisse durch unterschiedliche therapeutische Techniken als vergangenes, abgeschlossenes Erlebnis integrieren zu können.

Interaktionsraum:
Raum und Ort, an dem Jugendliche, die therapeutische Jahresgruppen besuchen, miteinander in Beziehung treten können, sei es kommunikativ oder handlungsbasiert.

Intermediärobjekt (IO):
„Zwischengeschaltetes" Hilfsobjekt, von der Leitung für die interpersonale Kommunikation ausgewählt und eingesetzt; wird manchmal als Überbegriff auch bei der Arbeit mit → Intraintermediärobjekten verwendet.

Intraintermediärobjekt (IIO):
Weiterentwicklung des Begriffs → Intermediärobjekt (IO) in der theoretischen Fundierung und Methodik für unterschiedliche Gegenstände und Materialien. Die Auswahl erfolgt auch durch KlientInnen. Das IIO kann neben der vermittelnden Funktion von IOs auch eine unterstützende oder kreative Funktion haben. Es fördert die Kommunikation mit anderen und sich selbst.

koedukativ:
Bedeutet gemischtgeschlechtlich. Koedukativ geführte Wohngemeinschaft: sowohl weibliche als auch männliche Jugendliche leben in der → Wohngemeinschaft.

Komplexe Traumafolgestörung: Personen, die mehrfach traumatisiert worden sind oder ein besonders schweres Monotrauma erlebt haben, entwickeln häufig eine Bandbreite an Symptomen, die über die Diagnosekriterien der Posttraumatischen Belastungsstörung hinausgehen und dadurch nur unzureichend erklärt werden können. Mit dem Begriff der komplexen Traumafolgestörung wird versucht, diese Bandbreite der Symptomatik zusammenzufassen.

komplexe Traumatisierung:
Davon betroffen sind Personen, die mehrfach traumatisiert worden sind (z.B. durch soziale und emotionale Verwahrlosung und massive Erfahrung von Gewalt) oder über einen längeren Zeitraum ein schweres Monotrauma erlebt haben.

Konstruktionsspiel:
Im Spiel baut oder fertigt das Kind einen Gegenstand nach eigenen Wünschen und Vorstellungen.

Monodrama:
Begriff für „Psychodrama in der Einzeltherapie" mit dafür eigenständig entwickelter Methodik, basierend auf den Grundlagen des österreichischen humanistischen Psychodramas (humanistische Werthaltung, Entwicklungs- und Rollentheorie, → Soziometrie).

Motivationsphase in der Traumatherapie:
Diese Phase ist in der Traumtherapie immer dann einzuleiten, wenn es den PatientInnen an Motivation fehlt, zur Symptomlinderung Psychotherapie in Anspruch zu nehmen. So kann es in der Behandlung von psychischer Traumatisierung durch die → Stabilisierungsphase zu einer relativen Beruhigung der akuten, vordergründig belastenden Symptome kommen. Dies kann von den PatientInnen als dermaßen entlastend erlebt werden, dass sie die Psychotherapie zur Weiterbehandlung der Symptome absetzen. Hier gilt es, für eine definitive Behandlung der Traumata die PatientInnen zur Weiterarbeit zu motivieren.

Nachnähren:
Die Entwicklung der verschiedenen Rollen- und Handlungsebenen im Psychodrama wird unterschiedlichen Altersstufen zugeordnet. Nachnähren bedeutet, defizitäre Rollenentwicklung der bereits in der frühen Kindheit oder Jugend angelegten Rollenebenen durch Angebote in der Psychotherapie und Annahme dieser Angebote durch die PatientInnen auszugleichen, zu verringern und in der Folge eine Erweiterung des Rollenrepertoires und der Handlungskompetenzen der PatientInnen zu bewirken.

Niveaus:
Die soziodramatische Rollen- oder Handlungsebene wird nach Michael Schacht in vier Niveaus unterteilt (→ Rollenebenen).

Outdoortraining:
Das Format Training im erweiterten Rahmen der Natur. Ziel ist die Entwicklung von bestimmten Fähigkeiten bei den TeilnehmerInnen. Methoden der Outdoortrainings sind Problemlösungsaufgaben, Kooperationsaufgaben oder Achtsamkeitsübungen, die zur Einzel- und Gruppenselbsterfahrung mittels Reflexion eingesetzt werden können.

Psychodramatische humanistische Grundhaltung:
Das Psychodrama wird in der Fachliteratur auch als die älteste Methode humanistischer Psychotherapie bezeichnet, J. L. Moreno als Nestor und Pionier dieser Bewegung. In der gegenwärtigen Diskussion wird der Begriff Humanismus sehr breit ausgelegt. Nach Christoph Hutter sind folgende psychodramatische Werthaltungen eindeutig dem humanistischen Gedankengut zuzuordnen: Begegnung, Verantwortung, gegenseitige Hilfe (Mutualismus), Freiheit und Wahl, Hier und Jetzt, Axiologische Dimension des Menschen und Holismus.

Regelspiel:
Im Regelspiel wird nach vereinbarten Regeln miteinander gespielt. Alle MitspielerInnen haben sich an die Regeln zu halten, da diese den Spielablauf entscheidend beeinflussen und regulieren.

Rolle:
Rolle im Psychodrama geht über den Begriff von Rolle in einem Film oder Theaterstück weit hinaus. Nach J.L. Moreno entsteht das Selbst aus Rollen, die sich zu Clustern verbinden und im Gesamten als Rollenmatrix bezeichnet werden. Der Mensch geht über Rollen in Interaktion und entwickelt von Geburt an ein Repertoire an Rollen. Dieses entwickelt sich von der Geburt bis zur Postadoleszenz mit dem Ziel, dass ein Mensch einerseits lebensfähig und andererseits sozial kompetent wird, und erweitert sich günstigenfalls während des ganzen Lebens.

Rollenebenen:
Michael Schacht unterteilt die Rollenentwicklung in unterschiedliche Entwicklungsebenen, die den verschiedenen Altersstufen zugeordnet werden. Basis ist die psychosomatische Rollen- oder Handlungsebene, dieser folgt die Entwicklung der psychodramatischen und weiters der soziodramatischen Rollen- und Handlungsebene. Die Ebenen bauen in ihrer Entwicklung aufeinander auf, um dann in den unterschiedlichen Handlungen des Lebens zusammenzuspielen.

Rollenfeedback:
Das Rollenfeedback ist ein Teil der → Integrationsphase im Psychodrama. Die PatientInnen geben eine Rückmeldung, wie sie sich in der jeweils gewählten oder dargestellten Rolle gefühlt haben bzw. was sie empfunden haben.

Rollenkonserve:
Das Wort wurde von Moreno in Anlehnung an das lateinische „conservare" im Sinne von „bewahren", „erhalten" gewählt, um den Aspekt lebendiger Prozesse zu kennzeichnen, der das Feste, Beständige darstellt, auf dessen Basis Veränderungen überhaupt erst entstehen können. Konserven sind stabile Strukturen von Abläufen, die zuverlässig funktionieren. In dieser Eigenschaft haben Konserven sowohl positive als auch negative Aspekte. Jedes gelernte Verhalten, das bereits in einer anderen, vergangenen Situation entstanden ist, kann als eine Konserve bezeichnet werden.

Rollentausch:
Rollentausch ist eine zentrale Technik des Psychodramas und bezeichnet einen zweiseitigen Prozess, in dem zwei Personen ihre Rollen tauschen. Beim Rollentausch wechselt der/die ProtagonistIn die Rolle mit seinem/ihrer MitspielerIn. Beide SpielerInnen übernehmen die typischen Verhaltensweisen des/der jeweils anderen und verdeutlichen so ihre Wahrnehmung des/der anderen. Der Rollentausch wird vom Leiter/von der Leiterin vorgeschlagen, um dem Protagonisten/der Protagonistin ein besseres Verständnis für die Schwierigkeiten und Probleme des Antagonisten/der Antagonistin zu ermöglichen.

Rollenwechsel:
Der Rollenwechsel ist ein einseitiges lineares Geschehen, in dem dieselbe Person eine andere Rolle aus dem eigenen Rollenrepertoire einnimmt oder einzelne Persönlichkeitsanteile verkörpert. Wenn eine Lehrerin aus der Rolle als Unterrichtende in die Rolle der Streitschlichterin oder in jene der zu Beaufsichtigenden geht, dann wechselt sie die Rollen. Genauso kann eine Person zwischen unterschiedlichen emotionalen Rollen wechseln, wie zum Beispiel zwischen der Leidenden und der Wütenden.

Schutzhaus:
Das Schutzhaus ist ein Teil der → dreigeteilten Bühne und wird vor Beginn der Gruppeneinheiten von der Leitung aufgebaut. Es ist ein einfach gebautes Haus, so wie Kinder es sich gerne auch selbst aufbauen. Es besteht aus zwei Stühlen, die mit den Rücken zueinander in einem ausreichenden Abstand aufgestellt werden, und einer Decke, die über die Stuhllehnen und den

dazwischen entstandenen freien Raum gelegt wird. Im Schutzhaus liegen Decke und Polster, um sich hineinkuscheln zu können. Am Boden wird es mit Klebestreifen gut sichtbar begrenzt. Das Schutzhaus vermittelt dem Kind Gefühle von Geborgenheit und Schutz und unterstützt es in seiner emotionalen Selbstregulation.

Sharing:
Sharing ist Teil der psychodramatischen → Integrationsphase und schließt als solche an die Spielphase an. In der Psychodrama-Psychotherapiegruppe mit Kindern und Jugendlichen werden von der Leitung die gespielten Themen benannt und die GruppenteilnehmerInnen vergleichen diese dann mit eigenen Erlebnissen oder Erfahrungen und beschreiben diese. Sharing hat mit dem Empfinden und Erleben von „Wir" zu tun, es stärkt das „Wir-Empfinden" und „Wir-Bewusstsein" des Einzelnen in der Gruppe und stärkt die → Gruppenkohäsion.

Soziale Bühne:
Arbeit auf der Sozialen Bühne bedeutet Kontakt und auch persönliche Treffen mit Personen aus dem Umfeld der KlientInnen, aus dem → Sozialen Atom und auch aus dem Helfersystem.

soziale Rollen:
Diese sind jene → Rollen der Rollenkategorien, in denen sich der Einzelne mit der äußeren Wirklichkeit seines Daseins auseinandersetzt. Wie zum Beispiel Schwester oder Fußballvereinsmitglied usw.

Soziales Atom:
Ist eine Bezeichnung für die relevanten Beziehungsumwelten eines Menschen. Diese können zum Beispiel zeichnerisch dargestellt werden und zeigen die Wahrnehmung dieser von Seiten des Protagonisten/der Protagonistin. Sie sind daher ein wichtiges Diagnosewerkzeug. In der Kinder- und Jugendpsychotherapie sind die Wahrnehmungen der Eltern bezügl. des Beziehungsgeflechtes – aufgrund der hohen Abhängigkeit des Kindes von diesen – bedeutend. Erwachsene können durch die Darstellung ihres Sozialen Atoms mögliche Veränderungswünsche erarbeiten sowie Veränderungsprozesse einleiten. Bei Kindern ist dies nur durch die Arbeit mit dem „realen Sozialen" Atom möglich.

Soziokulturelles Atom:
Umfasst „die sozialen Bezüge einer Person unter Einbeziehung der entsprechenden eigenen Rollen" (Stadler/Kern 2010, S. 255).

soziometrische Differenzen-/Differenzierungsübung:
Bei dieser Übung ordnen sich die TeilnehmerInnen den von der Leiterin/dem Leiter benannten Kriterien zu. Die gewählten Kriterien richten sich entsprechend dem Gruppenprozess entweder nach dem Kennenlernen der TeilnehmerInnen oder nach dem Sichtbarmachen der zur Zeit der Übung die Tiefenstruktur bestimmenden Themen, um diese bearbeitbar zu machen. Die durch die Zuordnungen entstehenden Paare oder kleinen Gruppen haben im Anschluss die Möglichkeit zum Austausch. Mögliche sichtbar gewordene Themen der Tiefenstruktur werden im Anschluss von der Leiterin/dem Leiter bearbeitet. Für die Arbeit in der Psychodrama-psychotherapeutischen Jugendgruppe ist sie aufgrund des Zuordnungs- und Differenzierungswunsches der Jugendlichen für ihren Identitätsentwicklungsprozess hilfreich.

soziometrischer Perzeptionstest:
„Hier zeichnen KlientInnen selbst ein Soziogramm, wiederum bezogen auf ein bestimmtes Kriterium. Es werden mit der Symbolsprache zunächst alle Personen eingezeichnet, zu denen hinsichtlich dieses Kriteriums eine Beziehung besteht. Nun werden die vermuteten Beziehungen

der aufscheinenden Personen zum Protagonisten bzw. zur Protagonistin eingezeichnet. Es ist möglich, in Ergänzung dazu auch die Beziehungsart des Klienten bzw. der Klientin zu der jeweiligen Person einzeichnen zu lassen." (Pruckner 2004, S. 182f.)

soziometrische Spaltung:
„Zwei Individuengruppen, die durch Selbstbevorzugung – Bevorzugung der Mitglieder der eigenen Gruppe – das Interesse an anderen Gruppen (die Andersbevorzugung) verlieren. Die Tendenz einer Gruppe, in Untergruppen zu zerfallen, hat hierin ihre dynamische Ursache." (Moreno 1996, S. 447)

soziometrischer Test:
Der soziometrische Test „(einer Gruppe) mißt die Differenz, den Konflikt zwischen der aktuellen, offiziellen Struktur einer Gruppe und der durch ihre Wahlen zum Ausdruck gekommenen Struktur. Der soziometrische Test (eines Individuums) mißt die Differenz, die Diskrepanz, zwischen der aktuellen Stellung eines Individuums innerhalb der Gruppe und der durch Wahlen bekannt gewordenen Struktur." (Moreno 1996, S. 445) Die dadurch sichtbar werdenden Themen der Tiefenstruktur bedürfen einer Nachbearbeitung durch die Leitung.

Spiel-Aktionsbühne:
Arbeit auf der Spiel-Aktionsbühne beinhaltet im Monodrama Szenenaufbau und Methodik beim → Symbolspiel oder Ort und Methodik bei soziometrischer Arbeit.

Spielbühne:
Die Spielbühne ist ein Teil der → dreigeteilten Bühne und jener Raum, der zwischen den → Schutzhäusern und der → Beobachterbühne noch zur Verfügung steht. Hier beginnt die Gruppeneinheit für alle GruppenteilnehmerInnen mit der Befindlichkeitsrunde auf Polstern oder Decken am Boden sitzend, danach werden diese Decken oder Polster weggeräumt, damit genug Platz zum Spielen ist. In der → Sharingrunde gibt es hier wieder den gemeinsamen Decken- oder Polsterkreis, um miteinander zu reden. Bei ausreichender Raumgröße kann die Spielbühne zusätzlich von der Bühne, auf der die Befindlichkeitsrunde und das Sharing stattfinden, abgegrenzt werden.

Spielphase:
Die Psychodrama-Gruppeneinheit gliedert sich in drei Phasen. Die Spielphase folgt auf die → Erwärmungsphase und ermöglicht, unterschiedliche Spielformen auszuprobieren und umzusetzen.

Stabilisierungsphase in der Traumatherapie:
Diese bezeichnet die Phase in der Behandlung psychischer Traumata, in der durch Einsatz unterschiedlicher Techniken der Patient/die Patientin in seinen/ihren unterschiedlichen Symptomen beruhigt und stabilisiert wird.

Supraformat:
Kombination von Formaten wie zum Beispiel Organisationsentwicklung, Personalentwicklung oder psychotherapeutische Outdoortage.

Symbolspiel:
Symbole repräsentieren → Rollen des Erlebens oder Lebens im kindlichen Spiel. Im frühen Symbolspiel macht das Kind spielerisch Aktivitäten oder Ereignisse nach. Zum Beispiel kann mit einem Holzbaustein und den dazugehörigen vom Kind imitierten Motorengeräuschen das Erlebnis „Autofahren" nachgespielt werden. Das ausdifferenzierte Symbol- oder Rollenspiel wird bereits

in Gruppen gespielt und hilft den Kindern bei der Bewältigung von Erlebnissen oder der Erweiterung von Erfahrungen. Hier spielen die Kinder dann zum Beispiel „miteinander Autofahren" in Rollen, auf die sie sich im Vorfeld geeinigt haben.

Tele:
Das Tele ist „ein komplexer, wechselseitiger bewusster sowie unbewusster Prozess zwischen Individuen, der Anziehung und Abstoßung zum Ausdruck bringt" (Stadler/Kern 2010, S. 257).

triadische Kapazität:
Die triadische Kapazität verweist auf das Ausmaß der Fähigkeit, Handeln in triadischen Beziehungskonstellationen angemessen steuern und innere Repräsentationen von triadischen Strukturen bilden zu können. In einem psychodramatischen Sinn handelt es sich dabei um eine spezifische Variante der Handlungskompetenz, nämlich die Fähigkeit, eine Beobachtungsperspektive einnehmen zu können.
Personen mit hoher triadischer Kapazität verfügen über Handlungskompetenzen, die es ihnen ermöglichen, sowohl auf der Ebene der inneren Repräsentationen als auch im konkreten Handeln Beziehungen zu zwei verschiedenen Menschen simultan aufrechtzuerhalten. Bei Personen mit niedriger triadischer Kapazität sind Beziehungen zu einer Person nur auf Kosten von dritten Personen möglich.

Wohngruppen:
Damit ist in diesem Buch „Wohngemeinschaft" gemeint.

Die Autorinnen und Autoren

Becker Joachim, Dr. med.
Psychodrama-Therapeut, Facharzt für Psychiatrie und Psychotherapie, Psychosomatische Medizin und Psychotherapie. Weiterbildungsermächtigter Dozent der LÄK Hessen an der Psychotherapie-Weiterbildungsstätte Marburg/Kassel/Gießen.

Biegler-Vitek Gabriele, MSc
(Lehr-)Psychotherapeutin und (Lehr-)Supervisorin im ÖAGG, an der Donau-Universität Krems und in freier Praxis, Leiterin des Weiterbildungslehrganges für Kinder- und Jugendpsychotherapie der Fachsektion Psychodrama im ÖAGG, Sonderkindergartenpädagogin, Lehrauftrag an der Bundesbildungsanstalt für Kindergartenpädagogik. Langjährige Erfahrung in der Arbeit mit mutistischen, sozialängstlichen und autistischen Kindern sowie Kindern mit ADHS.

Pruckner Hildegard, MSc
(Lehr-)Psychotherapeutin und (Lehr-)Supervisorin im ÖAGG, an der Donau-Universität Krems, Coach und Supervisorin in freier Praxis, Lehrbeauftragte des Weiterbildungslehrganges für Kinder- und Jugendpsychotherapie in der Fachsektion Psychodrama im ÖAGG, im Leitungsteam für das Upgrade der Fachsektion Psychodrama im ÖAGG, zahlreiche Publikationen.

Sageder Thomas, Mag.
Psychologe, (Lehr-)Psychotherapeut und (Lehr-)Supervisor im ÖAGG, an der Donau-Universität Krems und in freier Praxis. Mitglied des Leitungsteams des Weiterbildungslehrganges für Kinder- und Jugendpsychotherapie der Fachsektion Psychodrama im ÖAGG. Langjährige Praxis in der Arbeit mit Kindern und Jugendlichen in einem Kinderschutzzentrum und in freier Praxis.

Stamenkovic-Strobl Monika, Dipl.-Päd.
Dipl.-Pädagogin und Psychodrama-Psychotherapeutin und Supervisorin in freier Praxis, Leiterin der Weiterbildung für Psychodramapädagogik der Fachsektion Psychodrama im ÖAGG, Schwerpunkte: Gruppenpsychotherapie, Psychotherapie mit jugendlichen Mädchen mit unterschiedlichen Störungsbildern.

Stollewerk Hannelore, MSc
Psychotherapeutin, Psychodrama-Lehrbeauftragte, Sozialarbeiterin, Mediatorin. Langjährige Tätigkeit im klinischen Bereich. Langjährige Berufstätigkeit mit Eltern und Familien.

Umschaden Evelyn, Mag.a
Klinische und Gesundheitspsychologin. Psychotherapeutin in Ausbildung unter Supervision in freier Praxis und im stationären Setting. Methode: Psychodrama. Weiterbildung in Psychodrama-Psychotherapie mit Kindern und Jugendlichen. Tätig in der Einzel- und Gruppenpsychotherapie mit komplex traumatisierten Kindern und Jugendlichen und Beratung der Angehörigen

im stationären Setting. Langjährige Erfahrung in der Arbeit als Sozialpädagogin mit Kindern und Jugendlichen.

Wagner Dieter, Mag.
Lehrbeauftragter der Wirtschaftsuniversität Wien, langjährige Erfahrung in der Netzwerkforschung im chinesischen Hinterland, Outdoortrainer und Berater, in Ausbildung zum Psychodrama-Psychotherapeuten, langjährige Erfahrung im Training und in der Leitung von Jugendgruppen.

Wicher Monika, MSc
(Lehr-)Psychotherapeutin und (Lehr-)Supervisorin im ÖAGG, an der Donau-Universität Krems und in freier Praxis, Mitglied des Leitungsteams des Weiterbildungslehrgangs für Kinder- und Jugendpsychotherapie der Fachsektion Psychodrama im ÖAGG. Langjährige Tätigkeit als Einzel- und Gruppenpsychotherapeutin für Kinder und Jugendliche in unterschiedlichen stationären Einrichtungen in Graz. Vortragende des ULG Psychotherapeutisches Propädeutikum der Karl-Franzens-Universität Graz.

Stichwortverzeichnis